实用麻醉学基础与临床应用

SHIYONG MAZUIXUE JICHU YU LINCHUANG YINGYONG

主编 郑现霞 郭莎莎 孙小青 任高燕

沈碧霞 王朝晖 张 珺

黑龙江科学技术出版社
HEILONGJIANG SCIENCE AND TECHNOLOGY PRESS

图书在版编目（CIP）数据

实用麻醉学基础与临床应用 / 郑现霞等主编. -- 哈
尔滨：黑龙江科学技术出版社，2023.4
ISBN 978-7-5719-1883-5

Ⅰ．①实… Ⅱ．①郑… Ⅲ．①麻醉学 Ⅳ．①R614

中国国家版本馆CIP数据核字（2023）第065582号

实用麻醉学基础与临床应用
SHIYONG MAZUIXUE JICHU YU LINCHUANG YINGYONG

主　　编	郑现霞　郭莎莎　孙小青　任高燕　沈碧霞　王朝晖　张　珺
责任编辑	陈兆红
封面设计	宗　宁
出　　版	黑龙江科学技术出版社
	地址：哈尔滨市南岗区公安街70-2号　邮编：150007
	电话：（0451）53642106　传真：（0451）53642143
	网址：www.lkcbs.cn
发　　行	全国新华书店
印　　刷	黑龙江龙江传媒有限责任公司
开　　本	787 mm×1092 mm　1/16
印　　张	22.75
字　　数	573千字
版　　次	2023年4月第1版
印　　次	2023年4月第1次印刷
书　　号	ISBN 978-7-5719-1883-5
定　　价	198.00元

编委会
BIANWEIHUI

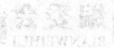

前 言
FOREWORD

　　麻醉学是一门研究麻醉、急救复苏、疼痛诊疗和重症监测的专业学科。随着科学技术的进步以及与麻醉学相关基础学科的进步,麻醉学理论研究和临床工作取得了巨大的进步。麻醉科医师必须不断学习新知识、掌握新技术,才能适应现代麻醉医学发展的需要,提高麻醉处理水平,更好地为患者服务。为满足临床麻醉科医师的需要,我们特邀请了临床经验丰富的麻醉科医师,收集整理国内外近年来麻醉学相关的文献资料,共同编写了《实用麻醉学基础与临床应用》一书。

　　本书从临床实际需要出发,首先简要介绍了麻醉学概述、临床常用麻醉方法、临床常用麻醉药物等麻醉学的基础知识;然后详细介绍了心外科、胸外科、神经外科、胃肠外科等科室常见疾病的麻醉知识,内容主要涵盖麻醉的特点、麻醉的准备、麻醉的选择、麻醉的方法、麻醉的操作等。本书在编写过程中参考了国内外大量的麻醉学资料,坚持将基础理论和临床实践相结合,内容丰富、条理清晰、重点突出,具有较强的科学性、先进性和实用性,能够帮助麻醉科医师规范临床操作,进一步提高医疗质量。本书不仅适合临床麻醉科和外科医师翻阅参考,而且可供麻醉专业在校生阅读使用。

　　本书在编写过程中参考了相关学者的专著和成果,在此表示感谢! 由于麻醉学相关知识更新迅速,加之编者编写时间紧张、编写经验有限,书中难免存在疏漏之处,恳请广大读者见谅,并望批评指正。

《实用麻醉学基础与临床应用》编委会
2023 年 1 月

前言
FOREWORD

目 录
CONTENTS

第一章

麻醉学概述

第一节　麻醉学的发展史

　　1842 年 3 月 30 日,美国 Crawford Williamson Long 医师成功为一位实施颈部肿块手术的患者实施了世界上第一例乙醚全麻,但遗憾的是,直到 1848 年他才将这些结果公布于众,发表在 *Southern Medical and Surgical*,与"现代医学全麻第一人"的称号失之交臂。1846 年,美国牙科医师 Wilian Thomas Morton 在麻省总医院成功演示了乙醚麻醉。乙醚麻醉的成功被认为是近代麻醉学的开端。近代麻醉学经过170 年多的发展,在基础理论与临床实践、麻醉学科的建设、麻醉学专业的发展,以及麻醉学科队伍的建设等各个方面取得了巨大发展。

　　回顾麻醉学的历史发展可以大致分为古代麻醉(麻醉的萌芽)、近代麻醉(临床麻醉学的形成)、现代麻醉(麻醉的飞速发展)3 个阶段。

一、古代麻醉学

　　古代的麻醉仅仅以镇痛为主要目的。古人在日常生活或行医时,发现某种物质或措施具有睡眠或镇痛作用,就移用做麻醉,初始麻醉的萌芽阶段跨越了数千年之久。这些早期的镇痛技术和镇痛性物质尽管非常原始,使用也很盲目,有些甚至是利用某种物质的毒性作用,几乎无安全性可言,不符合如今麻醉的基本含义,却能使患者在昏睡或无痛状态下接受手术,消除患者的病痛,对医学,特别是对开展外科手术起到了重要的作用,也为后人进行有关麻醉药物的科学研究提供了宝贵的经验。

　　从方法学而言,麻醉学是以使用麻醉相关的药物为基础的应用性技术学科。它的发展有赖于化学和药物工业的发展。18 世纪至 20 世纪初,随着西方化学工业的蓬勃发展,加之医学,特别是外科学迅速发展的迫切需要,先后发现和合成了大量的麻醉药,其中有些沿用至今,仍有其独特的应用价值。麻醉管理也从单纯的镇痛发展到从麻醉前、麻醉期间到麻醉后整个围麻醉期间的全面管理。至 20 世纪30—40 年代积累了大量的临床实践经验,逐步形成了近代麻醉学。

二、近代麻醉学

　　近代麻醉以吸入全麻药与吸入全麻技术、局部麻醉药及神经阻滞技术、静脉全麻药和其他特殊麻醉技术为主要标志。

（一）吸入全麻药与吸入全麻技术

氧化亚氮、乙醚和氯仿这几种吸入麻醉药的发现和应用是近代麻醉学的开端。随着氟化学技术的发展，使用氟元素替换氯元素后可以提高药物的稳定性，减小器官毒性，同时降低药物的溶解性，起效快且苏醒快，因此相继开发出氟烷、恩氟烷、异氟烷、地氟烷、七氟烷。现在，氟代醚类已经成为主流的吸入麻醉药物。

除了吸入麻醉药物的发现和应用，吸入麻醉的安全性和可控性是伴随吸入全麻技术的应用及改进才得以不断完善的。气管插管及气管内麻醉方法的问世，无疑是全麻发展的一大进步，它不仅扩大了手术范围，为开胸手术在内的多种外科手术创造了控制呼吸的条件，大大提高了安全性，也为救治呼吸循环衰竭提供了保障，同时还带动了吸入麻醉器械和麻醉机的研发。

目前，各种类型精密复杂的麻醉机，配合气管插管、气管内麻醉的各种技术操作方法已广泛应用于各种全麻及实施复苏术的患者，既能有效维护患者的呼吸功能，增强麻醉的安全性，还能对麻醉气体浓度进行监测，提高麻醉的可控性。

（二）局部麻醉药及神经阻滞技术

局部麻醉技术是伴随局部麻醉药物的发现而发展起来的。1884年，在海德堡举行的眼科会议演示了可卡因滴眼后产生局麻效果。20世纪初，人工合成普鲁卡因成功。1928年，人工合成丁卡因成功。以后相继出现的局麻药包括利多卡因（1943年）、甲哌卡因（1956年）、丙胺卡因（1960年）、布比卡因（1963年）、罗哌卡因（1996年）等。由于新的局麻药不断涌现，使用方法不断改进，局部和神经阻滞麻醉，包括椎管内阻滞，已成为目前临床上应用较多的一种麻醉方法。

局部麻醉药物的发现和应用改变了全麻一统天下的局面，由此避免了全麻的某些缺点，也简化了麻醉操作和管理，提高了麻醉安全性，促进了许多新型局麻药的合成和应用，也促成了局部浸润、神经阻滞、椎管内麻醉等局部麻醉技术的形成和发展，也为后来利用局麻药施行静脉内麻醉及静脉复合全麻创造了必备的条件。

（三）静脉全麻药和其他特殊麻醉技术

静脉全麻药的发现较早。1872年，发现静脉注射水合氯醛可产生全身麻醉。1903年，人工合成巴比妥成功。1909年，发现静脉注射普鲁卡因可产生镇痛作用。1932年，开始使用环己巴比妥钠进行静脉麻醉，同年人工合成硫喷妥钠成功。1933年，开始使用硫喷妥钠进行静脉麻醉，自此掀开了静脉全麻的帷幕。随后相继出现的静脉全麻药包括丙泮尼地（1956年）、羟丁酸钠（1962年）、氯胺酮（1965年）、乙醚酯（1972年）、丙泊酚（1977年）等，这些静脉全麻药的发现极大地丰富了全身麻醉的用药选择。静脉全麻的开展，弥补了吸入全麻的某些不足，如静脉内麻醉加速麻醉诱导，可消除患者紧张不适感及操作简便等，因而扩大了全麻的适用范围。

肌松药的发现始于筒箭毒碱，于1942年首次用于临床，是临床应用最早的非去极化型肌松药。1948年，人工合成十羟季铵。1951年，合成短效肌松药琥珀胆碱，同年应用于临床获得良好效果。随后相继出现泮库溴铵、维库溴铵、阿曲库铵等肌松药，对增强全身麻醉期间的肌松作用和呼吸管理发挥了重大作用。肌松药的使用可使全麻药用量显著减少，不仅可避免深全麻的不良影响，更可主动控制肌松程度，给手术提供良好条件。现在，肌松药辅助下的呼吸管理和呼吸治疗已经走出手术室，扩大到危重症治疗的领域。

其他特殊的麻醉技术，包括低温、控制性降压、体外膜肺氧合等。

三、现代麻醉学

随着麻醉药物的开发及辅助用药的配合应用、麻醉机的研发改进及监测技术的进步,麻醉的精确性和安全性不断得以提高,奠定了现代麻醉学的基础。今天的现代麻醉学已涵盖临床麻醉学、复苏、重症监测治疗学、疼痛诊疗学等诸多重要组成部分,成为一门研究麻醉镇痛、急救复苏及重症医学的综合性学科,既要求有基础医学各学科中有关麻醉的基础理论,又需要广泛的临床知识和熟练的技术操作。

（郭莎莎）

第二节　麻醉学科的发展

一、麻醉学科和麻醉专业组织的成立

从 1842 年乙醚麻醉出现到现在,特别是在近半个多世纪,是近代麻醉学飞跃发展的时期,不仅麻醉学技术和理论得到空前进步和日趋完善,而且涌现出大批优秀的麻醉专业人才,集医疗、科研和教学于一身,进行了大量的开拓性工作,麻醉学发展日新月异。麻醉学作为临床医学的一个组成部分,已日益显示出其独特的学科特点和在医疗救治工作中的重要作用,20 世纪中叶麻醉学逐渐从外科学中分化独立出来。随着医学科学的发展,建立起一支专科性更强的麻醉专业化队伍,既是临床医学发展的客观需求,也是临床医学发展的必然趋势。

1848 年,一位 15 岁的女孩死于氯仿麻醉,这是麻醉导致的第一例死亡报道,随后,麻醉药物并发症及麻醉相关病死率逐步得到广泛关注,并推动了由专业人员来实施麻醉管理的共识。1893 年《英国医学杂志》提出,麻醉应该由专业人员来做。1927 年,美国第一个麻醉医师培训基地建立。随后,麻醉医师的需求越来越多。与此同时,麻醉护士还继续为患者提供麻醉服务,但是已经从外科医师指导下转换成在麻醉医师的指导下进行。最终,形成了麻醉护士和麻醉医师组成的麻醉团队。1927 年,Waters 在 Wisconsin 大学建立了美国第一个麻醉住院医师培训基地,开始了麻醉医师的正规培养。世界上第一个麻醉科在纽约大学医学院设立,自此,麻醉学科终于正式从外科学中独立出来。随后世界各国诸多医院,以教学医院为主,也先后设立了麻醉科。

麻醉专业组织最早出现于 19 世纪末和 20 世纪初。1893 年在英国出现了伦敦麻醉医学会。1905 年在美国成立了第一个麻醉医师协会"长岛麻醉医师协会",1911 年更名为纽约州麻醉医师协会,1936 年,再次改名为美国麻醉医师学会,即 ASA 成立。1941 年,美国医学专业委员会正式承认麻醉为一个新的医学专业,自此麻醉学作为一个医学专业被美国医学会认可。之后在世界各国相继成立了麻醉专门学会。1955 年,成立了世界麻醉医师联盟(WFSA),至今已有107 个国家麻醉学分会参与,1956 年开始,每4 年举办一次世界麻醉学会。1962 年,亚澳麻醉理事会(AARS)成立,并每隔 4 年召开一次亚澳麻醉学会(AACA)。其他麻醉相关的专业组织包括世界疼痛学会联合会(WFPS)、世界危重病医学会联盟(WFSICCM)等也定期召开学术会议。

麻醉专业的系统论著和杂志创立开始于 20 世纪。1941 年,Gwathmey 出版了第一部比较

3

全面介绍麻醉的专著《麻醉》。关于麻醉专业杂志，最早于 1922 年美国麻醉学会主编出版了《麻醉与镇痛杂志》，1923 年出版了《英国麻醉学杂志》，1940 年《麻醉学杂志》出版，以后陆续在世界各国发行了英、德、法、日、中等语种的麻醉、复苏、重症监测治疗等杂志约 50 种。这些麻醉专业组织的成立，以及麻醉专著和杂志的创立对于交流学术、发展麻醉学都起了积极的推动作用。这些发展也标明麻醉学作为一门新学科和医学专业已被普遍承认和接受，麻醉学专业已趋于成熟及处于良性的发展阶段。

二、麻醉理论范畴和工作范围的不断扩大

进入 20 世纪 50 年代，在临床麻醉学发展的基础上，麻醉的工作范围与领域进一步扩展，麻醉操作技术不断改进完善，麻醉学科和专业进一步发展壮大，迈进了现代麻醉学的发展阶段。伴随着麻醉理论和麻醉学科的范畴不断地更新，麻醉学又分支出若干亚学科，伴随新理论、新知识、新技术的运用，进一步丰富了现代麻醉学的内涵。

传统的麻醉工作仅仅局限于简单给予某些麻醉药，现在，麻醉不只是单纯解决手术止痛，工作范围也不单局限在手术室，麻醉临床工作者的足迹已涉及整个医院。1942 年，创建了世界上第一个麻醉后恢复室，这是加强监护病房的早期雏形，也是麻醉专业的最早分化。现今，麻醉学有了进一步的分化和综合，不仅分出了心血管、儿科、妇产科、神经外科等专科麻醉，而且工作范围已经扩大到手术室以外的心肺脑复苏、重症加强监护病房和急救医学。此外，麻醉医师还常规地承担起临床上诊断性和治疗性神经阻滞，以及输液、输血和氧疗等工作。近年来，疼痛门诊和呼吸功能不全的康复治疗门诊也开始在世界各地建立起来。现代麻醉还拥有许多新型的技术手段，例如，低温体外循环技术，多功能多用途麻醉机和呼吸机的应用，电子技术和微电脑监测仪器及质谱仪等先进设备的配置等，使麻醉工作迈入了现代化的发展阶段。

现代麻醉学科的概念不仅包括麻醉镇痛，而且涉及麻醉前、麻醉后整个围术期的准备与治疗，监测手术麻醉时重要生理功能的变化，调控和维持机体内环境的稳态，以维护患者生理功能，为手术提供良好的条件，为患者安全度过手术提供保障，一旦遇有手术麻醉发生意外时，能及时采取有效的紧急措施抢救患者。此外，麻醉科还承担危重患者复苏急救、呼吸疗法、休克救治、疼痛治疗等临床诊疗工作。

三、麻醉学科在临床重要作用的不断延伸和麻醉学科建设的继续发展

麻醉学在临床医学中发挥着重要作用，为外科、妇产科、耳鼻喉科、眼科、口腔科等手术患者提供无痛、安全、肌松、无术中知晓、无不良反应和良好的手术条件以完成手术治疗。同时通过其掌握的复苏急救知识和技术，对各临床科室患者，特别是危重症患者发生的循环、呼吸、肝肾等功能衰竭进行处理，并在加强治疗病房、疼痛诊疗门诊，以及其他有关治疗诊断场合等方面，也都发挥着重要作用。

麻醉学科与其他学科的关系也日益紧密起来。麻醉学是一门基础医学与临床医学密切结合的学科。在基础医学方面以药理、生理、生化、病理生理学为基础。近年来，麻醉学又与生物物理、分子生物、免疫、遗传、生物医学工程学密切联系，进一步探讨和阐明疼痛与麻醉对机体的影响和机制。在复苏和危重症医学方面研究机体死亡与复活的规律。反过来通过临床实践，验证和丰富诸如疼痛学说、麻醉药作用机制、麻醉对遗传的影响等。随着整个医学科学和麻醉学的发展，麻醉学与其他学科的关系将更加密切，相互促进，共同提高。

在科技高速发展、麻醉安全性和可控性不断提高的今天,麻醉医师仅仅关注手术期间麻醉实施的传统工作已经无法适应新时代的需求了。麻醉医师必须思考如何发挥自身优势来改善患者的远期预后,这不仅是社会广大群众对麻醉医师提出的更高要求,也是麻醉学发展的大好契机。如何保障围术期安全、减少麻醉对手术患者造成的长期影响,并积极参与到促进患者术后恢复的临床实践中,将成为麻醉管理质量优劣的新标准。为此,2016年的中华医学会麻醉学分会在年会中特别设立年会主题"从麻醉学到围术期医学",就是为了引导麻醉学科更好地适应围术期医学发展的要求。因此,以患者为中心,通过实施精准麻醉、加强培训和学习、开展科学研究并在临床推广,使麻醉科成为医院临床安全的关键学科、舒适医疗的主导学科、未来医院的支柱学科、科研创新的重点学科、社会熟知的品牌学科,定然会为患者预后的改善带来最大的益处。

(沈碧霞)

第三节 我国麻醉学科的发展

新时代背景下,麻醉学科应抓住机遇,直面挑战,从而促进学科发展。

一、机遇与挑战

(一)社会发展、医学发展及医疗体制改革带来的学科建设的机遇

随着社会的发展、医疗模式的改变,医疗体制改革、竞争机制的引入和卫生改革工作的不断深入,人们对健康的需求不断增长,给围术期手术麻醉安全性、医疗服务效率及社会的经济支付能力带来了巨大挑战。过去的医疗改革,主要是靠"以药养医"的政策来维持,随着社会发展及医疗体制改革,医药的批零差价将逐步取消,今后医院的效益必须来自手术、检查及介入等一系列的医疗活动,从医务人员的劳动价值来体现。而所有这一切,都离不开麻醉学科的工作。麻醉学科会逐步成为提高医院工作效率的枢纽学科。下一轮的医院竞争,前提是效益的竞争。所以,今后医疗的发展趋势必然会推动麻醉学科成为医院提高工作效率的枢纽学科,同时也是为医院赢得社会和经济效益的主要科室,将是医改未来发展的支柱学科。

其次,先进的仪器、设备及许多新药、新技术在围术期的使用,既提高了麻醉安全,又要求麻醉医师必须具备丰富广博的专业知识,且应熟练地掌握现代化仪器的使用。这些都对麻醉安全、服务模式、服务质量提出更高的要求。如何从麻醉学科发展的角度,通过调整专业定位、规范医疗行为、加强患者安全管理建设,来构建起围术期手术麻醉的安全体系,是当下时代背景下的重大课题。

(二)麻醉质量管理与控制带来的学科发展的机遇

随着外科领域的纵深发展,外科专科化趋势明显快于麻醉学科的发展进程,许多外科手术已经打破人体禁区或非生理状况,加上手术数量和复杂程度与日俱增、人口结构愈趋老龄化,必然带来重大手术和危重患者逐渐增多的局面,给麻醉医师带来新的挑战。结合我国目前医疗改革现状,加强医疗质量、促进患者安全变得更为重要和紧迫。近年来,围绕麻醉质量管理与控制做出了一系列举措和革新,包括专注技术革新以解决客观问题、专注管理革新以解决主观问题,以及重视社会、媒体、舆论等外部环境问题。

其中,"建立系统化临床路径,消除个人因素导致的错误"是近几年在管理策略方面的重要更新。临床医疗是临床特色学科的重中之重,是学科存在的前提。特色的麻醉学科来源于特色的临床麻醉病例的有效收集和利用。应改变多年来应付临床任务而缺乏临床病例的有效记录与利用的现状。建立麻醉临床路径,即针对某一疾病建立一套标准化麻醉方案与治疗程序,以循证医学证据和指南为指导来促进麻醉管理的规范化,最终起到规范医疗行为的目的,从而进一步建立信息化麻醉病例数据库。麻醉临床路径应区别于常规的临床路径,在 ICD 码对应的各种疾病或某种手术名称规范的基础上,强调麻醉前、麻醉中、麻醉后的围术期医学概念,手术、麻醉、护理、检验、心理等学科结合起来,保证治疗项目精细化、标准化、程序化,形成单一病例的标准化与同类病例的规范化。因此,完善临床路径,尽量细化麻醉各项程序,以规范化操作防范麻醉意外是保障临床麻醉安全的重要举措。

(三)快通道麻醉、围术期医学、加速康复医学等带来新的学科发展机遇

加速康复外科最早是 2001 年提出的,其核心思想是指在术前、术中及术后应用各种已证实有效的方法来减少手术应激及并发症,加速患者术后的康复。其运作涉及外科医师、麻醉医师、康复治疗师、护士,也包括患者及家属的积极参与,是一个多学科协作的过程。其中快通道麻醉和充分完善的术后止痛这两个环节是重要的组成部分,以尽量减少围术期的各种应激反应。除此之外,近年来广受青睐的日间手术的麻醉,最早源自欧美发达国家,其实也属于快通道麻醉的工作范围之一。快速康复外科和日间手术都对快通道麻醉技术的实施和推广提出了更高的要求,核心要素在于需要建立一整套科学高效的管理体系和一系列严谨细致的安全保障措施。

进入 21 世纪以来,麻醉医师主导了患者合并疾病的围术期评估与处理工作,对手术患者的围术期安全承担的责任也与日俱增。现在一些欧美国家的麻醉科和我国西京医院等已经更名为"围术期医学科",麻醉学已经进入"围术期医学"时代。

现代外科的理念也进行了更新。1997 年,丹麦哥本哈根大学 Henrik Kelhet 教授提出加速康复外科的概念,其本人被誉为"加速康复外科"之父。ERAS 指采用一系列有循证医学证据的围术期处理措施,以减少手术患者的生理及心理的创伤应激,达到快速康复,其核心理念是减少创伤和应激。促进术后康复的麻醉管理是 ERAS 的重要组成部分。ERAS 要求采用遵循循证医学证据的一系列围术期优化方案,促进患者术后尽快康复。促进术后康复的麻醉管理强调麻醉科医师在围术期所起的作用,使麻醉科医师从提供最佳手术条件、最小化疼痛和保障围麻醉期患者生命安全,到确保患者的合并疾病得到最佳处理,促进术后患者康复转变。麻醉科医师应当在围术期合理调节应激反应(内分泌、代谢和免疫),使用各种已证实有效的方法(优化术前、术中、术后患者管理等)来降低手术伤害性刺激反应,维持重要器官功能,最小化不良反应(如疼痛、恶心和呕吐等),减少并发症,提高康复质量,从而缩短住院时间,减少住院费用,提高患者满意度。

显然,快通道麻醉技术、围术期医学和 ERAS 的迅速发展和应用,将使麻醉学科面临许多新问题的考量。学科必须顺应医学发展趋势,适应临床诊疗的发展需求,对新问题深入思考和研究,探索出行之有效和安全可靠的新技术与服务项目,以期在围术期医学领域及临床医疗实践中发挥自己应有的、独到的作用。

二、应对挑战

当前,麻醉学科正面临跨世纪学科发展的挑战,科技是这场挑战的核心。如何在原有的学科

建设的基础上将麻醉学科推向新的台阶？疼痛诊疗和重症医学这些亚学科的独立发展和迅速剥离，麻醉学科如何应对？生命科学的高度繁荣带来的新技术的更新甚至颠覆性的改变，是否会边缘化麻醉学科？随着神经科学的迅猛发展，麻醉学科会不会掉队？摆在面前的是机遇，更是挑战。

（一）麻醉亚学科的独立发展，是否会从麻醉科剥离

麻醉亚学科的兴起和发展丰富了麻醉学内容，将麻醉技术更多地应用于为人类造福，其中疼痛诊疗和重症医学已经成为麻醉学比较成熟的亚学科，而正在兴起的毒瘾医学（主要代表技术为全麻下快速脱毒）也可能成为下一个麻醉学亚学科。然而，近年来疼痛和重症医学已逐渐脱离麻醉学科。

麻醉亚学科的独立发展不应脱离麻醉的整个学科体系。从历史沿袭而言，疼痛诊疗和重症医学都是麻醉科医师首创，都是麻醉学的重要组成部分之一。即使到今天，欧洲国家仍然是麻醉科在管理 ICU。从麻醉前门诊、手术室临床麻醉、手术后恢复室及 ICU，全部由麻醉科管理，这仍是目前整个国际麻醉界最通行的组织模式，因为这一模式符合医疗流程的自然规律，符合患者的最大利益，也为医院带来最大的效益。在心内科、呼吸内科等都有自己专科 ICU 的现实情况下，医院综合 ICU 或外科 ICU 的收治对象，主要是围术期间的危重患者。由麻醉科管理 ICU，就可以将手术前对患者病情和机体生理功能的评估和准备、手术中患者生命体征的综合管理、手术后早期的病情判断和及时处理，以及术后疼痛与术后并发症的处置连为一体，真正做到高效、安全的医疗服务。

其次，从规范化培训和人才培养的角度而言，没有麻醉科的工作基础，缺乏神经阻滞技术、危重患者急救和复苏技术，缺乏麻醉药、肌肉松弛药及麻醉性镇痛药的授权和使用经验，如何能开展亚专科的临床工作？因此，亚专科医师的麻醉科工作基础是非常必要的。应当是从经过麻醉学科基础训练 1～2 年后的住院医师中选拔，再经相关亚专科的专业培训后，才可以胜任他们的本职工作。

总之，伴随科学技术的高速发展，必然出现学科越来越多，分工越来越细，研究越来越深入的局面，但从更广阔的范围来看，学科间的联系越来越密切，相互渗透的程度越来越深，科学研究朝着综合性方向发展。未来，各个学科之间的交叉碰撞、知识和资源的整合重组将成为学科发展的总的趋势，在这样的时代背景下，结合历史沿袭、组织管理及人才培养几方面的客观现实，这些本来隶属于麻醉学科的亚专科，其未来发展不能脱离麻醉学科建设的这个大体系。

（二）新技术带来的精准医学，是否会使麻醉科边缘化

随着计算机能力和人工智能的迅猛发展，自动化浪潮已经波及医学领域。以 Nacrotrend 为代表的麻醉深度监测，以靶控输注静脉麻醉、闭环反馈吸入麻醉及强生 Sedasys 麻醉机器人等为代表的计算机辅助麻醉，在提高麻醉精准度的同时，也在挑战麻醉学科的未来发展。

建立在电脑分析基础上的麻醉深度监测，具有安全、无痛、数字化麻醉管理的优势，在指导麻醉药物选用、反映意识状态、麻醉镇静深度等方面具有明显的优势，对提高麻醉安全性和促进术后恢复、减少住院费用等方面具有良好的临床价值。近年来，强生公司子公司 Ethicon Endo-Surgery 开发了麻醉机器人 Sedasys，以静脉注射的方式将处方药注入血液，通过检测与镇静相关的体征信号，可以自动调整或停止输液。尽管美国食品和药品监督管理局于 2013 年批准了这一疗法，但目前该技术仅被允许在常规的结肠镜检测手术中使用。

如果麻醉自动化得以推广，将在医学界引发一场自动化改革浪潮。但以目前的技术水平来看,"靶控"并不是"全自动",麻醉机器人也不是"全能",即使使用闭环靶控系统或麻醉机器人,仍需要麻醉医师严密观察患者生命体征和把控系统的运行情况。机器能极大辅助人类医疗行为,但尚未达到完全取代人的程度。麻醉医师仍然承担着患者围术期生命体征监测和管理的全部工作,是手术安全的关键所在。麻醉医师应发挥围术期管理的特长,让机器听命于人而非被其替代。

(三)脑科学的快速发展,是否会让麻醉科掉队

全身麻醉离不开对人脑的研究。随着各种测量大脑活动与行为的新技术新手段的出现,脑科学研究得到了快速发展,脑科学正广泛渗透影响着自然科学各个领域,尤其是极大促进了医学、心理学、思维认知科学的发展。目前看来,神经元标记和大范围神经网络中神经环路示踪和结构功能成像技术,大范围神经网络活动的同步检测、分析和操控技术,具有高时间、空间分辨力的新型成像技术,以及电子探针、纳米技术等,都将令研究者们探索大范围的神经元集群功能状态及动态变化成为可能,由此积累的大量数据或许可以帮助人类在探索大脑的路上跨越沟壑、走得更远。

在脑科学的研究过程中,麻醉学科有着悠久的历史,多年来曾围绕全麻机制、防范术中知晓和术后认知功能障碍等展开过一系列脑功能相关的临床诊疗和研究工作。除了前述的多种监测麻醉深度的新理论和新技术之外,得益于脑科学定量多导脑电图监控脑电活动以防范神经系统的损伤,影像学方法(如功能磁共振成像、经颅多普勒等)测定脑血流灌注,通过测定颈静脉球血氧饱和度间接测定脑血氧或直接脑组织氧测定整体脑氧合状态提供信息等领域,都可能是今后麻醉学科获得突破或得以推广的脑科学相关工作。

伴随着全球脑科学研究的浪潮,麻醉学科必须迎头赶上,不能掉队。今后,围术期脑功能保护意识的提高,围术期脑功能监测进入快速发展阶段,从对麻醉深度的监测发展至直接对脑组织氧供需平衡的监测,从有创监测发展至微创监测甚或无创监测,提供的信息更加细致多样。麻醉学科应自始至终在这一领域扎根,发出自己的声音。

三、促进发展

跨学科时代,麻醉学科如何将围术期管理与国家政策、基础建设、领导方式和医院文化相结合,对接高品质围术期管理学术发展前沿,引领高品质围术期管理跨学科合作的创新发展?

围术期医疗模式的提出,强调以手术患者为中心,以围术期医师和/或麻醉科医师为主导,各专业之间互相合作,通过医患双方的共同决策和无缝连接的医疗服务,来实现改善医疗质量、改进医疗服务和降低医疗费用的目的。在中国倡导、推广围术期医学和ERAS的观念需要结合国情来进行必要的本土化,结合我国目前的医疗现状,提高医疗质量、保障患者安全是构建围术期医疗安全体系的根本要务。因此,麻醉医师应该顺应麻醉学科发展的历史使命,重新调整学科的专业定位,加强医学教育和培训,规范麻醉医疗行为和加强系统患者安全管理建设,在围术期构建起手术麻醉的安全体系。

随着医学技术、社会经济的发展和对疾病、疼痛的深入认识和研究,舒适医疗应运而生。舒适医疗的核心是无痛医疗。无痛治疗正是由麻醉学科开创的,是麻醉学的重要组成部分之一,是麻醉医师最擅长的技术。在这种新的医疗服务模式下,麻醉学科表现出无可比拟的学科优势,在保证医疗安全的前提下,已经广泛开展了以围术期镇痛和无痛诊疗为核心的医疗服务,在一定范围内真正实现了舒适医疗。舒适医疗服务既是患者的一种诉求,也是临床医师立足以人为本,实

现以患者为中心的诊疗思想的一种具体体现,同时又是促进临床医学多学科协作发展的必要条件。麻醉学科的自身特点决定了其在舒适医疗服务中的核心地位,麻醉学科未来发展方向也必然是由安全、无痛转向舒适医疗。

为此,除继续关注镇静镇痛和快速麻醉技术革新之外,还需开放视野,主动提升理念,主动占据高位,从人员编制、设备配置、医学人文、科室管理、运作流程等全方位、多层次适应临床医学对麻醉学科的发展需求。麻醉学科的主动参与和应对,必将在有利于推动医院相关学科发展的同时,进一步优化与整合自身资源,学科建设将更大更强。

(王 祥)

第四节 我国麻醉学科的现状

一、我国麻醉学科近百年发展史

(一)中华人民共和国成立前

我国麻醉学起步较晚。19 世纪西方医学开始传入我国。麻醉药物方面的发展包括1847 年,乙醚传入中国,Parker 首次在中国使用乙醚全身麻醉。次年,氯仿传入国内。1931－1945 年的14 年抗战期间,麻醉仍以乙醚、氯仿为主,间或使用氯化乙烷,至抗战末期美国大量援助以硫喷妥钠,静脉全麻得以大量使用。

19 世纪末和 20 世纪初,外国教会在全国各地开办医院,进而招收学徒,创办医学校。最早有上海仁济医院(1844 年)、广州博济医学堂(1866 年)、上海同仁医院(1879 年)、天津医学馆(1881 年)、北京协和医学校(1903 年)、济南齐鲁医学校(1904 年)等。辛亥革命后陆续在北京、浙江、奉天等地建立了公立或私立医学专门学校,大部分均附设有医院,但这些医院创设之初都没有麻醉科,而从事麻醉专业的人员也是凤毛麟角。

中华人民共和国成立之前,国内的外科手术刚刚兴起,也只有少数几个大城市的大医院才能实施较大的手术,如胃大部切除术,胆囊切除术等。尽管大部分手术的麻醉均由麻醉医师或护士负责,但整体方法简单,设备简陋,技术水平不高,更缺乏创造性的成就。当时国内出版社的麻醉专著也非常少,有 1931 年亨利、孟合理摘译的《局部麻醉法入门》,1942 年陶马利著的《全身麻醉》等。我国麻醉学科在中华人民共和国成立之后,才得到迅速发展,出现了根本的变化并取得较大的成就。

(二)中华人民共和国成立初期

尽管我国的麻醉学起步较晚,麻醉科于中华人民共和国成立后才得以设立,但在老一辈麻醉学家辛勤耕耘及引领下,全国麻醉科的建设发展很快,至 20 世纪 60 年代初,临床麻醉已能紧跟世界水平并有自己的创新,如针刺麻醉、中药麻醉,以及从中草药中提制催醒药、肌松药和降压药等,曾引起各国同道们的关注和兴趣。20 世纪70 年代,麻醉学科建设全面中断。直至 20 世纪80 年代初,我国麻醉科成为外科学的分支学科,是三级学科,归属医技科室。

在此期间,我国麻醉学科发展历程中具有历史性的重要事件和里程碑包括:1964 年在南京召开麻醉学术会议(以后定为全国第一次麻醉学术会议);1979 年在哈尔滨召开第二次全国麻醉学术会议,会上成立了中华医学会麻醉学分会;1981 年,《中华麻醉学杂志》创刊;1982 年,《国外医学·麻醉与复苏分册》创刊;1986年,徐州医学院试办麻醉学专业(本科);1987年,国家教委将麻醉学列入专业目录等。

过去的半个世纪以来,我国麻醉学科的发展是巨大的,凝聚了几代人的艰辛与心血。20世纪40年代末至50年代初,我国现代麻醉学的开拓者吴珏、尚德延、谢荣在美国中西部的几所医科大学学习麻醉的专业知识,前后回国在上海、兰州、北京等地教学医院建立了麻醉科,充实了麻醉设备,培养专业人才,逐步创建麻醉专业,构架起与美国相似的麻醉学临床与教学框架。这一期间还有李杏芳(上海)、谭蕙英(北京)、王源昶(天津)等也在创建麻醉科室、开展临床麻醉的工作中发挥了奠基作用。在这些先辈的努力下,培养了大批麻醉骨干力量,之后这批人员遍及全国各省市,进一步建立麻醉科室。迄今,在我国县级以上医院,大部分建立了科室组织,配备了麻醉学教研室和麻醉研究室。与此同时,还创办了麻醉专业杂志和各级麻醉学会,2006年,被世界麻醉医师联合会(WFSA)接纳为正式成员,使中国麻醉学科得以跻身世界麻醉学科之列。总之,这些麻醉学科先辈们通过麻醉医疗、教学和科研活动,为中华人民共和国麻醉学科的建设、麻醉专业的创立、人才的培养发挥了重大作用,对中国现代麻醉学的发展作出了不可磨灭的贡献。

在临床麻醉工作发展的同时,从20世纪50年代开始,我国麻醉工作者开始参与手术、急诊室及临床各科室心搏呼吸骤停患者的复苏急救工作,率先实施胸外心脏按压和头部降温等心、肺、脑复苏等措施,积累了丰富的经验,成功地抢救了许多心搏骤停脑缺氧超过临界时限的病例。20世纪50年代末国内有的医院建立麻醉恢复室,20世纪80年代重症监测治疗病室在国内大医院普遍开展,集中训练有素的专业医护人员,采用先进的监测仪器和技术,对重大手术及危重患者的救治充分发挥了作用。20世纪70年代我国疼痛治疗工作有了新进展,在临床以神经阻滞为主,许多医院开设了疼痛诊疗门诊和病室,对某些疼痛的机制开展研究。麻醉科室的创建和健全,不断应用新的麻醉药物和方法,逐步扩大工作范围,使我国麻醉学科得到快速的发展。

(三)确立一级临床科室地位

1989年5月,国家卫健委在通知中明确指出:"近年来,我国医院临床麻醉学科有了较大的发展,其工作性质、职责范围已超出了原'麻醉'词义的范畴,为进一步推动麻醉学科的发展并借鉴其国内外发展经验,同意医院麻醉科由原来的医技科室改为一级临床科室。"通知具体指出了我国麻醉学科发展的主要表现有以下三点:①麻醉科工作领域由原来的手术室逐步扩大到了门诊与病房。②业务范围由临床麻醉逐步扩大到急救、心肺脑复苏、疼痛的研究与治疗。③临床麻醉的工作重点将逐步转向人体生理功能的监测、调节、控制及麻醉并发症的治疗等。

通知希望"各级卫生主管部门和医疗单位根据本通知精神,结合各地医院具体情况,按二级学科的要求与标准,切实加强麻醉科的科学管理工作,重视人员培训,注重仪器装备,努力提高技术水平,使其不断适应医学发展的需要"。这一文件奠定了现代麻醉学在医院中的地位,麻醉学科因而得到了迅速发展。目前,麻醉学科的三级学科正在建立与发展,包括临床麻醉、危重病监护、疼痛治疗和急救复苏。培养高素质的后备人才,是新世纪麻醉专业的需要,也是医学发展的需要。这就要求麻醉科室从住院医师的培养抓起,规范培训,不断改进方法,为将来进一步培养高层次麻醉人才打下坚实的基础。

在学科建设的对外交流和国际协作方面,中华医学会麻醉学分会加入世界麻醉医师联盟曾是几代麻醉学人的夙愿。创立于1955年的世界麻醉医师联盟是全球公认的国际性学术组织,当时中国的麻醉学会还不是国际麻醉协会、亚太麻醉协会的成员,这在一定程度上影响了我国麻醉学科与国际麻醉学科的交流与协作。1981年,谢荣教授赴德国参加第七届世界麻醉学会议以后,我国麻醉界与世界各国同行的往来逐渐密切,积极开展国际和海外麻醉学协会之间的学术交流,进行多场海外专题报告活动,同时邀请多名海外知名专家来华讲学或举办国际专题会议等。经过几代人多方积极的努力,中华医学会麻醉学分会已于 2004 年底正式加入了WFSA,迄今已有数千人先后成为美国麻醉协会(ASA)、世界疼痛医师学会中国分会(CCWSPC)、国际麻醉研究协会(IARS)等的会员或负责人,在世界平台上展示中国麻醉事业的蓬勃发展,让世界了解中国,亦为世界麻醉学的发展贡献一份力量。

二、我国麻醉学科的现状与差距

(一)我国麻醉学科的现状

20 世纪 40 年代至 50 年代初期,我国只能施行简单的乙醚开放滴入法、气管内插管吸入麻醉及单次普鲁卡因蛛网膜下腔阻滞等几种麻醉方法。之后,随着我国医药卫生和工业的发展,麻醉条件逐步有了改善,从国产的吸入麻醉机施行循环密闭式吸入麻醉到轻便空气麻醉机,从单次硬膜外阻滞到应用导管法连续硬膜外阻滞麻醉。20 世纪 70 年代后期,随着改革开放,我国引进了许多国外新的麻醉药物,如恩氟烷、异氟烷、七氟烷、泮库溴铵、阿曲库铵、维库溴铵等麻醉药与辅助药,以及先进的麻醉设备,包括配备精密流量计和挥发器及监测报警装置的现代麻醉机和呼吸机,具有多方面监测功能的呼吸、循环、体温、肌松等生理监测仪等,进一步提高了中国麻醉水平,促进了我国麻醉学科的现代化发展。

经过中国麻醉工作者几代人不懈的努力,麻醉学科有了很大的发展。麻醉学专业在临床麻醉和基础研究方面都取得了巨大的进步,麻醉学科的整体水平得到全面提高,主要表现在下列几个方面。

(1)麻醉学基础研究十分活跃,从细胞水平、基因水平等多层面研究了吸入麻醉药、静脉麻醉药和麻醉性镇痛药及局麻药的作用机制。随着国家对麻醉科研的投入力度越来越大,在国际研究的热门领域,几乎都有中国麻醉学者涉足,麻醉学科已开始迈步走向世界麻醉学领域的研究前沿。另一方面,基础研究带动的新药物、新技术的不断投入和推广使临床麻醉更加方便、快捷、舒适。

(2)建立了现代化麻醉手术系统,麻醉学临床研究也取得了显著进展,包括微创外科的麻醉处理、"快通道"麻醉方案的实施、器官移植等特殊手术的麻醉。特别是进入 21 世纪以来,随着循证医学的快速发展,临床麻醉取得了长足的进步,麻醉学科的整体水平得到全面提高,与国际上发达国家的麻醉学发展水平之间的差距越来越小。

(3)围术期监测、治疗和重要器官功能保护等在理论研究和临床实施方面开展了大量的工作,如麻醉深度监测、体温监测、血液稀释与血液保护等。监测技术和麻醉设备的更新换代使得中国麻醉学科的装备,尤其是在大城市和沿海地区迅速与国际接轨,增加了临床麻醉的可控性,大大提高了麻醉管理质量和麻醉安全性。

(4)亚专科不断发展,疼痛、重症监测治疗已成为麻醉学科的重要组成部分。疼痛机制得以深入研究,疼痛治疗正在广泛开展,规范化疼痛处理逐步推广应用。我国目前已有 80% 以上的二级甲等医院麻醉科开展了急慢性疼痛的治疗,较为普遍地建立了疼痛治疗门诊或病房,诊治领域包括术后镇痛、无痛人工流产、有创检查的镇静镇痛、慢性疼痛治疗、癌性疼痛治疗等。规范化疼痛处理是近年倡导的镇痛治疗新观念,已先后制定众多有关临床疼痛的诊疗指南和技术操作规范。

(5)学科人才梯队建设有了长足的发展。大量本科生、研究生进入学科梯队,使麻醉学科的人才结构逐步趋于合理,梯队层次逐年提高。与此同时,原在麻醉队伍中的护士逐步过渡到麻醉的各种辅助工作岗位。伴随着《医师法》的颁布和执业医师制度的执行,麻醉学科已正式进入由医师执业的临床学科行列。近年来,广泛实施的住院医师规范化培训工作,也为今后学科水平的进一步提升打下了基础。

（二）我国麻醉学科的差距

1989年国家卫健委12号文件确定麻醉科为一级临床科室、二级临床学科,但总体而言,我国麻醉学科至今仍是一个发展中的学科,学科发展很不平衡,目前存在的问题包括几方面:组织与管理方面、人力方面、设备方面,以及安全隐患问题。

1.外部环境和组织与管理方面的差距

在新一轮医药卫生体制改革的大背景下,我国医院麻醉学科的内外环境都发生了较大的变化,但目前我国大多数医院对麻醉学科的功能和作用尚缺乏准确的定位。由于种种原因,多数医院尤其是基层医疗机构的麻醉学科尚未受到应有的重视,综合性医院麻醉学科的地位并没有得到相应的提高,医院麻醉科的发展相对滞后,其舒适化医疗、保障医疗安全等作用未能得到充分发挥。

而这种对麻醉学科的轻视首先就体现在麻醉科与手术室的混合建制上。麻醉科是医院重要的临床科室,县级以上综合性医院都应成立麻醉科。所谓的麻醉手术科和手术麻醉科都是不符合麻醉发展要求的,这不仅阻碍了麻醉科的发展,也不利于手术室作为一个科室的建设。同时,麻醉科同样有繁杂、技术要求高的任务,因此配备护士编制以配合麻醉医师的工作非常必要,但很多医院麻醉科没有护士编制,或由护士从事麻醉医师工作,这都很不规范。

2.人力方面存在的差距

主要表现在以下几个方面。

(1)人员数量配备不足。麻醉科人力资源数量不足是目前二三级医院存在的普遍现象,也是麻醉安全的重大隐患。

(2)人员结构差异明显。表现在公私有别,即公立的医疗机构中,不论是医院,还是基层卫生机构,麻醉医师均以中青年人员为主,而民营医院的麻醉医师以45岁以上中老年为主,人员老化情况较为严重;城乡有别,即城市三级医院、二级医院和社区卫生服务中心的麻醉医师年龄梯队基本上符合老中青结合的梯形结构,但是农村乡镇卫生院麻醉医师出现断层现象,除了部分即将退休的麻醉医师外,普遍年龄结构偏年轻,35~44岁人员力量较弱。

(3)人员素质高低不齐。从学历水平来看,麻醉医师学历的构成情况,三级医院较其他级别的医疗机构要好,农村基层医疗机构(乡镇卫生院)较城市基层医疗机构(社区卫生服务中心)麻醉人员的学历构成层次明显偏低。

(4)连续工作时间过长。麻醉医师,尤其是大型综合性医院的麻醉医师,连续工作的时间大大超过了工作极限,处于疲劳麻醉的边缘。

(5)麻醉医师的职业倦怠不容忽视。调查结果显示,麻醉医师整体情绪衰竭和情感疏离情况属于较轻水平或正常,与相关科室医师水平相当;但是在个人成就感方面处于中度水平,明显低于相关科室。其中,三级医院麻醉医师情绪衰竭情况最为严重,处于高度情绪衰竭和高度情感疏离水平的麻醉医师比例最高,三级医院麻醉医师工作量较大,面对的患者病情较其他二级医院和基层医疗机构的患者复杂,相对处于工作压力和竞争力都较大的环境中,容易产生身心疲惫感。

(6)收入情况不够乐观。在三级医院中,麻醉医师的奖金收入水平在院内处于中上等水平,在二级医院和基层医疗机构中,麻醉医师的奖金收入处于中等水平。

(7)基层医疗机构仍存在资质不够的问题。调查显示,部分麻醉医师的最后学历专业并非麻醉专业或外科专业,而是由其他专业转到麻醉专业,经过一定培训转岗从事麻醉工作。《执业医师法》实施时,其中的"护转医"人员有一部分也取得了执业医师资格。随着执业医师的严格准入,这种情况目前已经不多见。

3.设备方面存在的差距

数据显示,90%以上的医疗机构麻醉设备配备数量都达到了国家的要求,无论是公立医疗机构还是民营医疗机构,无论是城市医疗机构还是农村医疗机构,麻醉设备配备的数量已不是麻醉科存在的主要问题。

目前存在的问题主要在于麻醉设备的检修维护、设备使用和设备质量等几方面。资料显示,90%以上三级医院的麻醉科未配备专门的设备维护工程师,所有的麻醉设备都是发生故障后才找厂家来修,而厂家维修的速度有快有慢,在一定程度上影响手术麻醉的正常开展。同时,90%以上的三级医院缺乏规范的设备定期检修制度,所有设备缺乏必要的检修和维护,在未出现故障之前几乎365天不停歇地运转,一旦麻醉机等关键设备在术中麻醉时出现故障,就会导致重大的安全事故,因此,麻醉设备的检修和维护是麻醉安全中的重要隐患。部分医疗机构虽然在麻醉设备的配备数量上达到了要求,但在麻醉设备的配备质量上还存在一定问题,尤其是民营医疗机构和基层医疗机构,问题更为严重。出于成本考虑,民营医疗机构和基层医疗机构购置的多为功能较为单一的麻醉设备,甚至部分医疗机构为了应付上级的检查,购置一些废置或即将淘汰的麻醉设备以充数量,但实际上这些麻醉设备并不能正常运转,有些麻醉机只剩下给氧用途,真正要抢救患者时就会存在问题。

4.麻醉安全有待提高

麻醉安全一直是中外麻醉学关注和讨论的焦点,美国的麻醉病死率为1/50万~1/20万。但我国缺乏麻醉相关病死率的数据。麻醉事故的降低,既反映出麻醉医师的良好素质和训练,也和药物及仪器设备的改进和发展分不开,更是学科建设绕不开的核心问题。在现阶段及现有的医疗环境中,麻醉学科作为高风险临床科室,因为上述组织管理、人力及物力等多方面原因,存在一些重大安全隐患,需要特别关注及亟待相应措施加以防范。要在这一复杂的医疗过程中实现有效的质量控制,需要积极争取和利用各方面支持和资源,增加设备投入并注重人才培养,既要利用现代化的管理理念,又要结合自身特点,从多角度全方位保障麻醉科医疗质量管理,推进麻醉学科的不断发展。

总之,麻醉学科涉及多学科合作与共建,既是推动"舒适化医疗"的主导学科,又是保障医疗安全的关键学科,既是提高医院工作效率的枢纽学科,也是未来医院的支柱学科和科研创新的重点学科。通过不断努力,还要使之成为社会所熟知和认可的重要学科。麻醉学科的发展应顺应和适应医学各学科的需要,健全学科的合理结构,提升医疗技术水平,凝聚和形成优秀人才群体,进而促进医院建设与发展。麻醉学科发展的最核心要素是人才。科研学术水平的提高、技术的创新离不开人才,先进仪器设备的操作和诊治同样离不开人才,合理的人才梯队更是学科持续发展的动力。麻醉学科发展离不开人才培养、财力支持、物资设备,其中人才培养是关键,领军人物对顶层设计和学科管理的把控是重中之重。

(王俊华)

第二章

临床常用麻醉方法

第一节 全 身 麻 醉

一、静脉全身麻醉

静脉全身麻醉是指将药物经静脉注入,通过血液循环作用于中枢神经系统而产生全身麻醉作用的方法。静脉麻醉下患者安静入睡、对外界刺激反应减弱或消失、应激反应降低。静脉麻醉有许多独特的优点,最突出的就是不需要经气道给药和无气体污染。国内在 20 世纪 90 年代前,长达 40 多年普遍应用静脉普鲁卡因复合麻醉。80 年代末期,越来越多的新型静脉麻醉药产生,如短效的静脉麻醉药(丙泊酚)、麻醉性镇痛药(瑞芬太尼)和肌肉松弛药(罗库溴铵)等,同时新的静脉麻醉给药方法和技术的诞生,如计算机辅助静脉自动给药系统,使静脉麻醉发生了划时代的变化。

静脉麻醉的给药方式包括单次给药、间断给药和连续给药,后者又包括人工设置和计算机设置给药速度。理想的静脉麻醉的给药方式应该是起效快、维持平稳、恢复迅速。本节将分别介绍气管插管和不用气管插管的静脉麻醉方法。

(一)不用气管插管的静脉麻醉

1.适应证

不用气管插管的静脉麻醉用于不要求肌肉松弛的短小手术、门诊和日间诊疗手术(手术时间一般在 30 分钟以内),如体表肿块切除、活检、无痛人流、取卵、无痛胃肠镜等。必要时可应用声门上装置控制气道。给药方式和用药种类包括分次注入和持续输注(恒速、变速和靶控输注)。可仅用一种麻醉药,也可联合应用两种或两种以上药物。联合用药的优点如下:①麻醉效果增强(协同作用);②各种药物的用量减少;③不良反应降低;④达到全麻镇静、镇痛和控制应激反应等目的。

2.注意事项

(1)麻醉前禁食禁饮,使用适当的术前药。

(2)严格掌握适应证和禁忌证,根据手术选择作用时间适宜的药物和给药方案。

(3)注意药物间的相互作用,选择药物以满足手术为主。

(4)保持呼吸、循环稳定。

（5）严密监测并备有急救措施。

3.常用静脉麻醉

（1）丙泊酚静脉麻醉。

适应证:短小手术与特殊检查麻醉及部位麻醉的辅助用药。

禁忌证:①休克和血容量不足;②心肺功能不全者慎用;③脂肪代谢异常者;④对丙泊酚过敏患者。

用法:①短小手术麻醉先单次静脉注射丙泊酚 $1\sim3$ mg/kg,随后 $2\sim6$ mg/(kg·h)静脉维持,剂量和速度根据患者反应确定,常需辅以麻醉性镇痛药。②椎管内麻醉辅助镇静,一般用丙泊酚 0.5 mg/kg 负荷,然后以 0.5 mg/(kg·h)持续输注,当输注速度超过 2 mg/(kg·h)时,可使记忆消失;靶控输注浓度从 $1.0\sim1.5$ μg/mL 开始,以 0.5 μg/mL 增减调节。③作为颈丛阻滞前预处理,可抑制阻滞迷走神经和颈动脉压力感受器所致的心率增快、血压升高。

注意事项和意外处理:①剂量依赖性呼吸和循环功能抑制也与注药速度有关;②注射痛,给丙泊酚前先静脉注射利多卡因 20 mg 可基本消除;③偶见诱导过程中癫痫样抽动;④罕见小便颜色变化;⑤丙泊酚几乎无镇痛作用,椎管内麻醉辅助镇静时应保证镇痛效果良好,否则患者可能因镇痛不全而躁动不安。

（2）氯胺酮静脉麻醉。

适应证:①简短手术或诊断性检查;②基础麻醉;③辅助麻醉;④支气管哮喘患者。

禁忌证:①血压超过 $21.3/13.3$ kPa(160/100 mmHg),禁用于脑血管意外、颅高压、眼压增高、开放性眼球损伤患者;②心功能不全;③甲亢、嗜铬细胞瘤;④饱胃或麻醉前未禁食者;⑤癫痫、精神分裂症。

用法:①缓慢静脉注射 2 mg/kg,可维持麻醉效果 $5\sim15$ 分钟,追加剂量为首剂 1/2 至全量,可重复2~3次,总量不超过 6 mg/kg;②小儿基础麻醉 $4\sim6$ mg/kg 臀肌内注射,1~5分钟起效,持续 $15\sim30$ 分钟,追加量为首剂量的 1/2 左右;③弥补神经阻滞和硬膜外阻滞作用不全,$0.2\sim0.5$ mg/kg 静脉注射。

注意事项及意外处理:①呼吸抑制与注药速度过快有关,常为一过性,托颌提颏、面罩吸氧即可恢复;②肌肉不自主运动一般不需要治疗,如有抽动,可静脉注射咪达唑仑治疗;③唾液分泌物刺激咽喉部有时可引发喉痉挛,严重者面罩给氧或气管插管,术前应常规使用足量阿托品;④血压增高、心率加快对高血压、冠心病等患者可能造成心脑血管意外;⑤停药 10 分钟初醒,30~60 分钟完全清醒,苏醒期延长与用药量过大、体内蓄积有关;⑥精神症状多见于青少年患者,一般持续 5~30 分钟,最长可达数小时,表现为幻觉、谵妄、兴奋、躁动或定向障碍等,静脉注射咪达唑仑可缓解,预先使用咪达唑仑可预防精神症状的发生。

（3）依托咪酯静脉麻醉。

适应证:①短小手术;②特殊检查,如内镜、心脏电复律等。

禁忌证:①免疫抑制、脓毒血症、紫质症及器官移植患者;②重症糖尿病和高钾血症患者。

用法:单次静脉注射 $0.2\sim0.4$ mg/kg,注射时间 $15\sim60$ 秒,年老、体弱和危重患者药量酌减。

注意事项及意外处理:①注射痛和局部静脉炎,预注射芬太尼或利多卡因可减少疼痛;②肌震颤或肌阵挛,与药物总量和速度太快有关,静脉注射少量氟哌利多或芬太尼可减少发生率;③防治术后恶心、呕吐。

（4）硫喷妥钠静脉麻醉。

适应证：短小浅表手术或操作，如切口引流、骨折脱臼复位、血管造影、心脏电复律、烧伤换药等，以前也用于小儿基础麻醉。

禁忌证：①饱胃患者；②严重心血管和呼吸系统疾病；③严重肝肾功能不全；④早产儿、新生儿，妊娠、分娩、剖宫产；⑤全身情况低下，如营养不良、严重贫血、低血浆蛋白、恶病质，酸中毒，水、电解质紊乱，严重糖尿病，高龄等；⑥涉及上、下呼吸道的操作，包括口、鼻、咽喉、气管及食管手术或操作；⑦肾上腺皮质功能不全，长期服用肾上腺皮质激素；⑧紫质症、先天性卟啉代谢紊乱。

用法：①2.5%溶液，5 mL/10 s注射，眼睑反射消失、眼球固定后开始手术操作，据患者反应追加2～3 mL，青壮年总量<1 g。②控制抽搐、痉挛、局麻药中毒反应、破伤风、癫痫、高热惊厥等，2.5%溶液3～4 mL静脉缓慢注射，效果不佳2分钟后可重复。

注意事项及意外处理：①注药速度过快易引起呼吸、循环抑制，应立即给氧、静脉注射麻黄碱10～30 mg；②注药后前胸、颈、面等部位有时可出现红斑，一般很快消失；③有时出现肌张力亢进和肢体不自主活动、咳嗽、喷嚏、呃逆或喉痉挛，术前用吗啡和阿托品有预防作用；④喉痉挛严重者面罩吸氧，紧急时静脉注射琥珀胆碱气管插管。⑤目前除控制惊厥外，临床已少用硫喷妥钠静脉麻醉。

（5）靶控输注（TCI）静脉麻醉。

根据药代动力学参数（有些药代参数也考虑了患者年龄、体重、体表面积、肝肾功能等协变量）的影响编程，计算对某一特定患者获得或维持某一目标浓度所需要的药物输注速度，并控制、驱动输液泵输注，以达到并维持相应麻醉药的血浆或效应器部位浓度，获得满意的临床麻醉状态，称为靶控输注。

TCI的基本结构：根据不同药物的药代动力学特点和大量循证医学数据编制的、获得目标浓度并控制微量输注泵的计算机软件。通过相关的信息传递协议等辅助装置，应用计算机控制的微量输注泵给予患者静脉药物。

药物TCI浓度：95%患者入睡的丙泊酚浓度为5.4 μg/mL，但不使用气管插管时，建议起始浓度为2～3 μg/mL；联合用药（阿片类药、咪达唑仑等）时，丙泊酚靶浓度显著降低。不用气管插管静脉麻醉时，药物靶浓度建议根据小手术或自主呼吸的靶控浓度设定起始值，同时参考是否合并用药，酌情降低。

TCI麻醉注意事项：①靶控浓度只是理论上的浓度，临床实测浓度与TCI系统预测浓度完全吻合是不可能的，可接受的实测-预测浓度误差是30%～40%。②理论上，只要药代学符合线性特点，即药物剂量加倍浓度亦加倍，均可以选择靶控输注给药，但临床应用需谨慎。根据其药代学特点，芬太尼、硫喷妥纳不适合靶控输注，恒速输注瑞芬太尼达稳态时间很短，大部分情况下不需要靶控输注。③实际应用根据合并用药及麻醉医师的经验设定初始浓度。④TCI给药开始阶段，存在药物超射现象，即短时间给予较大剂量药物以使患者快速达到血药浓度，但对于危重、体弱、老年患者，建议靶控输注开始时，采用浓度逐步递增的方法给药，以减少不良反应。⑤美国食品和药品监督管理局尚未批准TCI临床应用，但在亚洲、欧洲等地可合法使用。

（6）静脉麻醉药联合应用。①咪达唑仑＋芬太尼：咪达唑仑2～5 mg（0.04～0.10 mg/kg）缓慢静脉注射，患者入睡后给予芬太尼25～75 μg。有潜在呼吸抑制的危险。②咪达唑仑＋瑞芬太尼：瑞芬太尼0.05～0.10 μg/（kg·min）用于不插管静脉麻醉与咪达唑仑2～5 mg联合应用可提供有效镇静和镇痛。咪达唑仑剂量依赖性增强瑞芬太尼的呼吸抑制作用。③咪达唑仑＋氯胺酮:咪达唑仑 0.1～0.5 mg/kg 静脉注射,患者入睡后给氯胺酮0.25～0.50 mg/kg。④咪达唑仑＋丙泊酚＋阿片类:咪达唑仑 1～3 mg＋丙泊酚 0.5～1.0 mg/kg 负荷量,继以25～50 μg/(kg·min)持续输注＋芬太尼负荷量1～2 μg/kg,具体根据患者反应、循环和呼吸功能而定。⑤丙泊酚＋氯胺酮:1％丙泊酚缓慢推注直至患者入睡,继以氯胺酮 0.5～1.0 mg/kg 静脉注射,随后缓慢静脉注射或持续输注丙泊酚维持麻醉状态。

(7)监测。①呼吸:密切观察胸部活动度、呼吸频率、心前区听诊及储气囊的运动情况。②氧合:常规使用脉搏血氧饱和度仪监测。③循环:监测血压、心率和心电图。④镇静水平:手术要求不同镇静水平。目前常用的镇静评分方法有 White 和 Ramsay 评分系统、镇静/警醒评分(OAA/S)。⑤脑电图:双频指数预测结果与 OAA/S 评分吻合相当好,可作为客观指标评价意识状态,防止镇静过度,帮助调整镇静催眠剂量。急救措施:建立静脉通路、给氧、吸引器、通气道、面罩、喉罩、呼吸囊、咽喉镜、气管内导管、心肺复苏药品等。

(8)药物过量的拮抗。

常用拮抗药物:①氟马西尼选择性拮抗苯二氮䓬受体。剂量 0.1～0.2 mg,最大 1 mg。对通气和心血管系统无不良影响。②纳洛酮 0.2～0.4 mg(最大 400 μg)静脉注射可特异性拮抗阿片类产生的嗜睡、镇静和欣快反应。不推荐常规预防性应用。

拮抗注意事项:①氟马西尼拮抗苯二氮䓬类药物时最常见的不良反应是头晕(2％～13％)和恶心(2％～12％),拮抗时可发生"再镇静",偶可诱发心律失常或癫痫/惊厥,有癫痫病史者避免使用。②纳洛酮的不良反应包括疼痛、高血压、肺水肿,甚至室性心动过速和室颤,因而嗜铬细胞瘤、嗜铬组织肿瘤或心功能受损患者应避免使用。

(二)气管插管或放置喉罩的静脉麻醉

创伤较大的、时间较长的、需要应用肌松药的手术多需要在给予肌松药后,行气管插管或放置喉罩,并给予机械通气支持。此类麻醉也称为全凭静脉麻醉(TIVA),和以上提及的小手术不同,由于此类手术往往刺激较大,故药物使用品种更多,剂量更大。因此需要更好地理解药物的作用原理和药物相互间的作用,以尽可能地减少药物的不良反应。

1.麻醉诱导

麻醉诱导是气管插管或喉罩全身麻醉的开始,通过开放的静脉通路,顺序给予静脉药物,以使患者短时间内失去意识,肌肉松弛,对疼痛应激无反应。无论采用单次给药、连续给药还是TCI 的给药模式,诱导都需要注意到患者从清醒进入麻醉状态,生理条件会发生巨大的变化。

如果药物用量不足,可能产生肌松不完善、插管时有意识、应激反应强烈等不良事件;但给予药物过量,同样会使患者循环波动,引起相关不良反应。同时,多个静脉麻醉药物联合使用,可以减少单一药物的不良反应,但不同药物的达峰时间各不相同,这就要求给药时机需要保证药物峰浓度出现在刺激最强的插管时刻,其后至切皮应激较小的情况下,循环也不会受到过大的抑制。表 2-1 给出一些静脉常用麻醉药物的达峰效应分布容积和作用达峰时间。根据药物稳态分布容积可以大概计算出给予药的总量,达峰时间则可以指导插管时机。麻醉医师在计划诱导方案时,需要结合镇静药、镇痛药和肌松药的达峰时间及药物药代药效学特点,以使患者循环和内环境平稳。

表 2-1　药物达峰分布容积和作用达峰时间

药物	达峰分布容积（L/kg）	达峰时间（min）
丙泊酚	2～10	2.0
依托咪酯	2.5～4.5	2.0
咪达唑仑	1.1～1.7	2.0

2.麻醉维持

麻醉维持需要根据手术和患者的状态不同,调节连续输注或 TCI 给药的参数。相对于吸入麻醉药,静脉给药会有一定时间的延后效应,这需要麻醉医师实施静脉麻醉时可以预判相关的时机。

和麻醉诱导一样,全凭静脉麻醉维持目前多采用复合给药,如丙泊酚＋瑞芬太尼 0.2～2.0 $\mu g/(kg \cdot min)$＋肌松药或丙泊酚＋阿芬太尼＋肌松药。

由于肌松药的作用,患者多处于制动状态,但药物给予不当时易引起术中知晓。除了改进用药方案外,有条件时进行镇静深度测定有助于减少术中知晓的发生。

手术结束前,很多医师会习惯性地提前停止药物输注,以期患者尽早苏醒拔管。但目前临床常使用的药物瑞芬太尼和丙泊酚停药后药物代谢很快,这就会造成患者切口闭合前醒来或转运途中苏醒,特别是瑞芬太尼快速代谢,若没有良好的镇痛措施,会使患者立即处于剧痛中,影响患者术后恢复质量。针对这一情况,临床上可以提前 15 分钟使用镇痛泵或术毕前 20～40 分钟给予小剂量阿片类药物或非甾体抗炎药;或逐步降低镇静镇痛药浓度,维持在最低镇静镇痛水平,转运后停药。

二、吸入麻醉

吸入麻醉为将麻醉气体吸入肺内,经肺泡进入血液循环,到达中枢神经系统而产生麻醉的方法。全身吸入麻醉具有患者舒适、药物可控性强,能满足全身各部位手术需要等优点。

(一)吸入麻醉方法的分类

1.无重复吸入法

无重复吸入法是指系统中所有呼出气体均被排出的一种麻醉方法,这种麻醉方法也就是传统所称的开放麻醉,现在几乎不采用。

2.部分重复吸入法

部分重复吸入法是指系统中部分呼出混合气仍保留在系统中的一种吸入麻醉方法,这种麻醉方法是当今普遍采用的麻醉方法。根据新鲜气体量大小又将这种麻醉方法分为高流量(3～6 L/min)、中流量(1～3 L/min)、低流量(1 L/min 以下)、最低流量(0.5 L/min 以下)。前者也就是传统意义上的半开放麻醉,其更接近于开放麻醉,而后者也就是传统意义上的半紧闭麻醉,更接近于完全紧闭麻醉。

3.完全重复吸入法

完全重复吸入法是指系统中没有呼出气排出的一种麻醉方法,这种麻醉方法也就是传统意义上的全紧闭麻醉,即现在所指的定量麻醉。循环回路中的气流经过 CO_2 吸收装置,可防止 CO_2 重复吸入,但其他气体可被部分或全部重复吸入,重复吸入的程度取决于回路的布局和新鲜气流量。循环回路系统根据新鲜气流量/分钟通气量的不同,可分半开放型、半紧闭型和紧闭型。

在临床麻醉中,3种技术均有应用。

大多数医师麻醉诱导时使用高流量的新鲜气流,此时循环回路为半开放型;若新鲜气流量超过分钟通气量,则无气流被重复利用。麻醉维持时,一般会降低新鲜气流量,若流量低于分钟通气量,则部分气流重复吸入,此时称为"半紧闭麻醉"。重复利用的气流量与新鲜气流量有关,仍有部分气流进入废气回吸收系统。继续降低流量,直至新鲜气流量提供的氧等于代谢需氧量水平(即患者摄氧量水平),此时的循环麻醉回路系统称为"循环紧闭麻醉"。这种情况下,回路内气流重复呼吸,无或几乎无多余气流进入废气回收系统。

(二)吸入麻醉的实施和管理

1.吸入麻醉诱导

(1)肺活量法:预先做呼吸回路的预充,使回路内气体达到设定的吸入麻醉药物浓度,患者(通常大于 6 岁)在呼出肺内残余气体后,做一次肺活量吸入8%的七氟烷(氧流量 6～8 L/min),并且屏气,患者在 20～40 秒内意识消失。肺活量法诱导速度最快且平稳。缺点是需要患者的合作,不适合效能强的吸入麻醉药(如氟烷)。

(2)浓度递增诱导法:适用于成人或合作患儿。麻醉机为手动模式,置可调节压力释放阀于开放位,调节吸入氧浓度,新鲜气流量 6～8 L/min,选择合适的面罩给患者吸氧,嘱其平静呼吸。起始刻度为 0.5%,患者每呼吸 3 次后增加吸入浓度 0.5%,直至达到需要的镇静或麻醉深度(如能满足外周静脉穿刺或气管插管)。在患者意识消失后注意保持呼吸道通畅,适度辅助呼吸(吸气压力<2.0 kPa,避免过度通气)。适合效能强的吸入麻醉药(如氟烷),以及外周静脉开放困难,静脉麻醉诱导可能造成循环剧烈波动和预测为气管插管困难的成年患者。

(3)潮气量法:一般使用高浓度七氟烷进行诱导或用于术中快速加深麻醉。新鲜气体流量 8～10 L/min,七氟烷浓度 8%(诱导前管道预充七氟烷起效更快)。逐渐降低收入浓度,同时行辅助或控制呼吸。潮气量法诱导速度快,过程平稳,较少发生呛咳、屏气和喉痉挛等不良反应,是吸入诱导最常用的方法。

2.影响吸入麻醉药诱导的因素

(1)血气分配系数小,组织溶解度低,缩短诱导时间。

(2)新鲜气流量越大,吸入浓度越高,分钟通气量越大,麻醉诱导越快。

(3)同时应用高浓度和低浓度气体,低浓度气体在肺泡浓度和血中浓度上升速率加快,即第二气体效应。

(4)当肺循环血流快或心排血量大时,吸入麻醉药肺泡内分压上升缓慢。

(5)联合使用静脉麻醉药、阿片类药或麻醉辅助药(如右美托咪定、咪达唑仑等)也能缩短诱导时间。

3.吸入麻醉维持

单独使用吸入麻醉药,其浓度通常要达到1.3～1.4 最低肺泡有效浓度(MAC),方可满足抑制手术应激的需要。临床常联合应用其他麻醉药。在没有脑电监测麻醉镇静深度条件下,吸入麻醉药、复合麻醉性镇痛药和肌松药时,一般采用中流量气体(1～2 L/min),麻醉药物吸入浓度设定为 1.0～1.5 MAC。

4.苏醒期管理

(1)适时关闭吸入麻醉,通常在手术结束前 10～15 分钟关闭挥发罐。随后以丙泊酚 2～8 mg/(kg·h)输注维持适宜的麻醉深度。该法可达到苏醒期平稳,患者无躁动,恶心呕吐发生率减少的目的。

（2）完善术后镇痛。

（3）拮抗肌松。

（4）适当深麻醉下拔管，即在患者意识尚未完全恢复时拔管。优点是拔管过程中循环功能稳定，不诱发恶心呕吐，不会引起心、脑血管并发症。深麻醉下拔管主要标准是自主呼吸、通气功能恢复良好、循环稳定。

（三）低流量麻醉

1.低流量麻醉的分类

（1）部分重复吸收系统：指系统中部分呼出混合气仍保留于系统的吸入麻醉方法。有 3 个特点：①CO_2 吸收剂将呼出气中的 CO_2 滤除；②新鲜气流量低于分钟通气量、高于氧摄取量；③新鲜气流中的麻醉气体浓度高于吸入气中浓度（诱导、维持阶段），是目前最普遍的吸入麻醉方法。根据新鲜气体流量又分为高流量（3～6 L/min）、低流量（<1 L/min）和最低流量（<0.5 L/min）。

（2）完全重复吸入系统：指系统中没有呼出气体排出。特点如下：①O_2 新鲜气流量等于 O_2 摄取量；②N_2O 新鲜气流量等于 N_2O 摄取量；③吸入麻醉药用量等于摄取量。这样的吸入麻醉方式即全紧闭麻醉或现在所指的定量麻醉。

2.低流量麻醉实施

常规检查麻醉机，回路漏气量应<50 mL/min。起始阶段，持续 1～20 分钟，高流量新鲜气流 4～6 L/min 去氮。七氟烷设置 6%～8%，快速达到麻醉深度，随后调回所需浓度。整个回路系统中充入所需气体成分，新鲜气体流量必须满足个体摄氧量的需求。随后将流量减少到小于 1 L/min，维持过程中应保持一定的麻醉深度并保证安全的氧浓度。当新鲜气流量非常接近患者氧摄取量时必须监测气道压、分钟通气量、吸入氧气浓度、吸入气麻醉药浓度等呼吸参数，以及常规生命体征监测，包括 $PETCO_2$。

定量吸入麻醉需专用的 Drager PhsioFlex 麻醉机实施。吸入麻醉药通过伺服反馈进入麻醉回路而非通过挥发罐调节；输入回路的新鲜气流量也是通过伺服反馈自动控制。因此，定量吸入麻醉将颠覆传统理念，通过计算机伺服反馈控制。

3.优点和注意事项

（1）优点：减少麻醉气体消耗，降低费用；减少环境污染；提高吸入气体的温度和湿度，改善控制呼吸的特性。

（2）注意事项：当机体因手术、失血等影响而引起代谢改变时，有可能导致缺氧、高碳酸血症或麻醉过深。因此实施麻醉时，必须严密监测。当流量低于 1 L/min 时，必须增大挥发罐浓度，因为此时实际输出浓度比刻度值小。维持期调整挥发罐浓度，为加快平衡可暂时开大新鲜气体流量。麻醉维持时，如怀疑缺氧，可停止吸入麻醉药并开放回路予纯氧通气。麻醉时间较长者在手术结束前保持低流量关闭挥发罐，麻醉还可维持 10～20 分钟。拔管前应增加气流量 4～5 L/min，将麻醉气体洗出。为安全起见，低流量麻醉期间必须严密监测生命体征及各项相关的呼吸参数。

三、静吸复合麻醉

静吸复合麻醉常用药物有以下几种。①静脉麻醉药：咪达唑仑、丙泊酚、依托咪酯。②吸入麻醉药：N_2O、异氟烷、七氟烷和地氟烷。

麻醉方法包括:①静脉诱导+静吸复合维持。②吸入诱导+静吸复合维持。③静吸复合诱导+静吸复合维持。

实施方法遵循全麻四要素,即镇静、镇痛、肌松和抑制应激反应。严格掌握所使用的静脉麻醉药和吸入麻醉药的禁忌证。药物的浓度和剂量应个体化、协调配合。有麻醉气体和氧浓度监测系统。

(一)麻醉诱导

(1)静脉麻醉诱导:诱导迅速、平稳,临床最常使用。

(2)静吸复合诱导:诱导前将面罩轻柔地罩于患者面部,经静脉注入静脉麻醉药或镇静催眠药,静脉麻醉药可采用丙泊酚 1.0～1.5 mg/kg 或咪达唑仑 0.03～0.06 mg/kg,患者意识消失后经面罩持续吸入麻醉药(常用 N_2O、七氟烷)。该法可减少刺激性吸入麻醉药所致的不良反应,使麻醉诱导更为平稳。

(3)吸入麻醉诱导:不宜采用静脉麻醉、难于开放静脉通路的小儿或不愿接受清醒静脉穿刺小儿的麻醉诱导,吸入麻醉可维持自主呼吸。通常采用浓度递增法、潮气量法或肺活量法。

(4)小儿吸入诱导方法:小儿诱导期间较成人更容易缺氧,也常出现躁动、喉痉挛和喉水肿等并发症。诱导期要求平稳、快速,无疼痛等不良刺激。小儿吸入诱导常用七氟烷,呼吸回路预充麻醉气体能够加快诱导速度;诱导方法采用肺活量法或潮气量法,不能配合的小儿使用后者,意识消失后置入口咽通气道辅助通气并及时开放静脉。

(5)气管插管:需辅助小剂量的阿片类药(芬太尼 1.5 $\mu g/kg$ 或舒芬太尼 0.1～0.2 $\mu g/kg$)和非去极化肌松药。

(二)麻醉维持

(1)常用方法:①吸入麻醉药-阿片类药-静脉麻醉药;②N_2O-O_2-阿片类药-静脉麻醉药;③吸入麻醉药-N_2O-O_2-阿片类药物。

(2)吸入方法。①间断吸入:麻醉减浅或不宜/不能迅速用静脉全麻药加深时,短时间吸入挥发性麻醉药;②持续吸入:维持低浓度吸入挥发性全麻药,静脉麻醉药的用量适当减少。

(3)吸入麻醉药浓度:①异氟烷 1.0%～2.5%;②七氟烷 1.5%～2.0%;③地氟烷 2.5%～8.5%;④合并使用 N_2O 的浓度为 50%～60%。

(4)静脉麻醉给药:持续输注丙泊酚、咪达唑仑或靶控输注。给药速度丙泊酚从 2～3 mg/(kg·h)开始,根据手术刺激强度以 1～2 mg/(kg·h)增减。靶控浓度从 2 $\mu g/mL$ 开始,以 0.5 $\mu g/mL$ 增减;咪达唑仑 0.03～0.06 mg/(kg·h),靶控浓度从 600 ng/kg 开始,以 200 ng/mL 增减,老年人减半。

(5)注意事项:①需要时可加用肌松药和镇痛药;②无论何种复合方法,吸入氧浓度不得<25%新鲜气体,流量大于 500 mL/min;③根据临床表现调节药物浓度,协调配合;④手术强刺激时可适当增加某一组分或所有组分浓度或速度;⑤应强调麻醉深度监测的重要性;⑥为确保患者安全,实施静吸复合麻醉时必须行气管内插管。

(三)麻醉深度判断

麻醉深度监测可以减少因麻醉医师根据患者心率、血压变异等经验性地增减药物而致的术中知晓,是取得良好的静吸复合麻醉效果的重要保障。

(四)静吸复合麻醉苏醒期

(1)手术结束前 10～15 分钟先停吸入麻醉药,并手控呼吸,尽量洗出肺内挥发性麻醉药,此时可维持使用丙泊酚 2～8 mg/(kg·h)。

(2)麻醉变浅,应密切观察患者,注意预防血流动力学急剧变化等不良反应。

(3)肺内残留的挥发性麻醉药及苏醒期疼痛可能增加术后躁动,可以右美托咪定术前或术中应用,加之充分的术后镇痛可能有所帮助。

(4)肌松拮抗药可在前次给药后 30～45 分钟给予,若有肌松监测,则应在肌松恢复 20%～30%时给予。

(5)使用 N_2O 麻醉时,术后保证充分氧供,严防弥散性缺氧。

(6)拔管条件:自主呼吸恢复、节律规则、呼吸频率正常、吸入空气时脉搏氧饱和度>95%、$PETCO_2$<5.3 kPa(40 mmHg)且曲线正常、循环功能稳定。满足上述条件也可在"深麻醉"下拔管,拔管后应置入通气道,防止舌后坠等呼吸道梗阻的发生。

(7)相对于 TIVA,吸入麻醉或静吸复合麻醉术后疼痛较轻,但仍应重视疼痛的处理,以减少因疼痛所致的恢复延迟。

(张 珺)

第二节　椎管内麻醉

椎管内麻醉是将局麻药注入椎管内的不同腔隙,使脊神经所支配的相应区域产生麻醉作用,有蛛网膜下腔阻滞和硬膜外阻滞两种方法,后者还包括骶管阻滞。

一、椎管内麻醉的解剖和生理

(一)椎管内麻醉的解剖基础

1.椎管的骨结构

脊椎由 7 节颈椎、12 节胸椎、5 节腰椎、融合成一块的 5 节骶椎及 4 节尾椎组成。成人脊椎呈现 4 个弯曲,颈曲和腰曲向前,胸曲和骶曲向后。典型椎骨包括椎体及椎弓两个主要部分,椎弓根上下有切迹,相邻的切迹围成椎间孔,供脊神经通过,位于上、下两棘突之间的间隙是椎管内麻醉的必经之路。

2.椎管外软组织

相邻两节椎骨的椎弓由 3 条韧带相互连接,从内向外的顺序是黄韧带、棘间韧带及棘上韧带。

3.脊髓及脊神经

脊髓上端从枕骨大孔开始,在胚胎期充满整个椎管腔,至新生儿和婴幼儿终止于第 3 腰椎或第 4 腰椎,平均长度为 42～45 cm。93%的成人其末端终止于 L_2,终止于 L_1 及 L_3 各占 3%。出生时脊髓末端在 L_3,到 2 岁时,其末端接近成人达 L_2。为避免损伤脊髓,穿刺间隙成人低于 $L_{2\sim3}$,小儿应在 $L_{4\sim5}$。脊神经有 31 对,包括 8 对颈神经、12 对胸神经、5 对腰神经、5 对骶神经和 1 对尾神经。每条脊神经由前、后根合并而成。后根司感觉,前根司运动。

4.椎管内腔和间隙

脊髓容纳在椎管内,为脊膜所包裹。脊膜从内向外分 3 层,即软膜、蛛网膜和硬脊膜。硬脊膜从枕大孔以下开始分为内、外两层。外层与椎管内壁的骨膜和黄韧带融合在一起,内层形成包裹脊髓的硬脊膜囊,抵止于第2骶椎。因此通常所说的硬脊膜实际是硬脊膜的内层。软膜覆盖脊髓表面与蛛网膜之间,形成蛛网膜下腔。硬脊膜与蛛网膜几乎贴在一起,两层之间的潜在腔隙即硬膜下间隙,而硬脊膜内、外两层之间的间隙为硬膜外间隙。蛛网膜下腔位于软膜和蛛网膜之间,上至脑室,下至 S_2。腔内含有脊髓、神经、脑脊液和血管。脑脊液为无色透明的液体,其比重为 1.003~1.009。

(二)椎管内麻醉的生理学基础

1.蛛网膜下腔阻滞的生理

蛛网膜下腔阻滞是通过脊神经根阻滞,离开椎管的脊神经根未被神经外膜覆盖,暴露在含局麻药的脑脊液中,通过背根进入中枢神经系统的传入冲动及通过前根离开中枢神经系统的传出冲动均被阻滞。因此,脊麻并不是局麻药作用于脊髓的化学横断面,而是通过脑脊液阻滞脊髓的前根神经和后根神经,导致感觉、交感神经及运动神经被阻滞。

2.硬膜外阻滞的作用机制

局麻药注入硬膜外间隙后,沿硬膜外间隙进行上下扩散,部分经过毛细血管进入静脉;一些药物渗出椎间孔,产生椎旁神经阻滞,并沿神经束膜及软膜下分布,阻滞脊神经根及周围神经;有些药物也可经过蛛网膜下腔,从而阻滞脊神经根;尚有一些药物直接透过硬膜及蛛网膜,进入脑脊液中。所以,目前多数意见认为,硬膜外阻滞时,局麻药经多种途径发生作用,其中以椎旁阻滞、经过蛛网膜绒毛阻滞脊神经根,以及局麻药通过硬膜进入蛛网膜下腔产生"延迟"的脊麻为主要作用方式。

3.椎管内麻醉对机体的影响

(1)对循环系统的影响:局麻药阻滞胸腰段(T_1~L_2)交感神经血管收缩纤维,产生血管扩张,继而发生一系列循环动力学改变,其程度与交感神经节前纤维被阻滞的平面高低相一致。表现为外周血管张力、心率、心排血量及血压均有一定程度的下降。外周血管阻力下降系由大量的容量血管扩张所致。心率减慢系由迷走神经兴奋性相对增强及静脉血回流减少,右房压下降,导致静脉心脏反射所致;当高平面阻滞时,更由于心脏加速神经纤维($T_{1~4}$)被抑制而使心动过缓加重。

(2)对呼吸系统的影响:椎管内麻醉对呼吸功能的影响取决于阻滞平面的高度,尤以运动神经阻滞范围更为重要。高平面蛛网膜下腔阻滞或上胸段硬膜外阻滞时,运动神经阻滞导致肋间肌麻痹,影响呼吸肌收缩,可使呼吸受到不同程度的抑制,表现为胸式呼吸减弱甚至消失,但只要膈神经未被麻痹,就仍能保持基本的肺通气量。如腹肌也被麻痹,则深呼吸受到影响,呼吸储备能力明显减弱,临床多表现不能大声讲话,甚至可能出现鼻翼翕动及发绀。一般麻醉平面低于 T_8不影响呼吸功能,若平面高达 C_3阻滞膈神经时,导致呼吸停止。

(3)对消化系统的影响:椎管内麻醉时,另一易受影响的系统为消化系统。由于交感神经被阻滞,迷走神经兴奋性增强,胃肠蠕动亢进,容易产生恶心、呕吐。椎管内麻醉下导致的低血压也是恶心、呕吐的原因之一。

(4)对肾脏的影响:肾功能有较好的生理储备,椎管内麻醉虽然引起肾血流减少,但没有临床意义。椎管内麻醉使膀胱内括约肌收缩及膀胱逼尿肌松弛,使膀胱排尿功能受抑制导致尿潴留,患者常常需要使用导尿管。

二、蛛网膜下腔阻滞

将局麻药注入蛛网膜下腔,使脊神经根、背根神经节及脊髓表面部分产生不同程度的阻滞,常简称为脊麻。

(一)适应证和禁忌证

1.适应证

(1)下腹部手术。

(2)肛门及会阴部手术。

(3)盆腔手术包括一些妇产科及泌尿外科手术。

(4)下肢手术包括下肢骨、血管、截肢及皮肤移植手术,止痛效果可比硬膜外阻滞更完全,且可避免止血带不适。

2.禁忌证

(1)精神病、严重神经症以及小儿等不能合作的患者。

(2)严重低血容量的患者:此类患者在脊麻发生作用后,可能发生血压骤降甚至心搏骤停,故术前访视患者时,应切实重视失血、脱水及营养不良等有关情况,特别应衡量血容量状态,并仔细检查,以防意外。

(3)凝血功能异常的患者:凝血功能异常者,穿刺部位易出血,导致血肿形成及蛛网膜下腔出血,重者可致截瘫。

(4)穿刺部位有感染的患者:穿刺部位有炎症或感染者,脊麻有可能将致病菌带入蛛网膜下腔引起急性脑脊膜炎。

(5)中枢神经系统疾病特别是脊髓或脊神经根病变者,麻醉后有可能后遗长期麻痹,疑有颅内高压患者也应列为禁忌。

(6)脊椎外伤或有严重腰背痛病史者,禁用脊麻。有下肢麻木、脊椎畸形患者,解剖结构异常者,也应慎用脊麻。

(7)败血症患者,尤其是伴有糖尿病、结核和艾滋病等。

(二)蛛网膜下腔穿刺技术

1.穿刺前准备

(1)麻醉前用药:应让患者保持清醒状态,以利于进行阻滞平面的调节。一般成人麻醉前半小时肌内注射苯巴比妥钠 0.1 g 或咪达唑仑 3~5 mg。

(2)麻醉用具:蛛网膜下腔阻滞用一次性脊麻穿刺包,包括 22 G 或 25 G 蛛网膜下腔穿刺针,1 mL 和 5 mL 注射器,消毒和铺巾用具,以及局麻药等。尽可能选择细的穿刺针,24~25 G 较理想,以减少手术后头痛的发生率。

2.穿刺体位

蛛网膜下腔穿刺体位,一般可取侧卧位或坐位,以前者最常用。侧卧位时,双膝屈曲紧贴胸部,下颌往胸部靠近,使脊椎最大限度地拉开以便穿刺。女性通常髋部比双肩宽,侧卧时,脊椎的水平倾向于头低位;反之男性的双肩宽于髋部,脊椎的水平倾向于头高位。穿刺时可通过调节手术床来纠正脊椎的水平位。

3.穿刺部位和消毒范围

蛛网膜下腔常选用 $L_{3\sim4}$ 棘突间隙,此处的蛛网膜下腔最宽。确定穿刺点的方法是,取两侧髂嵴的最高点做连线,与脊柱相交处,即为第 4 腰椎或 $L_{3\sim4}$ 棘突间隙。穿刺前须严格消毒皮肤,消毒范围应上至肩胛下角,下至尾椎,两侧至腋后线。消毒后穿刺点处需铺孔巾或无菌单。

4.穿刺方法

(1)直入法:用左手拇、示两指固定穿刺点皮肤。将穿刺针在棘突间隙中点,与患者背部垂直,针尖稍向头侧缓慢刺入,并仔细体会针尖处的阻力变化。当针穿过黄韧带时,有阻力突然消失"落空"感觉,继续推进常有第二个"落空"感觉,提示已穿破硬膜与蛛网膜而进入蛛网膜下腔。如果进针较快,常将黄韧带和硬膜一并刺穿,则往往只有一次"落空"感觉。此时拔出针芯,有脑脊液慢慢流出。穿刺针越细,黄韧带的突破感和硬膜的阻力感消失越不明显,脑脊液流出也就越慢。连接装有局麻药的注射器,回抽脑脊液通畅,注入局麻药。

(2)旁正中入法:改良旁开正中线于棘突间隙中点旁开 0.5～1.0 cm 处做局部浸润。穿刺针与皮肤呈 30°角对准棘突间孔刺入,经黄韧带及硬脊膜到达蛛网膜下腔。本法可避开棘上及棘间韧带,特别适用于韧带钙化的老年患者或脊椎畸形或棘突间隙不清楚的肥胖患者。

(三)常用药物

1.局麻药

根据与脑脊液的比重相比,可将局麻药分为低比重、等比重和重比重 3 类。低比重局麻药由于比较难控制阻滞平面,目前较少使用。常用 0.5% 布比卡因 10～15 mg,或 0.5%～0.75% 罗哌卡因 15 mg,也可用 0.5% 丁卡因 10～15 mg,推荐局麻药用 5%～10% 葡萄糖液稀释为重比重溶液。局麻药的作用时间从短至长依次为普鲁卡因、利多卡因、布比卡因、丁卡因。

2.血管收缩药

血管收缩药可减少局麻药血管吸收,使更多的局麻药物浸润至神经中,从而使麻醉时间延长。常用的血管收缩药有麻黄碱(1∶1 000)200～500 μg(0.2～0.5 mL)或去氧肾上腺素(1∶100)2～5 mg(0.2～0.5 mL)加入局麻药中。

(四)影响阻滞平面的因素

许多因素影响蛛网膜下腔阻滞平面,其中最重要的因素是局麻药的剂量及比重,椎管的形状以及注药时患者的体位。患者体位和局麻药的比重是调节麻醉平面的两主要因素,局麻药注入脑脊液中后,重比重液向低处移动,轻比重液向高处移动,等比重液即停留在注药点附近。

1.局麻药容量

局麻药的容量越大,在脑脊液中扩散范围越大,阻滞平面越广。重比重药物尤为明显。

2.局麻药剂量

局麻药剂量越大,阻滞平面越广,反之阻滞平面越窄。

3.注药速度

注药速度缓慢,阻滞平面不易上升;当注药速度过快时或采用脑脊液稀释局麻药时,容易产生脑脊液湍流,加速药液的扩散,阻滞平面增宽。一般注药速度为 3～5 秒 1 mL。

4.局麻药的特性

不同局麻药,其扩散性能不同,阻滞平面固定时间不同。如利多卡因扩散性能强,平面易扩散。普鲁卡因平面固定时间约 5 分钟,丁卡因 5～10 分钟,布比卡因甚至长达 15～20 分钟平面才固定。

5.局麻药比重

重比重液一般配成含 5% 葡萄糖的局麻药,使其相对密度达到 1.024～1.026,而高于脑脊液,注药后向低的方向扩散。等比重液一般用脑脊液配制,在脑脊液中扩散受体位影响较小,如加大剂量,对延长阻滞时间的作用大于对阻滞平面的扩散作用。轻比重液用注射用水配制,但由于难以控制平面,目前较少应用。腰椎前凸和胸椎后凸影响重比重局麻药向头端扩散。

6.体位

体位是影响阻滞平面的重要因素。结合局麻药比重,利用体位调节平面需要在平面固定之前进行。如超过时间(15分钟左右),平面已固定,则调节体位对平面影响不大。

7.穿刺部位

脊柱有4个生理弯曲,平卧时L_3位置最高,如果经$L_{2\sim3}$间隙穿刺注药,药液将沿着脊柱的坡度向胸段移动,使麻醉平面偏高;如果经$L_{3\sim4}$或$L_{4\sim5}$间隙穿刺注药,药液会向骶段移动,使麻醉平面偏低。

8.疾病

腹腔内压增高如妊娠妇女、腹水患者,下腔静脉受压使硬膜外静脉血流量增加,脑脊液的容量减少,药液在蛛网膜下腔容易扩散。

(五)操作注意事项

1.穿刺针进入蛛网膜下腔而无脑脊液流出

应等待30秒然后轻轻旋转穿刺针,如仍无脑脊液流出,可用注射器注入0.5 mL生理盐水以确保穿刺针无堵塞。缓慢稍退针或进针,并同时回抽脑脊液,一旦有脑脊液抽出即刻停止退或进针。否则需重新穿刺。

2.穿刺针有血液流出

穿刺针有血液流出,如血呈粉红色并能自行停止,一般没问题。如果出血呈持续性,表明穿刺针尖位于硬膜外腔静脉内,只需稍稍推进穿刺针进入蛛网膜下腔便可。

3.穿刺针进入蛛网膜下腔出现异感

患者述说尖锐的针刺或异感,表明穿刺针偏离中线,刺激脊神经根,需退针,重新定位穿刺。

4.穿刺部位疼痛

穿刺部位疼痛表明穿刺针进入韧带旁的肌肉组织。退针后,往中线再穿刺或再行局部麻醉。

5.穿刺困难

穿刺中无论如何改变穿刺针的方向,始终遇到骨骼,应重新正确定位,或可改为旁正中或更换间隙穿刺。

(六)麻醉中及麻醉后并发症处理

1.血压下降和心率减慢

蛛网膜下腔阻滞平面超过T_4后常出现血压下降,多数在注药后15~30分钟发生,同时伴心率缓慢,严重者可因脑供血不足而出现恶心呕吐、面色苍白、躁动不安等症状。其主要是由于交感神经节前神经纤维被阻滞,使小动脉扩张,外周阻力下降,静脉回心血量减少,心排血量降低所致。心率减慢是由于交感神经部分被阻滞,迷走神经呈相对亢进所致。血压下降的程度主要取决于阻滞平面的高低,但与患者心血管功能代偿状态以及是否伴有高血压、血容量不足或酸中毒等有密切关系。处理:①补充血容量,输注500~1 000 mL晶体或胶体液;②给予血管活性药物(麻黄碱、间羟胺等),直到血压回升为止;③心动过缓者可静脉注射阿托品0.3~0.5 mg。

2.呼吸抑制

因胸段脊神经阻滞引起肋间肌麻痹,可出现呼吸抑制,表现为胸式呼吸微弱,腹式呼吸增强,严重时患者潮气量减少,咳嗽无力,不能发声,甚至发绀,应迅速有效吸氧,必要时面罩加压呼吸。如果发生全脊麻而引起呼吸停止,血压骤降或心搏骤停,应立即进行抢救,支持呼吸和维持循环功能。

3.恶心呕吐

脊麻中恶心呕吐发生率达 13%～42%。诱因:①血压降低,脑供血减少,导致脑缺氧,呕吐中枢兴奋;②迷走神经功能亢进,胃肠蠕动增加;③手术牵引内脏。一旦出现恶心呕吐,应检查是否有麻醉平面过高及血压下降,并采取相应措施;或暂停手术以减少迷走刺激;一般多能获得良好效果。若仍不能制止呕吐,可考虑使用甲氧氯普胺、氟哌利多及抗 5-羟色胺止吐剂。

4.脊麻后头痛

脊麻后头痛是由于脑脊液通过硬膜穿刺孔不断丢失,使脑脊液压力降低所致,发生率在 3%～30%。典型的症状为直立位头痛,而平卧后则好转。疼痛多为枕部、顶部,偶尔也伴有耳鸣、畏光。女性的发生率高于男性,发生率与年龄成反比,与穿刺针的直径成正比。直入法引起的脑脊液漏出多于旁入法,头痛发生率也高于旁入法。

治疗脊麻后头痛的措施包括以下几方面。

(1)镇静、卧床休息及补液:80%～85%脊麻后头痛患者,5 天内可自愈。补液的目的是增加脑脊液的量,使其生成量多于漏出量,脑脊液的压力可逐渐恢复正常。据报道,脊麻后头痛的患者,50%的人症状轻微,不影响日常生活,35%的人有不适,需卧床休息,15%的人症状严重,甚至不能坐起来进食。

(2)一般治疗:①饮用大量含咖啡因的饮料,如茶、咖啡、可口可乐等;②维生素 C 500 mg 和氢化可的松 50 mg 加入 5%葡萄液 500 mL 静脉滴注,连续 2～3 天;③必要时静脉输注低渗盐水;④口服解热镇痛药,咖啡因。

(3)硬膜外生理盐水输注:硬膜外输注生理盐水也可用于治疗脊麻后头痛,单次注射生理盐水并不能维持较高的硬膜外压力,但可防止持续脑脊液外漏。

(4)硬膜外充填血:经上述保守治疗 24 小时后仍无效,可使用硬膜外充填血疗法。通过硬膜外充填血以封住脊膜的穿刺孔,防止脑脊液外漏。置针于原穿刺点附近的硬膜外间隙,无菌注入 10～20 mL 自体血,这种方法有效率达 90%～95%。如疼痛在 24 小时后未减轻,可重复使用。如经 2 次处理仍无效,应重新考虑诊断。硬膜外充填血可能会引起背痛等不适,但与其有关的严重并发症尚未见报道。

(5)背痛:脊麻后严重的背痛少见。穿刺时骨膜损伤、肌肉血肿、韧带损伤及反射性肌肉痉挛均可导致背痛。手术时间长和截石位手术因肌肉松弛可能导致腰部韧带劳损。尽管住院患者脊麻后背痛发生率低,而门诊年轻患者脊麻后背痛发生率达 32%～55%,其中约有 3%患者诉背痛剧烈。处理办法包括休息、局部理疗及口服止痛药,如背痛由肌肉痉挛所致,可在痛点行局麻药注射封闭治疗。通常脊麻后背痛较短暂,经保守治疗后 48 小时可缓解。

(6)神经损伤:比较少见。在同一部位多次腰穿容易损伤,尤其当进针方向偏外侧时,可刺伤脊神经根。脊神经被刺伤后表现为 1 或 2 根脊神经根炎的症状,除非有蛛网膜下腔出血,一般不会出现广泛性脊神经受累。最常见神经损伤包括以下几种。

1)短暂性神经综合征:发病率 4%～33%,可能与下列因素有关。①局麻药的脊神经毒性,利多卡因刺激神经根引起的神经根炎,浓度高和剂量大则危险增加。②穿刺损伤。③神经缺血。④手术体位使坐骨神经过度牵拉。⑤穿刺针尖位置或添加葡萄糖使局麻药分布不均。临床表现:短暂性神经综合征称为亚临床神经毒性的表现,在麻后 4～5 小时出现腰背痛向臀部、小腿放射或感觉异常,通常为中等度或剧烈疼痛,查体无明显运动和反射异常,持续 3～5 天,一周之内可恢复。无后遗运动感觉损害,脊髓与神经根影像学检查和电生理无变化。应用激素、营养神经药、氨丁三醇或非甾体抗炎药治疗有效。

2)马尾综合征相关危险因素包括:①患者原有疾病,脊髓炎症、肿瘤等。②穿刺或导管损伤。③高血压、动脉硬化、脑梗及糖尿病等。④局麻药的浓度过高或局麻药的神经毒性。⑤脊髓动脉缺血。⑥椎管狭窄、椎间盘突出。临床表现:以 $S_{2～4}$ 损伤引起的症状为主,如膀胱、直肠功能受损和会阴部知觉障碍,严重者大小便失禁;当 L_5S_1 受累时可表现为鞍区感觉障碍;进一步发展可能导致下肢特别是膝以下部位的运动障碍,膝反射、跟腱反射等也可减弱或消失。

3)发现周围神经损伤,需要积极防治,预防:按指南正规操作,减少穿刺针与操作不当引起的损伤。预防感染,严格无菌技术。控制适当的局麻药浓度和剂量。严格掌握适应证和禁忌证。如老年病患者伴发高血压、动脉硬化、糖尿病和椎管狭窄及椎间盘突出,有明显下肢疼痛与麻木,或肌力减弱,均应慎用或不用椎管内麻醉。治疗:①药物治疗包括大剂量甲泼尼龙冲击疗法。②维生素 B_1 和甲钴胺等。③止痛,消炎镇痛药和三环抗抑郁药和神经阻滞。④高压氧治疗、康复治疗,包括电刺激、穴位电刺激、激光、自动运动和被动运动疗法等。

(7)化学或细菌性污染:局麻药被细菌、清洁剂或其他化学物质污染可引起神经损伤。用清洁剂或消毒液清洗脊麻针头,可导致无菌性脑膜炎。严格无菌技术和使用一次性脊麻用具即可避免无菌性脑膜炎和细菌性脑膜炎。

(8)持久性的神经损害:极罕见。多由于误注入药液引起化学性刺激或细菌感染导致的脑膜炎、蛛网膜炎、脊髓炎和马尾综合征。阻滞时较长时间的低血压、脊髓前根动脉损伤或严重低血压,可能导致脊髓供血不足,诱发脊髓前动脉综合征。

三、硬膜外间隙阻滞

将局麻药注入硬脊膜外间隙,阻滞脊神经根,使其支配的区域产生暂时性麻痹,称为硬膜外间隙阻滞。

(一)适应证和禁忌证

1.适应证

(1)外科手术:因硬膜外穿刺上至颈段、下至腰段,通过给药可阻滞这些脊神经所支配的相应区域,理论上讲,硬膜外阻滞可用于除头部以外的任何手术。但从安全角度考虑,硬膜外阻滞主要用于腹部及以下的手术,包括泌尿、妇产及盆腔和下肢手术。颈部、上肢及胸部虽可应用,但风险较大和管理复杂。胸部、上腹部手术,目前已不主张单独应用硬膜外阻滞,可用硬膜外阻滞复合全麻。

(2)镇痛:包括产科镇痛、术后镇痛及一些慢性疼痛和癌痛的镇痛。

2.禁忌证

(1)低血容量由于失血、血浆或体液丢失导致的低血容量,机体常常通过全身血管收缩来代偿以维持正常的血压,一旦给予硬膜外阻滞,其交感阻滞作用使血管扩张,迅速导致严重的低血压。

(2)穿刺部位感染,可能使感染播散。

(3)菌血症,可能导致硬膜外脓肿。

（4）凝血障碍和抗凝治疗，血小板计数低于 $75×10^9/L$，容易引起硬膜外腔出血、硬膜外腔血肿。

（5）颅高压及中枢神经疾病。

（6）脊椎解剖异常和椎管内疾病。

（二）硬膜外间隙阻滞穿刺技术

1.穿刺前准备

麻醉前可给予巴比妥类或苯二氮䓬类药物；也可用阿托品，以防心率减慢，术前有剧烈疼痛者适量使用镇痛药。准备好常规硬膜外穿刺用具。

2.穿刺体位及穿刺部位

穿刺体位有侧卧位及坐位两种，临床上主要采用侧卧位，具体要求与蛛网膜阻滞法相同。穿刺点应根据手术部位选定，一般取支配手术范围中央的相应棘突间隙（表 2-2）。

表 2-2　手术部位与穿刺间隙

手术部位	穿刺间隙	导管方向
胸部手术	$T_{2\sim6}$	向头
上腹部手术	$T_{8\sim10}$	向头
中、下腹部手术	$T_{10}\sim L_1$	向头
盆间隙手术	$T_{12}\sim L_4$	向头或向尾
会阴	$L_{3\sim4}$	向尾
下肢手术	$L_{2\sim4}$	向尾

3.操作方法

（1）穿刺方法：硬膜外间隙穿刺术有直入法和旁正中法两种。颈椎、胸椎上段及腰椎的棘突相互平行，多主张用直入法，穿刺困难时可用旁正中法。胸椎的中下段棘突呈叠瓦状，间隙狭窄，老年人棘上韧带钙化、脊柱弯曲受限制者，宜用旁正中法。穿透黄韧带有阻力骤失感，即提示已进入硬膜外间隙。由于硬膜外静脉、脊髓动脉、脊神经根均位于硬膜外间隙的外侧，而且硬膜外的外侧间隙较狭窄，此法容易损伤这些组织，因此，穿刺针必须尽可能正确对准硬膜外间隙后正中部位。

（2）确定穿刺针进入硬膜外间隙的方法。①黄韧带突破感：由于黄韧带比较坚韧及硬膜外间隙为一个潜在的间隙隙，硬膜外穿刺针进入黄韧带的一瞬间会有一种突破感。②黄韧带阻力消失穿刺针抵达黄韧带后，用注射器抽取 $2\sim3$ mL 生理盐水并含有一个小气泡，与穿刺针连接，缓慢进针并轻推注射器，可见气泡压缩，也不能推入液体。继续进针直到阻力消失，针筒内的小气泡变形，且无阻力地推入液体，表明已进入硬膜外间隙。但禁止注入空气。③硬膜外间隙负压：可用悬滴法和玻管法进行测试，硬膜外穿刺针抵达黄韧带时，在穿刺针的尾端悬垂一滴生理盐水或连接内有液体的细玻璃管，当进入硬膜外间隙时，可见尾端的盐水被吸入或波管内液柱内移，约 80% 的患者有负压现象。

（3）放置硬膜外导管：先测量皮肤至硬膜外间隙的距离，然后用左手固定针的位置，右手安置导管约 15 cm。然后左手退针，右手继续送入导管，调整导管深度留置硬膜外间隙内为 $3\sim4$ cm 并固定导管。

(三)常用药物

用于硬膜外阻滞的局麻药应该具备弥散性强、穿透性强、毒性小,且起效时间短,维持时间长等特点。目前常用的局麻药有利多卡因、丁卡因、罗哌卡因及布比卡因。利多卡因作用快,5～12分钟即可发挥作用,在组织内浸透扩散能力强,所以阻滞完善,效果好,常用1%～2%浓度,作用持续时间为1～1.5小时,成年人一次最大用量为400 mg。丁卡因常用浓度为0.25%～0.33%,10～15分钟起效,维持时间达3～4小时,一次最大用量为60 mg。罗哌卡因常用浓度为0.5%～1%,5～15分钟起效,维持时间达2～4小时。布比卡因常用浓度为0.5%～0.75%,4～10分钟起效,可维持4～6小时,但肌肉松弛效果只有0.75%溶液才满意。

决定硬膜外阻滞范围的最主要因素是药物的容量,而决定阻滞深度及作用持续时间的主要因素则是药物的浓度。根据穿刺部位和手术要求的不同,应对局麻药的浓度做不同的选择。常用的局麻药及特性见表2-3。可用一种局麻药,也可用两种局麻药混合,最常用的混合液是利多卡因(1%～1.6%)、布比卡因(0.375%～0.5%)或丁卡因(0.15%～0.3%),以达到阻滞作用起效快、持续时间长和降低局麻药毒性的目的。

表 2-3　常用的局麻药物

药名	浓度(%)	剂量(mg)	起效时间(min)	持续时间(h)
利多卡因	1～2	150～400	3～5	0.5～1.5
罗哌卡因	0.5～1	30～300	5～15	2.0～4.0
布比卡因	0.25～0.75	37.5～225	5～15	2.0～4.0
丁卡因	0.15～0.33	150～300	5～10	2.0～4.0
氯普鲁卡因	2～3	200～900	3～5	0.5～1.5

(四)硬膜外阻滞的管理

1.影响阻滞平面的因素

(1)穿刺部位:胸部硬膜外间隙比腰部的硬膜外间隙小,因此胸部硬膜外间隙药物剂量比较小,其阻滞范围与穿刺间隙密切相关。腰部硬膜外间隙较大,注药后往头尾两端扩散,尤其L_5和S_1间隙,由于神经较粗,阻滞作用出现的时间延长或不完全。

(2)局麻药剂量:通常需要1～2 mL容量的局麻药阻断一个椎间隙。药物剂量随其浓度不同而不同。一般较大剂量的低浓度局麻药能产生较广平面的浅部感觉阻滞,但运动和深部感觉阻滞作用较弱。而高浓度局麻药则肌松较好。持续硬膜外阻滞法,追加剂量通常为初始剂量的一半,追加时间为阻滞平面减退两个节段时,追加注药量可增加其沿纵轴扩散范围。容量愈大,注速愈快,阻滞范围愈广,反之,则阻滞范围窄,但临床实践证明,快速注药对扩大阻滞范围的作用有限。

(3)导管的位置和方向:导管向头侧时,药物易向头侧扩散;向尾侧时,则可多向尾侧扩散1～2个节段,但仍以向头侧扩散为主。如果导管偏于一侧,可出现单侧麻醉,偶尔导管置入椎间孔,则只能阻滞几个脊神经根。

(4)患者的情况。①年龄、身高和体重:随着年龄的增长,硬膜外间隙变窄,婴幼儿、老年人硬膜外间隙小,用药量须减少。身高与剂量相关,身材较矮的患者约需1 mL容量的局麻药可阻滞一个节段,身材较高的患者需1.5～2 mL阻滞一个节段。体重与局麻药的剂量关系并不密切。②妊娠妇女:由于腹间隙内压升高,妊娠后期下腔静脉受压,增加了硬膜外静脉丛的血流量,硬膜外间隙变窄,药物容易扩散,用药剂量需略减少。③腹腔内肿瘤、腹水患者也需减少用药量。④某些病理因素,如脱水、血容量不足等,可加速药物扩散,用药应格外慎重。

(5)体位:体位与药物的关系目前尚未找到科学依据。但临床实践表明,由于药物比重的关系,坐位时低腰部与尾部的神经容易阻滞。侧卧位时,下侧的神经容易阻滞。

(6)血管收缩药:局麻药中加入血管收缩药减少局麻药的吸收,降低局麻药的毒性反应,并能延长阻滞时间,但布比卡因中加入肾上腺素并不延长作用时间。控制肾上腺素浓度为1:400 000～1:500 000(2.0～2.5 μg/mL)。禁忌证:①糖尿病,动脉粥样硬化,肿瘤化疗患者。②神经损伤,感染或其他病理性改变。③术中体位,器械牵拉挤压神经。④严重内环境紊乱,如酸碱平衡失衡等。

(7)局麻药 pH:局麻药大多偏酸性,pH 在 3.5～5.5。在酸性溶液中,局麻药的理化性质稳定并不利于细菌的生长。但由于局麻药的作用原理是以非离子形式进入神经细胞膜,在酸性环境中,局麻药大多以离子形式存在,药理作用较弱。

(8)阿片类药物:局麻药中加入芬太尼 50～100 μg,通过对脊髓背角阿片类受体的作用,加快局麻药的起效时间,增强局麻药的阻滞作用,延长局麻药的作用。

2.术中管理

硬膜外间隙注入局麻药 5～10 分钟内,在穿刺部位的上下各 2、3 节段的皮肤支配区可出现感觉迟钝;20 分钟内阻滞范围可扩大到所预期的范围,麻醉也趋完全。针刺皮肤测痛可得知阻滞的范围和效果。除感觉神经被阻滞外,交感神经、运动神经也会阻滞,由此可引起一系列生理扰乱。同脊麻一样,最常见的是血压下降、呼吸抑制和恶心呕吐。因此术中应注意麻醉平面,密切观察病情变化,及时进行处理。

(五)并发症

1.局麻药全身中毒反应

由于硬膜外阻滞通常需大剂量的局麻药(5～8 倍的脊麻剂量),容易导致全身中毒反应,尤其是局麻药误入血管内更甚。局麻药通过稳定注药部位附近的神经纤维的兴奋性膜电位,从而影响神经传导,产生麻醉作用。如果给予大剂量的局麻药,尤其是注药过快或误入血管内时,其血浆浓度达到毒性水平,其他部位(如大脑、心肌)的兴奋性膜电位也受影响,即会引发局麻药的毒性反应。

大脑比心脏对局麻药更敏感,所以局麻药早期中毒症状与中枢神经系统有关。患者可能首先感觉舌头麻木、头晕、耳鸣,有些患者表现为精神错乱,企图坐起来并要拔掉静脉输液针,这些患者往往被误认为癔症发作。随着毒性的增加,患者可以有肌颤,肌颤往往是抽搐的前兆,病情进一步发展,患者可出现典型的癫痫样抽搐。如果血药浓度继续升高,患者迅速出现缺氧、发绀和酸中毒,随之而来的是深昏迷和呼吸停止。

如果血药浓度非常高,可能出现心血管毒性反应。局麻药可直接抑制心肌的传导和收缩,对血管运动中枢及血管床的作用可能导致严重的血管扩张,表现为低血压、心率减慢,最后可能导致心脏停搏。相当多的证据表明,脂溶性、蛋白结合率高的局麻药,如布比卡因可能引起严重的心律失常,甚至是心室颤动,这可能与其影响心肌细胞离子通道的特征有关。

2.误入蛛网膜下腔

硬膜外阻滞的局麻药用量远高于脊麻的用药量,如果局麻药误入蛛网膜下腔,可能导致阻滞平面异常升高或全脊麻。

(1)症状和体征:全脊麻的主要特征是注药后迅速发展的广泛的感觉和运动神经阻滞。由于交感神经被阻滞,低血压是最常见的表现。如果颈3、颈4和颈5受累,可能出现膈肌麻痹,加上肋间肌麻痹,可能导致呼吸衰竭甚至呼吸停止。随着低血压及缺氧,患者可能很快意识不清、昏迷。如用药量过大,症状典型,诊断不难,但须与引起低血压和昏迷的其他原因进行鉴别开来,如迷走-迷走昏厥。当用药量较少时(如产科镇痛),可能仅出现异常高平面的麻醉,这往往就是误入蛛网膜下腔的表现。

(2)处理:全脊麻的处理原则是维持患者循环及呼吸功能。患者神志消失,应行气管插管人工通气,加速输液以及滴注血管收缩药升高血压。若能维持循环功能稳定,30分钟后患者可清醒。全脊麻持续时间与使用的局麻药有关,利多卡因可持续1~1.5小时,而布比卡因持续1.5~3.0小时。尽管全脊麻来势凶猛,影响患者的生命安全,但只要诊断和处理及时,大多数患者均能恢复。

(3)预防措施。①预防穿破硬膜:硬膜外阻滞是一种盲探性穿刺,所以要求熟悉有关椎管解剖,操作应轻巧从容,用具应仔细挑选,弃掉不合用的穿刺针及过硬的导管。对于那些多次接受硬膜外阻滞、硬膜外间隙有粘连者或脊柱畸形有穿刺困难者,不宜反复穿刺以免穿破硬膜。老年人、小儿的硬膜穿破率比青壮年高,所以穿刺时尤其要小心。一旦穿破硬膜,最好改换其他麻醉方法,如全麻或神经阻滞。②应用试验剂量:强调注入全量局麻药前先注入试验剂量,观察5~10分钟有无脊麻表现,改变体位后若须再次注药也应再次注入试验剂量。首次试验剂量不应大于3 mL。麻醉中若患者发生躁动可能使导管移位而刺入蛛网膜下腔。有报道硬膜外阻滞开始时为正常的节段性阻滞,以后再次注药时出现全脊麻,经导管抽出脑脊液,说明在麻醉维持期间导管还会穿破硬膜进入蛛网膜下腔。

3.误入硬膜下间隙

局麻药误入硬膜和蛛网膜之间的间隙,即硬膜下间隙阻滞。由于硬膜下间隙为一潜在间隙,少量的局麻药进入即可在其中广泛弥散,出现异常的高平面阻滞,但起效时间比脊麻慢,因硬膜下间隙与颅内蛛网膜下腔不通,除非出现严重的缺氧,一般不至于引起意识消失。颈部硬膜外阻滞时误入的机会更多些。

4.导管折断

这是连续硬膜外阻滞的并发症之一,发生率为0.057%~0.2%。其原因为以下几点。①穿刺针割断:遇导管尖端越过穿刺针斜面后不能继续进入时,正确的处理方法是将穿刺针连同导管一并拔出,然后再穿刺,若错误地将导管拔出,已进入硬膜外间隙的部分可被锐利的穿刺针斜面切断。②导管质地较差:导管质地或多次使用后易变硬变脆,近来使用的大多为一次性导管可防止导管折断。如果导管需要留置,应采用聚四氯乙烯为原料的导管,即便如此留置导管也不宜超过72小时,若需继续保留者应每3天更换一次导管。导管穿出皮肤的部位应用棉纤维衬垫,避免导管在此处呈锐角弯曲。

处理:传统的原则是体内存留异物应尽可能取出,但遗留的导管残端不易定位,即使采用不透X线的材料制管,在X线片上也很难与骨质分辨,致手术常遭失败。而残留导管一般不会引起并发症,无活性的聚四乙烯导管取出时,会造成较大创伤,所以实无必要进行椎板切除手术以寻找导管。大量临床经验证明即使进行此类手术也很难找到导管。最好的办法是向患者家属说明,同时应继续观察。如果术毕即发生断管,且导管断端在皮下,可在局麻下做小切口取出。

5.拔管困难

拔管困难不可用力硬拔。应采用以下方法:①告知患者放松,侧卧位,头颈部和双下肢尽量向前屈曲,试行拔管,用力适可而止。②导管周围肌肉注入1%利多卡因后试行拔管。③也可从导管内插入钢丝(钢丝尖端不可进入硬膜外间隙)试行拔管。④必要时使用镇静药或全麻肌松(喉罩通气)状态下拔管。

6.异常广泛阻滞

注入常规剂量局麻药后,出现异常广泛的脊神经阻滞现象,但不是全脊麻。因阻滞范围虽广,但仍为节段性,骶神经支配区域,甚至低腰部仍保持正常。临床特点是高平面阻滞总是延缓地发生,多出现在注完首量局麻药后20~30分钟,常有前驱症状如胸闷、呼吸困难、说话无声及烦躁不安,继而发展至通气严重不足,甚至呼吸停止,血压可能大幅度下降或无多大变化。脊神经阻滞常达12~15节段,但仍为节段性。

异常广泛的脊神经阻滞有两种常见的原因,包括前述的硬膜下间隙阻滞以及异常的硬膜外间隙广泛阻滞。硬膜外间隙异常广泛阻滞与某些病理生理因素有关,下腔静脉回流不畅(足月妊娠及腹部巨大肿块等),硬膜外间隙静脉丛怒张,老年动脉硬化患者由于退行性变及椎间孔闭锁,均使硬膜外有效容积减少,常用量局麻药阻滞平面扩大。足月妊娠比正常情况时麻醉平面扩大30%,老年动脉硬化患者扩大25%~42%。若未充分认识此类患者的特点,按正常人使用药量,会造成相对逾量而出现广泛的阻滞。预防的要点是对这类患者要相应减少局麻药用量,有时减至正常人用量的1/3~1/2。

7.硬膜穿破和头痛

硬膜穿破是硬膜外阻滞最常见的意外和并发症。据报道,其发生率高达1%。硬膜穿破除了会引起阻滞平面过高及全脊麻外,最常见的还是头痛。由于穿刺针孔较大,穿刺后头痛的发生率较高。头痛与患者体位有关,即直立位头痛加剧而平卧后好转,所以容易诊断。头痛常出现于穿刺后6~72小时,头痛的原因与脑脊液漏入硬膜外间隙有关。一旦出现头痛,应认真对待,因这种头痛可使日常生活受累,甚至可能导致颅内硬膜下血肿。

尽管有许多不同的方法处理穿刺后头痛,但毫无疑问,最有效的方法是硬膜外注入自体血进行充填治疗,一旦诊断为穿刺后头痛,应尽快行硬膜外血充填治疗,治疗越早效果越好。抽取自体血10~15 mL,注入硬膜外腔,不需要在血中加入抗凝剂,因靠凝血块来堵塞穿刺孔。操作时注意无菌技术,有效率达90%。

8.神经损伤

硬膜外阻滞后出现持久的神经损伤比较罕见。引起神经损伤的四个主要原因为操作损伤、脊髓前动脉栓塞、粘连性蛛网膜炎及椎管内占位性病变引起的脊髓压迫。

(1)操作损伤:通常由穿刺针及硬膜外导管所致。患者往往在穿刺时就感觉疼痛,神经纤维的损伤可能导致持久的神经病变,但大多数患者的症状,如截瘫、疼痛、麻木,均可在数周内缓解。损伤的严重程度与损伤部位有关,胸段及颈段的脊髓损伤最严重。

损伤可能伤及脊神经根和脊髓。脊髓损伤早期与神经根损伤的鉴别点如下:①神经根损伤当时有"触电"或痛感,而脊髓损伤时为剧痛,偶伴一过性意识障碍;②神经根损伤以感觉障碍为主,有典型"根痛",很少有运动障碍;③神经根损伤后感觉缺失仅限于1~2根脊神经支配的皮区,与穿刺点棘突的平面一致,而脊髓损伤的感觉障碍与穿刺点不在同一平面,颈部低一节段,上胸部低二节段,下胸部低三节段。

神经根损伤根痛以伤后 3 天内最剧,然后逐渐减轻,2 周内多数患者症状缓解或消失,遗留片状麻木区数月以上,采用对症治疗,预后较好。而脊髓损伤后果严重,若早期采取积极治疗,可能不出现截瘫,或即使有截瘫,恰当治疗也可以使大部分功能恢复。治疗措施包括脱水治疗,以减轻水肿对脊髓内血管的压迫及减少神经元的损害,皮质类固醇能防止溶酶体破坏,减轻脊髓损伤后的自体溶解,应尽早应用。

(2)脊髓前动脉栓塞:脊髓前动脉栓塞可迅速引起永久性的无痛性截瘫,因脊髓前侧角受累(缺血性坏死),故表现以运动功能障碍为主的神经症状。脊髓前动脉实际上是一根终末动脉,易遭缺血性损害。诱发脊髓前动脉栓塞的因素有,严重的低血压、钳夹主动脉、局麻药中肾上腺素浓度过高,引起血管持久痉挛及原有血管病变者(如糖尿病)。

(3)粘连性蛛网膜炎:粘连性蛛网膜炎是严重的并发症,患者不仅有截瘫,而且有慢性疼痛。通常由误注药物入硬膜外间隙所致,如氯化钙、氯化钾、硫喷妥钠及各种去污剂误注入硬膜外间隙会并发粘连性蛛网膜炎。其他药物的神经毒性:晚期癌性疼痛患者椎管内长期、大剂量应用吗啡,需注意其神经毒性损害。瑞芬太尼因含甘氨酸对神经有毒性,不可用于硬膜外或鞘内给药。实验研究证明右美托咪定注入硬膜外间隙对局部神经髓鞘有损害。如氯胺酮含氯化苄甲乙氧胺等杀菌或防腐剂,可引起神经损伤。粘连性蛛网膜炎的症状是逐渐出现的,先有疼痛及感觉异常,以后逐渐加重,进而感觉丧失。运动功能改变从无力开始,最后发展到完全性弛缓性瘫痪。尸检可以见到脑脊膜上慢性增生性反应,脊髓纤维束及脊神经腹根退化性改变,硬膜外间隙及蛛网膜下腔粘连闭锁。

(4)脊髓压迫:引起脊髓压迫的原因为硬膜外血肿及硬膜外脓肿,其主要临床表现为严重的背痛。硬膜外血肿的起病快于硬膜外脓肿,两者均需尽早手术减压。

1)硬膜外血肿:硬膜外间隙有丰富的静脉丛,穿刺出血率为 2%～6%,但形成血肿出现并发症者,其发生率仅 0.0013%～0.006%。形成血肿的直接原因是穿刺针尤其是置入导管的损伤,促使出血的因素有患者凝血机制障碍及抗凝血治疗。硬膜外血肿虽罕见,但在硬膜外阻滞并发截瘫的原因中占首位。临床表现:开始时背痛,短时间后出现肌无力及括约肌功能障碍,最后发展到完全性截瘫。诊断主要依靠脊髓受压迫所表现的临床症状及体征,椎管造影、CT 或磁共振对于明确诊断很有帮助。预后取决于早期诊断和及时手术,手术延迟者常致永久残疾,故争取时机尽快手术减压为治疗的关键(8 小时内术后效果较好)。预防硬膜外血肿的措施如下:有凝血障碍及正在使用抗凝治疗的患者应避免椎管内麻醉;穿刺及置管时应轻柔,切忌反复穿刺;万一发生硬膜外腔出血,可用生理盐水多次冲洗,待血色回流变淡后,改用其他麻醉。

2)硬膜外脓肿:为硬膜外间隙感染所致。其临床表现为,经过 1～3 天或更长的潜伏期后出现头痛、畏寒及白细胞计数增多等全身征象。局部重要症状是背痛,其部位常与脓肿发生的部位一致,疼痛很剧烈,咳嗽、弯颈及屈腿时加剧,并有叩击痛。在 4～7 天出现神经症状,开始为神经根受刺激出现的放射状疼痛,继而肌无力,最终截瘫。与硬膜外血肿一样,预后取决于手术的早晚,凡手术延迟者可致终身瘫痪。硬膜外脓肿的治疗效果较差,应强调预防为主,麻醉用具及药品应严格无菌,遵守无菌操作规程。凡局部有感染或有全身性感染疾病者(败血症),应禁行硬膜外阻滞。

(六)骶管阻滞

硬膜外间隙在骶管的延续部分是骶管间隙,该间隙末端终止于骶裂孔。骶管阻滞是经骶裂孔穿刺进入骶管后将局麻药注入该间隙产生该部脊神经阻滞。

1.适应证

适应证包括:①肛门会阴部手术。②小儿下腹部及腹股沟手术。③连续骶管阻滞可用于术后镇痛。④疼痛治疗,如椎间盘突出压迫神经引起下肢急慢性疼痛,可从骶管注入局麻药和激素。

2.解剖和穿刺方法

确定骶裂孔的骨性标志是位于骶裂孔两侧的骶骨角(S_3的下关节突),骶裂孔为骶尾韧带覆盖。骶管间隙内有脂肪、骶神经、静脉丛及硬膜囊。硬膜囊的终止平面相当于S_2下缘。针尖穿过骶尾韧带进入骶管时有突破感,针穿过骶尾韧带进入骶管间隙后进针角度与构成骶管的骨板相平行,与皮肤呈角$70°\sim80°$,针尖深度不超过S_2水平。新生儿硬膜囊终止水平在S_4,因此进针深度更浅。穿刺成功后与硬膜为阻滞一样要确认穿刺针在硬膜外间隙内,避免针已穿破硬膜进入蛛网膜下腔或针尖在静脉内。

3.注意事项

(1)严格无菌操作,以免感染。

(2)穿刺针位于正中线,并不可太深,以免损伤血管或穿破硬膜。

(3)试验剂量$3\sim5$ mL。

(4)预防局麻药进入蛛网膜下腔或误注入血管。

(5)骶管先天畸形较多,容量差异也大,一般$15\sim20$ mL。阻滞范围很难预测。

四、腰硬联合麻醉

蛛网膜下腔和硬膜外间隙联合阻滞简称腰硬联合麻醉。腰硬联合麻醉(combined spinal epidural anesthesia,CSEA)是脊麻与硬膜外麻醉融为一体的麻醉方法,优先用脊麻方法的优点是起效快、阻滞作用完全、肌松满意,应用硬膜外阻滞后阻滞时间不受限制并可行术后镇痛,同时减少局麻药的用药量和不良反应,降低并发症的发生率。CSEA已广泛应用于下腹部及下肢手术麻醉及镇痛,尤其是剖宫产手术。但CSEA也不可避免地存在脊麻和硬膜外麻醉的缺点。

(一)实施方法

1.穿刺针

穿刺针常用的为蛛网膜下腔与硬膜外腔联合阻滞套管针,其硬膜外穿刺针为17 G,距其头端$1\sim2$ cm处有一侧孔,蛛网膜下腔穿刺针可由此通过。蛛网膜下腔穿刺针为$25\sim27$ G的笔尖式穿刺针(图2-1)。

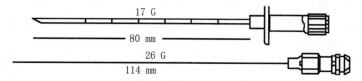

17 G
80 mm
26 G
114 mm

图 2-1　蛛网膜下腔与硬膜外腔联合阻滞套管针

2.穿刺方法

穿刺间隙为$L_{2\sim3}$或$L_{3\sim4}$。先用硬膜外穿刺针行硬膜外腔穿刺后,再经硬膜外穿刺针置入25或26 G的蛛网膜下腔穿刺针,穿破硬膜时有轻轻的突破感,拔出针芯后有脑脊液缓慢流出。蛛网膜下腔穿刺针的侧孔一般朝向患者头端,有利于脑脊液的流出。在蛛网膜下腔内注入局麻药后,拔出蛛网膜下腔的穿刺针。然后置入硬膜外导管,留置导管 3～4 cm,退针、固定导管。患者平卧测试和调整阻滞平面,同时注意监测血流动力学变化,低血压和心动过缓者应及时处理。待蛛网膜下腔阻滞作用开始消退,如手术需要,经硬膜外导管注入局麻药行硬膜外阻滞。

3.用药方法

由于蛛网膜下腔阻滞作用开始消退时,开始硬膜外间隙注药。因此,无法观察硬膜外试验剂量及其效应,一般采用分次注药方法或持续注药方法(4～6 mL/h)。同时严密观察是否有全脊麻的征象及局麻药毒性反应。联合穿刺时,硬膜外导管可能误入蛛网膜下腔,通常有脑脊液从导管内流出。因此每次硬膜外腔注药时,须回抽无脑脊液后再注药。并且蛛网膜下腔与硬膜外间隙的局麻药用药剂量均较小,阻滞平面容易扩散,可能有一部分局麻药经硬膜孔渗入蛛网膜下腔,以及硬膜外间隙的压力改变后,局麻药易在蛛网膜下腔扩散。

(二)注意事项

(1)硬膜外导管可能会误入蛛网膜下腔,有脑脊液从导管内流出。因此每次硬膜外间隙注药时,须回抽无脑脊液后再注药。

(2)蛛网膜下腔与硬膜外间隙的局麻药用药剂量均较小,但阻滞平面容易扩散。可能有一部分局麻药经硬膜破孔渗入蛛网膜下腔(称为渗漏效应),以及注入局麻药后硬膜外间隙的压力改变,使蛛网膜下腔的脑脊液容积相应减少,局麻药在蛛网膜下腔容易扩散(称为容量效应)。多数研究认为容量效应是腰硬联合麻醉平面容易扩散的主要原因。

(3)实施 CSEA 在蛛网膜下腔注入局麻药后,如出现硬膜外导管置入困难,会导致蛛网膜下腔注药后恢复仰卧体位延迟。如果患者侧卧头低位,重比重液将向头侧移动,使阻滞平面过高,可能发生严重低血压,应严密监测并及时处理。如侧卧头高位,重比重液将向尾侧移动,使阻滞平面较低。

(4)穿刺成功后,患者转平卧位测试和调整阻滞平面,同时注意监测血流动力学变化,低血压和心动过缓应及时处理。脊麻布比卡因剂量一般 12 mg 左右,最多用至 15 mg。待蛛网膜下腔阻滞作用固定,根据手术需要,经硬膜外导管注入局麻药行硬膜外阻滞。

(三)风险和并发症

1.阻滞平面异常广泛

CSEA 的阻滞范围较一般腰麻或硬膜外阻滞范围广,其原因:①注入硬膜外腔的局麻药经硬脊膜破损处渗入蛛网膜下腔;②硬膜外腔的负压消失,促使脑脊液中局麻药扩散;③硬膜外腔注入局麻药液容积增大,挤压硬脊膜,使腰骶部蛛网膜下腔压力增加,促使局麻药向头端扩散,阻滞平面可增加 3～4 个节段;④脑脊液从硬脊膜针孔溢出,使硬膜外腔的局麻药稀释、容量增加及阻滞平面升高;⑤局麻药在蛛网膜下腔因体位改变而向上扩散;⑥为补救腰麻平面不足,经硬膜外导管注入局麻药量过多。

临床上应尽量避免此类情况的发生,建议对策:①如蛛网膜下腔阻滞平面能满足整个手术需要,则术中硬膜外腔不需用药,仅作为术后镇痛;②硬膜外腔注药应在腰麻平面完全固定后再给予;③避免硬膜外腔一次注入大量局麻药,应分次给予;④每次注药后都应测试阻滞平面,根据阻滞平面的高低决定是否继续注药及药量;⑤密切监测患者的生命体征,必要时加快血容量补充并适当应用升压药。

2.循环呼吸系统并发症

循环呼吸系统并发症主要与麻醉平面过高有关。蛛网膜下腔注入局麻药后,如阻滞平面过高,交感神经受到广泛阻滞,易引起低血压,严重者导致心搏骤停。当腰麻平面过高,尤其是肋间肌和膈肌出现麻痹时,将引起患者严重的呼吸抑制甚至呼吸停止。这种情况多因腰麻作用已开始,而硬膜外置管困难,阻滞平面已经升高,麻醉医师又没能及时发现所致。对老年、全身状况较差或有相对血容量不足的患者后果更为严重。因此,在 CSEA 操作过程中,一定要加强生命体征监测,合理应用局麻药,及时调控腰麻平面。若硬膜外腔置管困难,应及时放弃硬膜外置管并拔除硬膜外穿刺针。

3.神经并发症

(1)马尾综合征:主要表现为不同程度的大便失禁及尿道括约肌麻痹、会阴部感觉缺失和下肢运动能力减弱。引起该综合征的原因包括:①局麻药对鞘内神经直接毒性,与注入局麻药的剂量、浓度、种类及加入的高渗葡萄糖液和血管收缩药有关。术后镇痛在硬膜外腔导管部位局麻药持续作用。国外有大量蛛网膜下腔应用 5％利多卡因后引起马尾综合征的报道。②压迫型损伤,如硬膜外血肿或脓肿;③操作时损伤。预防措施:最小有效剂量的局麻药;最低局麻药有效浓度;局麻药注入蛛网膜下腔前应适当稀释;注入蛛网膜下腔的葡萄糖液的终浓度不得超过 8％。

(2)短暂性神经综合征:表现为以臀部为中心向下肢扩散的钝痛或放射痛,部分患者同时伴有背部的疼痛,活动后疼痛可减轻,体格检查和影像学检查无神经学阳性改变。症状常出现在腰麻后的 12～36 小时,2 天～2 周内可缓解,非甾体抗炎药能有效缓解短暂性神经综合征引起的疼痛。病因尚不清楚,可能与注入蛛网膜下腔的局麻药剂量和浓度、穿刺时神经损伤以及手术体位等因素相关。

(3)穿刺时直接的神经根或脊髓损伤:应严格遵守操作规范,避免反复穿刺,硬膜外穿刺针刺到神经根或脊髓应立即放弃椎管内阻滞。

(4)硬脊膜穿破后头痛:腰硬联合麻醉因其独特的优点目前在临床上得到广泛应用,但仍要注意其可能的风险及并发症。因此,在操作时强调严格掌握适应证及操作规范,术中加强麻醉管理和监测,合理应用局麻药,及时发现和治疗并发症。

(王朝晖)

第三节 周围神经阻滞

周围神经阻滞是将局部麻醉药注入神经干(丛)旁,暂时阻滞神经的传导功能,使该神经支配的区域产生麻醉作用,达到手术无痛的目的。随着神经刺激仪的出现,尤其是近年来超声引导的神经定位,使得周围神经阻滞效果显著提高,并得到广泛的普及。

一、周围神经阻滞的适应证、禁忌证和注意事项

(一)适应证

周围神经阻滞是临床常用的麻醉方法之一,手术部位局限于某一或某些神经干(丛)所支配范围并且阻滞时间能满足手术需求者即可采用。还取决于手术范围、手术时间、患者的精神状态及合作程度。神经阻滞既可单独应用,亦可与其他麻醉方法如基础麻醉、全身麻醉等复合应用。

(二)禁忌证

穿刺部位有感染、肿瘤、严重畸形以及对局麻药过敏者应作为神经阻滞的绝对禁忌证。

(三)注意事项

神经阻滞过程中的注意事项如下。

(1)做好麻醉前病情估计和准备:不应认为神经阻滞是小麻醉而忽视患者全身情况。以提高神经阻滞的效果,同时减少并发症。

(2)神经阻滞的成功有赖于相关的解剖知识、正确定位穿刺入路、局麻药的药理及常见并发症的预防及处理。

(3)明确手术部位和范围,神经阻滞应满足手术要求。

(4)某些神经阻滞可以有不同的入路和方法,一般宜采用简便、安全和易于成功的方法。但遇到穿刺点附近有感染、肿块畸形或者患者改变体位有困难等情况时则需变换入路。

(5)施行神经阻滞时,神经干旁常伴行血管,穿刺针经过的组织附近可能有体腔(如胸膜腔等)或脏器,穿刺损伤可以引起并发症或后遗症,操作力求准确、慎重及轻巧。

(6)常规评估注射压力以降低神经纤维束内注射的发生率,以<100.0 kPa(750 mmHg)的压力注射可以显著减少神经纤维束内注射及高压导致的局麻药入血的发生。

二、周围神经阻滞的定位方法

满意的神经阻滞应具备3个条件:①穿刺针正确达到神经附近;②足够的局麻药浓度;③充分的作用时间使局麻药达到需阻滞神经的神经膜上的受体部位。

(一)解剖标记定位

根据神经的局部解剖特点寻找其体表或深部的标志,如特定体表标志、浅层的骨性突起、血管搏动、皮纹及在皮肤上测量到的定位点深层标志如筋膜韧带、深部动脉或肌腱孔穴及骨骼。操作者穿刺时的"针感",即感觉穿刺的深浅位置,各种深层组织的硬度、坚实感及阻力等。局麻药注入神经干周围后可浸润扩散到神经干表面,并逐步达到神经干完全阻滞。但解剖定位只局限于较细的神经分支,如腕部和踝部神经阻滞成功率高,而较粗神经除了腋路臂丛通过穿透腋动脉定位外,其他很少使用。

(二)找寻异感定位

在解剖定位基础上,按神经干的走行方向找寻异感。理论上,获得异感后注药,更接近被阻滞神经,其效果应更完善。根据手术范围和时间等决定阻滞方法。应尽可能用细针穿刺,针斜面宜短,避免不必要的神经损伤。目前应用神经刺激器及超声引导神经定位,因此不需找寻异感定位。

(三)神经刺激器定位

1.工作原理

周围神经刺激器产生单个刺激波,刺激周围神经干,诱发该神经运动分支所支配的肌纤维收缩,并通过与神经刺激器相连的绝缘针直接注入局麻药,达到神经阻滞的目的。目前临床使用的神经刺激器都具有较大可调范围的连续输出电流,电流极性标记清晰。

2.绝缘穿刺针选择

尽可能选用细的穿刺针,最好用22 G。选用B斜面(19°角)或短斜面(45°角)的穿刺针。上肢神经阻滞通常选用5 cm穿刺针,腰丛和坐骨神经阻滞选用10 cm穿刺针。神经刺激器的输出电流 0.2～10 mA,频率 1 Hz。需一次注入大剂量局麻药时,用大容量的注射器与阻滞针相衔接,以确保在回吸和注药时针头位置稳定。

3.操作方法

将周围神经刺激器的正极通过一个电极与患者穿刺区以外的皮肤相连,负极与消毒绝缘针连接。先设置电流强度为 1～1.5 mA,刺激频率为 2 Hz。该强度下局部肌肉收缩程度最小。穿刺针靠近神经时,减少刺激器的输出电流至最低强度(低于 0.5 mA)时仍能引起肌颤搐,可认为穿刺针尖最靠近神经,注入 2～3 mL 局麻药,肌肉收缩立即消除。此时,增加电流至 1 mA,若无肌肉收缩发生,逐渐注射完余下的局麻药。如仍有肌肉收缩,应后退穿刺针重新调整位置及方向。

4.神经刺激效应

使用神经刺激器刺激运动神经分支,观察其支配肌肉的运动有助于精确定位,刺激正中神经、尺神经、桡神经、腓总神经和胫神经支配的肌肉收缩的运动反应(图 2-2)。又如用刺激股神经引发股四头肌颤搐及髌骨上下移动。

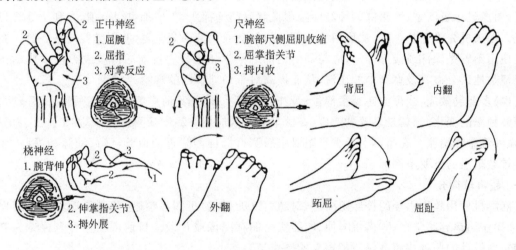

图 2-2 刺激正中神经、尺神经、桡神经、腓总神经和胫神经后的运动反应

5.优缺点

使用周围神经刺激器定位无需患者诉说异感,可用于意识不清或儿童等不合作患者,提高阻滞成功率,减少并发症发生。但刺激神经可能引起损伤。

(四)超声定位

1.超声技术基础

(1)超声波的物理特性:声源振动的频率>20 000 Hz 的机械波,临床常用的超声频率在 2～10 MHz。超声波有 3 个基本物理量,即频率(f),波长(λ),声速(c),它们的关系是:c=f−λ 或 λ=c/f。波长决定图像的极限分辨率,频率则决定了可成像的组织深度。低频探头(1～6 MHz)成像的极限分辨率为 0.75～0.1 mm,可成像的组织深度 6～20 cm;高频探头(6～15 MHz)成像的极限分辨率为 0.1～0.05 mm,可成像的组织深度<6 cm。当目标结构表浅时,应选用高频探头,反之应选用低频探头。超声波在介质中传播时,遇到不同声阻的分界面,会产生反射。当超声波垂直于不同声阻抗分界面入射时,可得到最佳的反射效果。随着传播距离的增加,超声波在介质中的声能将随之衰减。根据图像中灰度不同,可分为强或高回声、中等回声、低或弱回声、无

回声。

（2）超声成像：由于超声在不同组织中传插速度不同，各种组织介面上产生反射波，超声图像就是由超声探头接收到的各个介面反射波信号重造而成的。不同器官组织成分的显像特点：皮肤呈线状强回声；脂肪回声强弱不同，层状分布的脂肪呈低回声；纤维组织与其他成分交错分布，其反射回声强；肌肉组织回声较脂肪组织强，且较粗糙；血管形成无回声的管状结构，动脉常显示明显的搏动；骨组织形成很强的回声，其后方留有声影；实质脏器形成均匀的低回声；空腔脏器其形状、大小和回声特征因脏器的功能状态改变而有不同，充满液体时可表现为无回声区，充满气体时可形成杂乱的强回声反射。大部分外周神经的横截面呈蜂窝状，纵截面为致密高回声，有小部分外周神经则呈现低回声结构。

（3）超声探头：临床应用的超声频率为 2.5～20 MHz，频率越高分辨率越好，但穿透性越差；频率越低穿透性越好，但分辨率会下降。对于表浅的神经（<4 cm），应选用 7～14 MHz 的探头，深度＞6 cm 的目标神经，应选用 3～5 MHz 的探头。4～6 cm 的目标神经应选用 5～7 MHz 的探头。对于极为表浅的结构，可选用类似曲棍球棒的高频小探头。表浅的神经应选用高频线阵探头，图像显示更清楚，而深部的神经应选用低频率凸阵探头，可增加可视范围，有利于寻找目标神经。探头要先涂上超声胶，然后用已灭菌的塑料套或无菌手套包裹，并用弹性皮筋扎紧。在超声的使用不管是深部或浅部神经，应与周围局部解剖学相结合。目前脉搏波或彩色多普勒技术可以清楚地区分血管及血管中的血流，从而提高对于局部解剖的观察。

（4）多普勒效应：当声波向观察部位运动时，频率增加，远离时则频率减低。目标的移动可发生声波频率的变化，这就是多普勒效应，在医学方面的应用有赖于探测物的移动，如血流、血流方向、血液流量和湍流。在超声引导神经阻滞中探测目标神经附近的血管，区分动脉和静脉，作为引导神经阻滞的重要解剖标志。

2.超声仪简介

麻醉科使用超声引导的神经阻滞时，对超声仪的要求：①图像清晰，特别是近场的分辨率要高；②操作简单容易掌握；③携带方便；④能实时储存图像或片段。目前市场上有多种专为麻醉时使用而设计的便携式超声仪。超声仪的操作步骤如下。

（1）选择和安装超声探头：根据目标神经血管选择探头。一般 6～13 Hz 的线阵探头可满足大部分要求。坐骨神经前路、腰丛一般选择凸阵探头。锁骨下臂丛神经、臀下水平以上的坐骨神经根据患者的胖瘦选择其中一种。线阵探头几乎适合儿童的各个部位。

（2）开机：机器有电源插头和可充电的备用电源。按电源开关开机。

（3）输入患者资料和更换检查模式：按患者信息输入键，出现患者信息输入屏幕，输入患者信息并选择适当的检查模式。检查模式有机器预设的神经、血管、小器官和乳腺等模式。

（4）选择超声模式：超声模式有二维模式、彩色模式、多普勒模式和 M 模式 4 种。神经阻滞用二维模式，鉴别血管时用彩色模式、多普勒模式。

（5）调节深度、增益：根据目标结构的深浅调节深度，并根据图像调节近场、远场和全场增益使目标结构显示清楚。

（6）存储和回放图像：欲储存图像时，先按冻结键冻结此图像，再按储存键储存。也可实时储存动态片段。按回放键可回放储存的图像。

（7）图像内测量和标记：按测量键可测量图像内任意两点的距离。按 Table 键可输入文本。

3.优缺点

(1)优点:超声技术可以直接看到神经及相邻结构和穿刺针的行进路线,如臂丛神经阻滞的肌间沟径路和股神经的腹股沟部位的超声显像十分清晰,此外,还可观察局麻药注射后的局麻药扩散,提高神经阻滞定位的准确性和阻滞效果。超声引导下神经阻滞能减少患者不适,避免局麻药注入血管内或局麻药神经内注射及其相关的并发症。

(2)缺点:超声的使用要有一定的设备和人员培训,增加了操作步骤,且仪器价格昂贵,有待临床普及。

但随着超声设备影像水平不断提高和经济改善,超声定位会逐渐增多,尤其是原来神经阻滞相对禁忌证和患者,如肥胖、创伤、肿瘤等引起的解剖变异,意识模糊,无法合作,已经部分神经阻滞的情况下,超声引导下的神经阻滞有更广阔的临床应用前景。

4.超声引导下外周神经阻滞的准备

(1)环境和器械的准备:虽然神经阻滞可以在手术室进行,但在术前准备室开辟一个专门的空间十分必要。因为神经阻滞起效需要一定的时间,且起效时间因不同的患者、不同的目标神经和不同的局麻药物等因素而有较大变化。麻醉医师可从容地不受干扰地完成操作和效果评估。可用屏风或帘子围住 5 m×5 m 大小的地方,这样创造一个光线相对暗的环境,更容易看清超声屏幕显示,同时也有利于保护患者隐私。必须备常规监护设备、供氧设备、抢救设备和药物。

(2)患者的准备:择期手术需禁食 8 小时,常规开放一外周或中心静脉通路。监测心电图、血压和脉搏氧饱和度。可给予咪达唑仑 0.02～0.06 mg/kg,芬太尼 1～2 μg/kg 进行镇静,对于小儿患者,可静脉注射 0.5～1 mg/kg 氯胺酮。对于呼吸障碍的患者使用镇静药物应谨慎。穿刺过程最好鼻导管或面罩吸氧。

(3)探头的选择和准备:对于表浅的神经(<4 cm),应选用 7～14 MHz 的探头,对于深度 >6 cm 的目标神经,应选用 3～5 MHz 的探头。对于(4～6 cm),应选用 5～7 MHz 的探头。对于极为表浅的结构,可选用类似曲棍球棒的高频小探头。表浅的神经应选用线阵探头,图像显示更清楚,而深部的神经应选用低频率凸阵探头,可增加可视范围,有利于寻找目标神经。探头要先涂上超声胶,然后用已灭菌的塑料套或无菌手套包裹,并用弹性皮筋扎紧。

(4)其他的用品:消毒液(碘伏、乙醇)、无菌的胶浆、不同型号的注射器和穿刺针。最好准备一支记号笔,可根据解剖标志,大致标记目标结构的位置,有助于减少超声图像上寻找目标结构的时间。

(5)识别超声图像的基本步骤。①辨方向:将探头置于目标区域后,通过移动探头或抬起探头一侧,辨清探头和超声图像的方向。②找标志结构:辨清超声图像方向后,移动探头,寻找目标区域的标志性结构。如股神经阻滞时,先确定股动脉;锁骨上臂丛神经阻滞时,先确定锁骨下动脉。③辨目标神经:根据目标神经和标志性结构的解剖关系(如股神经在股动脉的外侧)和目标神经的超声图像特征,确定目标神经。

5.超声探头、穿刺针与目标神经的相对位置关系

(1)超声探头与目标神经的相对关系:当超声探头与目标神经的长轴平行时,超声图像显示神经的纵切面,当超声探头与目标神经的长轴垂直时,超声图像显示神经的横切面,当超声探头与目标神经的长轴成角大于 0 且小于 90°时,超声图像显示目标结构的斜切面。当超声束和目标结构垂直时,目标结构显示最清楚。

(2)超声探头与穿刺针的相对关系:当穿刺针与超声探头排列在一条直线上时,穿刺针的整

个进针途径就会显示在超声图像上,这种穿刺技术被称为平面内穿刺技术。当穿刺针与超声探头排列垂直时,在超声图像上仅能显示针干的某个横截面,这种穿刺技术被称为平面外穿刺技术。

(3)超声探头、穿刺针及目标结构三者的相对关系:根据超声探头、穿刺针及目标结构三者的相对关系,超声引导下的神经阻滞可分为长轴平面内技术、短轴平面内技术、长轴平面外技术、短轴平面外技术。当然也可在超声图像上显示目标结构的斜面后,再使用平面内或平面外的技术进行阻滞或穿刺。大部分超声引导下的神经阻滞使用短轴平面内技术和短轴平面外技术。

三、颈丛阻滞

(一)解剖和阻滞范围

颈丛由第1~4颈神经的前支组成。颈丛位于胸锁乳突肌深面、横突外侧,其发出皮支和肌支。颈丛分为深浅两个部分,颈深丛和浅丛的皮支支配的范围包括颈部前外侧和耳前、耳后区域的皮肤。而颈深丛还可阻滞颈部带状肌、舌骨肌、椎前肌肉、胸锁乳突肌、肩胛提肌、斜角肌、斜方肌,并通过膈神经阻滞膈肌。

(二)适应证

单独阻滞适用于颈部浅表手术,但对于难以保持上呼吸道通畅者应禁用颈丛阻滞麻醉。双侧颈深丛阻滞时,有可能阻滞双侧膈神经或喉返神经而引起呼吸抑制,因此禁用双侧颈深丛阻滞。部分患者颈肩部手术时,可实施单侧颈丛-臂丛肌间沟联合阻滞,以完善手术操作区域的阻滞效果。颈神经丛阻滞的适应证:①甲状腺手术;②颈动脉内膜切除术;③颈淋巴结活检或切除;④气管造口术。

(三)标志和患者体位

1.颈浅丛

颈浅丛主要体表标志为乳突、胸锁乳突肌的锁骨头及胸锁乳突肌后缘中点。患者仰卧位或者半卧位,头转向阻滞对侧,充分暴露操作区域皮肤。

2.颈深丛

颈深丛主要体表标志为乳突、Chassaignac结节(C_6横突)及胸锁乳突肌后缘中点。在胸锁乳突肌锁骨头外侧缘、环状软骨水平容易触摸到C_6横突。然后将乳突与C_6横突画线连接起来。画好线后,乳突尾侧2 cm标记为C_2;乳突尾侧4 cm标记为C_3;乳突尾侧6 cm标记为C_4。

(四)操作技术

1.颈浅丛

消毒后,沿胸锁乳突肌后缘中点进针,突破皮下及浅筋膜,在胸锁乳突肌后缘皮下分别向垂直方向、头侧及尾侧呈扇形各注射局麻药5 mL。

2.颈深丛

消毒后,沿已确认的各横突间的连线进行皮下浸润。在定位手指间垂直皮肤进针直至触及横突。此时,退针1~2 mm并固定好穿刺针,回抽无血后注射4~5 mL局麻药。拔针后,按顺序在不同节段水平重复以上步骤。注意,颈深丛阻滞深度绝对不可超过2.5 cm,以免损伤颈髓、颈动脉或椎动脉。

超声引导的颈丛阻滞体位同上,高频线阵探头放置在颈部环状软骨水平,显示胸锁乳突肌肉后侧缘,位于肌间沟表明的低回声结节即为颈浅丛神经。由于此处神经较为表浅,探头摆放位置横向纵向均可,注射局麻药观察神经被充分浸润包绕即可。目前尚无证据表明,颈深丛超声引导优于传统穿刺方法,超声引导法将高频线阵探头水平置于患者环状软骨水平(即 C_6 横突水平),将探头向头端移动,依次发现 C_5 至 C_2 横突及相应节段的神经根(低回声),在直视下将局麻药注入相应节段的神经根附近。

(五)并发症及预防措施

并发症及预防措施见表 2-4。

表 2-4　颈丛阻滞并发症及预防措施

并发症	预防措施
感染	严格的无菌操作
血肿	避免反复多次进针,特别对于接受抗凝治疗的患者 若意外刺破血管,应在穿刺点持续按压5分钟
膈神经阻滞	膈神经阻滞发生于颈深丛呼吸系统疾病肺储存功能下降的患者,应慎用颈深丛阻滞。 应避免双侧颈深丛神经阻滞
喉返神经阻滞	引起喉返神经麻痹可引起声音嘶哑和声带功能障碍
穿刺针进入蛛网膜下腔	可造成全脊麻
神经损伤	注射过程中如果阻力过大或患者诉剧烈疼痛时,必须停止注射局麻药
脊髓损伤	大剂量局麻药注入颈丛周围的硬膜鞘内可发生 注射过程中避免大容量、高压力注药是预防此并发症的最佳措施 应该注意脑脊液回抽试验阴性并不能排除局麻药鞘内扩散的可能
局麻药中毒	中枢神经系统毒性反应是颈丛阻滞最常见的并发症 毒性反应往往是由于局麻药误入血管(如局麻药注入椎动脉) 注射过程中要经常回抽
霍纳综合征	交感神经阻滞,阻滞侧面部热、红及眼结膜充血,瞳孔缩小,可自行消退

四、上肢神经阻滞

(一)臂丛阻滞

1.解剖

臂丛发出支配上肢的分支,形成一个由 $C_5 \sim C_8$ 和 T_1 前支组成的神经分支网。自起始端向远端下行,臂丛的各段分别命名为根、干、股、束以及终末分支。$C_5 \sim C_8$ 和 T_1 前支发出的5个神经根在前中斜角肌间隙内合并形成上干(C_5 与 C_6)、中干(C_7)和下干(C_8 和 T_1)3个神经干。臂丛各干在锁骨后面、腋窝顶端分为前后两股。六股形成三束,根据它们与腋动脉的关系分别命名为外侧束、内侧束和后束。从此处开始,各束向远端下行,形成各自终末分支。臂丛阻滞范围为肩部、手臂、肘部。

2.阻滞范围

(1)肌间沟臂丛阻滞范围:包括肩部、上臂和肘部。肩峰表面及内侧区域的皮肤由锁骨上神经支配,此神经是颈丛的分支。肌间沟臂丛阻滞往往也可阻滞锁骨上神经。这是因为局麻药会不可避免地从斜角肌间隙扩散到椎前筋膜,从而阻滞颈丛的分支。这种常规肌间沟阻滞并不推荐用于手部手术,因为不能充分阻滞下干,并不能阻滞 C_8 和 T_1 神经根,若要获得满意的阻滞需追加尺神经阻滞。

(2)锁骨上臂丛阻滞范围:锁骨上阻滞法可阻滞 $C_5 \sim T_1$ 节段,适用于肩部远端的整个上肢(包括上臂、肘部以及前臂、手腕和手)的麻醉或镇痛。

(3)锁骨下臂丛阻滞范围:一般包括手、腕、前臂、肘部和上臂远端。腋部和上臂近端内侧的皮肤不在阻滞范围内,属于肋间臂神经支配。

(4)腋路臂丛阻滞范围:肘部、前臂和手部。

3.适应证

臂丛阻滞适用于上肢及肩关节手术或上肢关节复位术。

4.标志和患者体位

常用的臂丛神经阻滞方法为肌间沟阻滞法、锁骨上阻滞法、锁骨下阻滞法和腋路阻滞法。

(1)肌间沟臂丛阻滞法:主要体表标志为锁骨、胸锁乳突肌锁骨头后缘及颈外静脉,画出肌间沟轮廓。患者仰卧位或者半坐位,头转向阻滞对侧,手臂自然置于床上、腹部或对侧手臂上以便于观察神经刺激的运动反应。

(2)锁骨上臂丛阻滞法:主要体表标志为锁骨上缘 2 cm、胸锁乳突肌锁骨头外侧缘 3 cm 做一标记,为锁骨上臂丛阻滞穿刺点。患者仰卧位或者半坐位,头转向阻滞对侧,同时肩部下拉。手臂自然置于身边,若条件允许,嘱患者手腕外展,掌心向上。

(3)锁骨下臂丛阻滞法:主要体表标志为喙突、锁骨内侧头,上述两点连线,垂直连线向下 $2 \sim 3$ cm 做一标记为锁骨下臂丛阻滞的穿刺点。患者仰卧位,头转向阻滞对侧,麻醉医师站在阻滞的对侧以便于操作。患者的手臂外展、肘部屈曲,有助于保持臂丛与其体表标志之间的位置固定。

(4)腋路臂丛阻滞法:主要体表标志为腋动脉搏动点、喙肱肌及胸大肌。患者仰卧位,头转向阻滞对侧,肘关节向头端成 90°弯曲并固定手臂。

5.操作技术

(1)肌间沟臂丛阻滞法:消毒皮肤后,在进针点注射 $1 \sim 3$ mL 局麻药,进行皮下浸润。定位手指轻柔牢固地施压在前斜角肌和中斜角肌之间,以缩短皮肤与臂丛之间的距离。在锁骨上方 $3 \sim 4$ cm(大约 2 个手指宽度)、垂直于皮肤进针。绝对不可向头侧进针,略向尾侧进针可减少误入颈部脊髓的概率。神经刺激仪最初应设置为 1.0 mA。大多数患者,一般进针 $1 \sim 2$ cm 即可。当电流减少至 $0.3 \sim 0.4$ mA 时仍能引出所需的臂丛刺激反应后,缓慢注射 $25 \sim 30$ mL 局麻药,注射期间应多次回抽,排除血管内注射。超声引导的肌间沟臂丛阻滞体位同上,高频线阵探头在颈部获取血管短轴切面,依次由正中向外,可显示甲状腺、颈内动脉、颈外静脉、前斜角肌及中斜角肌等结构。在前斜角肌与中斜角肌之间的肌间沟内,通常可观察到纵形排列的臂丛神经,上下滑动探头,寻找最为清晰的切面以确定穿刺点。由于该部位神经相对浅表,局麻药注入后显示清晰,且颈部皮肤通常具有充足的操作空间。因此,超声引导的肌间沟臂丛阻滞通常使用平面内进针技术。至于选择前路进针或后路进针,视操作者习惯而定。

(2)锁骨上臂丛阻滞法:首先确定胸锁乳突肌锁骨头的外侧,在胸锁乳突肌锁骨头的外侧约 2.5 cm 处触摸定位臂丛。确认臂丛后,将神经刺激仪与电刺激针连接,设置神经刺激仪的电流强度为 1.0 mA。首先前后方向进针,使针几乎垂直于皮肤并轻微朝尾侧缓慢进针,当电流减少至 $0.3 \sim 0.4$ mA 时仍能引出肩部肌肉收缩,缓慢注射 $25 \sim 35$ mL 局麻药。超声引导的锁骨上臂丛阻滞体位同上,当掌握肌间沟臂丛阻滞的超声切面后,仅需在肌间沟位置向下滑动探头,即可观察到神经走行逐渐汇聚,并在锁骨上窝水平显示为一扁平椭圆结构,即为锁骨上臂丛神经。在血管神经短轴切面,可清晰地观察到锁骨上臂丛神经、锁骨下动脉、肋骨、胸膜及肺。所以初学者应使用平面内进针技术完成该阻滞,并在操作全程保持穿刺针均在图像内显示,可有效地降低并发症的发生率。值得一提的是,当部分肌间沟臂丛神经显示不清的患者,可先在锁骨上显示神经短轴,并向上滑动探头,此过程中追溯神经走行,以寻找肌间沟的神经分布。

(3)锁骨下臂丛阻滞法:皮肤常规消毒,左手手指放在锁骨下动脉搏动处,右手持2~4 cm的22 G穿刺针,从锁骨下动脉搏动点外侧朝向下肢方向直刺,方向沿中斜角肌的内侧缘推进,刺破臂丛鞘时有突破感。通过神经刺激仪方法确定为臂丛神经后,注入局麻药20~30 mL。超声引导的锁骨下臂丛阻滞体位同上,患侧肢体稍外展。锁骨下标记喙突,即肩关节内侧的骨性突起。高频线阵探头纵行放置在喙突内侧,显示神经短轴切面图像。识别腋动脉,在其周围滑动探头寻找高回声的臂丛神经。与锁骨上阻滞相同,使用平面内进针技术完成该阻滞,可有效地降低并发症的发生率。

(4)腋路臂丛阻滞法:皮肤常规消毒,用左手触及腋动脉,沿腋动脉上方斜向腋窝方向刺入,穿刺针与动脉成20°夹角,缓慢进针,有穿过鞘膜的落空感或患者出现异感后,右手放开穿刺针,则可见针头已刺入腋部血管神经鞘。连接注射器后回抽无血即可注入30~40 mL局麻药。而借助神经刺激仪,腋路阻滞可按不同神经支配区域的肌肉收缩,完成正中神经、尺神经及桡神经的单根阻滞,其优点是麻醉效果确切,同时可降低局麻药用量。超声引导的腋路臂丛阻滞体位同上,高频线阵探头放置于腋动脉上,显示神经短轴切面图像。来回滑动探头,在腋动脉周围寻找正中神经、尺神经和桡神经。此平面肌皮神经已离开血管鞘向喙肱肌走行,且此神经呈较高回声梭形。通常一个切面并不能同时清晰的显示3根神经,可现在分次阻滞,在各自最为清楚的切面完成阻滞。由于腋窝处神经血管走行在一起,使用平面内进针技术,必要时进针过程中进行逐层注射,将神经与血管"分离",降低并发症的发生率。

6.并发症及预防措施

并发症及预防措施见表2-5。

表2-5 臂丛神经阻滞的并发症及预防措施

并发症	预防措施
感染	严格的无菌操作
血肿	避免刺破颈外动脉 避免反复多次进针,特别对于接受抗凝治疗的患者 对于解剖标志难确定的患者,应使用单次注射针定位臂丛
膈肌麻痹	不可避免,对于有呼吸功能障碍的患者,应避免使用肌间沟阻滞或大剂量局麻药
气胸	见于锁骨上或锁骨下入路,应注意进针点及进针角度,确保针远离胸壁
Horner综合征	见于肌间沟入路 通常会出现同侧上睑下垂、瞳孔缩小和鼻塞,这与进针点和注入局麻药总量有关
神经损伤	助力过大(>15 psi)时绝不推注局麻药 注射过程中如果阻力过大或患者诉剧烈疼痛时,必须停止注射局麻药

续表

并发症	预防措施
	见于肌间沟入路
全脊髓麻醉	当电流强度<0.2 mA 时引出运动反应,应退针直到电流强度>0.2 mA 时也能引出同样的运动反应,在注入局麻药,可防止局麻药注入硬脊膜内并扩散到硬膜外腔或蛛网膜下腔
局麻药中毒	一般在局麻药注射过程中或注射后立即发生全身毒性反应。大多数情况是因为局麻药误入血管,或者因为高压注射
	老年体弱患者应避免使用大量长效局麻药
	避免快速、用力推注局麻药
	注射过程中要经常回抽

(二)肘、腕部神经阻滞

腕部神经阻滞指在腕部对尺神经、正中神经和桡神经终末分支的阻滞。这是一项操作简单,几乎没有并发症,对手部和手指的手术非常有效的阻滞技术。该技术相对简单,并发症风险低且阻滞成功率高,是麻醉医师的必备技术。

1.解剖和阻滞范围

手部主要由正中神经、桡神经和尺神经支配。正中神经从腕管穿过并最终发出终末分支和返支,手指的分支支配外侧三个半手指和手掌对应的区域,运动支支配两个蚓状肌和三个鱼际肌。桡神经位于前臂桡侧的前部,在腕部上方 7 cm 处桡神经和桡动脉分离并穿出深筋膜,分为内侧支和外侧支支配拇指背部和手的背部感觉。尺神经发出感觉支,支配小指、无名指内侧一半皮肤以及手掌的相应区域。相应的手掌背侧区域的皮肤也受尺神经感觉支支配。运动支支配三个小鱼际肌、内侧两个蚓状肌、掌短肌、所有的骨间肌和拇收肌。

2.适应证

肘、腕部神经阻滞适用于腕管、手部和手指的手术。

3.标志和患者体位

患者仰卧位,将手臂固定,略微伸腕。

4.操作技术

(1)尺神经阻滞包括肘部尺神经阻滞和腕部尺神经阻滞。①肘部尺神经阻滞:在肱骨内上踝和尺骨鹰嘴间定位尺神经沟,注入局麻 5～10 mL,再在尺神经沟近端扇形注入 3～5 mL。②腕部尺神经阻滞:在附着于尺骨茎突处的尺侧腕屈肌肌腱下方进针,进针 5～10 mm 以恰好穿过尺侧腕屈肌肌腱,回抽无血后,注入 3～5 mL 局麻药。在尺侧腕屈肌肌腱上方皮下注入 2～3 mL局麻药。阻滞延续到小鱼际肌区域的尺神经皮支。

(2)正中神经阻滞包括肘部正中神经阻滞和腕部正中神经阻滞。①肘部正中神经阻滞:正中神经恰在肱动脉的内侧。在肘部皱褶上 1～2 cm 处摸到动脉搏动后,在其内侧扇形注入局麻药5 mL。②腕部正中神经阻滞:正中神经阻滞在掌长肌肌腱和桡侧腕屈肌肌腱之间进针,进针至深筋膜,并注入 3～5 mL 局麻药。也可触及骨质后退针 2～3 mm 并注入局麻药。

(3)桡神经阻滞包括肘部桡神经阻滞和腕部桡神经阻滞。①肘部桡神经阻滞:桡神经在二头肌腱的外侧,肱桡肌的内侧,肱骨外上踝水平。在二头肌腱外 1～2 cm 处进针,直至触到外上踝,注入局麻药 3～5 mL。②腕部桡神经阻滞:桡神经在浅筋膜处成为终末分支。在腕上方,从桡动脉前至桡侧腕伸肌后,皮下注入局麻药 5～10 mL 桡神经的解剖位置有众多细小的分支,需要更为广泛的浸润麻醉。应在桡骨近端的内侧皮下注入 5 mL 的局麻药,在另用 5 mL 局麻药进行进一步浸润。

超声引导的腕部神经阻滞体位同上,三处神经可同步完成。在腕横纹向心端 5 cm 处,高频线阵探头显示神经短轴切面图像,神经显示不清楚时可向上追溯。进针点同传统阻滞,平面内进针或平面外进针均可。桡神经在腕部已成为终末支,超声引导的目的为穿刺过程中避开腕部血管,减少并发症。

5.并发症及预防措施

并发症及预防措施见表 2-6。

表 2-6 腕部神经阻滞的并发症及预防措施

并发症	预防措施
感染	严格的无菌操作
血肿	使用 25 G 针,避免刺破表浅血管 避免反复多次进针
神经损伤	注射过程中如果阻力过大或患者诉剧烈疼痛时,必须停止注射局麻药
血管并发症	在腕部和手指阻滞中避免使用肾上腺素
其他	嘱患者注意被阻滞侧的手的保护

五、下肢神经阻滞

(一)腰丛神经阻滞

腰神经根邻近硬膜外腔,可能带来局麻药在硬膜外腔扩散的风险。鉴于以上原因,在选择局麻药的种类、容量和浓度时应当小心,尤其对于老年、虚弱、肥胖患者更应谨慎。当联合坐骨神经阻滞时,可使整个下肢获得阻滞效果。

1.解剖

腰丛由第 12 胸神经前支的一部分,第 1 至第 3 腰神经前支和第 4 腰神经前支的一部分组成。这些神经根从椎间孔发出,分为前支和后支。后支支配下背部皮肤和椎旁肌肉,前支在腰大肌内形成腰丛,并从腰大肌发出,进入骨盆形成各个分支。

腰丛的主要分支有髂腹下神经(L_1)、髂腹股沟神经(L_1)、生殖股神经(L_1/L_2)、股外侧皮神经(L_2/L_3)、股神经和闭孔神经($L_{2,3,4}$)。虽然 T_{12} 神经不是腰神经根,但约有 50% 的可能性,其参与了髂腹下神经的组成。

2.适应证

腰丛神经阻滞适用于髋、大腿前部和膝盖的手术。

3.标志和患者体位

腰丛神经阻滞主要体表标志为髂嵴与棘突,穿刺标记点位于上述连线上,以棘突为起点的 4～5 cm 处。患者侧卧位,稍前倾,阻滞侧足应置于非阻滞侧腿上,体位与椎管内麻醉类似。

4.操作技术

神经刺激器定位时患者侧卧,髋关节屈曲,手术侧向上。髂嵴连线距中线 4～5 cm 处为进针点。刺针垂直皮肤进针,如触到 L_4 横突,针尖再偏向头侧,一般深度 6～8 cm,用神经刺激器引发股四头肌颤搐和髌骨上下滑动,即可确认腰丛神经,注药 30～40 mL。免高阻力时注射,并且经常回抽,排除意外的血管内注射。

超声引导的腰丛阻滞体位同椎管内麻醉,在背正中线 L_4 水平做轴位扫描并找到棘突。向外侧移动 4～5 cm,在脊柱旁找到关节突及横突,必要时行矢状面扫面,判断横突间隙及腰大肌位置。视操作者习惯,该处神经阻滞的超声引导轴位切面及矢状面均可。无论是平面内或平面外进针,由于此处阻滞较深,通常穿刺针的显示较差,也可配合神经刺激仪完成阻滞。

5.并发症及预防措施

并发症及预防措施见表 2-7。

表 2-7　腰丛神经阻滞的并发症及预防措施

并发症	预防措施
感染	严格的无菌操作
血肿	避免重复穿刺 接受抗凝治疗的患者最好避免进行连续腰丛阻滞
刺破血管	刺破血管并不常见,但要避免进针过深误入大血管(如腔静脉、主动脉) 注射过程中如果阻力过大或患者诉剧烈疼痛时,必须停止注射局麻药
神经损伤	当电流强度<0.5 mA 时获得刺激反应,应退针直到电流强度在 0.5～1.0 mA 时也能引出同样的运动反应,再注入局麻药,可防止局麻药注入硬脊膜内引起硬膜外腔或蛛网膜下腔扩散
局麻药中毒	老年体弱患者应避免使用大量长效局麻药 避免快速、高压注射、用力推注局麻药 注射过程中要经常回抽
血流动力学改变	腰丛阻滞可引起单侧交感神经阻滞,局麻药扩散至硬膜外腔可导致严重低血压,避免高阻力注射 避免局麻药向两侧和头侧扩散,腰丛阻滞的患者应密切监测生命体征

(二)坐骨神经阻滞

1.解剖和阻滞范围

L_4～S_4 神经根腹支在骶骨前表面的外侧汇合形成骶丛,下行至梨状肌前方,移行为人体最为粗大的神经-坐骨神经。因此,坐骨神经的主要组成为 L_4～S_3 神经根,在坐骨大孔穿出骨盆后沿股后侧、腿后肌群的深面下行,在腘横纹上方约 5 cm 水平分离为胫神经和腓总神经两个部分。坐骨神经的阻滞范围包括部分髋关节、大腿后侧全部皮肤、股二头肌、膝关节以及膝关节下小腿的外侧皮肤。

2.适应证

骨神经阻滞主要用于单侧下肢手术,根据手术部位需要联合腰丛、股神经、隐神经等以便于阻滞范围覆盖手术区域。如联合腰丛阻滞可完成膝关节置换等膝部手术,联合股神经可完成小腿手术,联合隐神经可完成踝关节、跟腱及足部手术。单独坐骨神经阻滞并不能有效麻醉大腿前内侧皮肤,对需要大腿捆扎止血带的患者即便行小腿甚至足部手术,仍需考虑联合腰丛阻滞。单独的坐骨神经阻滞并留置导管可作为术后神经阻滞镇痛。

3.标志和患者体位

(1)臀肌后路:主要体表标志为股骨大转子及髂后上棘。患者侧卧位,与椎管内麻醉体位不同,健侧腿自然伸展,患侧腿膝关节稍弯曲,以便于充分暴露操作区域皮肤。体表标记头股骨大转子及髂后上棘,两者做一连线,连线中点位置垂直向尾骨方向 5 cm 处做一标记,该标记点即为坐骨神经穿出坐骨大孔处的体表标志。

（2）前路：对于体位摆放困难的患者，可选择前路坐骨神经阻滞，其主要体表标志为腹股沟韧带（髂后上棘与耻骨外侧缘连线）及股动脉搏动点。患者平卧，患侧髋关节稍外展以便暴露操作区域皮肤。体表标记腹股沟韧带轮廓，在腹股沟韧带上标记股动脉搏动点。垂直腹股沟韧带，经股动脉搏动点，在外侧 5 cm 处做一标记，即为前路坐骨神经穿刺的体表标志。

4.操作技术

（1）臀肌后路：消毒后，进针标志点处局麻。穿刺针垂直皮肤进针，打开神经刺激仪，电流强度为1.0 mA。在进针过程中，常首先出现臀肌收缩，此时继续进针，当出现足部或小腿后侧肌群抽动收缩，减小神经刺激仪电流。当电流减少至 0.3～0.4 mA 时仍有满意的肌群活动，即注入局麻药 20 mL。如有超声引导，可选用经臀肌入路法或臀下入路法完成阻滞，根据患者体型选择凸阵或线阵探头。体位摆放同前，消毒后于体表定位点处垂直神经走行获得短轴切面图。在该区域中坐骨神经通常位于大转子和坐骨结节之间的筋膜，呈现为强回声的椭圆形结构。通常由探头外侧进针，使用平面内法观察进针深度及方向，当针尖达到坐骨神经时，即注入局麻药 20 mL，注射过程中可观察药物扩散情况便于及时调整注射方向和角度。

（2）前路：消毒后，进针标志点处局麻。长度为 15 cm 穿刺针垂直皮肤进针，打开神经刺激仪，电流强度为1.0 mA。在进针过程出现足部或小腿后侧肌群抽动收缩，减小神经刺激仪电流。当电流减少至0.3～0.4 mA时仍有满意的肌群活动，注入局麻药 20 mL。由于前路阻滞较臀肌后路经皮肤到达神经的距离远，且进针角度始终垂直于躯体，所以该法并不适用于术后置管镇痛。在穿刺过程中如触及骨质，多提示针尖触及股骨，此时需退出穿刺针至皮下，稍内旋患肢或穿刺点向内侧移动 1～2 cm 后再行穿刺。超声引导的前路坐骨神经阻滞是一种较为复杂的技术，但相较前路神经刺激仪引导，超声引导可有效降低股动脉及股神经损伤的风险。体位摆放同前，消毒后于体表定位点处，垂直于放置探头以获得短轴切面图。在该区域探头上下、左右移动找到该入路的定位标志股骨小转子。在其内下方，坐骨神经呈现为强回声的扁平结构。观察进针深度及方向，当针尖达到坐骨神经时，注入局麻药 20 mL，注射过程中可观察药物扩散情况便于及时调整注射方向和角度。该法较后路法穿刺针所经过的路径更长，结构更复杂，超声引导过程中如难以观察针尖位置，可配合神经刺激仪完成操作。

5.并发症及预防措施

并发症及预防措施见表 2-8。

表 2-8　坐骨神经阻滞并发症及预防措施

并发症	预防措施
感染	严格的无菌操作
血肿	避免反复多次进针，特别对于接受抗凝治疗的患者
神经损伤	由于坐骨神经为人体最为粗大的神经，为避免在穿刺过程中受机械性损伤，注射过程中如果阻力过大或患者诉剧烈疼痛时，必须停止注射局麻药
血管损伤	前路坐骨神经阻滞时，尽管并不常见，但具有穿刺针误入股动/静脉可能，该操作如有超声引导，可极大的降低误入血管的可能
局麻药中毒	由于注射部位在深部肌肉，其吸收较快。因此，需要避免大容量、大剂量快速注射

(三)股神经阻滞

1.解剖和阻滞范围

股神经源于腰丛,是其最为粗大的分支。因此,股神经来源于 $L_2 \sim L_4$ 神经。其在腰大肌与髂肌之间走行,穿过腰大肌外侧缘向下,在腹股沟韧带下部走行至大腿前面。在股三角,股神经、股动脉及股静脉由外向内依次排列。

股神经肌支支配髂肌、耻骨肌;皮支支配大腿前部、内侧、小腿内侧、足部的皮肤;关节支支配髋关节和膝关节。

2.适应证

单独的股神经阻滞主要用于大腿前侧、膝部手术,若联合坐骨神经阻滞则几乎可以完成膝关节以下的所有手术。Winnie 等人曾提出,在股神经阻滞时加大药物容量,可同时阻滞股神经、闭孔神经及股外侧皮神经,以达到低位腰丛阻滞的效果。但最新研究表明,"三合一"阻滞法对闭孔神经基本无效,在需要止血带的手术,应追加闭孔神经阻滞。股神经处留置导管,也是膝关节置换等手术术后镇痛最为常用的方法。

3.标志和患者体位

股神经阻滞主要体表标志为腹股沟韧带和股动脉搏动点。患者侧卧位,下肢自然伸直。如股三角区域暴露不良可垫高臀部,以便于充分暴露操作区域。体表标记腹股沟韧带轮廓,在腹股沟韧带上标记股动脉搏动点。在该波动点外侧 $1 \sim 2$ cm 处做一标记,即为股神经穿刺的体表标志。

4.操作技术

消毒后,进针标志点处局麻。穿刺针垂直皮肤进针,打开神经刺激仪,电流强度为 1.0 mA。在进针过程中,常首先出现缝匠肌收缩,此时继续进针,当出现股四头肌肌群抽动收缩并伴有髌骨上提运动时,减小神经刺激仪电流。当电流减少至 $0.3 \sim 0.4$ mA 时仍有满意的肌群活动,注入局麻药 20 mL。操作过程中,可用手按住股动脉搏动点,确认针尖在其外侧探寻神经,以避免血管损伤。

超声引导的股神经阻滞体位同上,消毒后在腹股沟区横置探头以获取股神经短轴切面图。由于股神经相对表浅,通常情况下高频线阵探头可获得清晰图像。在图像中显示出股动脉,在股动脉外侧、髂筋膜内侧、髂腰肌上方显示椭圆形结构即为股神经。超声引导股神经阻滞较其他下肢神经阻滞更容易掌握,由于该部位神经相对浅表,且周围有大血管可提供准确的定位信息,因此超声引导可根据操作者习惯选用平面内或平面外技术。

5.并发症及预防措施

并发症及预防措施见表 2-9。

表 2-9 股神经阻滞并发症及预防措施

并发症	预防措施
感染	严格的无菌操作,如有留置导管行术后镇痛,导管留置时间不宜超过 48 小时
血肿、血管损伤	在神经刺激仪引导穿刺时,尽量避免针尖偏向内侧偏移。如穿刺误入血管,应持续压迫。超声引导在直视下观察进针深度及方向,可有效降低血管损伤及血肿形成的发生率
神经损伤	如果注射阻力过大或患者诉剧烈疼痛时,必须停止注射局麻药
局麻药中毒	由于注射部位在深部肌肉,其吸收较快。因此,需要避免大容量、大剂量快速注射

(四)闭孔神经阻滞

1.解剖和阻滞范围

闭孔神经源于 $L_3 \sim L_4$ 神经,自腰丛发出后走行与于腰大肌内侧缘至骨盆,由闭孔穿出。多数人闭孔神经在穿出骨盆前分为前、后支。前支下行于短收肌、长收肌和耻骨肌之间,发出的肌支支配内收肌、皮支支配大腿内侧皮肤。后支下行于短收肌和大收肌之间,发出的肌支支配闭孔外肌、大收肌、短收肌,关节支支配膝关节及髋关节。

2.适应证

闭孔神经阻滞用于下肢联合阻滞,以补充大腿内侧皮肤的感觉阻滞。单独的闭孔神经阻滞,主要运用于膀胱电切手术中。电凝刀在膀胱侧壁操作时刺激闭孔神经,引起内收肌收缩患者大腿内收,进而导致膀胱损伤。这类手术在手术操作前完成手术侧的闭孔神经阻滞可有效降低大腿内收的概率和幅度,降低膀胱损伤的发生率。

3.标志和患者体位

闭孔神经阻滞主要体表标志为耻骨结节。患者仰卧位,下肢稍外旋。标志点位于耻骨结节下、外2 cm处。如行膀胱手术,可先完成椎管内麻醉并摆放手术体位,在完成手术消毒后再行闭孔神经阻滞。

4.操作技术

消毒后,进针标志点处局麻。穿刺针垂直皮肤进针,打开神经刺激仪,电流强度为 1.0 mA。在进针过程中,常首先出现内收肌群收缩,减小神经刺激仪电流。当电流减少至 $0.3 \sim 0.4$ mA 时仍有满意的肌群活动,推荐一侧注入局麻药 10 mL。

超声引导的闭孔神经阻滞体位同上,消毒后在腹股沟区股静脉内侧横置探头以获取短轴切面图。大多数情况下,超声引导的闭孔神经阻滞仅需分辨出包绕神经的筋膜,前支在长收肌与短收肌之间,后支在短收肌与大收肌之间。采用平面内进针技术,在前支所在筋膜注入局麻药 5 mL,稍退穿刺针调整方向后到达后支所在筋膜注入局麻药 5 mL。值得注意的时,由于该法属于筋膜内注射,并未直接定位神经,所以在药物注射过程中,应在直视下观察筋膜扩开效果,及时微调针尖位置以确保筋膜的充分扩张。

(五)腘窝坐骨神经阻滞

1.解剖和阻滞范围

腘窝坐骨神经位于腘窝内,腘窝下界为腘窝皱褶,外界为股二头肌长头,内侧为重叠的半膜肌腱和半腱肌腱。腘窝顶部,坐骨神经在股二头肌肌腱和半膜/半腱肌腱之间的深面,腘动、静脉外侧,沿着神经向远端分出胫神经和腓总神经。

2.适应证

同时行隐神经阻滞,用于小腿手术足和踝关节手术。

3.标志和患者体位

患者俯卧位,膝关节屈曲30°,显露腘窝边界,其下界为腘窝皱褶,外界为股二头肌长头,内侧为重叠的半膜肌腱和半腱肌腱。作一垂直直线将腘窝分为两个等边三角形,穿刺针从此线的外 1 cm 和膝关节皱褶上 7 cm 交点处进针。

4.操作技术

(1)神经刺激器定位:后如出现足内收和内旋则阻滞效果更完善,注入局麻药 $30 \sim 40$ mL。

(2)超声引导法:患者患肢在上侧卧位或俯卧位,将高频线阵探头置于腘窝行短轴切面扫描,

51

通常在腘窝顶部,在股二头肌肌腱和半膜/半腱肌腱之间的深面可以找到坐骨神经,沿着神经向远端找到其分出胫神经和腓总神经的分叉处固定探头,采用平面内或平面外方式将局麻药20 mL注入坐骨神经或分叉处周围。

（3）隐神经:这是股神经最长的一支纯感觉终末支。在大腿中下 1/3 交界处,进入内收肌管,相伴而行的有膝降动脉。长内收肌、大内收肌、股内侧肌和前内侧肌间隔共同参与了内收肌管的形成。将高频线阵探头水平放置于大腿远端 1/3 内收管水平,可见内侧的内收肌筋膜,内含隐神经和伴行血管。采用平面内技术从外向内进针,在筋膜内注入 6～8 mL 局麻药物。

(六)踝关节阻滞

1.解剖和阻滞范围

支配足的 5 条神经均可在踝关节阻滞(图 2-3)。

2.适应证

踝关节阻滞可用于足部手术如足跖骨截趾术。

3.标志和患者体位

用枕头将足抬高以便踝部两侧操作。在踝部的上界,腓深神经位于胫前肌腱长伸肌腱之间,足背屈和第一踇趾外伸时很易触到。

4.操作操术

穿刺针在胫前动脉外侧及上述两肌腱之间进针,直至触到胫骨,边退针边注入局麻药5～10 mL。然后从内踝到外踝在胫前皮下注入局麻药 10 mL,如此可阻滞外侧的腓浅神经和内侧的隐神经。从内踝的后方进针,指向胫后动脉的下界,足底可有异感。针尖触到骨质后退针1 cm,扇形注入局麻药 5～10 mL,可阻滞胫后神经。从跟腱和外踝间中点进针,针尖指向外踝的后表面,触到骨质后稍返针并注药 5 mL,可阻滞腓肠神经(图 2-3)。

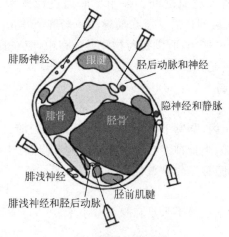

图 2-3　踝部神经阻滞

六、腹横肌平面、髂腹下和髂腹股沟神经阻滞

(一)解剖和阻滞范围

腹部的皮肤、肌肉由 T_7～L_1 神经支配。这些躯干神经走行于腹内斜肌与腹横肌的"腹横平面"内。而在髂前上棘水平,该肌间平面走行髂腹下和髂腹股沟神经。

在腹横平面内注射局麻药,可以阻滞单侧腹部皮肤、肌肉和壁层腹膜。而局麻药输注入髂腹下和髂腹股沟神经水平,可阻滞下腹部、腹股沟、大腿上部内侧、会阴区前部。

(二)适应证

超声引导技术的应用开展,使得无运动神经纤维的体表神经阻滞得到了快速的发展,在超声直视下可准确定位神经,即便无法直视神经时,从图像上也可观察药物扩散以判断注射点是否需要调整。因此,超声引导下的腹横平面、髂腹下和髂腹股沟神经阻滞目前已成为临床常用的区域神经阻滞技术。

腹横平面阻滞可用于剖腹手术、阑尾手术、腹腔镜手术、腹壁手术等,但该方法的腹部阻滞范围尚未得到一致结论。尽管有个案报道显示,单独的腹横平面阻滞用于腹部手术,如髂腹下和髂腹股沟神经阻滞可用于腹股沟疝修补的开放手术。但临床中并不是每次阻滞都能得到完全的效果,且腹部手术对内脏牵扯造成的不适,影响了该法的广泛应用。因此,腹横平面内阻滞目前常用于前腹部手术后的术后镇痛。

(三)标志和患者体位

1.腹横平面阻滞

腹横平面阻滞主要体表标志为肋下缘和髂棘腋前线区域。患者仰卧位,暴露出操作区域皮肤。

2.髂腹下和髂腹股沟神经阻滞

髂腹下和髂腹股沟神经阻滞主要体表标志是髂前上棘。患者仰卧位,暴露出操作区域皮肤。

(四)操作技术

1.腹横平面阻滞

标记肋下缘和髂棘,消毒后使用高频线阵探头于腋前线水平显示腹外斜肌、腹内斜肌及腹横肌短轴切面图像。辨认三层肌肉结构,采用平面内进针技术,将局麻药注入腹内斜肌与腹横肌之间的腹横平面。结构辨识不清时,可注射 0.5 mL 局麻药观察针尖位置及筋膜扩张。可按需要在脐水平上下做多点注射以扩大阻滞范围,每侧输注局麻药 20 mL。

2.髂腹下和髂腹股沟神经阻滞

标记髂前上棘,消毒后使用高频线阵探头于髂前上棘内侧显示腹外斜肌、腹内斜肌及腹横肌短轴切面图像。辨认三层肌肉结构,此处常常可观察到并行排列的多个扁平椭圆形低回声区域,即为髂腹下和髂腹股沟神经阻滞。采用平面内进针技术,将局麻药注入神经周围筋膜各 10 mL,并观察药物扩散,注射中及时调整针尖位置以确保充分浸润神经。

(五)并发症及预防措施

并发症及预防措施见表 2-10。

表 2-10　腹横平面、髂腹下和髂腹股沟神经阻滞并发症及预防措施

并发症	预防措施
感染	严格的无菌操作
血肿	避免反复多次进针,特别对于接受抗凝治疗的患者
内脏损伤	凭借"突破感"进针并不可靠,在暴露三层肌肉结构时,通常可观察到腹膜及更深的肠管,并可通过肠管运动来判断。确保针尖位置,必要时小剂量注射明确针尖位置可避免穿刺针突破腹膜
局麻药中毒	在做多点注射及双侧阻滞时,应严格计算各点用量,避免超量用药

七、胸椎旁及肋间神经阻滞

(一)解剖和阻滞范围

胸椎的两侧有一胸神经穿出走行的间隙,其内侧缘是椎体、椎间盘和椎间孔,外侧缘是壁层胸膜,后侧是肋横突。胸神经根由椎间孔穿出后,在椎旁间隙分为背侧支和腹侧支,背侧支支配椎旁,而腹侧支沿肋骨延伸形成肋间神经。

在胸椎旁间隙注射局麻药,向外可覆盖同水平胸神经根甚至肋间神经,完成该神经支配的单侧肌肉和皮肤。椎旁注射若药物向内扩散,可导致药物向上下相邻间隙扩散甚至进入硬膜外腔。

尽管大容量的局麻药行肋间神经阻滞,药物仍可能扩散至椎旁间隙,具有向上下间隙扩散的可能,但这种情况并不多见。因此,在该点注射时常形成单侧的肋间平面阻滞。

(二)适应证

胸椎旁及肋间神经阻滞主要用于肋骨、胸骨骨折的疼痛治疗;肋间神经痛、肋软骨炎、胸膜炎、带状疱疹及其后遗神经痛的治疗;胸腹部手术的术后镇痛。

(三)标志和患者体位

1.胸椎旁神经阻滞

胸椎旁神经阻滞主要体表标志为棘突。患者侧卧位或坐位,体位摆放与椎管内麻醉体位类似。首先需要从颈7棘突开始,标记出患者棘突上缘直至所需阻滞的最低水平。在正中线旁2~3 cm,平行于棘突标记做出相应标记点,即为椎旁阻滞进针点。

2.肋间阻滞

肋间阻滞主要体表标志是肋骨。患者侧卧位、坐位或俯卧位,体位摆放与椎管内麻醉体位类似,但俯卧位时要求患者双手自然下垂,以便于充分暴露脊柱区域的皮肤。首先以第7肋或第12肋为标志,分别描记出肋骨下缘轮廓。在正中线旁6~8 cm,与肋骨相交处做出相应标记点,即为肋间神经阻滞进针点。

(四)操作技术

1.胸椎旁神经阻滞

消毒后,进针标志点处局麻。穿刺针垂直皮肤进针,当进针5 cm左右时通常可触及骨质,即为横突并记录皮肤至横突的深度。稍退穿刺针,向上或向下调整针尖进针方向,使得穿刺针越过横突1 cm左右后,即注入局麻药5 mL。操作过程中,应首先寻找横突,若进针过深而前端无骨质,穿刺针可能会经横突外侧或两横突之间越过横突进入胸腔。

2.肋间神经阻滞

消毒后,进针标志点处局麻。穿刺针与皮肤成20~30°向头侧进针,当进针1 cm左右时通常可触及骨质,即为肋骨。调整针尖进针方向,使得穿刺针越过肋骨下缘2~3 cm后,注入局麻药5 mL。操作过程中,应首先寻找肋骨,避免盲目进针使得穿刺针直接进入胸腔。

超声引导可直视椎旁间隙结构,了解是否存在变异及注入局麻药后药物扩散情况,从而减少了并发症的发生。超声引导胸椎旁神经阻滞时,患者体位及标志点标记同前,超声探头先通过神经长短轴切面明确穿刺区域解剖(棘突、横突、胸膜等)。明确穿刺间隙后,通过平面内或平面外进针技术,观察进针深度。当针尖显示不清时可推注0.5 mL局麻药用于判断,针尖达到合适位置后注入局麻药5 mL,并在直视下观察药物扩散情况。

(五)并发症及预防措施

并发症及预防措施见表 2-11。

表 2-11 胸椎旁及肋间神经阻滞并发症及预防措施

并发症	预防措施
感染	严格的无菌操作
血肿	避免反复多次进针,特别对于接受抗凝治疗的患者
神经损伤	注射过程中如果阻力过大或患者诉剧烈疼痛时,必须停止注射局麻药
全脊髓麻醉	避免椎旁阻滞时针尖方向指向内侧,注射前回抽用以探测是否有血或脑脊液,注射压力过高或容量过大可能有硬膜外扩散导致双侧阻滞可能
气胸	穿刺过程严格固定穿刺针,防止其无意移动。控制好进针深度,避免损伤胸膜/腹膜甚至内脏
局麻药中毒	注射部位位于深部肌肉,其吸收较快。因此,需要避免大容量、大剂量快速注射

(郑现霞)

第三章

临床常用麻醉药物

第一节　静脉麻醉药

一、巴比妥类静脉麻醉药

巴比妥类药是 20 世纪 80 年代前应用十分广泛的静脉麻醉药。其中以硫喷妥钠为主要代表,另外还包括至今尚在使用的苯巴比妥钠等。

(一)巴比妥类药的药代特性

高脂溶性的巴比妥类药物,静脉给药后迅速分布,达到脑部的时间迅速,其作用时间取决于从中央室向外周的再分布,而与药物的代谢消除关系不大。但低脂溶性的巴比妥药(如戊巴比妥等)分布半衰期较长,这样作用时间就较长。需要引起注意的是药物再分布,一方面对于老年人再分布时间较长,因此容易产生较高的血浆浓度。对于老年患者给药剂量应当适当减少以避免相应的不良反应。另一方面,由于药物从中枢系统向外周分布后,患者即可苏醒,但由于药物再分布的作用,患者达到完全清醒的时间却比较长。另外,反复给药后会产生蓄积,作用时间也会延长。

(二)巴比妥类药的药理作用

巴比妥类药物主要产生中枢神经系统抑制作用,并呈剂量依赖性,即小剂量镇静,中剂量催眠,大剂量抗惊厥或引起麻醉,过量则呈呼吸循环抑制状态。抑制兴奋性神经递质的传递,增强抑制性神经递质的传递。诱导后引起中枢神经系统的抑制从轻度镇静到意识丧失。小剂量产生镇静时可能会有略显躁动的兴奋不安与定向力障碍。巴比妥类药可以通过降低痛阈而表现出镇痛效应。但该类药没有肌松作用,有时还可以表现出不规则的肌肉微颤。

巴比妥类药能抑制心血管中枢,诱导剂量会引起血压下降和心率升高。对于控制欠佳的高血压患者需要注意给药后出现明显的血压波动。因此需要减慢注射速度并充分补充容量。

给予诱导剂量的巴比妥类药能降低机体对高二氧化碳和低氧的通气反应从而出现呼吸暂停。镇静剂量的巴比妥类药经常会引起上呼吸道梗阻。对于哮喘患者容易发生支气管痉挛。在浅麻醉下进行气道操作或会阴部的手术时发生喉痉挛的情况不少见,可能与副交感神经兴奋或刺激组胺释放等有关。

巴比妥类药可收缩脑血管降低脑血流和颅内压,但更能降低脑的氧耗量。因此具有一定的脑保护作用。对中枢的抑制程度从轻度镇静到意识丧失是呈剂量相关性,可以从脑电图监测上看出波形的变化。巴比妥类和苯二氮䓬类均可以控制癫痫发作和局麻药中毒时的中枢症状。

二、非巴比妥类静脉麻醉药

非巴比妥类静脉麻醉药包括:烷基酚类(丙泊酚、磷丙泊酚),苯二氮䓬、类(地西泮、咪达唑仑、劳拉西泮和拮抗药氟马西尼),咪唑林(依托咪酯和右美托咪定)。

(一)烷基酚类

烷基酚类的代表药物是丙泊酚。它的出现可以说是静脉麻醉药的历史性突破,从其引入临床使用后,静脉麻醉的发展包括药代动力学和药效动力学的进展非常迅速。目前丙泊酚已经成为全世界麻醉药中最为常用的静脉麻醉药。

1.丙泊酚

丙泊酚在室温下为油性,不溶于水,但具有高度脂溶性。丙泊酚注射液中含有丙泊酚和脂肪乳溶剂,目前常用的脂肪乳溶剂有长链的大豆油和中链甘油三酯(即中长链脂肪乳)。建议储存在 25 ℃以下,但不宜冷冻。

(1)药代特性:静脉注射后到达峰效应的时间为 90 秒。分布广泛呈三室模型。95%以上与血浆蛋白结合。2 分钟后血药浓度达峰值,脑平衡半衰期 2.6 分钟。初期和慢相分布半衰期分别为 1～8 分钟和 30～70 分钟,消除半衰期为 4～23.5 小时。主要在肝经羟化和与葡萄糖醛酸结合降解为水溶性的化合物经肾排出。老年人清除率低,但中央室容积小。儿童的中央室容积大,且其清除率高。其代谢产物无药理学活性,故适合于连续静脉输注维持麻醉。

(2)药理作用:丙泊酚的作用机制尚未明确,研究表明丙泊酚可能与 γ-氨基丁酸(GABA)受体——氯离子复合物发挥镇静催眠作用。也可能通过 α_2 肾上腺素能受体系统产生间接的镇静作用,或者有可能通过调控钠通道门控对谷氨酸的 N-甲基-D 门冬氨酸(NMDA)亚型产生广泛的抑制,进而发挥其中枢神经系统的抑制作用。还有研究发现丙泊酚对脊髓神经元有直接抑制作用。丙泊酚可作用于急性分离的脊髓背角神经元的 $GABA_A$ 受体和甘氨酸受体。

1)中枢神经系统:丙泊酚是起效迅速、诱导平稳、无肌肉不自主运动、咳嗽、呃逆等不良反应的短效静脉麻醉药,静脉注射 2.5 mg/kg,约经一次臂-脑循环时间便可发挥作用,90～100 秒作用达峰效应,持续5～10 分钟,苏醒快而完全,没有兴奋现象。

丙泊酚可以降低脑血流和颅内压。因此静脉输注丙泊酚是神经外科手术良好的麻醉选择。从脑电图上看,随着丙泊酚剂量的增加,脑电慢波成分逐渐增加,甚至达到一定程度的暴发性抑制。可以通过脑电双频指数来衡量镇静的深度和意识消失的水平。丙泊酚对脑缺血的病灶和癫痫病灶都有很好的保护作用,可用于癫痫发作的控制。丙泊酚具有一定的抗吐作用,因此丙泊酚静脉麻醉术后发生恶心呕吐的概率减少。

2)呼吸系统:诱导剂量的丙泊酚对呼吸有明显抑制作用,表现为呼吸频率减慢,潮气量减少,甚至出现呼吸暂停,持续 30～60 秒,对此应高度重视。丙泊酚静脉持续输注期间,呼吸中枢对 CO_2 的反应性减弱。

3)心血管系统:丙泊酚对心血管系统有明显的抑制作用,在麻醉诱导期间可使心排血量、心脏指数、每搏指数和总外周阻力降低,从而导致动脉压显著下降。该药对心血管系统的抑制作用与患者年龄、一次性注药剂量与注药速度密切相关,缓慢注射时降压不明显,但麻醉效果减弱。

其降低血压是由于外周血管扩张与直接心脏抑制的双重作用,且呈剂量依赖性,对老年人的心血管抑制作用更重。

4)其他:丙泊酚可引起注射部位疼痛和局部静脉炎。也可引起类变态反应,对有药物过敏史、大豆、鸡蛋清过敏者应慎用。丙泊酚溶液有利于细菌生长,尽管目前在其制剂中添加了 0.005% 的依地酸二钠(EDTA),可以减少或阻止微生物生长,但使用过程中依然要注意无菌技术。

(3)临床应用:丙泊酚作为一新型的快效、短效静脉麻醉药,苏醒迅速而完全,持续输注后不易蓄积,为其他静脉麻醉药所无法比拟,目前普遍用于麻醉诱导、麻醉维持及镇静。

1)诱导:全麻诱导剂量为 $1\sim2.5$ mg/kg,95% 有效量(ED_{95})成人未给术前药者为 $2\sim2.5$ mg/kg,术前给阿片类或苯二氮䓬类药者应酌减。60 岁以上诱导量酌减。儿童诱导量需稍增加,其 ED_{95} 为 $2\sim3$ mg/kg。通常需与镇痛药、肌松药合用;如果采用靶控输注(TCI),单纯应用丙泊酚诱导时靶控血浆浓度一般设定血浆浓度为 $3\sim6$ μg/mL,复合诱导时的靶控浓度一般设定在 $2.5\sim3.5$ μg/mL 待患者意识消失后根据血流动力学变化调节。危重 TCI 患者在丙泊酚诱导时应采用"分步 TCI"。初始靶浓度降低到 1 μg/mL,每隔 $1\sim2$ 分钟增加靶浓度 $0.5\sim1$ μg/mL,直到患者的意识消失。

2)麻醉维持:丙泊酚麻醉维持可以采用单次间断静脉注射,每隔数分钟追加 $10\sim40$ mg 维持麻醉。也可以采用连续输注,剂量多在 $50\sim150$ μg/(kg·min),然后根据患者对手术刺激的反应调整。丙泊酚常与氧化亚氮或阿片类药物相复合,则药量宜减少至 $30\sim100$ μg/(kg·min)。当采用靶控输注维持时,靶浓度维持在 $3\sim6$ μg/mL,并且应该随时调整,最好有麻醉镇静深度的监测。

3)其他:此药还特别适用于门诊患者胃、肠镜诊断性检查、人流等短小手术的麻醉。静脉持续输注丙泊酚 100 μg/(kg·min)时,潮气量可减少 40%。在人工流产、内镜检查等短小手术时应用该药,必须备有氧源及人工呼吸用具以备急用。也常用于 ICU 患者的镇静。

4)注意事项:需要注意的是长时间(>48 小时)、大剂量[>4 mg/(kg·h)]的丙泊酚输注可能导致丙泊酚输注综合征(Propfol Infusion Syndrome,PIS)。PIS 最初发现于儿童,后来在重症成年患者也观察到这种现象。主要表现为:高钾血症、高脂血症、代谢性酸中毒、肝大或肝脏脂肪浸润、横纹肌溶解、不明原因的心律失常、难治性心力衰竭,甚至导致患者死亡,其死亡率相当高。发病机制目前还不清楚,可能与丙泊酚对心血管的抑制作用、丙泊酚代谢产物的影响、丙泊酚对线粒体呼吸链的影响以及丙泊酚对脂类代谢的影响有关。

2.磷丙泊酚

磷丙泊酚是丙泊酚的水溶性专利前体药物,作为新型的镇静催眠药目前已在美国注册上市。

(1)药代特性:静脉注射磷丙泊酚后,可经内皮细胞碱性磷酸酶快速分解成活性成分丙泊酚。每 1 mmol 的磷丙泊酚可分解丙泊酚 1 mmol。丙泊酚迅速进入脑组织中并达到平衡,从而发挥相应的药理效应。由于磷丙泊酚是前体药,有不易被首过消除的特点。分解后的丙泊酚达峰时间为 $4\sim13$ 分钟。磷丙泊酚和分解的丙泊酚的半衰期分别为 23.9 分钟和 45 分钟。分布容积分别为 0.25 L/kg 和 2.3 L/kg,清除率分别为 46 mL/(kg·min)和 344 mL/(kg·min)。研究表明,磷丙泊酚的血药浓度和药效之间无滞后现象。

(2)药理作用:单剂量静脉给予磷丙泊酚可产生明显的镇静作用,并呈剂量依赖性。与传统的丙泊酚相比其 EC_{50} 小,表明磷丙泊酚的药效更强。给予相同剂量时,磷丙泊酚比丙泊酚的血药浓度高,且作用时间长。磷丙泊酚对呼吸的影响较小,但仍可引起呼吸暂停。

（3）临床应用：目前磷丙泊酚已广泛应用于各种内镜检查以及小手术的麻醉用药。但对其大样本的临床观察的研究还较少。主要不良反应报道的有呼吸抑制、低氧血症、感觉异常和瘙痒等。

（二）苯二氮䓬类

苯二氮䓬类在中枢有特异性的受体，与受体结合后能易化 GABA 受体功能。在麻醉中多用于静脉全麻诱导和镇静。苯二氮䓬类的优势在于心血管的抑制效应小，对动脉血压、心排血量和外周血管阻力的影响较小。因此对于患有心脏疾病的手术患者是常用的麻醉诱导药。

1.咪达唑仑

咪达唑仑是苯二氮䓬类的代表药物。与苯二氮䓬受体能高度特异性结合，影响 GABA 与中枢系统中 GABA 受体的亲和力，使与受体偶联的氯通道开放，氯离子进入细胞，使细胞超极化，降低了中枢神经系统的兴奋性。

（1）药代特性：咪达唑仑是水溶性的苯二氮䓬类药物，易迅速透过血-脑屏障。单次静脉注射后分布半衰期为(0.31 ± 0.24)h，消除半衰期(2.4 ± 0.8)h。老年人、肥胖者及肝功能障碍者消除半衰期延长，小儿消除半衰期比成人短。咪达唑仑主要在肝代谢，钙通道阻滞剂能抑制肝代谢酶，延长咪达唑仑的麻醉作用。肾清除率对全部消除率的影响小，所以肾功能不全患者的清除率变化小。

（2）药理作用。

1）中枢神经系统：咪达唑仑具有抗焦虑、催眠、抗惊厥、肌松和顺行性遗忘等作用。根据剂量不同，产生抗焦虑至意识消失的不同程度的效应。咪达唑仑可引起脑血流降低，源于降低脑组织代谢率和直接的血管收缩反应，并有明显的剂量依赖性，但这种量效关系有封顶效应，可能与受体饱和有关。该药降低大脑中动脉的血流速度，增加血管阻力，对颅内顺应性欠佳或颅内压增高的患者，给予 $0.15\sim0.27$ mg/kg 咪达唑仑对脑缺氧有保护作用。

2）心血管系统：咪达唑仑对正常人的心血管系统影响轻微，表现为心率轻度增快，体循环阻力和平均动脉压轻度下降，以及左室充盈压和每搏量轻度下降，但对心肌收缩力无影响。

3）呼吸系统：虽然对呼吸有一定的抑制作用，但程度也与剂量相关。表现为降低潮气量，增快呼吸频率，缩短呼气时间，但不影响功能残气量和剩余肺容量。咪达唑仑主要对呼吸中枢有抑制作用，对呼吸动力几乎无影响，因此和其他中枢抑制药合用时，对呼吸抑制有协同作用。

4）其他：咪达唑仑本身无镇痛作用，但可增强其他麻醉药的镇痛作用。

（3）临床应用。

1）麻醉前给药：利用咪达唑仑具有催眠和抗焦虑作用，口服、肌内注射、静脉注射和直肠给药均有效。对小儿肌内注射为 $0.08\sim0.15$ mg/kg，10～15 分钟产生镇静效应，30～40 分钟产生最大效应，其具有作用快，镇静作用强，无注射点痛等优点。小儿麻醉前口服剂量为 0.5 mg/kg，也可经直肠注入，剂量为 0.3 mg，最大量为 7.5 mg。口服 7.5 mg，患者即可迅速满意入睡，醒后可无困倦和嗜睡感。

2）麻醉诱导：麻醉诱导可产生睡眠和遗忘，但无镇痛作用。诱导量不超过 0.3 mg/kg。老年及危重患者剂量以<0.15 mg/kg 为宜。诱导推荐咪达唑仑、丙泊酚及阿片类镇痛药协同诱导，可减少单纯麻醉药用量，降低不良反应，提高麻醉安全性，并有利于麻醉后患者迅速清醒。

3）麻醉维持：临床上单纯使用咪达唑仑麻醉维持较少，通常复合使用其他阿片类药或其他静脉或吸入麻醉药。可采用静脉分次给药或连续静脉输注。分次给药在麻醉减浅时追加诱导量的

25%～30%,连续静脉输注剂量为 0.15 mg/kg。

4)镇静:多用于上消化道和肺的纤维内镜检查以及心导管检查、心血管造影、脑血管造影、心律转复等诊断性和治疗性操作。在表面麻醉的基础上辅用咪达唑仑,可使患者减轻和消除咳嗽、呃逆、喉痉挛和呕吐等症状,提供良好的操作条件,0.07 mg/kg 即可产生满意的镇静效果。

5)ICU 患者镇静:咪达唑仑也常用于 ICU 机械通气患者的带管镇静,一般每小时 1～3 mg 即可获得稳态镇静镇痛浓度,适用于 ICU 患者长期镇静。

2.氟马西尼

氟马西尼是苯二氮䓬受体特异性的拮抗剂。1979 年合成,其化学结构与咪达唑仑相似,与后者的主要区别是其苯基被羰基取代,是特异性苯二氮䓬类拮抗药,能竞争性占据受体位点,因此能迅速有效逆转苯二氮䓬在中枢的药理作用。

(1)药代特性:静脉注射后 5 分钟血浆浓度即可达峰值。血浆蛋白结合率为 40%～50%。表观分布容积为 1.02～1.2 L/kg。消除半衰期显著短于常用的苯二氮䓬类药,为 48～70 分钟,因此需要注意单次给药的拮抗作用消失后,可再次出现苯二氮䓬类的镇静作用。氟马西尼经肝脏代谢,仅极少量会以原形从尿中排出。

(2)药理作用:氟马西尼主要药理作用是拮抗苯二氮䓬类药的所有中枢抑制效应,从抗焦虑、镇静、遗忘,直到抗惊厥、肌松和催眠。最小有效剂量为 0.007 mg/kg。拮抗程度与氟马西尼剂量有关,也与所用的苯二氮䓬类药剂量有关。但是氟马西尼无内在药理活性,有研究表明单纯给予氟马西尼既不产生苯二氮䓬类的效应,也不产生其相反的效应。

氟马西尼对呼吸和循环均无影响。但对苯二氮䓬类药引起的呼吸抑制,有一定的拮抗作用。

(3)临床应用。

1)解救苯二氮䓬类的药物中毒:大量服用苯二氮䓬类药物的患者除基本支持治疗外,可用氟马西尼进行解救。采用小剂量分次静脉注射的方法,每次 0.1～0.2 mg,给药后观察 2～3 分钟,没有苏醒可以每次追加 0.1 mg,直至苏醒,总量通常不超过 2 mg。但由于氟马西尼的时效短于苯二氮䓬类药,因此为了维持疗效,可用首次有效量的半量重复注射。

2)对于可疑药物中毒的昏迷患者,也可用氟马西尼鉴别。如果用药后有效,基本上可肯定是苯二氮䓬类药中毒;否则可基本排除。

3)拮抗麻醉后苯二氮䓬类药的残余作用:对于以苯二氮䓬类药作为复合全麻用药或部位麻醉时镇静用药的手术患者,可用氟马西尼拮抗其残余作用,以获得患者迅速苏醒。首次剂量 0.1～0.2 mg 静脉注射,以后 0.1 mg/min,直至患者清醒,总量不超过 1 mg。

4)ICU 患者:在 ICU 中长时间用苯二氮䓬类药镇静耐管的呼吸机治疗的患者,在尝试脱机的过程中,可用氟马西尼拮抗苯二氮䓬类药的作用。

(三)其他静脉麻醉药

1.依托咪酯

依托咪酯 1964 年合成,1972 年 3 月试用于临床。该药有两种异构体,但只有其右旋异构体有镇静、催眠作用。化学结构中的咪唑基团与咪达唑仑一样,在酸性 pH 条件下为水溶性,而在生理性 pH 条件下则成为脂溶性。以前依托咪酯的针剂是含丙二醇的溶液,因此常常有注射部位疼痛和静脉炎发生。现有的依托咪酯制剂为乳剂,是以 20% 中长链甘油三酯为溶剂,发生注射痛的概率明显降低。其作用是抑制大脑皮层的网状系统,也有可能作用于 GABA 受体,增加受体亲和力表现出中枢抑制作用。

(1)药代特性:依托咪酯的药代模型呈三室开放模型,即迅速到中央室(脑和血供丰富的器官),然后到周围室。成人静脉注射后1分钟内脑组织即达最高浓度,最大效应发生在注药3分钟时。然后很快从脑向其他组织转移,患者一般7～14分钟即可迅速苏醒。其脑内浓度与催眠效应呈直线关系。血浆蛋白结合率为76.5%,在肝脏和血浆中主要被酯酶迅速水解,最初30分钟内水解最快,排泄迅速。初始半衰期为2.7分钟,再分布半衰期为29分钟,消除半衰期为2.9～5.3小时。分布容积为2.5～4.5 L/kg。

(2)药理作用。

1)中枢神经系统:依托咪酯是目前常用的静脉麻醉药,催眠剂量可产生皮层下抑制,出现新皮层样睡眠,脑干网状结构激活和反应处于抑制状态。作用强度强于巴比妥类药物。诱导剂量0.3 mg/kg经过一次臂-脑循环即可产生催眠作用。可减少脑血流量,降低脑氧代谢率,0.7 mg/kg可使颅内压升高的患者ICP急剧下降,对缺氧引起的脑损害有保护作用,并可制止脑缺氧引起的抽搐。

2)心血管系统:依托咪酯最大的优势在于其麻醉后血流动力学非常稳定,周围血管阻力和冠状动脉血管阻力明显降低,心指数增加,且不增加心肌耗氧量,可使左心室耗氧量降低,是心血管疾患良好的麻醉诱导药物。

3)呼吸系统:依托咪酯对呼吸的影响也较小,只要不注速过快,对呼吸频率和幅度均无明显影响。对气管平滑肌有舒张作用,对哮喘等气管高反应的患者可安全地选用依托咪酯作为静脉全麻药,并有可能起到一定的治疗作用。术前复合给予芬太尼等阿片类药的患者易发生呼吸抑制。依托咪酯诱导时可发生呃逆或咳嗽。

4)其他:依托咪酯无镇痛作用。不影响肝、肾功能,不释放组胺,能快速降低眼压,对眼科手术有利。有报道依托咪酯能抑制肾上腺皮质功能。但围术期诱导剂量的依托咪酯所引起的肾上腺皮质抑制,表现为皮质醇水平通常仍在正常低限范围,此为暂时性且并无临床意义。

(3)临床应用:依托咪酯属于短效静脉麻醉药。因缺乏镇痛、肌松作用,故主要用于麻醉诱导及人流等门诊诊断性检查与小手术麻醉,用于麻醉维持须与麻醉性镇痛药、肌松药复合应用。

1)麻醉诱导:常用量0.15～0.3 mg/kg,重危患者可减至0.1 mg/kg,约10秒即可使眼睑反射消失而入睡,因无镇痛作用需要增大阿片类药物的用量,以减少或减轻气管插管时升压反应。

2)麻醉维持:由于考虑到依托咪酯对肾上腺皮质功能的抑制作用,麻醉维持尚有争议。通常麻醉诱导后的维持剂量为0.12～0.2 mg/(kg·h),同时复合其他阿片药物及吸入麻醉药。多次用药无明显蓄积,睡眠持续时间稍有延长。

3)有创检查:如内镜检查、介入治疗、人工流产、电击除颤和拔牙等,可单次给药或追加。

4)危重患者:心血管疾病、反应性气道疾病、颅高压或合并多种疾病的患者最适合选择依托咪酯诱导。

需要注意的是依托咪酯诱导可出现注射部位痛,发生率约20%,可于注药前1～2分钟先静脉注射芬太尼,或于药液内加少量利多卡因可减轻疼痛。给药剂量过大或推药速度过快,可发生肌震颤或阵挛。另外,依托咪酯也是引起术后恶心呕吐的重要因素,呕吐发生率30%～40%。

(刘会文)

第二节　局部麻醉药

一、局麻药的定义和分类

(一)局麻药的定义

局部麻醉药,是一类能在用药局部可逆性地阻断感觉神经冲动发生与传递的药物,简称"局麻药"。在保持意识清醒的情况下,可逆引起局部组织镇痛。

(二)局麻药的分类

1.按化学结构

其基本化学结构是芳香环基-中间链-氨基,芳香环基是亲脂基结构,氨基是亲水基结构,中间链为羰基,根据其结构又可分为酯键或酰胺键,据此可将局麻药分为酯类和酰胺类。

(1)酯类局麻药有:普鲁卡因、氯普鲁卡因和丁卡因。

(2)酰胺类局麻药有:利多卡因、甲哌卡因、丙胺卡因、依替卡因、丁哌卡因以及罗哌卡因。

2.按麻醉效能与时效

不同物理化学特性决定了局麻药的效能与时效,据此临床上又可将局麻药分为三类。

(1)低效能短时效局麻药:如普鲁卡因、氯普鲁卡因。

(2)中效能中时效局麻药:如利多卡因、甲哌卡因、丙胺卡因。

(3)高效能长时效局麻药:如丁卡因、依替卡因、丁哌卡因和罗哌卡因。

二、局麻药的药理作用

(一)局麻药的作用机制

局麻药溶液沉积在神经附近,渗透过神经轴突膜进入轴突浆,这种渗透过程的速度和程度取决于药物的解离常数 pKa 以及亲脂基和亲水基的种类。

局麻药阻滞神经兴奋传导是通过抑制神经膜的电压依赖性钠通道的活性,而非影响静息电位或阈电位水平。在临床使用浓度下,局麻药也可抑制钾通道、钙通道、Na^+-K^+ 泵、磷脂酶 A_2 和 C 的功能,影响递质释放、突触后受体的功能、离子梯度和第二信使系统等。

静息、活化(通道开放)和失活。局部麻醉药和细胞内部的电压门控通道结合,并阻滞该通道,干扰大量瞬时钠离子流入引起的膜去极化

(二)影响局麻药作用的因素

局麻药临床特性最重要的是其起效快慢、时效长短和药效强度。局麻药的药理特性以及一些非药理学因素均可影响局麻药的作用。

1.药理学因素的影响

(1)脂溶性:局麻药的脂溶性影响药效强度,神经膜是脂蛋白复合物,脂溶性高的物质易通过此膜,因此脂溶性高的局麻药如丁哌卡因、依替卡因和丁卡因等用于临床神经阻滞时较低浓度就有较好的效果,而脂溶性低的局麻药如普鲁卡因和氯普鲁卡因必须应用较高浓度才能有满意的效果。

(2)解离常数(pKa):局麻药在水溶液中离解为50%带电荷季铵离子和50%不带电荷的氨基形式时的pH称为离解常数(pKa),而只有不带电荷氨基形式的局麻药可溶于脂而不溶于水,能透过神经膜。pKa越接近生理pH(7.4),氨基形式的局麻药越多,穿透力越强,起效越快。丁卡因和普鲁卡因pKa较利多卡因高故起效较后者快。

(3)蛋白结合力:局麻药的蛋白结合力影响时效长度。局麻药的蛋白结合力越强,其与受体蛋白结合时间就越长,时效延长。依替卡因和丁哌卡因约有95%与蛋白结合,时效较长,而普鲁卡因仅6%与蛋白结合,时效较短。

(4)组织弥散性:局麻药的组织弥散性越高,起效越快。氯普鲁卡因虽然pKa高,但起效快,原因除临床用药浓度高、药量大外,另一可能原因是该药的组织弥散性较高。

(5)对血管平滑肌的作用:影响局麻药的药液强度和时效,局麻药对血管平滑肌的作用是双相的,极低浓度局麻药引起血管收缩,而在临床麻醉浓度一般致血管扩张,因此使局麻药吸收入血的速度加快,局麻药浓度下降,与神经组织接触的时间缩短,从而降低了局麻药的药效、缩短时效。

2.非药理学因素的影响

(1)局麻药的药量:局麻药的药量决定局麻药起效、时效与药效。局麻药总量取决于浓度和容量,临床上常用增加局麻药浓度来增强药效、延长时效和缩短起效时间,增加局麻药容量来增加麻醉扩散范围。

(2)局麻药的复合应用:临床常将两种局麻药复合应用,目的是缩短起效时间和延长时效,如常用起效快的利多卡因与时效长的丁卡因复合液做硬膜外阻滞。但临床利多卡因与丁卡因复合液用于硬膜外阻滞,时效仅较单用利多卡因稍有延长,可能的原因是两种局麻药复合应用使两药的浓度降低,影响各药的局麻作用。

(3)碳酸盐局麻药和局麻药的碱性化:利多卡因碳酸盐溶液用于硬膜外阻滞较利多卡因盐酸盐溶液起效快,感觉和运动神经阻滞效果好。在局麻药中加入碳酸氢钠也可缩短起效时间,如利多卡因中加入碳酸氢钠作硬膜外或臂丛神经阻滞,起效更加迅速。

(4)血管收缩药:局麻药的血管扩张作用使局麻药吸收入血速度加快,为延缓吸收,增加局麻药与神经接触时间,延长时效,和降低局麻药的血药浓度,减少不良反应,常在局麻药中加入血管收缩剂。常用的血管收缩剂有1:200 000肾上腺素、去甲肾上腺素和去氧肾上腺素等。

血管收缩剂禁用于侧支循环差的部位(如手指、阴茎、足趾)的周围神经阻滞和局部麻醉。严重冠心病、心律失常、未控制的高血压、甲亢和子宫胎盘功能低下者,也应慎用缩血管药物。

(5)给药部位:给药部位的解剖结构包括局部血供影响局麻药起效、时效和药效。局麻药鞘内给药和皮下注射起效最快,但时效最短,臂丛神经阻滞起效最慢,但时效也最长。

(6)神经纤维的差异性阻滞:周围神经可以根据粗细和功能分类。一般来说,细神经纤维较粗神经纤维更容易被阻滞,有髓鞘的神经纤维较无髓鞘神经纤维更容易被阻滞,因为局麻药只需作用于有髓鞘神经纤维的郎飞氏结即可。临床上周围神经阻滞的顺序:①交感神经阻滞,引起外周血管的扩张和皮肤温度上升。②痛觉和温觉丧失。③本体感觉丧失。④触压觉丧失。⑤运动麻痹。

(7)温度:增加局麻药温度可缩短起效时间,这可能是温度升高使局麻药pKa降低所致。

(8)病理生理因素。①妊娠:妊娠妇女的局麻药需要量较非妊娠妇女小,且周围神经阻滞、硬膜外阻滞和蛛网膜下腔阻滞起效也较快,动物实验证明这可能与妊娠期黄体酮的作用有关。

②心排血量减少:可降低局麻药在血浆和组织中的清除率,血药浓度升高,毒性增加。③严重肝脏疾病:可延长酰胺类局麻药的作用时间。④肾脏疾病:对局麻药的影响较小。⑤胆碱酯酶活性:胆碱酯酶活性降低的患者(新生儿和妊娠妇女)和胆碱酯酶缺乏的患者发生酯类局麻药中毒的可能性增大。⑥胎儿酸中毒:可使母体内局麻药容易通过胎盘转移入胎儿体内,使胎儿发生局麻药中毒的危险性增加。⑦脓毒血症、恶病质等情况:α_1 酸性糖蛋白浓度增加,使血浆游离状态局麻药浓度降低。

(三)局麻药的药代动力学

1.吸收

局麻药从注射部位吸收入血,使局部作用部位的药液含量降低,最终限制了其神经阻滞作用的时效,并且吸收药液多少与局麻药全身性不良反应有关。局麻药的吸收受药液与组织的结合能力、剂量、容量、注射部位和有否加用血管收缩药等因素的影响,而且局麻药可直接扩张血管或由于交感阻滞作用使血管扩张,改变局部组织的灌流,从而影响局麻药的吸收。

2.分布

(1)局麻药的分布:与组织血液灌流量有密切的联系,局麻药吸收入血后首先分布于血液灌流好的器官,如心、脑、肝脏和肾脏,随后以较慢的速率再分布到灌流较差的肌肉、脂肪和皮肤。

(2)局麻药在组织的摄取:与组织-血 pH 梯度有关,组织的 pH 越低,局麻药的摄取越多。

3.生物转化和清除

(1)酯类局麻药:由血浆假性胆碱酯酶、红细胞和肝脏中的酯酶快速水解,酯类局麻药的水解清除速度较快。

(2)酰胺类局麻药:由肝脏微粒体内的酶代谢,酰胺类局麻药的生物转化较酯类局麻药慢。

三、常用局麻药

(一)酯类局麻药

1.普鲁卡因

(1)药理作用:普鲁卡因化学结构为对氨基苯二乙胺乙醇,短时效局麻药,时效 45~60 分钟,离解常数(pKa)高,在生理 pH 范围呈高解离状态,扩散和穿透力都较差。具有扩张血管作用,能从注射部位迅速吸收。普鲁卡因经血浆胆碱酯酶水解,半衰期仅 8 分钟。

(2)适应证和禁忌证:用于浸润麻醉、神经阻滞麻醉和蛛网膜下腔阻滞。一般不用于表面麻醉。持续输注小剂量普鲁卡因可与静脉全麻药、吸入全麻药或麻醉性镇痛药合用施行普鲁卡因静吸复合或静脉复合全麻。

(3)剂量和用法:针剂可用于局麻,粉剂可用于脊麻。浸润麻醉浓度为 0.25%~1.0%,极量 1 g;神经阻滞浓度为 1.5%~2.0%,极量 1 g;蛛网膜下腔阻滞浓度为 3.0%~5.0%,极量 0.15 g。

2.丁卡因

(1)药理作用:丁卡因化学结构是以丁氨根取代普鲁卡因芳香环上的对氨基,并缩短其烷氨尾链。长时效局麻药,起效时间 10~15 分钟,时效超过 3 小时,药效与毒性均为普鲁卡因的 10 倍,常与起效快的局麻药合用。

(2)适应证:用于表面麻醉、硬膜外阻滞和蛛网膜下腔阻滞。

(3)剂量和用法:表面麻醉时,眼科浓度为 1%;鼻腔、咽喉和气管浓度为 2%,极量 40~60 mg;尿道浓度为 0.1%~0.5%,极量 40~60 mg;硬膜外阻滞较少单独应用,常用是 0.1%~

0.2％丁卡因与 1.0％～1.5％利多卡因合用。

3.氯普鲁卡因

（1）药理作用：氯普鲁卡因与普鲁卡因相似，短时效局麻药，起效短 6～12 分钟，时效 30～60 分钟。在血内水解的速度比普鲁卡因快 4 倍，毒性低，胎儿、新生儿血内浓度低。

（2）适应证和禁忌证：多用于硬膜外阻滞，尤其是产科麻醉。不适用于表面麻醉和神经阻滞。含有防腐剂的氯普鲁卡因制剂不能用于蛛网膜下腔阻滞。

（3）剂量和用法：局部浸润为 1％，极量 0.8～1.0 g。

（二）酰胺类局麻药

1.利多卡因

（1）药理作用：利多卡因是氨酰基酰氨类中时效局麻药，起效快，时效 60～90 分钟，弥散广，穿透力强，对血管无明显扩张作用。临床应用浓度 0.5％～2％。

（2）适应证：可用于表面麻醉、局部浸润麻醉、神经阻滞、硬膜外阻滞和蛛网膜下腔阻滞，毒性与药液浓度有关。静脉给药可以治疗室性心律失常，血浆浓度 5～6 μg/mL，出现毒性症状；血浆浓度 7～9 μg/mL，出现惊厥症状。

（3）剂量和用法。针剂：2％ 5 mL、2％ 20 mL；气雾剂：每瓶利舒卡总量 25 g，内含利多卡因 1.75 g，每按压一次阀门，约释放利多卡因 4.5 mg。乳剂 1 g 含 25 mg 利多卡因和 25 mg 丙胺卡因的混合液，用于表面皮肤的镇痛和口鼻黏膜麻醉，尤其是小儿血管内置管时的麻醉，起效时间 45～60 分钟。浸润麻醉浓度为 0.25％～0.5％，极量 0.5 g；神经阻滞浓度为 1.0％～2.0％，极量 0.4 g；硬膜外阻滞浓度为 1.5％～2.0％，极量 0.4～0.5 g；表面麻醉浓度为 2.0％～4.0％，极量 0.2 g。

2.丙胺卡因

（1）药理作用：丙胺卡因起效与药效较利多卡因稍差，时效稍长。最大的优点是毒性比利多卡因小 40％，是酰胺类局麻药中毒性最低的，

（2）适应证：常用于浸润麻醉、神经阻滞和硬膜外阻滞、局部静脉麻醉。

（3）剂量和用法：可能诱发高铁血红蛋白血症，成人用量应控制在 600 mg 以下。

3.丁哌卡因和左旋丁哌卡因

（1）药理作用。

1）丁哌卡因结构与甲哌卡因相似，毒性仅为甲哌卡因的 1/8，但心脏毒性较明显，误注入血管可引起心血管虚脱及严重的心律失常，而且复苏困难。可能与目前所用的丁哌卡因是由左旋和右旋镜像体 50：50 组成的消旋混合物有关。与等量丁哌卡因相比，左旋丁哌卡因的感觉和运动阻滞的起效时间、持续时间和肌肉松弛程度相似。左旋丁哌卡因引起心搏停止和心律失常的剂量小于罗哌卡因，但显著高于丁哌卡因。

2）丁哌卡因是长时效局麻药，麻醉效能是利多卡因的 4 倍，弥散力与利多卡因相似，对组织穿透力弱，不易通过胎盘。时效因阻滞部位不同而异，产科硬膜外阻滞时效约 3 小时，而外周神经阻滞时效达 16 小时。临床常用浓度为 0.25％～0.75％，成人安全剂量 150 mg，极量为 225 mg。胎儿/母体的血浓度比率为 0.30～0.44，对新生儿无明显的抑制，但有文献报道产妇应用丁哌卡因产生的心脏毒性难以复苏，因此建议产妇应慎选丁哌卡因的浓度和剂量。

3）丁哌卡因的特点是可通过改变药液浓度而产生感觉—运动神经阻滞的分离，0.125％～0.25％丁哌卡因阻滞交感神经而较少阻滞感觉神经，0.25％～0.5％产生最大感觉神经阻滞而运

动神经阻滞最小,而0.75%药液则产生完善的运动神经阻滞。因此丁哌卡因可单独和/或麻醉性镇痛药复合用于术后或分娩镇痛。

(2)适应证:用于浸润麻醉、神经阻滞、硬膜外阻滞和蛛网膜下腔阻滞。可用于产科麻醉和分娩镇痛。

(3)剂量和用法:浸润麻醉浓度为0.125%~0.25%;神经阻滞浓度为0.25%~0.5%;蛛网膜下腔阻滞浓度为0.5%~0.75%;硬膜外阻滞、骶管、上胸段浓度为0.25%~0.5%;下胸段、腰段浓度为0.5%~0.75%;术后镇痛和分娩镇痛浓度为0.125%。一次最大剂量为10~15 mg,成人剂量为每次2 mg/kg。

(4)长效丁哌卡因制剂:EXPAREL是一种单剂量的局部镇痛药。EXPAREL术后镇痛:单剂量注射在手术部位维持时间72小时,减少阿片类药物用量,不需要导管或泵注。通过利用储库泡沫技术,储库泡沫是<3%的脂质,能生物降解,具备生物相容性,储库泡沫利用膜成分,这些膜成分是来源于自然和耐受良好的物质,能通过正常途径代谢。EXPAREL能超时释放治疗剂量的丁哌卡因,压缩药物而不改变药物分子量,然后在所期望的时间内释放。

4.罗哌卡因

(1)药理作用。

1)罗哌卡因是新型长效局麻药,化学结构介于甲哌卡因和丁哌卡因之间,罗哌卡因是纯的左旋对映异构体,物理和化学性质与丁哌卡因相似,但脂溶性低于丁哌卡因,蛋白结合率和pKa接近丁哌卡因。

2)经动物实验和临床广泛应用,证实罗哌卡因不仅具有丁哌卡因的临床特性,而且还具有以下优点:①高浓度提供有效、安全的手术麻醉;低浓度时感觉—运动阻滞分离现象明显,可用于镇痛;②心脏毒性低于丁哌卡因,引起心律失常的阈值高,过量后复苏的成功率高;③具较低的中枢神经系统毒性,致惊厥的阈值高;④具有血管收缩作用,不需要加肾上腺素;⑤对子宫胎盘血流无影响,可用于产科麻醉和镇痛。

(2)适应证:用于硬膜外阻滞、外周神经阻滞、术后镇痛和分娩镇痛。

(3)剂量和用法:硬膜外阻滞浓度为0.75%~1%;外周神经阻滞浓度为0.5%~0.75%;术后镇痛和分娩镇痛浓度0.2%或0.1%和麻醉药合用。

四、局麻药的临床应用

(一)部位麻醉

1.表面麻醉

将渗透性能强的局麻药与局部黏膜接触所产生的无痛状态称为表面麻醉。局麻药可从黏膜迅速吸收入血,尤其是给药部位有感染时,丁卡因和利多卡因从气管黏膜吸收后的血药浓度可与静脉注射相仿。

常用的局麻药:4%~10%的可卡因,1%~2%的丁卡因和2%~4%的利多卡因。

(1)可卡因具有血管收缩作用,减少术中出血和使术野清晰,用于表面麻醉具有独特的优点。

(2)普鲁卡因和氯普鲁卡因的穿透能力较弱,因此不适用于表面麻醉。

(3)利多卡因气道表面麻醉有轻微的气道扩张作用,可预防气道激惹。

2.局部浸润麻醉

沿手术切口分层注射局麻药,阻滞组织中的神经末梢,称为局部浸润麻醉。局部浸润麻醉局麻药种类的选择取决于麻醉所需的持续时间,利多卡因是进行局部浸润麻醉最常用的局麻药。

3.局部静脉麻醉

在肢体手术区的近端缚止血带,充气后经静脉注射稀释的局麻药,产生迅速起效的镇痛和肌松作用,称为局部静脉麻醉。局部静脉麻醉的时效取决于止血带充气时间,放松止血带,局麻药迅速进入全身循环,麻醉作用即消失。局部静脉麻醉最常用的局麻药为利多卡因和丙胺卡因。

(1)常用 0.5% 利多卡因 40 mL 于前臂和手部手术,0.5% 利多卡因 70 mL 于小腿和足部手术。

(2)丙胺卡因毒性比利多卡因小 40%,是酰胺类局麻药中毒性最低的,因此适用于局部静脉麻醉,缺点是可能诱发高铁血红蛋白血症,成人用量应控制在 600 mg 以下。

4.神经阻滞

将局麻药注射至神经干(或丛)旁,暂时阻滞神经的传导功能,称为神经阻滞。由于神经是混合性的,不但感觉神经纤维被阻滞,运动神经纤维和交感、副交感神经纤维同时不同程度的被阻滞。

5.硬膜外阻滞

将局麻药注入硬膜外间隙,阻滞脊神经根,使其支配区域产生暂时性麻痹,称为硬膜外阻滞。

6.蛛网膜下腔阻滞

将局麻药注入蛛网膜下腔,使脊神经根、背根神经节及脊髓表面部分产生不同程度的阻滞,称为蛛网膜下腔阻滞。

(二)镇痛

静脉注射利多卡因和普鲁卡因有较强的镇痛作用。

(1)研究表明持续小剂量静脉注射利多卡因,使血药浓度维持在 $1 \sim 2\ \mu g/mL$,可减轻术后疼痛及减少镇痛所需的麻醉性镇痛药药量,而且无明显不良反应。

(2)利多卡因静脉注射也可降低吸入全麻药的用量,血浆利多卡因的浓度为 $1\ \mu g/mL$ 时,可使氟烷的 MAC 降低 40%,但超过这一血药浓度,氟烷 MAC 无进一步降低,呈平台效应。

(3)利多卡因静脉注射还可用于围术期镇咳,抑制插管时的呛咳反射。

(4)治疗神经病理性疼痛:局麻药静脉或口服给药可用来治疗某些神经病理性疼痛。

(三)预防和治疗颅内压升高

静脉注射利多卡因 1.5 mg/kg 可有效防止插管时颅内压的升高,作用与硫喷妥钠相仿。

(四)治疗心律失常

静脉注射利多卡因可预防和治疗室性心律失常,利多卡因对心脏的直接作用是抑制 Na^+ 内流,促进 K^+ 外流,对 $I_{K(ATP)}$ 通道也有明显抑制作用。

1.抗心律失常的药理作用

(1)降低自律性:治疗浓度($2 \sim 5\ \mu g/mL$)能降低普肯耶纤维的自律性,对窦房结没有影响。由于 4 相除极速率下降而提高阈电位,降低心肌自律性,又能减少复极的不均一性,故能提高致颤阈。

(2)减慢传导速度:血液趋于酸性时,将增强减慢传导的作用。心肌缺血部位细胞外 K^+ 浓度升高且血液偏于酸性,所以利多卡因对此有明显的减慢传导作用。这可能是其防止急性心肌梗死后心室纤颤的原因之一。对血 K^+ 降低或部分(牵张)除极者,则因促 K^+ 外流使浦肯野纤维超极化而加速传导速度。高浓度($10\ \mu g/mL$)的利多卡因则明显抑制 0 相上升速率而减慢传导。

(3)缩短不应期:利多卡因缩短普肯耶纤维及心室肌的 APD、ERP,且缩短 APD 更为显著,故为相对延长 ERP。这些作用是阻止 2 相小量 Na^+ 内流的结果。

2.体内过程

静脉注射给药作用迅速,仅维持 20 分钟左右。血浆蛋白结合率约 70%,在体内分布广泛迅速,心肌中浓度为血药浓度的 3 倍。表观分布容积为 1 L/kg。有效血药浓度 1~5 μg/mL。利多卡因几乎全部在肝中经脱乙基而代谢。仅 10% 以原型经肾排泄,$t_{1/2\beta}$ 约 2 小时,作用时间较短,常用静脉滴注以维持疗效。

3.适应范围

利多卡因仅用于室性心律失常,特别适用于治疗急性心肌梗死及强心苷所致的室性期前收缩,室性心动过速及室颤。对室上性心律失常无效。由于利多卡因抑制房室旁路的传导及延长旁路的有效不应期,因而对预激综合征患者的室上性心动过速可能有效。治疗剂量利多卡因可促进复极化而不延长 Q-T 间期,因而可用于低血压或脑血管意外所致伴有巨大 U 波的延迟复极性心律失常的治疗。

4.剂量与用法

静脉注射起始剂量为 1~2 mg/kg,20~40 分钟后可重复一次,剂量为首次的一半。总负荷量≤400 mg,继以 1~4 mg/min 的速度持续静脉输注对心功能不全的患者,利多卡因总负荷量降低,其后的静脉输注速度也应减慢;应测定血药浓度,调整剂量以确保血药浓度在治疗窗范围内(1.5~5 μg/mL),并可最大限度地减少毒性。

5.注意事项

常见不良反应为与剂量相关的中枢神经系统毒性:嗜睡、眩晕,大剂量引起语言障碍、惊厥,甚至呼吸抑制,偶见窦性心动过缓、房室阻滞等心脏毒性。此外,可取消心室自发性起搏点的活性,故慎用或禁用于病态窦房结综合征、二度Ⅱ型和三度房室传导阻滞者。

五、局麻药的不良反应及防治

(一)不良反应

1.变态反应

局麻药真正的变态反应非常罕见。

2.局部毒性反应

(1)组织毒性反应:局麻药肌内注射可导致骨骼肌损伤。

(2)神经毒性反应:蛛网膜外腔会引起神经毒性反应。

3.全身性毒性反应

临床上局麻药的全身性不良反应主要是药量过大或使用方法不当引起血药浓度升高所致,主要累及中枢神经系统和循环系统,通常中枢神经系统较循环系统更为敏感,引起中枢神经系统毒性反应的局麻药血药浓度低于引起循环系统毒性反应的浓度。

(1)中枢神经系统毒性反应:局麻药能通过血-脑屏障,中毒剂量的局麻药引起中枢神经系统兴奋或抑制,表现为舌唇发麻、头晕、紧张不安、烦躁、耳鸣、目眩,也可能出现嗜睡、言语不清、寒战以及定向力或意识障碍,进一步发展为肌肉抽搐、意识丧失、惊厥、昏迷和呼吸抑制。治疗原则是出现早期征象应立即停药给氧。若惊厥持续时间较长,应给予咪达唑仑 1~2 mg 或硫喷妥钠 50~200 mg 或丙泊酚 30~50 mg 抗惊厥治疗。一旦影响通气可给予肌肉机弛药并进行气管插管。

（2）心血管系统毒性反应：表现为心肌收缩力减弱、传导减慢、外周血管阻力降低，导致循环衰竭。治疗原则是立即给氧，补充血容量保持循环稳定，必要时给予血管收缩药或正性肌力药。治疗丁哌卡因引起的室性心律失常溴苄铵的效果优于利多卡因。

4.高铁血红蛋白血症

丙胺卡因的代谢产物甲苯胺可使血红蛋白转化为高铁血红蛋白，引起高铁血红蛋白血症，其用量应控制在 600 mg 以下。丙胺卡因引发的高铁血红蛋白血症可自行逆转或静脉给予亚甲蓝进行治疗。

5.变态反应

酯类局麻药的代谢产物对氨基苯甲酸能导致变态反应。

6.超敏反应

局部超敏反应多见，表现为局部红斑、荨麻疹、水肿。全身超敏反应罕见，表现为广泛的红斑、荨麻疹、水肿、支气管痉挛、低血压甚至循环衰竭。治疗原则是对症处理和全身支持疗法。

(二)防治原则

1.局麻药的不良反应的预防原则

（1）掌握局麻药的安全剂量和最低有效浓度，控制总剂量。

（2）在局麻药溶液中加用血管收缩剂，如肾上腺素，以减少局麻药的吸收和延长麻醉时效。

（3）防止局麻药误注入血管内，必须回抽有无血液。可在注入全剂量前先注试验剂量以观察患者反应。

（4）警惕毒性反应的先驱症状，如惊恐、突然入睡、多语或肌肉抽动。

（5）应用巴比妥类药物(1～2 mg/kg)作为麻醉前用药，达到镇静作用、提高惊厥阈。术前口服咪达唑仑 5～7.5 mg 对惊厥有较好的保护作用。

2.局麻药的不良反应的治疗原则

（1）立即停药，给氧，查出原因，严密观察，轻症者短时间内症状可自行消失。

（2）中度毒性反应可静脉注射咪达唑仑 2～3 mg。

（3）重度者应立即面罩给氧，人工呼吸，静脉注射咪达唑仑或丙泊酚，必要时可给予肌松药并行气管插管和呼吸支持。

（4）当循环系统发生抑制时，首先进行支持疗法，补充体液，并适时使用血管升压药。

（5）如发生心跳停止，应给予标准的心肺复苏措施。

（6）在复苏困难的丁哌卡因和左旋丁哌卡因严重心血管中毒反应时可经静脉使用脂肪乳剂，文献报道可用 20％的脂肪乳剂 1 mL/kg 缓慢静脉注射(3～5 分钟)。也可用 0.5 mL/(kg·min)持续静脉输注，心跳恢复后减量 0.25 mL/(kg·min)。

（刘会文）

第三节　全身麻醉药

一、吸入麻醉药

(一)恩氟烷

恩氟烷为无色透明挥发性液体,味略芳香,分子量184.5;沸点56.5 ℃。一般不燃烧、爆炸。血/气分配系数1.91;脑/气分配系数 1.45。麻醉有效浓度:诱导期2%~5%;维持期 1.5%~3.0%。最小麻醉浓度在吸 O_2 时1.68 vol%;吸 N_2O 时 0.57 vol%。动脉有效血药浓度为100~250 mg/L。

(1)药理特性:①麻醉效能高,诱导和苏醒都较快。②对中枢神经系统的抑制与剂量相关。吸入较高浓度(3%~3.5%)时,脑电图可见惊厥性棘波,有时伴面颈、四肢肌肉阵挛性抽搐,此为麻醉过深的特征;过度通气导致 $PaCO_2$ 降低时更易出现,但发作较短暂。在保持血压不变的情况下,脑血管扩张,脑血流量增加,颅内压增高,但耗氧量减少。若血压过降,则脑血流量减少。③镇痛良好,肌松满意。与非去极化肌松药有协同作用,肌松药剂量可显著减少。停吸后,其肌松作用迅速消失,故用于重症肌无力患者有突出的优点。④对循环系统产生抑制,其程度与吸入浓度有关。吸入高浓度时,直接抑制心肌,同时扩张外周血管,可致血压下降,其下降程度与麻醉深度呈平行关系。利用此点可作为判断恩氟烷麻醉深浅的标志。心率通常增快,但很少引起心律失常。恩氟烷不增加心肌对儿茶酚胺的敏感性,故适用于嗜铬细胞瘤患者,麻醉中也可并用低浓度肾上腺素。⑤对呼吸道无明显刺激,不增加气道分泌,可扩张支气管。对呼吸中枢的抑制较其他吸入全麻药为强。⑥抑制肠胃道蠕动和腺体分泌,但麻醉后恶心、呕吐少。⑦对子宫平滑肌有一定的抑制作用,深麻醉使分娩期或剖宫产的出血增加。⑧降低眼压,适用于眼科手术。⑨对皮质醇、胰岛素、ACTH、ADH 及血糖均无影响,适用于糖尿病患者。

(2)禁忌证:癫痫、颅内高压患者不宜使用。

(3)不良反应:①深麻醉抑制呼吸循环功能:故应控制吸入浓度,谨防麻醉过深。②惊厥:需避免深麻醉,不宜过度通气,以防 $PaCO_2$ 下降。③肝损害:目前的看法尚不一致,发生率很低,不超过 1/25 000,其诱因不明。④肾损害:恩氟烷可轻度抑制肾功能,但多于停药2小时内迅速恢复。对于原有肾疾病的患者可能致血清氟化物升高,出现暂时性肾功能损害,甚至无尿。因此,对严重肾功能不全者以不用恩氟烷为妥。

(二)异氟烷

异氟烷为无色透明挥发性液体,分子量184.5;沸点48.5 ℃;微有刺激味;化学性质非常稳定,不燃烧、不爆炸,理化性质接近理想。血气分配系数1.4(属最低的一种,故麻醉深度容易调节);脑/气分配系数2.6。麻醉有效浓度:诱导期1%~4%;维持期 0.8%~2%。MAC 在吸 O_2 时 1.15%;吸 70% N_2O 时为 0.5%。动脉有效血浓度为100~300 mg/L。

(1)药理特性基本与恩氟烷者相似,不同点:①在任何麻醉深度时,其抑制迷走活性的作用均强于抑制交感活性。②异氟烷对中枢神经系统的抑制也与吸入浓度相关,但深麻醉或低 $PaCO_2$ 时不出现惊厥型脑电活动和肢体抽搐,故可用于癫痫患者。③肌松效果良好,单独使用即可达到气管插管及手术所需的肌松程度；明显增强非去极化肌松药的作用,一般仅需常用量的 1/3 即足。异氟烷增肌肉血流量,加快肌松药的消除;从而使术后呼吸麻痹、通气不足的危险性显著减少。异氟烷对重症肌无力患者极为适用,也适用于肝、肾功能不全患者,不致引起肌松药消除缓慢。④一般不引起颅内压增高,即使增高也属短暂且轻微,同时可利用过度通气降低 $PaCO_2$ 以控制颅内高压,故可慎用于颅内压增高的患者。⑤对循环系统的抑制较氟烷或恩氟烷者弱,对心肌抑制也轻。虽可使每搏量减少,血压下降,但心率增快,在 1~2 MAC 时心排血量无明显减少。血压下降主要系外周血管阻力下降所致,这与其他氟化全麻药不同。由于心排血量无明显减少,重要脏器灌注量仍得以保证。所以可利用较深异氟烷麻醉以施行短时间控制性降压,适用于某些手术操作的需要。异氟烷降低冠脉阻力,不减少甚至增加冠脉血流量。异氟烷不诱发心律失常,不增加心肌对儿茶酚胺的敏感性,故术中可并用肾上腺素。⑥异氟烷具有很大的心血管系安全性,其心脏麻醉指数(心脏衰竭时的麻醉浓度/麻醉所需的浓度)为 5.7,大于恩氟烷(3.3)和氟烷(3.0)。⑦异氟烷对呼吸的抑制比恩氟烷轻。比氟烷重。在 1 MAC 时,对 CO_2 诱发的通气增强反应减弱 50%~70%;在 2 MAC 时则不产生 CO_2 通气反应,致呼吸停止。异氟烷对缺氧诱发的抑制反应更强,0.1 MAC 时即抑制 50%~70%,1 MAC 时不产生反应。异氟烷可使已收缩的支气管扩张,适用于慢性阻塞性肺疾病和支气管哮喘患者,术后肺部并发症也减少。⑧对肝、肾功能影响轻微,与异氟烷排泄迅速、代谢程度低、能较好维护肾血流有关。⑨浅麻醉时对子宫平滑肌的影响不大,深麻醉时则仍有抑制。⑩异氟烷不升高血糖,适用于糖尿病患者。

(2)临床应用:异氟烷适用于其他全麻药不适用的疾病,如重症心脏病、癫痫、颅内高压、重症肌无力、嗜铬细胞瘤、糖尿病、支气管哮喘等。此外,异氟烷可施行短时间控制性降压。其禁忌证目前尚不明确。

(3)不良反应:较少且轻。对呼吸道有一定的刺激性。苏醒期偶可出现寒战。深麻醉时产科手术出血增多。

(三)七氟烷

七氟烷为无色透明挥发性液体,分子量为 200.05,沸点 58.5 ℃;临床使用浓度不燃不爆。在室温下可长时间保存;与碱石灰接触产生有毒物质,为其最大的缺点,故只适用于半开放系统装置;血/气分配系数为 0.5 g,低于其他含氟全麻药,故诱导、苏醒均迅速,且平稳,麻醉深度易于调节且麻醉后恶心呕吐较少。临床常用 1~1.5 vol%。药理特性如下。

(1)七氟烷不增加脑血流量,脑耗氧量下降,不引起颅内压增高,适用于颅脑外科手术。

(2)有一定的肌松作用。

(3)对循环影响轻微,不增高心肌对儿茶酚胺的敏感性,不易引起心律失常。

(4)对呼吸道无刺激,不增加分泌物,不引起支气管痉挛。

(5)对肾脏影响轻,适用于肾功能差的患者。

(6)有关七氟烷对肝脏的影响,犹待深入研究做出评价。

(四)氧化亚氮(笑气)

氧化亚氮在 50 个大气(atm)压下呈液体状态(1atm=101 kPa),储存于高压钢筒,性能稳定,使用前需经减压变为气态后吸用,气体略甜味。化学性稳定,与碱石灰、橡胶、金属均不起反应。分子量 44,沸点-89 ℃,微甜无刺激味;血/气分配系数 0.47,为吸入全麻药中最小者;脑/气分配系数 1.06。麻醉有效浓度:诱导期 70%,维持期 60%,但必须与 30%~40%氧气同时吸用。动脉有效血药浓度:400~600 mg/L。

(1)药理特性:①N_2O 在血中的溶解度(0.47)很低,诱导迅速平稳,患者有愉快感,无兴奋期;苏醒也快而平顺,即使长时间吸入,一旦停吸也能在 1~4 分钟内完全清醒。②N_2O 有强大的镇痛效能,20% 的镇痛作用与吗啡 5 mg 者相当。随吸入浓度增高,镇痛作用也增强。N_2O 的镇痛作用可被纳洛酮部分拮抗,提示其镇痛作用与内源性阿片样肽—阿片受体系统有关。③N_2O 全麻醉效能很低,即使吸入浓度高达 80%,也难以达到三期 1 级的麻醉深度而患者已经面临缺氧危害,故极不安全。N_2O 的效价也很小,MAC 需高达 1.05,因此,N_2O 不能单独施行麻醉,必须与其他吸入麻醉药复合使用,且浓度不能超过 70%。④N_2O 兴奋交感神经系统高级中枢,增强交感神经系统活动。⑤N_2O 使脑血管扩张,脑血流量增多,脑代谢增高、颅内压升高。⑥高浓度对心肌产生直接抑制,但弱于其他挥发性全麻药。低浓度不致引起血流动力影响。N_2O 很少引起心律失常,偶尔诱发房室交界性心律。⑦N_2O 对呼吸道无刺激性,不增加分泌物,不抑制纤毛活动,通气量无明显变化。N_2O 与其他全麻药或麻醉性镇痛药复合则增强呼吸抑制作用。⑧N_2O 术后恶心、呕吐少,发生率为 15%。

(2)临床应用。N_2O 仅适用于复合全麻:①与含氟全麻药复合,可加速诱导,明显降低含氟全麻药 MAC 和用药量。②与静脉全麻药、麻醉性镇痛药、肌松药复合,组成“静吸复合麻醉”。③与神经安定镇痛药复合,实施神经安定镇痛麻醉。

(3)禁忌证:患者并存体内闭合性空腔病变,如肠梗阻、气胸、中耳炎、空气栓塞、气脑造影等时禁用。②如果麻醉机的 N_2O 流量表和氧流量表不准确,则绝对禁用。

(4)不良反应。①缺氧:临床使用 N_2O,必须与氧按规定的比例同时吸用,N_2O 浓度不应超过 70%,以 60%N_2O 与 40%O_2 并用最为恰当。②弥散性缺氧:发生于停吸 N_2O 后的最初几分钟内,系组织内的大量 N_2O 迅速排入血液,进入肺泡后使肺泡内的氧浓度被大量稀释,导致氧分压急剧下降所致,此即为“弥散性缺氧”。因此,应在停吸 N_2O 后继续吸入纯氧 5~10 分钟,可防止此类并发症。③闭合空腔增大:正常时体内闭合空腔均为氮气所充填。由于氮的血液溶解度很小(0.013),很难弥散。相比之下,N_2O 的弥散速度远比氮气大,因此很容易进入闭合气腔,并使闭合气腔容积显著增大(吸入 N_2O 3 小时后最为明显)。因此,对原有闭合气腔病变的患者(如肠梗阻、气胸、空气气栓、气脑造影等),不宜使用 N_2O,否则将加重病情,甚至引起肠管破裂、张力性气胸等严重并发症。④骨髓抑制:动物吸入 50%N_2O 24 小时后,N_2O 可与维生素 B_{12} 发生竞争,从而干扰某些依赖维生素 B_{12} 的酶活性,并抑制骨髓功能,从而引起贫血、白细胞和血小板减少。但临床应用 N_2O 麻醉几小时,一般不致出现此类并发症。

二、静脉麻醉药

静脉麻醉药诱导迅速,患者舒适,睡眠遗忘作用良好,使用方便,不刺激呼吸道,不燃不爆,不污染手术室空气,但缺点也明显:①镇痛作用不强或无,肌松差,麻醉分期不明确,深浅较难掌握,故若单一使用,一般无法完成多数手术。②用药量稍大可致呼吸、循环严重抑制。③消除较慢,后遗残余作用长,术后常伴乏力、嗜睡等不良反应。因此,目前主要将静脉麻醉药用于复合麻醉中,此外,也用作麻醉前用药、麻醉诱导或基础麻醉。

(一)硫喷妥钠

(1)药理特性。①中枢神经系统:硫喷妥钠脂溶性较高,起效快,静脉注射 3~5 mg/kg 可在一次臂脑循环时间(10~15 秒)内意识消失,但 40 秒后即转浅,维持 15~20 分钟后初醒,继以约 3 小时的再睡眠。麻醉有效血药浓度为 30 mg/L。长时间较大量使用硫喷妥钠,当血药浓度达

60 mg/L时,消除半衰期明显延长,可达70小时。因此,长时间使用时应监测血药浓度,以不超过30 mg/L为宜。其作用强度、作用时间和术后苏醒时间随剂量的大小而异。小剂量时无镇痛作用,反而痛阈降低,对痛敏感,表现交感兴奋反应,甚至骚动。麻醉征象仅表现为眼球固定、瞳孔稍小、睫毛反射消失、呼吸、循环抑制等,分期不清楚。硫喷妥钠使大脑血管收缩,故适用于颅内高压患者作麻醉诱导。血浆蛋白亲和力强的药物(如阿司匹林、吲哚美辛、保泰松、甲芬那酸、萘普生等)与硫喷妥钠伍用时,两者发生竞争,药效增强,因此,硫喷妥钠的用量应减少。老龄患者的神经系统对硫喷妥钠特别敏感,消除半衰期可延长至13~20小时,剂量应酌情减少。②心血管系统:血压下降明显,与剂量、注速(血药浓度)、麻醉深度、用药时间长短有密切关系,还与术前病情和术前药有明显关系。硫喷妥钠直接抑制心肌,也抑制延髓血管运动中枢。剂量大、注速快、血药浓度增高快时,心血管抑制越强。心缩力虽减弱,但心肌氧耗量却增加约36%。3~5 mg/kg时动脉压、心排血量及每搏量均下降10%~25%;6 mg/kg下降50%。成人按50 mg/min速度静脉注射时,动脉压一般无直接影响,但静脉扩张较明显,静脉回流减少,仍会影响血压的稳定性。术前药如用吩噻嗪类,可明显增强硫喷妥钠的降压作用,且持续时间延长。在代谢性酸中毒、血pH降低时,硫喷妥钠对。心血管系的毒性增大。严重高血压、有效血容量不足(休克)、心功能欠佳(瓣膜病、冠心病、缩窄性心包炎等)、肾功能不全的患者,对硫喷妥钠很敏感,血压下降幅度大,可突发循环系危象。因此,需严格掌握适应证与禁忌证,必须使用时一次用药量不应超过2.4 mg/kg,浓度降为1.5%~2%,注速需缓慢。一旦发生低血压后,升压代偿机制极差,不会随麻醉转浅而自动回升,甚至苏醒期仍保持较低的血压水平,若同时伴有呼吸抑制和缺氧,则低血压持续时间可能更长。一般不引起心肌应激性增高,也不引起心律失常,但若注速过快而致呼吸抑制、缺氧和CO_2蓄积时,易致继发性严重心律失常。③呼吸系统:硫喷妥钠选择性作用于延脑呼吸中枢,抑制强,单次剂量过大、注速稍快时,呼吸频率和幅度即降低,甚至呼吸停止。浅麻醉即引起呼吸中枢对CO_2的敏感性降低,且与麻醉深度相平行。麻醉稍深,呼吸完全依靠缺氧兴奋颈动脉体反射来维持;麻醉继续加深,颈动脉体反射也抑制,呼吸就完全停止。阿片类加重硫喷妥钠对呼吸的抑制,对CO_2的敏感性更降低。手术强刺激时呼吸可能加深增快,但停止刺激后,呼吸抑制现象立即复现。硫喷妥钠对心肺功能欠佳、危重患者以及婴幼儿的呼吸抑制更为严重,所以应慎用或不用。④自主神经系统:硫喷妥钠抑制交感神经活动,副交感作用相对占上风,咽喉、支气管平滑肌处于敏感状态,稍受刺激即可诱发呛咳、喉痉挛或支气管痉挛,上呼吸道分泌物多、慢性支气管炎或迷走神经稍亢进的患者更易发生。因此,喉镜窥视、气管插管或咽喉分泌物吸引等操作绝对禁忌在硫喷妥钠麻醉下施行;只有在术前使用阿托品或东莨菪碱、施行咽喉气管表面麻醉及注射琥珀胆碱等条件下才能操作。⑤肝、肾功能:硫喷妥钠对肾功能有一过性轻微抑制,与血压下降、肾血流量和肾小管滤过率降低有关,但恢复较快。深麻醉可能直接抑制肾小管机制,在血压下降的同时,促使垂体释放抗利尿激素,使尿量减少。硫喷妥钠一般剂量对肝脏无明显影响,大剂量对肝功能有抑制,但几天后可自行恢复。主要经肝脏降解代谢,一般剂量对微粒体药物代谢酶不致引起显著影响。正常时硫喷妥钠与血浆蛋白结合率较高(72%~86%),但于肝、肾功能欠佳时,硫喷妥钠与血浆蛋白结合率降低,游离成分增多,则药效增强,不良反应也增多,嗜睡时间延长。因此,对肝肾功能欠佳的患者,硫喷妥钠用药量必须减少,注速也应减慢。对肝硬化或肝昏迷前期患者应避用。对血糖的影响不明显,对糖尿病患者无禁忌。⑥消化系统:引起反流和继发喉痉挛,甚至误吸。因此,麻醉前必须常规禁食。⑦硫喷妥钠可降低眼压:可用于眼科手术患者。硫喷妥钠用于孕妇或产妇时,剂量应酌减或避用。

(2)禁忌证:①婴幼儿、产妇分娩或剖宫产手术。②呼吸道梗阻或存在难以保持呼吸道通畅的情况。③失代偿的高血压病、严重心脏病。④未经有效处理的严重贫血、休克、脱水、尿毒症、肾上腺皮质功能不全、支气管哮喘等。⑤无急救设备、不具备气管插管和呼吸管理条件者。

(3)临床应用:现主要用于麻醉诱导快速气管内插管。先静脉缓慢注射 2.5％硫喷妥钠 1～5 mg/kg,直至患者睫毛反射消失,再注入琥珀胆碱后施行快速气管内插管,一般总量不超过 6～8 mg/kg。用药期间需面罩吸入纯氧,密切注意呼吸、循环抑制程度。对具有相对禁忌证患者,其剂量和注速应合理选择或避用。

(二)氯胺酮

氯胺酮(KT)是唯一具有镇痛作用的静脉全麻药,也可肌内注射用药,可单独用作小手术的全身麻醉,也可作为复合麻醉组成药。目前,它广泛应用于各种小儿手术的麻醉。

(1)药理特性。①中枢神经系统:KT 对中枢神经系统既抑制又兴奋。即既抑制大脑联络径路和丘脑新皮质系统,又兴奋边缘系统。其麻醉的表现甚为特殊:一方面表现麻木、失重、悬空感,对周围环境不关心,倦怠,意识逐渐消失,浅睡,表情淡漠,体表镇痛完全;另一方面肌张力增加、肢体无目的微动、眼睑睁开凝视、眼球水平或垂直震颤,角膜反射和对光反射活跃,眼泪和唾液分泌增多,膝和跟腱反射亢进。在临床上有"氯胺酮分离麻醉"之称。镇痛效应:KT 选择性抑制丘脑内侧核,阻滞脊髓网状结构束的上行传导;也与中枢神经和脊髓中的阿片受体有亲和性,故镇痛效应极强,但不能制止腹腔内脏牵拉反应。KT 导致颅内压增高。EEG 出现癫痫样脑电波,但不向皮质扩散,也不会出现癫痫发作。KT 是否有抗惊厥功效,目前尚无定论。KT 麻醉后苏醒期常出现极不愉快的精神症状,包括噩梦、幻觉、谵妄等,以 16 岁以上、女性、剂量大、注速过快、短小手术后为多见。若复合应用地西泮或咪达唑仑,此类精神症状可明显减少。②心血管系统:一方面通过增加交感活性及兴奋交感中枢而间接兴奋心血管系统,临床表现心率增快,血压增高,全身血管阻力、肺动脉压和肺血管阻力均增加,心脏指数、每搏量、心排血量、冠脉血流量均上升,心肌耗氧量增高。另一方面直接抑制心肌,呈负性变力和变时作用,表现血压下降和心律变慢。在一般情况下,KT 的兴奋作用强于抑制作用,故临床表现以血压上升、心率增快等为主,但当患者处于强烈应激反应或儿茶酚胺明显耗竭时(如低血容量、休克、心力衰竭等),抑制作用将占上风,表现血压严重下降。此外,对儿茶酚胺有影响的药物(如苯二氮䓬类、恩氟烷、吩噻嗪等)与 KT 复合时,也需警惕心肌抑制效应。③呼吸系统:KT 对呼吸有抑制作用,对潮气量的影响甚于呼吸频率,与剂量和注速有密切关系。剂量和注速恰当时,仅呼吸轻微减浅变慢,恢复很快。相反,注速快、剂量大,或同时伍用麻醉性镇痛药时,可显著抑制呼吸,甚至呼吸停止。此外,对婴儿或老年人的呼吸抑制作用较明显,应特别警惕。KT 麻醉中,咽、喉反射并不消失,因此严禁施行口腔、咽喉、气管支气管手术。唾液和支气管分泌物显著增加,故术前药需用阿托品类药。④其他作用:KT 使眼压增高,眼球震颤。骨骼肌张力增加,肢体不自主运动,甚至突然抽动。KT 用量大、手术时间长,或伍用其他药物时,术后可能出现肝脏毒性。KT 有自身酶促作用(酶诱导),多次用药后可能出现快速耐药性。KT 可强化肌松药的作用。KT 可增加子宫肌张力和收缩强度,能迅速透过胎盘影响胎儿。少数患者注药后出现呃逆、恶心、呕吐。

(2)临床应用:单独 KT 只适用于短小手术、清创、更换敷料或麻醉诱导。临床主要用于施行复合麻醉,如伍用地西泮、羟丁酸钠等。或于普鲁卡因、琥珀胆碱混合液中加入 0.1％浓度,施行静脉滴注维持麻醉。也可与吸入麻醉复合使用。单纯氯胺酮麻醉:分为肌内注射法、静脉注射法和静脉滴注法 3 种。①肌内注射法:主要用于小儿短小手术或者作为其他麻醉方法的基础用药。

常用剂量为 4～6 mg/kg,对于年龄在 2 岁以内的婴幼儿,体液量相对较大,剂量可增大至 6～8 mg/kg给药后2～5分钟起效,维持 30 分钟左右,术中还可根据情况追加 1/2～1/3。②静脉注射法:首次剂量1～2 mg/kg,在 1 分钟内缓慢静脉注射。药物注射完毕就可手术。作用维持时间 10～15 分钟,追加剂量为首次剂量的 1/2。该法除了适用于小儿不需肌松的一般短小手术外,也可用于对肌肉松弛要求不高的成人短小手术,如人工流产、烧伤换药等。但为了减少其精神不良反应,一般需复合应用中枢性镇静药。③静脉滴注法:先静脉注射氯胺酮1～2 mg/kg作为麻醉诱导,然后持续滴入 0.1% 的氯胺酮溶液维持。滴入速率掌握先快后慢的原则,至手术结束前逐渐降低并停止。术中复合使用其他镇静、镇痛药物可以减少氯胺酮用量和其不良反应。由于此法易于产生药物蓄积作用,目前临床上已经很少使用。

(3)禁忌证:严重高血压、动脉粥样硬化、肺心病、肺动脉高压、心脏代偿功能不全、颅内高压、眼压过高、精神病史或可疑精神病、甲状腺功能亢进、酒后等禁用。

(4)不良反应:KT 麻醉过程中,少数患者可出现呓语、呻吟、精神错乱,甚至抽动,并有幻觉、恐惧等精神行为激动现象。术后可出现视物变形、复视,甚至一过性失明及一过性抑郁等不良反应,在成人或学龄儿童或单独使用 KT 时较多见,如果复合安定类药则很少发生。

(三)羟丁酸钠

羟丁酸钠系纯粹的睡眠药,无镇痛作用,不是单独的全麻药,但是较好的全麻辅助药。临床用 25% 溶液,pH 8.5～9.5,与其他药物混合容易沉淀。对静脉无刺激。静脉注射后易透过血-脑屏障。

(1)药理作用。①中枢神经系统:一般剂量仅作用于大脑皮质,引起生理性睡眠。血药浓度 0.5～1.5 mmol/L时呈浅睡眠;1.5～2.5 mmol/L 中等度睡眠;超过 2.5 mmol/L 为深睡。由于不抑制网状激活系统,且皮质对该系统的控制也弱,因此,容易出现椎体外束征象(肌肉颤搐、不自主肢体活动增强等)。羟丁酸钠不影响脑血流量,不引起颅内压增高。但兴奋副交感神经,致心率减慢,唾液和呼吸道分泌物增多,有时引起恶心、呕吐。②循环系统:轻度兴奋循环系统,血压稍升高,脉搏缓慢有力,心排血量不变化,不引起心律失常,毛细血管扩张充盈良好,肤色红润。③呼吸系统:不抑制呼吸。呼吸中枢对 CO_2 保持灵敏性。呼吸频率稍减慢,潮气量稍增大,每分通气量不变或稍增加。但如果注药太快、剂量过大、年老、小儿或体弱患者,仍可产生显著的呼吸抑制。可使咽喉反应迟钝,气管反射减弱,嚼肌和下颌比较松弛,因此,可在表面麻醉下完成气管插管操作,患者耐受插管良好。④对肝肾无毒性,即使黄疸患者也可选用。⑤羟丁酸钠在代谢过程中可使血浆钾离子转移入细胞内,注药 15 分钟后可出现一过性血清钾降低。因此,对低血钾症患者应慎用,在 ECG 监护下使用,若出现 ST-T 段变化或出现 U 波,应及早停药,并补钾处理。

(2)临床应用:①成人诱导剂量 50～80 mg/kg 静脉慢注;小儿常用 80～100 mg/kg。对年老、危重患者剂量宜酌减为 40～50 mg/kg 静脉慢注。维持麻醉常复合氯胺酮或其他麻醉。②气管内插管时,一般先静脉注射小剂量地西泮,再静脉注射羟丁酸钠及琥珀胆碱后插管。

(3)禁忌证:癫痫、原因不明的惊厥、慢性酒精中毒、低血钾及完全性房室传导阻滞、心动过缓患者。

(四)依托咪酯

依托咪酯为速效、短效催眠药,无镇痛作用,适用于麻醉诱导或其他复合麻醉组成药。

(1)药理作用。①中枢神经系统:静脉注射后约 1 分钟,血药浓度超过 0.23 mg/mL 时即入睡。本身无镇痛作用,但有较强的中枢抑制作用。同时降低脑耗氧量,使脑血流量和颅内压下降,故可能有脑保护作用。不引起特异的癫痫样脑电活动,但在诱导过程有时出现肌肉不协调动作、震颤、阵挛、强直等椎体外系兴奋征象,伍用苯二氮䓬类、芬太尼或其他麻醉药可防止这类不良现象。②循环系统:其对循环系统的影响轻微,即使用 0.45 mg/kg 较大剂量,血压、CVP、心排血量、每搏量、肺毛细血管楔压、外周血管阻力均无明显改变。因此,适用于心肌功能不全、心脏储备差的患者。③呼吸系统:正常剂量时,对呼吸无明显影响。但剂量大、注速快时也引起呼吸抑制。如果出现肌阵挛等椎体外系兴奋征时,可有屏气和呼吸暂停。④其他:对肝、肾几乎无毒性。不引起组胺释放。能影响肾上腺皮质的酶系,抑制肾上腺皮质功能,使皮质醇释放量显著减少。因此,一般禁用于 ICU 的患者。

(2)适应证:①全麻诱导。②短时间门诊手术或诊断性操作,如内镜检查、扁桃体摘除、人工流产、电击除颤和拔牙等。③适用于危重心脏病心功能极差、脑动脉瘤、主动脉瘤、心内直视手术等需要诱导期血压平稳的患者。④适用于癫痫、青光眼、颅内占位性病变伴颅内高压,及以往有恶性高热史的患者。

(3)临床应用:①诱导剂量用 0.15~0.3 mg/kg,一般病例用 0.2~0.25 mg/kg,青少年用量可偏大,老人或危重患者需减量(0.1~0.2 mg/kg),于 30~60 秒内静脉注射完毕。②全麻维持可静脉滴注用药,0.12~0.2 mg/(kg·min),同时复合芬太尼、依诺伐静脉注射,或吸入安氟醚等全麻药,睡眠时间可显著延长。

(4)不良作用:①局部静脉疼痛率为 10%~63%,主要为药液偏酸所致。注药前 1~2 分钟先静脉注射芬太尼或(和)氟哌利多,或于药液内加入小剂量利多卡因,静脉注射速度可稍加快,由 30 秒缩短至 15 秒,局部静脉疼痛率可减半。②局部静脉炎、栓塞和栓塞性静脉炎的总发生率为 8%,较硫喷妥钠者高。如果总用量大于 0.9 mg/kg,发生率超过 37%。③用于已用抗高血压药、利尿药、钙通道阻滞剂、单胺氧化酶抑制剂或硫酸镁治疗的患者,可诱发血压骤降意外,故不宜并用,若需使用应减量,并密切监测。④肌震颤或阵挛发生率为 9.3%~95%,轻者居多,严重者少数(1.2%~4%),可能与影响脑深部结构或脑干有关。⑤呃逆 4%;术后恶心、呕吐 30%,与用药量大小无关。

(五)丙泊酚

丙泊酚(异丙酚)为一种新型、快效、超短作用时间的静脉全麻药。也是目前临床上应用最为广泛的静脉麻醉药。具有诱导迅速平稳、苏醒快、苏醒时间可预知,苏醒后意识清晰、无嗜睡眩晕等优点。最初仅用作麻醉诱导和催眠。由于其在苏醒方面有突出的优点,不仅单次注射后苏醒快,即使分次重复用药或连续静脉滴注用药,苏醒和恢复过程仍迅速,术后不良反应(嗜睡、头晕、虚弱、恶心、呕吐等)轻,回家途中很少有不适感,饮食恢复快。因此,在近年来其临床适用范围已显著扩大,广泛用于门诊、神经外科、心血管外科、小儿外科、全凭静脉麻醉、ICU 镇静、介入性检查诊断中镇静等。

(1)药理特性。①中枢神经系统:降低脑血流量,与剂量相关,以 3、6 和 12 mg/(kg·h)静脉滴注,脑血流量下降率分别为 7%、28% 和 39%。脑代谢率降低 22%。脑组织糖代谢率降低 36%。引起体循环抑制,但不影响脑循环的自身调节功能。如同巴比妥一样,丙泊酚具有对脑缺血、缺氧损害的保护功效,并可制止脑缺氧引起的抽搐。具有降低颅内压和脑氧耗量的作用,对颅内高压患者的降颅压功效尤为显著。②循环系统:大剂量(2.5 mg/kg)静脉注射,可引起 SBP、DBP、MAP 下降,但对心率影响不大。用于心脏病患者麻醉诱导,给药后 5 分钟,MAP、SVR、

CO、CI 等均显著下降,至 7 分钟后才逐渐恢复;若剂量再增大,血流动力变化将更显著,但心肌耗氧量及动静脉血氧含量差也明显下降,故仍能满足机体需氧。用于非心脏病患者麻醉诱导,其血流动力变化的趋势与心脏病患者相似,但变化的速度和幅度相对均较缓慢。应用大剂量丙泊酚导致血压下降后,若再静脉连续滴注丙泊酚,不论滴速快慢,一般血压已不会再进一步下降。③呼吸系统:明显抑制呼吸,对心脏病患者的抑制较非心脏病患者明显。70%心脏病患者用药后,需施行气管内插管控制呼吸,自主呼吸恢复需 3～5 分钟;对非心脏病患者,仅一过性呼吸抑制,持续 30～70 秒,80%患者仅需面罩吸氧,不需辅助呼吸,SpO_2 仍能维持 97%以上。丙泊酚与芬太尼合用时,将无例外地出现呼吸暂停,持续 4～7 分钟。丙泊酚与等效剂量硫喷妥钠相比,呼吸抑制率发生较高。④使眼内压降低,作用强于硫喷妥钠。对眼内压已增高的患者,其降压效果尤为显著。⑤肝肾功能:经连续 7 天以上滴注丙泊酚的患者,证实肝肾无损害。

(2)临床应用。①麻醉诱导:丙泊酚几乎适合临床各类手术的全麻诱导,尤其是需要术后快速清醒的患者。健康成年人丙泊酚的诱导剂量为 1.5～2.5 mg/kg,对体质强壮者剂量可适当增加 1/3。在麻醉诱导过程中应严密观察呼吸循环功能的变化,及时给予辅助呼吸或处理可能发生的循环功能抑制。对年老体弱或循环功能不良的患者,可将小剂量(正常剂量的 1/2～1/4)丙泊酚与依托咪酯、咪达唑仑等联合应用。以避免或减轻其循环功能抑制作用。小儿表现分布容积较大,清除率高,丙泊酚麻醉诱导时剂量可适当增加。②麻醉维持:丙泊酚单次静脉注射后血药浓度迅速下降,用于麻醉维持时成人剂量为每小时 4～12 mg/kg。丙泊酚镇痛作用差,没有肌肉松弛作用,麻醉维持时还需复合麻醉性镇痛药、肌肉松弛药或吸入性麻醉药。由于丙泊酚静脉给药作用维持时间短、无蓄积,故多采用泵注给药。丙泊酚静脉麻醉下停药后血浆浓度很快下降,无明显蓄积作用,患者苏醒快而完全,并且术后恶心呕吐发生率低。③门诊小手术和内镜检查:丙泊酚以其良好的可控性和清醒彻底等优点,广泛用于无痛人流、脓肿切开引流、骨折闭合复位和内镜检查等。还可以与强效镇痛药芬太尼、阿芬太尼、氯胺酮等联合用于时间稍长的手术。④区域麻醉的镇静:区域麻醉与丙泊酚镇静相结合,达到镇静、抗焦虑、消除牵拉反射、消除患者不适和减少术后呕吐的目的。

用于辅助椎管内麻醉时可首先给予 0.2～0.8 mg/kg 负荷量,然后以每小时 0.5 mg/kg 静脉泵注或滴注维持,根据镇静深度适当调整给药速率。在镇静的过程中,应注意监测 SpO_2、ECG 和血压。

(3)禁忌证:对丙泊酚过敏者;严重循环功能不全者;妊娠与哺乳期的妇女;高脂血症患者;有精神病或癫痫病病史者。对于 3 岁以下小儿是否属于禁忌有待进一步探讨,应慎用。

(4)注意事项。①注射部位疼痛:常见,选用粗大静脉或中心静脉给药,或在给药前应用镇痛药可以减少疼痛的发生。②变态反应:临床发生率很低。③呼吸和循环功能抑制:丙泊酚对呼吸抑制作用呈剂量相关性,较等效剂量的硫喷妥钠呼吸暂停的发生率高,但持续时间短暂,只要及时予以辅助呼吸,不致产生严重后果。丙泊酚对循环的抑制主要表现为血压下降,而它对于心肌收缩力的影响较小,这主要与其直接作用于血管平滑肌,交感神经张力下降或压力感受器反应的变化有关,应当在麻醉诱导之前扩充血容量,以维持血流动力学的稳定。④其他:偶见诱导过程中患者出现精神兴奋、癫痫样抽动,还可以引起肌痉挛。治疗可用地西泮、咪达唑仑和毒扁豆碱等药物控制。

(孙小青)

第四章

临床麻醉的术前评估与术前准备

第一节　麻醉危险性评估

一、访视与检查

麻醉前要对病历资料进行系统性复习,尽可能做到全面详细的了解。

(一)个人史

个人史包括劳动能力,能否胜任较重的体力劳动和剧烈活动,是否出现心慌气短;有无饮酒、吸烟嗜好,每天量多少,有无长期咳嗽、咳痰、气短史;有无吸毒成瘾史;有无长期服用安眠药等历史;有无怀孕等。

(1)吸烟与嗜酒:必须询问每天的摄取数量和持续时间。吸烟可产生某些不利作用,包括黏膜分泌与清除能力减弱、小气道口径缩小,免疫反应改变等。术前应劝说患者至少停止吸烟2个月,即使术前停止吸烟不到 24 小时,对心血管生理也可能有益。

(2)依赖性药物应用史:术前应询问是否应用违禁药品或毒品,是否已形成习惯使用,对这类病例应列入高危病例,因有可能感染人类免疫缺陷病毒,需进行鉴别诊断试验。一旦确定患者已有依赖性药物应用史(无论是规定处方药或违禁药),围术期都应对戒断综合征采取预防或治疗措施。

(3)对已出现戒断综合征的患者,除非急诊,应延期麻醉和手术。对术前因治疗而使用阿片类药,或因滥用阿片类药的患者,术中和术后应用阿片类药时应考虑增加剂量。

(4)对运动员患者应询问是否应用促蛋白合成甾体类药,因这类药物对肝脏可产生显著的不良反应,可出现胆汁性黄疸。

(二)既往史

了解以往疾病史,特别注意与麻醉有关的疾病(如抽搐、癫痫、高血压、脑血管意外、心脏病、冠心病、心肌梗死、肺结核、哮喘、慢性支气管炎、肝炎、肾病、疟疾、脊柱疾病、过敏性疾病或出血性疾病等),同时追询曾否出现过心肺功能不全或休克等症状,近期是否还存在有关征象,特别对心前区疼痛、心悸、头晕、昏厥、活动后呼吸困难、夜间憋醒、长期咳嗽多痰等征象应引起重视,还需判断目前的心肺功能状况。

(三)过敏史

(1)患者的变态反应史具有重要性,但对变态反应与不良反应,应予明确鉴别。对以往任何药物过敏史,都应该有详细的文字记录,应对变态反应的真实性质(系变态反应还是不良反应)有所判定,以利于为以后的处理提供判断参考。例如可待因可引起呕吐(系不良反应)或瘙痒性皮疹(系过敏症状),两者都习惯被称为患者"过敏"。又如牙科应用含肾上腺素的利多卡因施行局麻,患者常出现心动过速的不良反应,而患者常会主诉对局麻药过敏。

(2)真性变态反应是客观存在的,青霉素与头孢菌素之间的交叉变态反应率可达10%～15%。如果患者曾有注射青霉素出现即刻高敏反应史(表现过敏性休克、血管性水肿和荨麻疹)者,就不能改用头孢菌素作替代。如果患者有青霉素延迟型变态反应史者,则可考虑改用头孢菌素。对碘过敏史的患者,应避用含碘的麻醉药(如碘甲筒箭毒、加拉碘铵);如果在因放射科必须应用含碘对比剂静脉注射,则应预防性使用皮质激素和抗组胺药,一般能减轻或避免变态反应。

(3)患者对麻醉药的真性变态反应极为罕见。酯类局麻药变态反应,可能系其分解代谢产物对氨基苯甲酸所引起。酰胺类局麻药也曾有真性变态反应的报道,但比酯类局麻药者更为罕见。对有麻醉药过敏史的患者,在择期手术或神经阻滞麻醉前,有必要邀请过敏学专家会诊指导,慎重施行皮内过敏试验。

(四)治疗用药史

有些手术患者因治疗需要,常已应用降压药、β-受体阻断药、糖皮质激素、洋地黄、利尿药、抗生素、降糖药、抗癌药、镇静安定药、单胺氧化酶抑制药、三环类抗抑郁药等药,应了解其药名,用药持续时间和用药剂量,有无特殊反应。

(五)外科疾病史

明确患者当前患有哪几种外科疾病。麻醉处理取决于拟施行的手术类型,也取决于术前的治疗和准备程度,同时要指出麻醉处理的危险所在,还需要做哪些补充检查和治疗。例如颅骨骨折施行气脑检查后的患者,禁忌采用氧化亚氮麻醉;拟取坐位姿势施行后颅窝手术的患者,要警惕静脉空气栓塞的危险,尽可能施行中心静脉穿刺置管、监测心前区多普勒超声检查和呼气末CO_2。又如伴有高钙血症的甲状旁腺手术患者,要警惕发生术前未能诊断出的多发性内分泌腺瘤综合征的可能。

(六)以往麻醉手术史

(1)以往做过哪种手术,用过何种麻醉药和麻醉方法,麻醉中及麻醉后是否出现特殊情况,有无意外、并发症和后遗症,有无药物过敏史,家庭成员中是否也发生过类似的麻醉严重问题。

(2)以往手术可能影响麻醉方案,例如以往颈椎固定手术史患者,对其麻醉处理就不同于正常颈椎和呼吸道的患者。又如对正在进行动静脉瘘血液透析的患者,应避免在患肢上施行静脉穿刺置管或缚扎血压充气套囊。

(3)了解以往对某些麻醉药的不良药物反应(如患者对琥珀胆碱曾出现异常肌松延长史,或恶性高热史),今次麻醉需避免再采用。

(4)重点询问麻醉后的并发症问题,在上次麻醉后是否出现过异常情况,如果患者答复是:"我对琥珀胆碱过敏"或"术后恶心呕吐难受"。这样,今次麻醉方案就要据此进行改变,例如改用其他肌松药或区域阻滞麻醉,选用以丙泊酚为主的麻醉方法,尽早使用抗呕吐药等。

(七)今次手术情况

麻醉前访视中需与手术医师交谈,了解手术意图、目的、部位、切口、切除脏器范围、手术难易程度、出血程度、手术需时长短、手术危险所在,以及是否需要专门麻醉技术(如低温、控制性低血压等)配合。此外,还需了解手术的急缓程度。

(1)对择期手术(如胃溃疡胃部分切除术、肾结核肾切除术等),手术时机无严格限定者,理应做好充分的麻醉前准备,使手术能在最安全的条件下进行。

(2)对限期手术(如甲亢已用碘剂准备者、胃幽门梗阻已进行洗胃及纠正电解质紊乱者、各种癌症等),手术时间虽可选择,但不宜拖延过久,应抓紧术前有限的时间,尽可能做好各项准备,以保证手术安全施行。

(3)对急症手术,虽病情紧急,生理紊乱重,全身情况差,手术时机不容延误,但需要尽最大的努力调整全身情况和脏器功能,以提高患者对手术麻醉的耐受力,一般可在诊断与观察的同时,抓紧术前 1~2 小时有限的时间开始补液、输血、吸氧等调整全身情况的措施。

(八)内科疾病史

许多内科疾病从麻醉处理角度看属高危病例,与麻醉手术预后有密切关系,需从病史中获得所需的有关资料。

1.心血管系统

(1)高血压、瓣膜病、缺血性心脏病、周围血管病病史应列为重点;重点询问风湿热史和心脏杂音史,是否出现过昏厥史,后者常发生于二尖瓣脱垂病和肥厚性心肌病患者。对高血压病应了解患病的时间、接受何种治疗、治疗时间、是否有效等问题。合并高血压未经治疗或治疗不恰当的患者,围术期血流动力学波动幅度大,危险性倍增,死亡率较高。对中年以上冠状动脉病患者,应询问是否有心绞痛史、陈旧性心肌梗死史或充血性心力衰竭史。据报道,术前伴心肌梗死不足6 个月(称近期心肌梗死)的非心脏手术患者,其围术期的再心肌梗死率和死亡率都显著增高。因此,对近期心肌梗死患者的择期手术应予以推迟;如系急诊手术,围术期应加强血流动力学监测,手术全过程要时刻警惕再发心肌梗死,需要有心脏科医师协助诊治。此外,要核对当前所用的治疗药物;记录静息无疼痛期的心率和血压;记录运动诱发心绞痛时的心率-收缩压乘积;明确是否存在肺动脉高压和充血性心力衰竭。冠心病患者常伴有焦虑,应利用术前药、麻醉处理和其他方法使患者充分安静休息,防止儿茶酚胺大量释放。手术前晚应使患者充分睡眠。术前药宜用地西泮或劳拉西泮(0.15 mg/kg)诱导前 1 小时口服,及吗啡(0.1 mg/kg)和东莨菪碱(0.2~0.5 mg)肌内注射。患者入手术室后,在诱导前只限于安置血压计袖套、心电图极板和开放外周静脉通路,不可施行其他疼痛性操作,因疼痛可促发心肌缺血。心血管疾病常合并糖尿病,尽可能避用全麻,因与全麻药之间存在相互不良作用。局麻的恶心呕吐发生率低,术后可迅速恢复经口饮食和服药,对糖尿病患者特别有益。

(2)心律失常:重点注意心律失常的性质与类型,是否已安装心脏起搏器。衡量患者的脉搏和神志的关系。症状性心律失常同样具有重要性。术前指诊摸出室性早搏的患者,择期手术前应加以治疗。有心动过速史的患者,手术期间可能出现阵发性室上性心动过速。某些心律失常(包括非窦性心律、房性早搏和每分钟超过 5 次的室性早搏),围术期可能发生心脏意外。

(3)心脏起搏器:需要安置起搏器的患者,提示已确诊存在严重心血管系疾病,同时还可能并存其他器官退行性病变。因此,术前除需要估计和调整心功能外,还必须处理其他器官系统功能衰竭。术前需要测定患者的清醒程度,这不仅与脑灌注有关,也反映心排血量现状。需牢记,起搏器电极与心脏直接相连,且心脏完全依靠它才能较正常的跳动。因此,术前必须了解起搏器的类型与安装部位;在安置体位时,要特别注意防止起搏器电极与心脏脱开,同时必须将起搏器系统与任何电器设备隔绝,严格防止外界电源误传至心脏而引起心室纤颤意外。手术中使用电灼,可干涉起搏器的功能,因此,术前有必要更换为非同步型起搏器,后者不受电灼干扰。明确起搏器安装部位的另一个理由是,便于事先设计安置电灼极板的恰当位置,使电灼电流尽可能少地经过起搏器。刚安置起搏器的患者,多数主诉不舒适,这与较长时间躺卧硬板床保持不动的姿势有关,有时需用镇痛药以谋减轻。鉴于安置起搏器的患者多数系老年人,药物代谢慢,镇痛药剂量必须减小,建议分次使用芬太尼,每次剂量 $10\sim20\ \mu g$,用药后必须吸氧,同时监测呼吸。应避免使用影响神志清晰度的药物。有些镇静催眠药具有抑制心肌(如巴比妥)或改变外周血管阻力(如氟哌啶、酚噻嗪)的作用,老年人耐受力差,容易出现低血压,应予避用。不少患者给予镇静催眠药后,可能诱发阵发性激动和心前区疼痛,无迅速逆转的拮抗药,抑制状态维持时间过长,故不适用。事实证明,医师对激动和不舒适的患者,如果采取关怀和体贴的措施,其效果常比使用药物更为安全且有效。

2.肺脏系统

重点在对肺气肿、支气管炎、哮喘、近期上呼吸道感染、经常性或非经常性咳嗽,以及鼻窦炎患者进行估计。

(1)需了解患者的日常活动能力,通过询问即可初步获知。但心脏病同样也可发生呼吸困难,需加以鉴别。

(2)对慢性阻塞性肺疾病患者应了解每天咳痰量;如果每天痰量增多或痰颜色与平时不一样,提示患者已合并急性呼吸道感染,此时,择期手术应推迟,直至感染痊愈以后 2 周再进行。

(3)患者突发不能控制的剧咳,往往是哮喘或胃内容物反流和误吸的唯一征象。

(4)患有鼻窦炎或鼻息肉的患者,应禁用经鼻气管内插管。

3.胃肠系统

胃内容物误吸是麻醉期间最危险的并发症之一。麻醉前对患者是否面临反流误吸危险,必须做出明确的判断。下列因素如疼痛、近期损伤、禁食时间不足、糖尿病、肥胖、妊娠,或应用麻醉性镇痛药、β-肾上腺素能药物或抗胆碱药等,均可延迟胃内容物排空,或改变食管下端括约肌张力,显然会增加误吸的机会。食管裂孔疝患者是误吸危险性病例,其"烧心"症状往往比食管裂孔疝本身更具有诊断意义。对肝病患者应询问输血史、肝炎史、呕血史,慢性肝病如肝硬化和低血浆白蛋白史,这类病例的药物药代学和药效学常发生明显改变。此外,肝功能不全患者常出现凝血机制异常。

4.生殖泌尿系统

(1)肾功能不全,也可能来自泌尿系统以外的其他器官疾病,如糖尿病、结缔组织病、高血压或周围血管病等,应详细询问肾功能不全的症状和体征。对慢性肾衰竭患者应明确最后一次血液透析的时间,因透析前后体内的血容量和血浆钾浓度常会发生显著改变。

(2)应询问患者近期是否有慢性泌尿道感染史。

(3)对生育年龄妇女应询问近期是否怀孕。

5.内分泌系统

(1)对每一例患者都应常规询问是否有糖尿病史。因糖尿病常合并静息性心肌缺血、自主神经系统疾病和胃麻痹症,应重点注意心血管系统和其他器官系统改变。

(2)肾上腺功能抑制与使用皮质激素有关。对经常使用皮质激素治疗的患者(如哮喘、溃疡性结肠炎和风湿性关节炎等),应询问其用药剂量和最后一次用药时间。肾上腺皮质功能抑制不能预测,取决于激素的用药剂量、药效和频度,以及激素治疗时间的长短。泼尼松累积剂量 >0.4 g,即可发生肾上腺皮质功能抑制,且可延续至停止用药后1年。

(3)甲状腺疾病有甲状腺素补充型(甲状腺功能低下)或抗甲状腺素型(甲状腺功能亢进)两类。近年资料表明,对稳定型的甲状腺功能低下患者,允许施行择期麻醉和手术,但为慎重计,也可推迟择期手术,其间适当补充甲状腺素治疗。

(4)其他内分泌疾病如甲状旁腺功能亢进,提示患者存在多发性内分泌赘生物综合征,需进一步排除其他内分泌异常,如嗜铬细胞瘤或甲状腺髓体癌。

6.神经系统

询问患者是否患有中枢和周围神经系统疾病,颅内压改变情况。

(1)颅内病变可并发颅内高压。

(2)垂体瘤可引起内分泌异常,围术期需特别小心处理。

(3)近期曾有脑缺血发作史者,术前必须对其神经系统情况进行仔细评估,大致可分为3类:一过性缺血发作,其症状和体征的持续时间一般不超过24小时;可逆性缺血损害,其症状和体征持续一般不超过72小时;完全性脑缺血,如脑血管意外,遗留永久性体征。

(4)有癫痫史者,应询问癫痫病史,包括癫痫的类型、发作频度、最后一次发作时间,以及是否已用抗癫痫药治疗。

(5)有脊髓损伤史者,必须测定其神经损害平面;损害平面超过T7者,给以持续性皮下刺激或内脏膨胀刺激可诱发自主神经系反射亢进发作。近期脊髓损伤患者应避用琥珀胆碱,因去极化过程可促使细胞内钾大量释出而引起高血钾。

(6)肌肉骨骼系统改变常见于类风湿性关节炎史患者,可引起麻醉问题,应预先估计,如喉头解剖学改变,颈椎、颞颌关节活动度受限等可致呼吸管理发生困难;颈椎不稳定常发生于环枢关节,气管插管期对头位的要求,需加倍谨慎处理;因类风湿性关节炎致关节活动显著受限时,麻醉诱导后安置和固定手术体位常可能遇到困难。

7.体壁系统

近期烧伤患者应禁忌使用去极化肌松药,因有发生高血钾的危险,需要急诊手术者,要特别重视呼吸道管理,以及适宜的输液扩容治疗。

8.血液系统

询问患者以往是否有异常出血病史,是否需要经常输血,初步判断在围术期是否会出现异常出血。如果术前有足够的时间,应考虑采用自体输血技术。已证实对这类患者采用自体输血是有效的节约用血措施。应用红细胞生成素可增加术前自体采血的有效性和采血量。

二、ASA 体格情况分级

根据麻醉前访视结果,将病史、体格检查和实验室检查资料,联系手术麻醉的安危,进行综合分析,可对患者的全身情况和麻醉手术耐受力做出比较全面的估计。麻醉死亡的发生率介于 $0.01\% \sim 0.0005\%$,此数据只是原发于麻醉死亡的总发生率,不单纯指医源性原因的麻醉死亡。1941 年 Saklad 首先提出根据患者全身健康情况与疾病严重程度,对患者术前情况进行 7 级评估分级,以后于 1963 年由 Dripps 对上述评估分级加以修订为 5 级,并被美国麻醉医师协会(简称 ASA)引用,定名为"ASA 体格情况分级",见表 4-1。尽管不同的观察者在运用 ASA 体格情况分级上存在着判断上的差异性和含糊性,但许多作者指出,ASA 体格情况分级对非心脏性死亡的预测是一个良好指标,适用于整体死亡的评估,但用于预测与麻醉有关的死亡则缺乏敏感性。一般讲,Ⅰ、Ⅱ级患者对麻醉的耐受力均良好,麻醉经过平稳;Ⅲ级患者接受麻醉存在一定危险,麻醉前需尽可能做好充分准备,对麻醉中和麻醉后可能发生的并发症要采取有效措施,积极预防;Ⅳ、Ⅴ级患者的麻醉危险性极大,更需要充分细致的麻醉前准备。ASA分级法沿用至今已数十年,对临床工作确有其一定的指导意义和实际应用价值,但其标准仍嫌笼统,在掌握上可能遇到欠正确的具体问题。

表 4-1　ASA 体格情况评估分级

分级	评估标准
Ⅰ	健康患者
Ⅱ	轻度系统性疾病,无功能受损
Ⅲ	重度系统性疾病,有一定的功能受损
Ⅳ	重度系统性疾病,终身需要不间断的治疗
Ⅴ	濒死患者,不论手术与否,在24小时内不太可能存活

我国临床根据患者对手术麻醉耐受力的实践经验,将患者的全身情况归纳为两类四级,详见表4-2。对第Ⅰ类患者,术前毋需特殊处理,或仅作一般性准备,可接受任何类型手术和麻醉;对第Ⅱ类患者必须对营养状况、中枢神经、心血管、呼吸、血液(凝血功能)、代谢(水、电解质代谢)及肝、肾功能等做好全面的特殊准备工作,方可施行麻醉和手术,必要时宜采取分期手术,即先做简单的紧急手术,例如大出血止血、窒息气管造口、坏死肠襻外置等,待全身情况得到改善后再进行根治性手术。

表 4-2　我国手术患者全身情况分级

类·级	全身情况	外科病变	重要生命器官	耐受性
Ⅰ类1	良好	局限,不影响全身	无器质性病变	良好
Ⅰ类2	好	轻度全身影响,易纠正	早期病变,代偿	好
Ⅱ类1	较差	全身明显影响,代偿	明显器质性病变,代偿	差
Ⅱ类2	很差	全身严重影响,失代偿	严重器质性病变,失代偿	劣

(郑现霞)

第二节　气道评估

一、常规评估

(1)张口度:正常应大于三指宽(6 cm),小于两指则无法置入常规成人喉镜片。

(2)张口可见度:Mallampati 分级(图 4-1)。

(3)甲颏距离:正常为三指宽(6 cm),较短时(小下颌,声门高)很可能出现咽部暴露困难。

(4)颈部活动度:正常应该后仰>30°,后仰受限时影响声门的暴露。

（5）下颌前移活动度：下颌前移受限时将影响声门暴露。

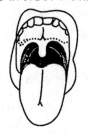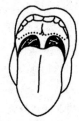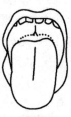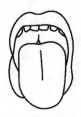

图 4-1　Mallampati 分级

（6）牙齿：牙齿活动、缺齿也可增加插管难度。

二、其他评估

（1）对于拟行鼻插管的患者应了解其鼻中隔是否有偏移或其他异常，同时应了解哪侧鼻孔更为通畅。

（2）生长激素异常增多患者可能伴有咽部软组织增生，导致面罩通气和插管困难。

（3）了解患者是否存在睡眠呼吸暂停和严重打鼾史有助于了解气道梗阻情况。

（4）对于有气道肿物、胸腔肿物或巨大腹部肿物而影响呼吸的患者，应询问最舒适的体位，以便在诱导前或必要时采取该体位，减轻气道压迫。

三、常规术前检查

对于常规术前检查，各个医院都有自己的规定和常规。术前检查的目的是在手术和麻醉前提供必需的信息，帮助了解患者主要脏器功能，以便评估风险并针对病情设计麻醉和手术方案。术前检查项目及相对指征见表 4-3。

表 4-3　术前检查项目及相对指征

检查项目	相对指征	检查项目	相对指征
血常规	较大的手术		糖尿病患者
	疑有贫血	心电图	年龄＞50 岁
	所有女性及年龄＞40 岁的男性		有心脏功能异常症状者
肝、肾功能	较大的手术		高血压和周围血管病变患者
	临床表现提示肝、肾功能障碍		有严重肺部疾病的患者
	使用利尿剂		有严重贫血、电解质紊乱的患者
	糖尿病患者	胸片	心血管病史
凝血功能	较大的手术		呼吸系统病史
	有出血倾向		有近期呼吸功能异常表现
尿常规	较大的手术		甲状腺肿物有气管受压表现

（1）缺血性心血管疾病的患者可耐受血红蛋白 $60\sim70$ g/L（$6\sim7$ g/dL），而冠状动脉疾病患者应维持血红蛋白＞90 g/L（9 g/dL），以减少心肌缺血的风险。

（2）无电解质紊乱症状和相关诱因（利尿、肠道准备、禁食、呕吐等）的患者，术前不必常规测定电解质。

（3）尿常规很少作为常规术前检查用于无相关症状的患者。

（4）对育龄妇女怀疑妊娠的应该接受妊娠试验。

（5）运动试验（运动心电图）多用于静态心电图正常但有运动时心肌缺血症状的患者,以明确是否存在心肌缺血。运动试验阳性提示心肌对缺血缺氧的耐受性差,发生心血管意外的风险较大。

（6）超声心动图能确定心脏解剖改变,了解心室功能（射血分数）、局部心肌运动情况、瓣膜功能、肺动脉压力等。

（7）术前冠状动脉造影指征:①无创检查结果提示大面积心肌梗死。②充分药物治疗下仍有不稳定心绞痛。③Ⅲ级和Ⅳ级心绞痛。④拟行中、高危手术的不稳定心绞痛患者。⑤急性心肌梗死恢复期内拟行急诊非心脏手术。

（8）肺功能检查:①在较严重肺部疾病患者应进行肺功能检查,FEV_1（%）和 FEV/FVC 是用来评估气道阻塞程度的主要指标,同时还提供弥散功能指标。②对于接受肺叶和一侧肺切除的患者,肺功能有助于评估术后耐受,决定是否能拔管。③动脉血气的测量可帮助了解肺功能代偿情况,与单纯血氧饱和度比较还可提供二氧化碳浓度以及酸碱平衡情况。

（郑现霞）

第三节　脏器功能评估

一、心血管系统功能的评估

对于心肌缺血、充血性心力衰竭、心脏瓣膜病变、心律失常、高血压等方面的评估尤为重要。

(一)冠心病

（1）对于冠心病患者术前需要明确的主要问题是:心肌受损的面积和程度、心肌缺血的诱发阈值、心室功能、粥样斑块稳定程度。

（2）不稳定心绞痛患者围术期心肌梗死的风险明显增加。

（3）心肌梗死 6 周内是梗死心肌的恢复期,6 周后再次心肌梗死决定于冠状动脉的稳定性。如果没有心肌缺血的症状,择期手术可考虑在心肌梗死 6 周后进行。

（4）对于非恶性或非急症手术,建议在心肌梗死后 6 个月再进行手术,可显著降低再次发生心肌梗死的风险。

（5）经皮冠状动脉腔内球囊成形术（简称 PTCA）后,治疗部位的血管恢复需要一周,而再狭窄一般在 6～8 周后发生,所以在接受 PTCA 术 1 周后、6～8 周内接受手术比较合适。

（6）冠状动脉支架置入后 2 周内容易发生血栓,8 周后容易发生再狭窄,支架内再狭窄一般发生在介入治疗后 8～12 个月内。因此,冠状动脉支架置入术后 2 周以后、8 周以内,或 1 年后行非心脏手术比较安全。

(二)心力衰竭

术前可以通过以下主要指标来评估心脏功能情况。

（1）运动耐量:代谢当量。

（2）典型心力衰竭症状：肺水肿、夜间阵发性呼吸困难、外周水肿、双肺啰音、第三心音、X 线显示肺血管再分布等。

（3）药物治疗效果。

（4）超声心动图（简称 UCG）显示的射血分数、心脏扩大程度和肺动脉压力等。

心力衰竭的发生说明患者心脏疾病到了失代偿的程度，围术期严重心血管事件的发生率显著升高，死亡率也显著升高。

（三）心脏瓣膜病变

（1）UCG 显示的瓣膜狭窄或反流程度、是否发生相关临床症状、是否引起心力衰竭和肺动脉高压是判断心脏瓣膜病变的重要因素。

（2）心脏瓣膜患者常并发心力衰竭、房颤、心房血栓等。

（3）接受过机械瓣膜置换者长期服用抗凝药物如华法林，应考虑其对凝血功能的影响，必要时改用短效抗凝药物如低分子肝素。

（四）心律失常

（1）心律失常对麻醉和手术耐受性的影响决定于其发生频率、性质以及是否影响循环，必要时进行 Holter 动态监测。

（2）室性心律失常如果没有症状，即不影响循环，则不显著增加围术期的心脏风险。

（3）室上性心动过速可能显著增加心肌耗氧量，加重心肌缺血，术前需要进行治疗。

（五）高血压

（1）对于高血压患者应了解高血压对其心脏、血管、脑、肾脏等靶器官的损害程度（如脑血管意外的发生，心肌肥厚、心律失常或心力衰竭，以及肾动脉狭窄、肾衰竭等）。

（2）某些降压药物（如苯磺酸氨氯地平、利血平）与麻醉药物协同作用可导致顽固性低血压，对升压药反应差，应引起重视。

（3）对于其他类的降压药物可考虑继续服用至术日清晨，以降低术前焦虑和插管引起的心血管反应。

（4）术前高血压如果是 3 级以下［收缩压低于 24.0 kPa（180 mmHg），舒张压低于 14.7 kPa（110 mmHg）］，且无严重靶器官损害，则不显著增加围术期的心脏风险。

（5）高血压 3 级及以上的患者，接受择期手术时，术前应先控制血压。比较保守的标准是收缩压高于 21.3 kPa（160 mmHg），舒张压高于 13.3 kPa（100 mmHg）时推迟择期手术。

二、呼吸系统功能的评估

对呼吸功能的评估可以通过运动耐量、氧饱和度、肺功能检查和血气检查等进行分析。对于哮喘、严重慢性阻塞性肺疾病（chronic obstructive pulmonary diseases，COPD）和阻塞性睡眠呼吸暂停低通气综合征（obstructive sleep apnea hypopnea syndrome，OSAHS）患者的呼吸系统应进行重点评估。术前加强呼吸功能的优化：①禁烟至少 8 周；②治疗气道阻塞（COPD 和哮喘患者）；③治疗呼吸道感染，必要时延期手术；④呼吸锻炼。

（一）哮喘患者

判断哮喘患者的病情主要通过下列因素。

（1）是否曾因哮喘发作住院。

（2）目前双肺听诊是否存在哮鸣音。

(3)哮喘发作时对药物的反应性。

(4)是否使用激素。

(5)是否合并肺部感染或心血管病变。

围术期多种刺激都可能诱发哮喘的发作,如精神紧张、寒冷、环境变化、各种穿刺、气管插管、拔管以及术后疼痛等。对于哮喘没有得到控制的患者(双肺明显哮鸣音)或频繁发作哮喘的患者,在外科情况允许的条件下,应首先接受内科治疗,改善肺功能,然后再接受手术。

(二)COPD 患者

(1)肺功能中正常人第 1 秒中呼气量 FEV_1(%)和 FEV_1/用力肺活量(简称 FVC)均有助了解 COPD 的严重程度。

(2)COPD 患者常合并心血管疾病(肺心病),应结合起来分析。

(三)OSAHS 患者

OSAHS 患者应预计有困难气道的可能。

三、内分泌系统功能的评估

(1)对糖尿病患者应了解当前用药方案和血糖控制情况,空腹血糖应控制于(7.77 mmol/L)以内,餐后 2 小时血糖应低于(11.1 mmol/L)。

(2)控制不佳的甲亢患者有发生围术期甲亢危象的可能,死亡率很高,术前应了解甲亢控制情况。甲状腺的肿大可能压迫气管或使气管移位,应结合体检、是否存在憋气症状以及气管像进行气道评估。

(3)嗜铬细胞瘤患者术前准备十分重要,应通过以下主要指标评估术前准备是否充分:①头痛、冷汗和心悸"三联征"的发作是否有显著减少;②血压和心率是否得到有效控制;③直立性低血压症状是否有减轻;④体重是否增长;⑤血细胞比容是否降低;⑥是否出现鼻塞症状。

四、其他脏器功能

(1)肝脏功能:蛋白异常和肝脏功能异常将影响药代动力学,导致麻醉药物起效时间和作用时间的变化。

(2)肾脏功能:肾脏功能的异常也会导致药物代谢特点的变化,应根据肾脏功能的损害程度选择用药和剂量。同时应注意电解质平衡和液体管理。

(3)神经系统:神经系统功能障碍和有相关病史的患者围术期发生心血管意外和认知功能障碍的风险显著增加。术前应仔细记录神经系统障碍情况,麻醉恢复后进行比较。

(4)对于有强直性脊柱炎、颈椎病、外伤患者应了解颈部活动情况和张口度。

(郑现霞)

第四节　麻　醉　选　择

麻醉方法的选择,根据手术病种、手术方法、患者的病情或年龄的不同,其麻醉方式的选择有所不同。

一、病情与麻醉选择

凡体格健壮、重要器官无明显疾病，几乎所有的麻醉方法都可以适应。凡体格基本健康，但合并程度较轻的器官疾病者，只要在术前将其全身情况和器官功能适当改善，也不存在麻醉选择问题。凡合并有重要的全身性或器官病变的手术患者，除在麻醉前尽可能改善全身情况外，麻醉的选择首先重视安全，选择对全身影响最轻、麻醉者最熟悉的麻醉方法。如果病情严重达垂危程度，但又必需施行手术治疗时，在改善全身情况的同时，应选择对全身影响最小的麻醉方法。如局麻、神经阻滞；如果选择全麻，必须施行浅麻醉；如果选择椎管内麻醉，必须小量、分次使用局麻药。

二、手术要求与麻醉选择

麻醉的主要任务是在保证患者安全的前提下，满足镇静、镇痛、肌肉松弛和消除内脏牵拉反应等手术要求。根据手术部位不同，选择不同麻醉，如颅脑手术选用全麻、局麻或强化局麻；上肢手术选择臂丛神经阻滞麻醉；胸腔内手术选用气管内插管全麻。腹腔或盆腔手术选用椎管内麻醉或全麻等。根据肌肉松弛要求程度不同，麻醉选择不同，如腹腔、盆腔手术，某些大关节矫形或脱臼复位，都需要良好的肌肉松弛，可选择臂丛阻滞、椎管内麻醉或全麻并用肌松药。根据手术时间的长短选择不同的麻醉，如短于1小时的手术，可选用局麻、单次脊麻、氯胺酮静脉麻醉等。长于1小时的手术，可选用连续硬膜外麻醉，长效局麻药的神经阻滞，或气管插管全麻等。根据手术创伤和刺激性大小、出血多少选择麻醉，如对复杂而创伤性极大或易出血的手术，应选择全麻，而不宜选择容易引起血压下降的椎管内麻醉。

目前，许多医院将局麻或椎管内麻醉与全身麻醉联合应用进行联合麻醉，取长补短，利用各种麻醉方法的优点，使患者受益，尽量减少一些药物对身体的危害，减少麻醉后并发症，促进患者尽快地康复。

（郑现霞）

第五节 体液管理

一、与体液相关的基础知识

（一）正常液体分布

(1)体液占总体重的45%～65%，成年男性约60%，女性约55%，计算单位为L。

(2)体液分布：细胞内液占体重40%；细胞外液占体重20%(5%为血管内液，15%为组织间液)。

(3)功能性细胞外液(18%)：血管内液和紧靠毛细血管和淋巴管的组织间液。

(4)非功能性细胞外液(2%)：非功能性细胞外液又称第三间隙。手术创伤和外科疾病可导致其大量增加。第一间隙为组织间液，第二间隙指血浆。

(二)血浆渗透压

正常情况下,血浆总渗透压为280～290 mOsm/L。其中胶体渗透压仅占一小部分,但它是决定毛细血管与组织间隙间液体移动的重要因素。液体的这种移动遵循Starling定律,即液体渗出量与毛细血管、组织间隙的静水压和胶体渗透压相关。

(三)液体平衡的调节

液体平衡调节的主要器官是肾脏,并受神经和内分泌反应的影响。抗利尿激素分泌与细胞外液渗透压变化相关联,通过肾远曲小管和集合管使机体水分保持动态平衡。

二、术前体液变化评估

(一)禁食水缺失量

根据禁食水时间和生理需要量估计(表4-4)。

表 4-4　每天生理维持量的计算

体重	液体容量(mL/kg)	速度
1～10 kg	100	4 mL/(kg·h)
10～20 kg	50	加 2 mL/(kg·h)
以后每个 10 kg	20	加 1 mL/(kg·h)

例:70 kg患者,禁食8小时后液体缺失量计算

液体缺失量＝(4×10＋2×10＋1×50)mL/h×8 h＝880 mL

(二)术前非正常体液丢失

呕吐、腹泻、利尿、体腔引流、发热、出汗等。术前体液的丢失应在麻醉前或麻醉初期给予补充,所用液体采用与丢失液近似的体液成分。

(三)术前高容量状态

高容量状态的表现为组织水肿、高血压和心血管功能不全等。心脏病患者术前可能会存在不同程度的心功能不全,围术期的许多因素均可能导致严重的心功能不全。肝硬化患者门静脉压力增加,肝脏合成蛋白减少,有效血容量减少,促使醛固酮继发分泌过多导致水钠潴留,主要积聚于腹腔形成腹水。

(四)术前低容量状态

(1)经胃肠道液体丢失:常见原因为呕吐、腹泻及胃肠减压,常伴随混合型酸碱紊乱和低血钾。

(2)第三间隙体液积聚:常见于严重肠梗阻、出血坏死性胰腺炎、腹膜炎、严重挤压伤等。体液积聚在胸腹腔、皮下组织等处,表现为血容量不足。

(3)水摄入减少:术前存在的慢性充血性心力衰竭导致的肺和胃肠道淤血,影响食欲,水摄入减少。

(五)液体状态的监测

(1)动脉压测量:低血容量时动脉压降低,伴脉搏加快。

(2)中心静脉压监测:需与动脉压相结合进行综合判断。

(3)尿量监测:成人每天尿量＜500 mL为少尿,＞2400 mL为多尿。判断尿量时应排除应激或肾脏因素。

（4）血细胞比容和血红蛋白。

三、术前液体治疗

与麻醉相比，手术创伤导致的体液变化更明显，如术前存在机体体液的异常，则术中可能会进一步加剧。因此，术前应尽可能调整体液状态。然而，术前血容量和细胞外液的定量评估有很大困难，更多的是根据相关的病史、体征和检查进行综合分析。术前补液的主要目的是补充有效循环血容量，纠正休克、水电解质紊乱、特别是要调整机体脱水和细胞外液的容量不足。

首先应考虑补充功能性的细胞外液的缺失，选择以乳酸钠林格注射液为主的晶体液。其次从保证和维持容量的角度考虑，再选择输注贺斯、万汶、血定安等胶体液。晶胶比一般为1：1～3：1。必要时应输注红细胞、血浆等血液制品，以保证组织氧供和维持正常的凝血功能。

四、常用液体种类

（一）晶体液

1.乳酸钠林格

电解质浓度与细胞外液（简称 ECF）相似，Na^+ 浓度低于生理盐水，故形成渗透压比生理盐水低。乳酸钠经肝代谢产生的 HCO_3^- 可缓冲酸性物质。作用为降低血液黏稠度、稀释血液、利于微循环灌注、扩容、纠正酸中毒、保护肾功能。常用晶体液的组成成分见表4-5。

表 4-5　各种晶体液的组成成分

	5%葡萄糖	0.9%生理盐水	乳酸林格液	勃脉力
钠（mmol/L）		154	130	140
钾（mmol/L）			4	5
氯（mmol/L）		154	109	98
钙（mmol/L）			1.5	
葡萄糖（g/d）	5			23
乳酸盐（mmol/L）			28	
碳酸氢根（mmol/L）				50
渗透压（mOsmol/L）	253	308	273	294
镁（mmol/L）				1.5
乙酸根（mmol/L）				13.5

2.勃脉力 A

勃脉力 A 的电解质含量、pH 和渗透压更接近血浆，可有效补充功能性细胞外液。氯离子浓度低于生理盐水和乳酸林格液，大量使用不会导致高氯酸中毒。所含的乙酸根和葡萄糖酸根作为抗酸缓冲物质，避免了肝肾功能不良时大量使用乳酸林格液导致的血浆乳酸根浓度增加。适合术中液体治疗、失血性休克液体复苏及代谢性酸中毒的防治。

3.生理盐水

（1）优点：等渗等张；不含缓冲剂和其他电解质，对脑外伤、代谢性碱中毒或低钠血症患者，较乳酸林格液优越；不含钾，适合高钾患者。

（2）缺点：氯离子含量超过 ECF。主要补充 ECF 丢失和扩容。

4.高张盐溶液

钠离子浓度 250～1 200 mmol/L,特点为较小容量获得较好复苏效果,减轻组织水肿。常用制剂 3％、5％、7.5％和高张复方乳酸钠溶液。输入量根据血浆钠缺失量而定,速度 50 mmol/h 以下,过量可引起细胞内脱水,细胞外液增加,增加循环负担。

5.5％葡萄糖溶液

特点:不含电解质、等渗。

健康成年人 4 小时内中小手术可不输葡萄糖,超过 4 小时中大手术可补充 25～50 g 葡萄糖。主要用于纠正高钠血症和因胰岛素治疗导致的血糖偏低。

(二)胶体液

1.白蛋白

白蛋白属天然血液制品。5％白蛋白接近生理胶体渗透压,适于血浆蛋白丢失患者。25％白蛋白多用于脑水肿、新生儿及低血容量并有组织间隙水肿患者,与强利尿剂合用效果较好。

2.羟乙基淀粉

(1)贺斯(简称 HES):6％HES(200 000/0.5)为中分子量低取代级羟乙基淀粉。用于血液稀释和扩容,在血浆白蛋白>3 g/dL 时,可替代白蛋白,维持胶体渗透压。为避免干扰凝血机制,建议每天用量控制在 2 500 mL。

(2)万汶:相对分子质量 130 000,取代级为 0.4。每天使用量 50 mL/kg。

3.明胶溶液

(1)琥珀明胶:平均分子量为 35 000,血管内停留时间 2～3 小时。主要经肾小球滤过排除。不引起血小板聚集,对凝血系统无明显影响。

(2)尿联明胶:平均相对分子质量为 35 000,扩容能力与琥珀明胶相似,但钙浓度较高,心脏手术中应用需注意。

(郑现霞)

第六节 纠正电解质紊乱

一、钠离子

钠离子在形成细胞外液渗透压中起重要作用,其浓度的高低决定了液体跨膜的移动,并因此导致细胞容积的改变,从而产生相应的症状。单纯测血浆 Na^+ 并不能说明机体钠离子的总体水平。肾脏是排钠、保钠的主要器官,测量尿钠水平对评估血钠失衡有重要参考价值。

(一)低钠血症

低钠血症为 $[Na^+]$<135 mmol/L。

1.原因

(1)低渗性低血钠:低渗性脱水,钠的丢失较水多,细胞外液容量减少。稀释性低钠血症则为水摄入过多或潴留,细胞外液容量增加,如急性水中毒、充血性心力衰竭、肝肾综合征等。

(2)等渗或高渗性低血钠:低血钠伴有高脂血症或糖尿病时血浆渗透压可能正常或增高。

2.症状

低钠血症的症状主要是由于血钠浓度减少引起细胞内水增多导致的神经系统症状。轻中度低钠血症($[Na^+]>125$ mmol/L)患者通常没有症状,或有一些非特异性表现,如食欲减退,恶心、呕吐;严重者出现神经系统(意识改变、抽搐、脑水肿)和神经肌肉系统(痛性痉挛、肌无力)的表现。

3.治疗

纠正血浆钠水平并治疗潜在疾病。低钠血症伴总体钠含量降低者,给予等渗盐溶液。低钠血症伴总钠含量正常或升高者,主要治疗为限制水的摄入。重度低钠血症($[Na^+]<120$ mmol/L),出现抽搐者,应输高渗盐水 $1\sim2$ mL/(kg·h)。呋塞米可有效增加排水量。低钠血症如纠正速度过快,如 24 小时内补 $Na^+>12$ mmol/L,可引起神经后遗症。

(二)高钠血症

高钠血症为$[Na^+]>150$ mmol/L。

1.原因

高钠血症通常是由于体液量减少,失水多于失钠(低渗性液体丢失)。临床常见为水分经皮肤或呼吸道丢失过多、尿崩症、原发性醛固酮增多症等。

2.临床症状

临床表现主要在神经系统,出现口渴、躁动、嗜睡、反射亢进,进而发展为昏迷甚至死亡。心血管系统可表现为低血容量,泌尿系统出现肾功能不全等。

3.治疗

恢复血浆渗透压至正常并纠正伴随问题。

(1)缺钠者(失水失钠引起):先予等渗液纠正低血容量,再补充丢失的水。

(2)体内钠总量正常者(失水引起,如尿崩症):补充丢失的水(低渗液),控制中枢性以及肾源性尿崩症。

(3)钠过量者:襻利尿剂促进排钠,再补充丢失的水量。

二、钾离子

钾离子在细胞代谢和维持神经肌肉兴奋性方面起重要作用。

(一)低钾血症

低钾血症为$[K^+]<3.5$ mmol/L。

1.原因

低钾血症可发生于:①细胞内外的钾转移;②钾丢失增加;③钾摄入不足。

2.症状

(1)$[K^+]>3.0$ mmol/L 时常无症状。低血钾可使心脏自律性、传导性和兴奋性增强。心律失常是其最危险并发症,心电图异常(出现 u 波、ST 段降低等表现)、心肌收缩力下降等。

(2)神经肌肉系统:骨骼肌无力,反射减弱,手足抽搐。

(3)泌尿系统:多尿,肾浓缩功能障碍。

(4)代谢:易发生高血糖,负氮平衡。

3.治疗

口服补钾是最安全的,治疗通常需要几天时间。静脉补钾用于伴有严重心脏症状或肌无力者,外周静脉补钾浓度不应超过 $40\sim60$ mmol/L。速度不宜超过 8 mmol/h,快速补钾时($10\sim20$ mmol/h),应持续监测心电图。

(二)高钾血症

高钾血症为$[K^+]>5.5$ mmol/L。

1.原因

钾的排出减少(肾功能不全,应用限制钾排出的药物);摄入增加(快速输入大量血制品,静脉补钾);细胞内钾离子外移。除肾衰竭外主要见于医源性。

2.临床症状

高钾血症降低心脏自律性、传导性、收缩性和兴奋性。心电图可出现 T 波高尖、QRS 波增宽、PR 间期延长、传导阻滞、严重者出现室颤。神经肌肉症状与低钾血症相似,表现为非特异性的骨骼肌无力,感觉异常,直至进行性麻痹。

3.治疗

当$[K^+]>6.5$ mmol/L 或心电图发生变化时应予治疗。

(1)10%葡萄糖酸钙 $5\sim10$ mL,或 10%氯化钙 $3\sim5$ mL 缓慢静脉注射(心电图出现 T 波高尖时应用,起效快,作用时间短,可以拮抗钾对细胞膜的作用)。

(2)10%葡萄糖和胰岛素:每 $25\sim50$ g 葡萄糖中加入 $5\sim10$ U 胰岛素(使钾向细胞内转移)。

(3)利尿剂,血液透析,钾离子交换树脂(将钾从体内排出)。

(4)碳酸氢钠 50 mmol 静脉注射(特别是酸中毒时)。

三、钙离子

钙离子在维持机体正常的神经传递、心脏功能、肌肉收缩、激素分泌、酶的作用等方面发挥重要作用,也是体内含量最多的电解质。

(一)低钙血症

低钙血症为$[Ca^{2+}]<2.25$ mmol/L。

1.原因

甲状旁腺功能减退、碱中毒、大量输血、钙摄入不足。

2.临床表现

(1)心血管系统:抑制心脏功能,导致心律失常,心脏收缩功能下降引起低血压、心力衰竭。心电图可出现 QT 间期延长。

(2)神经肌肉系统:骨骼肌痉挛,手足搐搦,骨骼肌肌力减弱。

(3)呼吸系统:喉痉挛、支气管痉挛。

(4)神经系统:精神错乱、焦虑。

3.治疗

有症状的患者必须及时处理。静脉注射 10%氯化钙 $3\sim5$ mL 或 10%葡萄糖酸钙 $10\sim20$ mL 缓慢静脉滴注,必要时多次静脉滴注或持续补钙,同时监测 Ca^{2+} 水平。慢性低钙血症者,需同时口服钙剂和维生素 D。

(二)高钙血症

高钙血症为$[Ca^{2+}]>2.7$ mmol/L。

1.原因

原发性甲状旁腺功能亢进，或继发于恶性肿瘤患者。

2.临床表现

(1)心血管系统：高血压、心脏阻滞，心脏对洋地黄的敏感性增加。

(2)神经肌肉系统：骨骼肌无力，反射减弱、昏迷、精神错乱。

(3)泌尿系统：多尿、肾结石。

(4)消化系统：表现为食欲减退、恶心、呕吐。

3.治疗

治疗高钙血症的最有效方法为先静脉输注生理盐水，继而应用敏感利尿剂加速钙的排出，同时应积极寻找病因。

四、镁离子

镁离子是细胞内含量仅次于钾离子的阳离子，是维持磷酸酯酶活性的必要物质。

(一)低镁血症

低镁血症为$[Mg^{2+}]<0.75$ mmol/L。

1.原因

低镁血症常见于危重患者，为镁摄入不足、胃肠道重吸收减少或肾脏排出镁增加。

2.临床表现

多数患者没有症状，偶有厌食、恶心、共济失调、精神错乱、惊厥等。心脏表现为心脏电兴奋性增加和地高辛心脏毒性增加。低镁血症常伴有低钙血症和低钾血症。

3.治疗

无症状者口服或肌内注射镁剂治疗，应监测膝腱反射，如出现反射抑制，即停止补镁。症状严重者，可静脉注射硫酸镁，$1\sim2$ g($4\sim8$ mmol)缓慢静脉滴注(>1 小时)。

(二)高镁血症

高镁血症为$[Mg^{2+}]>1.25$ mmol/L。

1.原因

高镁血症常见于摄入过多(妊娠高血压综合征、早产治疗)和/或肾功能损害，及排出减少。

2.临床表现

镇静、反射减退、骨骼肌无力是特征性表现。严重高镁血症可导致呼吸停止。

3.治疗

停止任何形式的镁摄入。静脉注射钙剂(1 g 葡萄糖酸钙)，可迅速拮抗高镁血症的毒性反应，但维持时间短暂。扩容复合襻利尿剂，促进镁的排出。紧急情况或肾衰竭者，透析治疗。

(郑现霞)

第五章

心外科麻醉

第一节　先天性心脏病手术的麻醉

一、先天性心脏病的病理生理

先天性心脏病(简称先心病)种类繁多,同种病变之间的差别也很大。病理生理取决于心内分流和阻塞性病变引起的解剖和生理变化。从血流动力学角度可以分以下四种类型:分流性病变、梗阻性病变、反流性病变和混合性病变。

(一)分流性病变

分流性病变的病理生理特点是在体循环和肺循环之间存在交通,通过交通产生分流。分流可能是某种病变的主要表现,也可能是减轻某种严重病变症状的代偿现象。分流包括心内分流(如房、室间隔缺损)、心外分流(如动脉导管未闭和体肺侧支)。分流的流速取决于分流两端的压力梯度和相关的血管床血管阻力,而分流量的大小取决于解剖缺损的大小。①非限制性分流:解剖缺损较大,两端压力梯度较小,分流量的大小主要由影响分流的血管床的阻力决定。②限制性分流:解剖缺损较小,分流量较为固定,血管床阻力对分流的影响不明显。

(二)梗阻性病变

梗阻性病变可发生在主动脉和肺动脉的瓣膜上、瓣膜或瓣膜下。无论左侧还是右侧心室流出道发生梗阻性病变,都会引起相应心室的肥厚和扩大。心肌肥厚则需氧量增加,最后发展到冠状动脉供血不足,可导致心肌缺血。①右侧梗阻病变:早期即发生肺血流减少和可能出现低氧血症。长期低氧引起凝血功能异常和侧支循环的形成等。②左侧梗阻病变:表现为心排血量下降和体循环灌注不足,长期可引起左心室肥厚导致心肌缺血或纤维化。任何影响心率和容量的因素,都可能诱发心肌缺血和心搏骤停。③动力性梗阻和固定性梗阻:动力性梗阻(右室流出道梗阻和肥厚性心肌病)的心肌收缩性降低可以减轻梗阻的程度。固定梗阻(肺动脉闭锁或瓣膜狭窄)的程度不受心肌收缩性的影响。

(三)反流性病变

反流性病变可以是先天的,如艾伯斯坦畸形、房室通道缺损和二尖瓣裂等,但更常见的是因先天性心脏病变而带来的继发改变。长期的容量和压力负荷引起心脏解剖和生理改变,导致瓣膜反流。反流量的大小取决于心脏的前负荷、后负荷和心率。

(四)混合性病变

混合性病变是先天性的缺陷引起氧合血和非氧合血在心腔或大血管内混合,如三尖瓣闭锁、单心室、共同动脉干和肺静脉畸形引流等。由于存在非限制性的血流交通,肺血管阻力和体循环血管阻力则明显影响分流量。

二、麻醉前准备

(一)术前禁饮食

(1)小于 6 个月患儿,可在术前 4 小时喂奶和固体食物,术前 2 小时喂清水,如苹果汁、糖水或白水。

(2)6 个月至 3 岁患儿,可在术前 6 小时喂奶和固体食物,术前 2～3 小时喂清水。

(3)3 岁以上患儿,术前 8 小时可食奶和固体食物,术前 3 小时喝清水。

(二)手术室内准备

1.麻醉操作时室内温度

麻醉操作使小儿身体大部分暴露在空气中,半岁以内小儿应使室内温度保持在 23 ℃以上,变温毯保温,新生儿最好使用保温气毯。

2.麻醉相关仪器准备

麻醉机、吸引器、监护仪和急救设备(如除颤器)常规检查、待用。

3.呼吸参数设定

潮气量 10～12 mL/kg。呼吸次数:新生儿 30～35 次/分,2 岁以内 25～30 次/分,2～5 岁20～25 次/分,5～12 岁 18～20 次/分。

(三)气管插管准备

经鼻气管插管易于固定,便于口腔护理,患儿易于耐受,可用于带管时间长的患儿。但操作要轻柔,以免鼻腔出血。注意鼻道的清理,避免鼻内容物堵塞和污染气管导管。经口腔插管适合带管时间短的患儿。低压气囊导管对于预防术后肺内感染和避免气管压伤更为有利。

1.导管内径选择

早产儿 2.5～3.0 mm;新生儿 3.0～3.5 mm;1～6 个月 3.5～4.0 mm;6 个月至 1 岁 4.0～4.5 mm;1～2 岁导管为 4.5～5.0 mm;2 岁以上可以按 4＋年龄/4 计算。

2.鼻腔插管深度

(1)早产儿:鼻翼至耳垂的距离＋2;0～4 岁为 10＋体重(kg)/2;4 岁以上为 14＋年龄/2。

(2)气管导管上有刻度,点状线一般为鼻插管和口插管深度之间的标记。

(3)口腔插管深度为鼻腔插管深度减 2 cm。

(4)气管导管插入后要在听诊双肺呼吸音对称后方可固定。

3.插管物品准备

(1)气管导管:准备所插导管和上、下 0.5 号的气管导管各 1 根。

(2)吸痰管两根:粗的插入导管内作为引导管,细的用来气管内吸痰。

(3)喉镜、镜柄和插管钳;润滑油和棉签等。

4.插管后处理

用吸痰管排除胃内气体;双眼涂抹眼药膏保护眼睛。

(四)常规准备的紧急用药

山莨菪碱(2 mg/mL)、10％葡萄糖酸钙、异丙肾上腺素(4 μg/mL)、麻黄碱(1.5 mg/mL)、去甲肾上腺素(4 μg/mL)或去氧肾上腺素(40 μg/mL)。

三、麻醉管理

(一)基础麻醉

患儿接入手术室后一般采取以下两种方法使其安静入睡:①先面罩吸入 8％的七氟烷诱导入睡,然后降低吸入浓度至 5％,保持气道通畅。②氯胺酮 5～7 mg/kg 和阿托品 0.01～0.02 mg/kg或长托宁 0.02～0.04 mg/kg 混合肌内注射。然后连接心电图、脉搏血氧饱和度和无创血压袖带监护,再立即进行动脉和外周静脉穿刺置管。

(二)麻醉诱导

(1)诱导药物:患儿开放静脉后可开始静脉诱导。常用药物有咪达唑仑、维库溴铵、芬太尼和地塞米松等。

(2)面罩通气时,可以根据病种和患儿当时状态选择吸入氧浓度。新生儿和左向右分流量大的患儿尽量避免吸入纯氧,依赖动脉导管循环的患儿可吸入低浓度氧或空气。

(3)气管插管:插管动作要轻柔,注意小儿最狭窄处在声门下,送入导管困难时,及时更换小0.5 号气管导管。

(三)麻醉维持

(1)麻醉用药:可以间断给予阿片类药(芬太尼、舒芬太尼)、肌松药(维库溴铵、哌库溴铵等)和镇静药(咪达唑仑等),或经体外循环机给予异氟烷。

(2)一个月以上的小儿在体外循环中可用丙泊酚(200 mg)加氯胺酮(50 mg)静脉输注。

(四)特殊注意事项

(1)存在心内分流病变,尤其是右向左分流,在静脉给药时要注意排气,避免气栓。

(2)高危出血风险或预计时间较长的体外循环手术,建议准备血小板。

(3)先心病小儿静脉注射肝素后,动脉和静脉血的 ACT 值在一定时间内存在很大差别,故ACT 测定应以静脉血为准。

(4)常温非体外全麻手术,常规准备自体血回输装置。

四、呼吸管理

(1)可以采取容控或压控通气模式,吸呼比 1:(1～2),气道压力不宜超过 3.0 kPa。

(2)发绀患儿吸入氧浓度 80％以上;严重左向右分流患儿吸入氧浓度 50％以下。

(3)欲行体-肺动脉分流术者,在避免缺氧的情况下,尽量吸入 30％～50％的低浓度氧,以观察和比较分流前后的氧供情况。

(4)增加肺血管阻力、轻度高碳酸血症、调节通气量使呼气末 CO_2 分压在 6.0～7.3 kPa(45～55 mmHg)、吸入低浓度氧或空气。

(5)降低肺动脉压力、吸入高浓度氧、轻度过度通气、呼气末 CO_2 分压维持在 3.3～4.0 kPa(25～30 mmHg)等。

(6)体外循环期间静态膨肺,气道压力维持在 0.5～0.8 kPa,氧流量 0.3～0.5 L/min,氧浓度 21％。

(7)开始通气前气管内吸痰,开放升主动脉适时膨肺,但压力不宜超过 3.0 kPa。明显肺不张时,膨肺偶可达到 4.0 kPa,但要避免肺损伤。

五、循环管理

(一)心率和心律

1.维持循环稳定的参考心率

(1)体外循环前:新生儿 150 次/分以上;6 个月以内婴儿在 130 次/分以上;2 岁以内小儿 120 次/分以上;3 岁以内小儿在 110 次/分以上;5 岁以内小儿在 100 次/分以上。

(2)体外循环后:新生儿 160 次/分以上;6 个月以内婴儿在 140 次/分以上;3 岁以内小儿在 130 次/分以上;5 岁以内小儿在 110 次/分以上。

2.安装临时起搏器

药物不能维持满意心率,往往需要安装临时起搏器。

(1)窦性心动过缓时,起搏电极放置在心房外膜,可维持满意的心排血量。

(2)心房和房室传导阻滞时,电极需放置在心室外膜。

(3)瓣膜反流时,需要安装双腔临时起搏器,心房和心室均需放置起搏电极。

3.室上性心动过速治疗(小儿心脏手术中较易发生)

(1)喷洒冰水在窦房结区,有时可以暂时缓解。

(2)适当牵拉窦房结区,可以部分中止发作。

(3)使用去氧肾上腺素、腺苷(50 μg/kg)、美托洛尔等治疗。

(4)顽固性室上性心动过速,可持续静脉输注艾司洛尔[负荷量:250～500 μg/kg;维持量:50～300 μg/(kg·min)]。

(5)严重影响循环时,可以电击(同步或非同步)除颤复律。

(二)体外循环前重症小儿维持循环稳定

(1)发绀患儿可以给予 5%碳酸氢钠(2 mL/kg)+5%葡萄糖液共 50 mL 输注。

(2)低血容量者,可以适量补充 5%清蛋白和洗涤浓缩红细胞。

(3)肺内分流过多者,外科适当束缚肺动脉,增加体循环流量。

(4)肺血过少者,以补充容量为主,适当增加外周血管阻力。

(5)必要时补充钙剂和持续输注正性肌力药(如多巴胺)支持。

(三)脱离体外循环机困难的处理

1.重度肺动脉高压

(1)适当过度通气,不使用 PEEP;吸入 NO。

(2)通过中心静脉输注血管扩张药,降低肺动脉压;左房管输注血管加压药物,提高灌注压。

(3)适当给予碳酸氢钠维持血液偏碱状态。

(4)维持足够的右室前负荷。

2.左心功能异常

(1)根据左房压缓慢还血,维持较快的心率,降低左室前负荷。

(2)在使用其他血管活性药基础上,可以经左房管加用肾上腺素输注。

(3)心律存在问题时使用双腔起搏器为宜。

(四)重症患儿体外循环后循环维持

(1)根据心脏饱满程度和左、右房压回输机器血。

(2)鱼精蛋白中和后最好使用洗涤后的红细胞。

(3)通气调整肺循环血管阻力。

(4)使用正性肌力药或其他血管活性药。

(5)必要时持续输注葡萄糖酸钙(5～10 mg/h)。

(五)体外循环后早期反常性血压

(1)部分患儿体外循环后出现主动脉压和外周动脉压反转现象,术后可以持续数小时而逐渐恢复正常。

(2)停机过程中外周动脉压过低时,要进行主动脉根部测压:①当主动脉根部压与外周动脉压差别大时,先缓慢还血以补充容量,不急于加大正性肌力药的剂量。如果还血主动脉根部压力增高,左房压也升高,而外周动脉压无变化时,有可能主动脉插管过粗,需尽快调整停机,拔出主动脉插管。②主动脉根部压与外周动脉压均低时,输血后左房压升高,往往存在心功能异常,需调整呼吸循环状态,加大正性肌力药物的支持。

六、凝血管理

(一)鱼精蛋白中和肝素

(1)鱼精蛋白和肝素之比为(1～1.5)mg∶100 U。

(2)重度肺动脉高压者可经主动脉根部或左房管推注鱼精蛋白,亦可同时推注葡萄糖酸钙(15～30 mg/kg)。

(3)静脉推注鱼精蛋白要缓慢,一旦推注过程中血压逐渐下降,暂停推注鱼精蛋白。心率未减慢者可首选推注钙剂和小量回输机血。伴心率有减慢者,首选山莨菪碱处理,必要时给予小量肾上腺素。

(二)改善凝血功能(重症手术和长时间体外循环手术)

(1)手术切皮前即持续输注抑肽酶和乌司他丁。

(2)推注鱼精蛋白后,立即开始输入血小板和血浆。

(3)渗血明显多时,可使用凝血酶原复合物和纤维蛋白原等。

(4)输入洗涤的机器剩余血,而非肝素化的机血。

七、其他管理

(一)手术室内吸入 NO 的注意事项

(1)有效吸入浓度 10～80 ppm,吸入接口在气管导管与螺纹管的弯接头处。

(2)NO 流量＝吸入浓度×分钟通气量/NO ppm(NO 入口呼吸环路内时)。

(3)NO ppm 为 NO 钢瓶内的浓度。

(4)新鲜气体流量不得小于 2 倍分钟通气量,以保证有毒气体 NO 的排除。

(5)如存在心肌抑制和顽固性低血压,需立即停止吸入 NO。

(二)微量泵输注常用药液的配制(50 mL 液体所含药量 mg)

(1)多巴胺/多巴酚丁胺:体重(kg)×3。

(2)肾上腺素:体重(kg)×0.3。

(3)异丙肾上腺素:体重(kg)×0.03。

(4)硝酸甘油:体重(kg)×0.9(新生儿体重×3)。

(5)米力农:体重(kg)×0.6/0.9/1.2[负荷量体重(kg)×(25～50)μg,需在复温时经体外循环机注入]。

(三)药物输入速度计算

(1)当 50 mL 药液中药物含量是体重(kg)×3 mg 时,泵入 1 mL/h 相当于输入速度:1 μg/(kg·min)=kg×3(mg)÷50(mL)÷60(min)÷kg×1 000(μg)。

(2)其他按配制的倍数不同,用上式依次推算。

(四)补充碳酸氢钠的计算方法

(1)补碱按细胞外液总量来补充,即补碱量(mmol)=体重(kg)×ΔBE×0.2。

(2)1 g NaHCO$_3$=12 mmol HCO$_3^-$;1 g NaHCO$_3$=20 mL 5%NaHCO$_3$。

(3)故补 5%的碳酸氢钠量(mL)=体重(kg)×ΔBE×0.2×20/12=体重(kg)×ΔBE/3。

(五)补充氯化钾的方法

(1)低钾小儿补钾量安全范围:0.2～0.5 mmol/(kg·h)。

(2)小儿钾浓度>3.0 mmol/L 不主张积极补钾。

(3)50 mL 不同浓度的溶液含钾量:3‰,2 mmol;6‰,4 mmol;9‰,6 mmol;12‰,8 mmol;15‰,10 mmol;30‰,20 mmol。

(4)安全补钾速度简易用法:30‰KCl 每小时泵入毫升数≤体重数;15‰KCl 每小时泵入毫升数≤2 倍体重数。

八、不同病种先心病的麻醉

(一)动脉导管未闭(PDA)

1.病理生理

(1)分流量的大小取决于导管的直径和体血管阻力(SVR)与肺血管阻力(PVR)之比值(SVR/PVR)。

(2)动脉导管分流,使主动脉舒张压降低,心肌灌注减少。

(3)主动脉分流使肺血增多,左室舒张末容量增大,导致左室扩张、肥厚和舒张末压力升高。

(4)当左房压增高时导致肺水肿,肺血管阻力增高,从而右心负荷增加。

2.外科处理

(1)小婴儿常温全身麻醉下导管结扎或切断缝合手术,左后外侧切口。

(2)年龄大的合并严重肺动脉高压的患者,一般在体外循环下正中切口行导管闭合术。

(3)大部分单纯 PDA 可以在放射科介入封堵。

3.麻醉管理

(1)同时监测右上肢和股动脉血压,辅助判断主动脉缩窄和避免外科误操作。

(2)常温全麻结扎动脉导管时,可用硝普钠控制性降压,平均动脉血压可暂时维持在 5.3～6.7 kPa(40～50 mmHg)。

(3)深低温低流量体外循环经肺动脉缝闭时,采取头低位,避免主动脉进气和利于头部灌注。

(二)主-肺动脉间隔缺损

1.病理生理

(1)与动脉导管未闭相似。

(2)分流直接从主动脉灌入肺动脉,缺损较大,分流量多。

(3)缺损较大时,早期即出现充血性心力衰竭。

(4)肺动脉高压和肺血管阻塞性病变发生早。

2.外科处理

(1)体外循环下缺损修补。

(2)深低温停循环。

3.麻醉管理

(1)小婴儿体外循环前控制肺血流,使氧饱和度维持在 $80\%\sim85\%$。

(2)体外循环前控制肺血流量呼吸管理外,外科可临时环缩肺动脉,增加肺血管阻力。

(3)术前存在营养不良和肺血管病变严重者,麻醉诱导时吸 80% 以上浓度的氧,呼吸管理要避免诱发肺动脉高压危象。

(4)体外循环后要降低肺血管阻力,镇静,适当过度通气。

(5)使用硝酸甘油、米力农,必要时吸入 NO。

(三)共同动脉干

1.病理生理

(1)主动脉和肺动脉共干,同时给冠状动脉、肺动脉和体循环动脉供血。根据肺动脉在共干上的发出位置不同分为 4 型。一组半月瓣连接两个心室。

(2)新生儿初期,随着 PVR 的下降,肺血流逐渐增加,最后导致充血性心力衰竭(CHF)。

(3)肺静脉血和体循环静脉血通过室间隔缺损不同程度双向混合。

(4)肺血过多,心脏做功增加,舒张压降低,容易发生心肌血供不足。

(5)婴儿早期即可发生肺血管梗阻性病变。

2.外科处理

(1)由于肺动脉高压出现早,新生儿期是外科手术的最佳时间。

(2)从共干根部离断肺动脉,修补共干;修补室间隔缺损;使用带瓣同种血管重建右室-肺动脉通道。

(3)术后早期死亡率 $5\%\sim18\%$。

(4)由于残余室缺和共干瓣膜狭窄或反流,可能出现右心功能不全。

(5)由于修补室缺或右室切口,易发生完全性右束支阻滞、完全性房室传导阻滞、房室交界性心动过速等心律失常。

3.麻醉管理

(1)体外循环前的管理与主-肺动脉间隔缺损相似。

(2)存在 CHF 可使用正性肌力药支持。

(3)使用大剂量芬太尼麻醉(大于 $50~\mu g/kg$),以保持血流动力学稳定。

(4)术中尽量维持 Qp/QS 平衡,避免过度通气和吸入高浓度氧。

(5)当平衡难以调整时,手术者可暂时压迫肺动脉来限制肺血流,以改善体循环和冠状动脉灌注。

(6)已经有明显肺动脉高压的较大婴儿,麻醉中吸入氧浓度可提高到80%以上。

(7)体外循环后,大部分患儿需要正性肌力药支持,降低心脏前后负荷,维护左右心脏的功能。

(8)由于此类患儿常合并有DiGeorge综合征,静脉持续输注钙剂有利于维持循环稳定。

(9)体外循环后,要适当过度通气,纯氧通气,纠正酸中毒和吸入NO。

(10)术后镇静和机械通气至少24小时,以避免发生肺动脉高压危象。

(四)房间隔缺损(ASD)

1.病理生理

(1)分流量取决于缺损的大小和右室与左室的相对顺应性。

(2)右室容量超负荷,导致右室肥厚,顺应性逐渐下降。

(3)肺血增多,随年龄增长,肺血管发生病变。

(4)分流量大的发生房性心律失常的比例增加。

(5)肺动脉高压发生较晚,一般10岁以内没有症状,很少发展为Eisenmenger综合征。

2.外科处理

(1)常规外科治疗:体外循环下房间隔直视修补。

(2)杂交手术:右侧胸部切口显露右心房,在食道超声的引导下,经右房直接将封堵器置于缺损处。

(3)部分ASD可以在放射科介入封堵。

3.麻醉管理

(1)由于婴幼儿期很少有心肺功能改变,所以麻醉无特殊要求。

(2)体外循环后不可以参考中心静脉压值回输液体,以免发生急性肺水肿。

(3)杂交手术是在常温全麻下进行,注意保温,准备自体血回输装置。

(4)放置封堵器过程中,位置不当时可引起二尖瓣位置异常,血压会发生明显变化。

(5)无特殊情况,一般不需使用正性肌力药和血管活性药。

(6)可以手术室内气管拔管。

(五)室间隔缺损(VSD)

1.病理生理

(1)缺损分四种类型:膜周型、肺动脉干下型、肌型和混合型。是最常见的先天性心脏病(占20%)。

(2)缺损大小与临床症状相关。肺血多,常表现左心室肥厚。

(3)心脏杂音由大变弱甚至消失,是肺动脉压进行性增高的发展过程。

(4)限制性VSD分流量取决于缺损的大小和左右室间压力差。

(5)非限制性VSD分流量仅依赖于PVR/SVR之比,左右室间无压差。

(6)15%的患者在20岁左右发展为不可逆的严重肺血管梗阻性病变。

(7)非限制性VSD婴儿在生后3个月内可发生CHF。

2.外科处理

(1)正中或右侧胸部切口,体外循环直视下VSD修补。

(2)杂交手术:正中切口开胸,在TEE的引导下,直接经右心室放入封堵器。

3.麻醉管理

(1)非限制 VSD 小婴儿麻醉管理,体外循环前要适当限制肺血流,避免肺损伤和体循环灌注不足。

(2)严重肺动脉高压患儿要防止 $PaCO_2$ 增高,以避免肺动脉压进一步升高,肺血流减少。脱离体外循环机困难时,首先排除外科因素(残留 VSD 和存在 PDA),联合使用正性肌力药和血管活性药。留置左房管为脱离体外循环机时泵入药物使用。术后早期加强镇静镇痛,降低肺血管的反应性。

(3)房室传导阻滞时有发生,常用山莨菪碱和异丙肾上腺素治疗,必要时使用临时起搏器。

(4)有明显心室肥厚和扩大者,常需使用多巴胺、多巴酚丁胺、米力农和硝酸甘油等药物。

(六)心内膜垫缺损

1.病理生理

(1)可分为部分、过渡和完全三型。常伴发各种综合征,如唐氏综合征、Noonan 综合征和 Elisvan Creveld 综合征。

(2)部分型心内膜垫缺损(PECD)发生 CHF 取决于左向右分流量和二尖瓣反流程度。

(3)过渡型的症状相对最轻。

(4)完全型心内膜垫缺损(TECD)缺损为非限制性,早期即可出现肺动脉高压或 CHF。

2.外科处理

(1)PECD 可在 2～5 岁时修补,手术与房间隔缺损类似,二尖瓣反流纠正如何影响术后效果。

(2)TECD 最佳手术期为 3～6 个月,较为安全,控制 CHF,防止发生肺血管梗阻性病变和减轻瓣环扩张。

(3)根治手术:体外循环下闭合房间隔和室间隔缺损,修复两个房室瓣。对反复肺内感染和解剖上不能做双心矫治的,先行肺动脉环缩手术,再择期二期手术。

3.麻醉管理

(1)体外循环前控制肺血流,限制吸入氧浓度和防止过度通气。

(2)TEE 评估矫治后房室瓣功能和心室功能。

(3)术中放置左房测压管,指导容量管理和使用正性肌力药等血管活性药物。

(4)体外循环后肺动脉高压的处理:吸入 100% 的氧,过度通气,用大剂量阿片类药加深麻醉,吸入 NO。适当给予碳酸氢钠可以降低肺动脉压力。对于吸入 NO 无反应的肺动脉高压,可能应用硫酸镁有效,初始剂量 $20\ mg/(kg \cdot h)$。

(5)大部分脱离体外循环时需要正性肌力药支持。

(6)脱离体外循环机困难,可以从左房管使用缩血管药物,而右房管使用血管扩张药。

(7)对于有房室瓣反流和残余 VSD,使用米力农和降低后负荷。

(8)房室传导功能异常者,使用房室顺序性起搏对于减少房室瓣反流和改善心脏功能有益。

(七)右室双出口

1.病理生理

(1)大动脉转位型(Taussig-Bing 畸形)肺动脉下 VSD,伴有或不伴有主动脉狭窄。表现类似伴有 VSD 的大动脉转位(TGA)。肺血流增加,易发生 CHF 和肺血管病变。

(2)伴大 VSD 型主动脉下 VSD,不伴有肺动脉狭窄。由于肺血管阻力低,故肺血过多。

（3）法洛四联症型主动脉下 VSD,伴有肺动脉狭窄。肺血流梗阻为固定性。

2.外科处理

（1）室间隔修补＋将肺动脉与左室连通＋大动脉调转术。

（2）室间隔修补＋将主动脉与左室连通。

（3）姑息手术 Block-Taussig 分流术;肺动脉环缩术。

（4）单心室矫治分期双向格林和全腔静脉与肺动脉吻合术。

3.麻醉管理

（1）肺血过多者应注意避免降低肺血管阻力,维持脉搏氧饱和度在 $80\%\sim85\%$。

（2）肺血少者应注意改善肺血流,避免增加肺血管阻力。

（3）围术期肺动脉高压者需过度通气、吸入 100% 的氧、适当碱化血液、深镇静和保持肌松。

（4）及时诊断和处理心律失常。

（5）常需使用正性肌力药物支持。

（八）肺静脉畸形引流

1.病理生理

（1）部分性肺静脉畸形引流。病理生理变化与单纯的房间隔缺损类似。左向右分流导致肺血增加,右房和右室扩大,肺动脉扩张。分流量大小取决于参与畸形引流的肺静脉支数,畸形引流的肺叶,肺血管阻力和右心房室的顺应性。

（2）完全性肺静脉畸形引流。完全性肺静脉畸形引流分四型:心上型、心内型、心下型和混合型。肺血管梗阻性病变发生早。伴有梗阻的肺静脉畸形引流,患儿生后的第一周即出现明显的发绀和呼吸窘迫,需紧急外科治疗。无梗阻的肺静脉畸形引流,肺血过多,轻微发绀。氧饱和度一般为 $85\%\sim90\%$。右侧房室扩张,限制性的卵圆孔(或房间隔缺损)供给左心容量,左心发育小。室间隔向左侧移位,导致左室心排血量进一步减少。

2.外科处理

（1）部分性肺静脉畸形引流无症状和无房间隔缺损,分流量少,可不手术。左向右分流量较大,Qp：Qs大于 2：1,需要外科手术治疗。反复肺内感染,尤其是伴有"镰刀"综合征的,需要外科手术治疗。

（2）完全性肺静脉畸形引流有梗阻的一旦诊断明确,需要急诊外科手术治疗。无引流梗阻伴有限制性房水平分流的,需要行房间隔切开或球囊扩张术,以及药物治疗,在 1 岁内择期行矫治术。

（3）有非限制性房水平分流的,可择期 1 岁内行矫治术。

（4）部分患者可能需要深低温停循环下行修补术。

（5）外科手术一般是切开和扩大肺静脉畸形连接处,与左心房吻合。

3.麻醉管理

（1）部分性肺静脉畸形引流的麻醉类似于肺血多的 ASD。

（2）完全性肺静脉畸形引流:体外循环前吸入 100% 的氧,过度通气,纠正代谢性酸中毒,使用正性肌力药维持循环稳定。体外循环后吸入 NO,降低肺血管阻力。防止肺动脉高压危象(过度通气,吸入 100% 的氧,碱化血液,充分镇静和肌松)。严重肺动脉高压可以使用硫酸镁和前列腺素 E_1。体外循环后,避免左房压过高,维持低水平血压有助于防止未适应的左心过度负荷所致损伤。术前存在肺水肿,体外循环产生的炎性反应,采用压力控制通气的方式,给予适当变化的 PEEP,改善肺的顺应性。使用正性肌力药物如多巴胺,多巴酚丁胺和肾上腺素等,使用降低肺血管阻力和体循环阻力药物如米力农、硝酸甘油和酚妥拉明等,减少心脏做功和增加心排血量。使用药物或临时起搏器最佳化心率和节律,减轻左室负荷。

(九)主动脉瓣狭窄

1.病理生理

(1)重度的主动脉瓣狭窄常与左心发育不良并存。

(2)重度单纯的主动脉瓣异常新生儿常有心内膜下纤维弹性组织增生(开始于胎儿期)。心肌的舒张功能下降,使左室舒张末容积减少,射血分数降低。

(3)中等程度的主动脉瓣狭窄,左心明显肥厚扩大。

(4)跨瓣压差大于 6.7 kPa(50 mmHg)的为重度,常表现呼吸困难、代谢性酸中毒和心源性休克。

2.外科处理

(1)新生儿重度主动脉狭窄需要急诊经皮球囊扩张术才能存活,等待进一步的外科治疗。

(2)非重度狭窄的年长患儿一般可行主动脉瓣修补或置换(Ross 手术)。

3.麻醉管理

(1)心肌肥厚,注意维持心肌氧供与氧耗的平衡。

(2)避免心动过速,以免影响心脏舒张期充盈。

(3)积极处理心律失常,心房功能的异常严重影响心排血量,可以静脉注射利多卡因,冷盐水心脏表面刺激和超速起搏处理心律失常,严重影响循环的心律失常需紧急电转复。

(十)主动脉瓣下狭窄

1.病理生理

(1)主动脉瓣下狭窄常在生后 1 年内发现,是进行性发展的疾病。

(2)梗阻程度与年龄相关。

(3)50%的患儿伴有主动脉反流。

2.外科处理

(1)手术切除纤维性隔膜或狭窄环。

(2)由于病情发展较快,且易发生主动脉瓣反流,故多主张早期手术治疗。

(3)术后易发生轻度主动脉瓣反流,狭窄复发率较高。

3.麻醉管理

(1)管理类似于主动脉瓣狭窄。

(2)降低心肌氧耗,维持氧供需平衡。

(3)保证心脏的前后负荷,避免低血压的发生。

(十一)主动脉瓣上狭窄

1.病理生理

(1)常合并脏器动脉狭窄,部分患者合并 Wiliam 综合征(智力低下、特殊面容和高钙血症)。

(2)狭窄部常累及冠状动脉窦,易造成冠状动脉缺血。有猝死的危险。

2.外科处理

切开升主动脉狭窄内膜,自体心包加宽补片。

3.麻醉管理

麻醉管理同主动脉瓣狭窄。

(十二)主动脉缩窄

1.病理生理

(1)典型的主动脉缩窄位于左锁骨下动脉远端到动脉导管开口的周围。

(2)严重主动脉缩窄在生后的最初几周内可出现呼吸困难和呼吸衰竭。狭窄远端体循环低灌注、代谢性酸中毒。动脉导管的闭合可以导致左室后负荷急剧增加,引起 CHF 和心源性休克。

(3)中度缩窄出现症状较晚,逐渐出现缩窄近端体循环高血压和左心功能不全。

2.外科处理

(1)左侧开胸主动脉修补左锁骨下动脉片翻转成形术;缩窄切除端端吻合术;人工补片主动脉成形术等。

(2)并发症:术后高血压;残余狭窄或再复发;截瘫;动脉瘤形成。

3.麻醉管理

(1)新生儿最初几天,由于动脉导管未闭,上、下肢的压差不明显。

(2)新生儿左室衰竭需静脉持续输注前列腺素 E_1 来维持动脉导管开放。

(3)重度狭窄的小儿术前需要气管插管机械通气,以减轻心、肺做功。

(4)减少肺血的呼吸管理(高二氧化碳通气、限制吸入氧浓度)。

(5)纠正酸中毒和使用正性肌力药来维护心脏功能。

(6)常温全身麻醉,术中监测右侧上肢动脉压和下肢股动脉压。

(7)术中中心温度不宜超过 37.5 ℃,且可以适度降温至 35 ℃。

(8)动脉阻断或钳夹动脉前,静脉注射肝素 200 U/kg(ACT＞200 秒),并使用自体血回收装置。

(9)动脉阻断或钳夹后,注意控制血压和维护心脏功能。

(10)术后早期可出现高血压,持续 2 周左右,可使用血管扩张药和 β 受体阻滞药。

(十三)主动脉弓中断

1.病理生理

(1)分型。A 型:中断末端紧靠左锁骨下动脉远端。B 型:中断位于左锁骨下动脉和左颈总动脉之间。C 型:中断位于无名动脉和左颈总动脉之间。

(2)新生儿早期可无症状,一旦动脉导管闭塞,则出现 CHF 和代谢性酸中毒。

(3)27％的患儿合并 DiGeorge 综合征(低钙血症、胸腺缺如、面部发育异常)。

2.外科处理

(1)深低温体外循环。

(2)深低温停循环＋区域性脑灌注。

(3)一期手术根治。

3.麻醉管理

(1)一经诊断静脉持续输注前列腺素 E_1,使用正性肌力药和利尿药。

(2)麻醉选择以大剂量阿片类药为主,维持循环的稳定。

(3)动脉压选择左、右上肢和下肢同时监测。

(4)使用血液回收装置、新鲜冰冻血浆和血小板。

(5)体外循环后需要正性肌力药物支持。

(6)DiGeorge综合征体外循环后需要补充较大剂量钙。

（十四）三尖瓣下移（Ebstein 畸形）

1.病理生理

(1)三尖瓣瓣叶下移至右室腔，右房扩大，右室房化，右室腔发育异常。可发生右心功能不全。常有卵圆孔未闭和房缺，可产生右向左分流。

(2)新生儿早期血流动力学不稳定，随着肺动脉阻力的降低，可有改善。

(3)易发生室上性心律失常、右束支传导阻滞和预激综合征（10％～15％）。

2.外科处理

(1)三尖瓣成形术适合前瓣叶发育好，右室腔发育尚可者。

(2)Starnes 手术适合重症新生儿。扩大房间隔缺损，闭合三尖瓣口，建立体肺分流。

(3)严重右心系统发育不良，可行分期单心室生理根治术或一个半心室矫治术。

3.麻醉管理

(1)维持前负荷，避免心肌抑制和外周血管扩张。

(2)麻醉以大剂量阿片类药（芬太尼）为主，辅以低浓度异氟烷。

(3)体外循环前易发生室上性心律失常，有时需要紧急建立体外循环。

(4)由于右心房室严重扩张肥厚，体外循环后易发生室性心律失常，故可预防性持续输入利多卡因或胺碘酮。

(5)使用正性肌力药米力农、多巴酚丁胺等改善右心功能。

(6)术后早期充分镇静和镇痛。

（十五）法洛四联症

1.病理生理

(1)病理解剖特点非限制性室间隔缺损；右室流出道梗阻（RVOT）；主动脉骑跨；右室肥厚。

(2)RVOT 程度不同，表现为发绀轻重有别，梗阻轻的可无发绀。

(3)缺氧发作与 RVOT 梗阻性质有关；动力性梗阻是由于漏斗部肥厚和心室异常肌束形成。漏斗部痉挛引起急性的肺血减少，低氧的静脉血分流至体循环，表现缺氧发作。固定性梗阻由肺动脉瓣增厚，发育不良和二瓣化导致肺血减少引起。

(4)肺动脉瓣完全梗阻（肺动脉瓣闭锁）时，肺血流来源于 PDA、支气管动脉和体肺侧支。

(5)常有主肺动脉或分支不同程度的发育不良。

(6)常合并畸形房间隔缺损，动脉导管未闭，完全性的心内膜垫缺损，多发室间隔缺损。

(7)少见合并畸形永存左上腔，冠状动脉起源异常和左、右肺动脉起源异常。

2.外科处理

(1)姑息手术体-肺动脉分流术。

(2)根治手术。

(3)问题和并发症室缺残余漏；房室传导阻滞；右室流出道残余狭窄；灌注肺和低心排血量综合征。

3.麻醉管理

(1)缺氧发作防治：术前避免过度控制液体摄入，麻醉前 2～4 小时可以喝适量的清水。发绀较重者,麻醉诱导后,经静脉持续输入碳酸氢钠 $1\sim2$ mL/(kg·h)。5%清蛋白(20%清蛋白 10 mL+林格液 30 mL)扩充容量。心率过快,氧饱和度迅速降低时,可用艾司洛尔(10 mg/mL)单次静脉注射,剂量 $0.5\sim1.0$ mg/kg;氧饱和度迅速降低,心率快,血压也明显降低时,可用去氧肾上腺素(20 μg/mL),单次静脉注射 $1\sim10$ μg/kg。

(2)麻醉管理原则:使用降低心肌兴奋性的麻醉药物,吗啡类药麻醉为主。避免使用明显降低外周血管阻力药物。手术使右心室解剖发生改变,功能受到影响,常需要正性肌力药支持。心室压力测定收缩压 RV/LV>0.7,常需要重新进行右室流出道的疏通。体外循环时间较长时,肺血管阻力增加,可采取降低肺血管阻力的处理。由于右室流出道的疏通和肺血管阻力较低,以及左室术前发育较差,体外循环后,左房压有时偏高。此时一般需要微量泵持续输注肾上腺素,根据左房压适当限制循环容量。术前发绀较重者,体外循环后渗血可能较多,常需输入血浆,血小板和止血药等促进凝血功能。对房室传导紊乱,需要安置临时起搏器。

(十六)大动脉转位(TGA)

1.病理生理

(1)循环特点:肺循环与体循环关系为平行循环,而非顺序循环。两循环之间的交通有房间隔、室间隔或动脉导管未闭,是患儿赖以生存的条件。两循环之间的交通为通常为双向分流。

(2)分类。①室间隔完整 TGA(TGA-IVS):若限制性的房水平分流量,可影响动脉氧饱和度。在伴有非限制性的 PDA 时,动脉氧饱和度较高,但容易发生 CHF。在伴有 ASD 和 PDA 分流不能满足机体氧需时,患儿表现为酸中毒和循环衰竭。②室间隔缺损 TGA(TGA-VSD):房水平的混合是左房到右房;室水平的混合是从右室到左室,但也存在双向分流;易发生 CHF。一般 $4\sim6$ 周肺血管阻力达到生后最低,故是有症状 CHF 期。伴有主动脉梗阻的易早期发生肺血管病变。③室间隔缺损和解剖左室流出道梗阻 TGA(TGA-VSD/LVOTO):常伴有室间隔缺损,LVOTO 限制肺血流,并决定肺循环和体循环血流的平衡。梗阻导致肺血减少可发生发绀。

2.外科处理

(1)TGA-IVS:应在生后三周内行解剖矫治术(ASO);酸中毒,循环衰竭患儿需要机械通气和持续静脉输注前列腺素 E_1 维持动脉导管开放,球囊房间隔扩开术为增加房水平的血混合。以上处理无效,提示存在肺动脉高压,需急诊外科治疗。三周以上则根据术中测压结果决定一期手术或二期手术。左室收缩压大于右室收缩压的 60%,则行一期手术。左室收缩压占右室收缩压的 $50\%\sim60\%$,一期手术后可能需要辅用 ECMO 治疗。左室收缩压小于右室收缩压的 50%,则行二期手术治疗:一期行肺动脉环缩术,同时加做改良的 BT 分流术,训练左室功能。在训练 $1\sim2$ 周内尽快行二期矫治术(ASO)。

(2)TGA-VSD:6 个月内行 ASO 和 VSD 修补术。6 个月以上导管检查评估肺血管阻力决定是否可行 ASO 手术。

(3)TGA-VSD/LVOTO:根据年龄和狭窄程度决定做 REV、Nikaidoh 和 Rasteli 手术。

3.麻醉管理

(1)ASO 手术:多为新生儿和婴儿手术,注意保温,避免酸中毒。前列腺素 E_1 使用直到开始体外循环。避免使用对心脏功能抑制作用较强的药物。体外循环后避免高血压,收缩压维持在 $6.7\sim10.0$ kPa($50\sim75$ mmHg)。尽量低的左房压 $0.5\sim0.8$ kPa($4\sim6$ mmHg),来维持适当的心排血量。维持较快心率,避免心动过缓。体外循环后需要正性肌力药和血管活性药的支持。

(2)REV、Nikaidoh 和 Rasteli 手术:一般为 TGA(VSD 和 LVOTO),患儿年龄相对较大,心

脏功能较好。手术难度大,时间较长,创伤面大,渗血较多,需要输入血小板,凝血酶原复合物和血浆等。备洗红细胞机,在鱼精蛋白中和后使用。需要血管活性药支持,多巴胺和多巴酚丁胺等。较易发生肺动脉瓣反流,给予降低肺血管阻力处理(呼吸管理和药物)。

(3)肺动脉环缩术+BT分流术:常温全麻下手术,备自体血回输装置。动脉压力监测在非锁骨下动脉分流侧(一般在左侧)或股动脉。环缩后右室收缩压为主动脉收缩压的60%～80%。需要正性肌力药支持。

(十七)矫正性大动脉转位

1.病理生理

(1)心房与心室连接不一致和心室与大动脉连接不一致。

(2)常合并畸形:室间隔缺损,肺动脉瓣狭窄伴解剖左室流出道狭窄,以及三尖瓣畸形导致的解剖右心室房室瓣反流。

2.外科处理

(1)功能性矫治术纠正伴随的其他畸形(如室间隔缺损)。

(2)解剖矫治术包括双调转手术(心房调转+动脉调转;心房调转+Nikaidoh手术)和双调转+双向格林手术。

3.麻醉管理

(1)解剖矫治术手术时间较长,调整好麻醉深度。

(2)食道超声和压力测定可以发现腔静脉和肺静脉梗阻。

(3)放置房室顺序起搏电极,在术中和术后心率和循环的维持起重要作用。

(4)手术开始即持续静脉微量泵输入抑肽酶和乌司他丁,停机后输入血小板和血浆等促进凝血功能。

(十八)左心发育不良综合征

1.病理生理

(1)二尖瓣狭窄或闭锁,左心室严重发育不良,主动脉瓣狭窄或闭锁,主动脉根部细小。

(2)体循环血运来源于未闭的动脉导管。生后肺血管阻力的降低,使体循环灌注受损。

(3)体循环阻力代偿增高,肺血容量进一步增加。代谢性酸中毒和器官功能紊乱。

(4)肺充血和组织低灌注,可导致突然的动脉导管闭合。患儿常常在生后1个月内死亡。

2.外科处理

(1)介入治疗(替代Norwood Ⅰ):包括动脉导管放置支架,然后适当扩大房间隔缺损以改善体循环血供,待患儿6个月后再行Norwood Ⅱ、Ⅲ期手术。

(2)Norwood Ⅰ期手术:一般在生后1个月内进行;手术将房间隔切除开;近端肺动脉与升主动脉吻合,同种血管补片扩大主动脉弓。体肺分流(或右室-肺动脉人工血管),需要深低温停循环(18～20 ℃)。

(3)Norwood Ⅱ期手术:在Norwood Ⅰ期手术后,在生后4～10个月进行双向Glenn或Hemi-Fontan手术。

(4)Norwood Ⅲ期手术:在Norwood Ⅱ期手术后,在生后18～24个月进行全腔肺动脉吻合术或Fontan手术。

(5)心脏移植能根治本病,供体心脏包括整个动脉弓,但供体来源有限。

3.麻醉管理

(1)持续静脉输入前列腺素 E_1[0.02~0.1 $\mu g/(kg \cdot min)$]直到开始体外循环。

(2)麻醉诱导开始即给予正性肌力药支持心脏功能[多巴胺 2~5 $\mu g/(kg \cdot min)$,肾上腺素 0.02~0.05 $\mu g/(kg \cdot min)$]。

(3)动脉监测避免使用右侧桡动脉(体肺分流影响测压)。

(4)麻醉以吗啡类药为主,小量的镇静药为辅。

(5)体外循环开始至术后恢复期,适当使用 α 受体阻滞药改善体循环的器官灌注。

(6)SvO_2 的监测对于调整体肺循环的平衡和器官灌注至关重要。

(7)体外循环后改变体循环血管阻力更容易调整 Qs/Qp。

(8)维持较高血红蛋白,满足器官的氧供。

(9)停体外循环早期使用新鲜血浆和血小板促进凝血功能。

4.ECMO 使用

(1)排除外科原因,经过调整体肺循环的平衡和使用正性肌力药均不能满足脏器的氧供。

(2)脑氧饱和度持续低于 40%,SvO_2 低于 30%。

(3)一般 ECMO 术后支持时间 48~96 小时。

(十九)单心室

1.病理生理

(1)一个心室腔通过两个房室瓣或共同房室瓣与两个心房连接。

(2)体循环和肺循环的静脉血在心室水平完全混合。

(3)SVR 与 PVR 的平衡和心排血量影响脏器的氧供。

(4)肺血过多时,氧饱和度>85%,肺顺应性减低,心室扩张,低心排血量。

(5)肺血过少时,氧饱和度<75%,发绀,心肌缺氧,心排血量减少。

2.外科处理

(1)肺动脉束带术:适用于肺血多者,减少肺血,为后期手术治疗做准备。

(2)体肺分流术:适用于肺血少者,增加肺血,为后期手术做准备。

(3)双向 Glenn 手术:上腔静脉与肺动脉端侧吻合,减轻单心室的容量负荷。

(4)全腔静脉-肺动脉吻合术:在双向 Glenn 手术的基础上,使用外管道使下腔静脉和主肺动脉端端吻合。生理水平上达到根治的目的。

3.麻醉管理

(1)双向 Glenn 手术:一般不需要体外循环辅助,常温,全身麻醉。颈内静脉穿刺点要尽量取高位,留置双腔套管不宜过深,以避免影响手术操作。双腔套管用于测压和术后持续输入硝酸甘油,降低肺动脉压。股静脉留置双腔套管,为输入血管活性药(多巴胺)和备快速输液使用。阻断血管前给予肝素(200~400 U/kg),吻合结束后鱼精蛋白可以按 1:(0.5~0.8)的比例中和。上腔静脉阻断期间,尽管经导管引流上腔血至右心房,但上腔静脉压仍然较高 2.7~5.3 kPa(20~40 mmHg),故应维持较高体循环压力,以保障脑灌注。备自体血简易回输装置;术中失血较多时,从股静脉快速输血补液。手术开始后即经股静脉泵入多巴胺 2~3 $\mu g/(kg \cdot min)$,在体循环压力低时可增至 5~8 $\mu g/(kg \cdot min)$。吻合后,需要输入 5% 清蛋白、血浆和红细胞提高上腔静脉压(肺动脉压)在 1.9~2.1 kPa(14~16 mmHg),以维持循环的稳定。呼吸管理降低肺血管阻力,必要时吸入 NO。

（2）全腔静脉-肺动脉吻合术：体外循环辅助或非体外循环下常温全身麻醉完成手术。体外循环辅助下吻合术麻醉管理较容易。非体外循环下手术需颈内静脉和股静脉均留置套管，为使用血管活性药和快速输血补液用。呼吸管理降低肺血管阻力，必要时吸入 NO。吻合后需要输入 5％清蛋白、血浆和红细胞提高静脉压（肺动脉压）在 1.9～2.1 kPa（14～16 mmHg），以维持循环的稳定。

（王　鹏）

第二节　心脏瓣膜病手术的麻醉

心脏瓣膜病是多见病，发病原因较多，包括风湿性、非风湿性、先天性、老年性退变以及冠状动脉硬化等，其中以风湿病瓣膜病最为常见。在初发急性风湿热的病例中，有 50％～75％（平均 65％）患者的心脏受累；余 35％虽当时未见心脏明显受累，但以后 20 年中约有 44％仍然发生瓣膜病。在 20～40 岁人群患心脏病者，约 70％为风湿性心脏病。成人风湿性心脏病中，1/3～1/2 病例可无明显风湿病史。风湿热后可累及心脏瓣膜，甚或侵犯其附属结构（包括瓣膜环、腱索、乳头肌），主要病理改变为胶原纤维结缔组织化和基质部非化脓性炎症。

一、病情、病理特点与估计

（一）二尖瓣狭窄

正常二尖瓣瓣口面积为 4～6 cm²，瓣孔长径为 3～3.5 cm，静息时约有 5 L 血液在心脏舒张期通过瓣口。

（1）风湿性瓣膜病变包括前后瓣叶交界粘连、融合；瓣膜增厚、粗糙、硬化、钙化、结疤；腱索缩短、黏着；左房扩大血液潴留。风湿性炎症也可使左房扩大，左房壁纤维化及心房肌束排列紊乱，导致传导异常，并发心房颤动和血栓形成。房颤使心排血量减少 20％；血栓一般始于心耳尖，沿心房外侧壁蔓延。

（2）瓣口缩小可致左房压上升，左房扩张；由于左房与肺静脉之间无瓣膜，因此肺静脉压也上升而迫使支气管静脉间交通支扩大，血液从肺静脉转入支气管静脉而引起怒张，可能发生大咯血。同时肺毛细血管扩张淤血及压力上升，导致阻塞性肺淤血、肺顺应性下降、通气/血流比减少，血氧合不全，血氧饱和度下降。肺毛细血管压超过血胶体渗透压 2.7～3.7 kPa（20～28 mmHg），可致肺间质液淤积而出现肺水肿。

（3）肺静脉高压先引起被动性肺动脉压上升，以后肺小动脉痉挛，属代偿性机制；但随时间延长，肺小动脉由功能性痉挛演变为器质性改变，包括内膜增生、中层增厚、血管硬化和狭窄、肺血管阻力增加、肺血流量减少，肺循环阻力增高可高达接近体循环压力，右心负荷增加，肺动脉干扩大，右室肥厚扩大，右房压上升，甚者可致三尖瓣相对关闭不全而导致右心衰竭及外周静脉淤血；另外由于心肌炎或心肌纤维化也可导致右心功能不全。

（4）二尖瓣狭窄患者的左室功能大部分保持正常，但 1/3 患者的射血分数低于正常；由于右室功能不全，或室间隔收缩力减低，也影响左心功能，长期的前负荷减少可使左室心肌萎缩和收缩力减低。

（5）二尖瓣狭窄的病理生理特点：左室充盈不足，心排血量受限；左房压力及容量超负荷；肺动脉高压；右室压力超负荷致功能障碍或衰竭；多伴心房颤动，部分有血栓形成。

（二）二尖瓣关闭不全

二尖瓣结构包括瓣叶、瓣环、腱索、乳头肌、左房和左室。

（1）二尖瓣任何结构发生病变时，即可引起二尖瓣关闭不全。主要系风湿热引起的瓣膜后遗症，包括瓣叶缩小、僵硬、瘢痕形成；瓣环增厚、僵硬；腱索增短、融合或断裂；乳头肌结节变和淀粉样变、缩短、融合、功能失调。此外，当二尖瓣后叶粘着于二尖瓣环而与左房相连，导致左房扩大可牵引后叶移位而发生关闭不全。左室扩张使乳头肌向外下移位，导致二尖瓣环受牵拉和扩张，也可发生反流。

（2）二尖瓣关闭不全时，左室收缩期血液除向主动脉射出外，部分血液反流回左房，重者可达100 mL，因此左房容量和压力增高；最初左心泵功能增强，肌节数量增加，容量和重量增大。左房扩大时，75％发生心房颤动。一旦左室功能下降，每搏量减少，反流增剧、肺淤血，可引起肺动脉高压、右室过负荷及心力衰竭。

（3）临床症状主要来自肺静脉高压和低心排量。在慢性二尖瓣关闭不全时，只要维持左心功能，左房与肺静脉压可有所缓解，临床症状较轻。急性二尖瓣关闭不全时，由于发病急而左房、左室尚未代偿性扩大，此时容易出现左房功能不全，左室舒张末压增高和左房压顺应性降低，临床上可早期出现肺水肿。急性二尖瓣关闭不全多因腱索或乳头肌断裂或功能不全引起。腱索断裂可在原有瓣膜病基础上发生；也可因二尖瓣脱垂、外伤及感染性心内膜炎引起；也可因冠心病供血不足、心肌梗死引起。

（4）二尖瓣关闭不全的病理生理特点：左室容量超负荷；左房扩大；右心衰竭、肺水肿；左室低后负荷；多伴有心房颤动。

（三）主动脉瓣狭窄

正常主动脉瓣口面积 3～4 cm²，孔径为 2.5 cm。主动脉瓣狭窄可因风湿、先天畸形或老年退变而引起。

（1）风湿炎症使瓣叶与结合处融合，瓣沿回缩僵硬，瓣叶两面出现钙化结节，使瓣口呈圆形或三角形，在狭窄的同时多数伴有关闭不全。

（2）瓣口狭窄后，左室与主动脉压差＞0.7 kPa(5 mmHg)（系正常值）；随着狭窄加重，压差也增大，重者可＞6.7 kPa(50 mmHg)。由于左室射血阻力增加，左室后负荷加大，舒张期充盈量上升，心肌纤维伸展、肥大、增粗呈向心性肥厚，心脏重量可增达 1 000 g，致心肌耗氧增加，但心肌毛细血管数量并不相应增加。因左室壁内小血管受到高室压及肥厚心肌纤维的挤压，血流量减少；左室收缩压增高而动脉舒张压降低，可影响冠状动脉供血，严重者可因心肌缺血而发作心绞痛。

（3）当左室功能失代偿时，心搏量和心排血量下降，左室与主动脉间压差减小，左房压、肺毛细血管压、肺动脉压、右室压及右房压均相应升高，临床上可出现低心排血量综合征。

（4）如果伴发心房颤动，心房收缩力消失，则左室充盈压下降。

（5）主动脉狭窄的病理生理特点为排血受阻，左室压超负荷，心排血量受限；左室明显肥厚或轻度扩张；左室顺应性下降；心室壁肥厚伴有心内膜下缺血；心肌做功增大，心肌需氧增高。

（四）主动脉瓣关闭不全

主动脉瓣或主动脉根部病变均可引起主动脉瓣关闭不全。

（1）慢性主动脉瓣关闭不全的 60%～80% 系风湿病引起,瓣叶因炎症和肉芽形成而增厚、硬化、挛缩、变形;主动脉瓣叶关闭线上有细小疣状赘生物,瓣膜基底部粘连。其他病因有先天性主动脉瓣脱垂、主动脉根壁病变扩张、梅毒、马方综合征、非特异性主动脉炎以及升主动脉粥样硬化等。

（2）主动脉瓣关闭不全时,左室接纳从主动脉反流的血液每分钟可达 2～5 L 之多,致使舒张期容量增加,左室腔逐渐增大,肌纤维被动牵长,室壁增厚,左室收缩力增强,左室收缩期搏出量较正常高,此时左室舒张末压可暂时不上升。但一旦左心失代偿,即出现舒张末压上升,左室收缩力、顺应性及射血分数均下降;左房压、肺小动脉楔压、右室压、右房压均随之上升,最后发生左心衰竭、肺水肿,继后出现右心衰竭。因主动脉舒张压下降可直接影响冠脉供血,可出现心绞痛症状。

（3）急性主动脉瓣关闭不全可因感染性心内膜炎、主动脉根部夹层动脉瘤或外伤引起,由于心脏无慢性关闭不全过程的代偿性左室心肌扩张和肥厚期,因此首先出现左室容量超负荷,最初通过增快心率、外周阻力和每搏量取得代偿,但心肌氧耗剧增;随后由于左室充盈压剧增,左室舒张压与主动脉压差缩小,收缩压及舒张压均下降,同样冠脉血流量也下降而致心内膜下缺血加重,最后出现心力衰竭。

（4）主动脉关闭不全的病理生理特点为左室容量超负荷;左室肥厚、扩张;舒张压下降,降低冠状动脉血流量;左室做功增加。

（五）三尖瓣狭窄

三尖瓣狭窄多系风湿热后遗症,且多数与二尖瓣或主动脉瓣病变并存,由瓣叶边沿融合,腱索融合或缩短而造成。其他尚有先天性三尖瓣闭锁或下移 Ebstein 畸形。

（1）因瓣口狭窄致右房淤血、右房扩大和房压增高。由于体静脉系的容量大、阻力低和缓冲大,因此右房压在一段时间内无明显上升,直至病情加重后,静脉压明显上升,颈静脉怒张,肝大,可出现肝硬化、腹水和水肿等体循环淤血症状。

（2）由于右室舒张期充盈量减少,肺循环血量、左房左室充盈量均下降,可致心排血量下降而体循环血量不足。

（3）由于右室搏出量减少,即使并存严重二尖瓣狭窄,也不致发生肺水肿。

（六）三尖瓣关闭不全

三尖瓣关闭不全多数属于功能性,继发于左心病变和肺动脉高压引起的右室肥大和三尖瓣环扩大,由于乳头肌、腱索与瓣叶之间的距离拉大而造成关闭不全;因风湿热引起者较少见。①其瓣膜增厚缩短,交界处粘连,常合并狭窄;因收缩期血液反流至右房,使右房压增高和扩大。②右室在舒张期尚需接纳右房反流的血液,因此舒张期容量负荷过重而扩大。③当右室失代偿时可发生体循环淤血和右心衰竭。

（七）肺动脉瓣病变

肺动脉瓣狭窄绝大多数属先天性或继发于其他疾病,常与其他瓣膜病变并存,且多属功能性改变,而肺动脉瓣本身的器质性病变很少;因风湿热引起者很少见。在风湿性二尖瓣病、肺源性心脏病、先心病 VSD、PDA、马方综合征、特发性主肺动脉扩张、肺动脉高压或结缔组织病时,由于肺动脉瓣环扩大和肺动脉主干扩张,可引起功能性或相对性肺动脉瓣关闭不全。因瓣环扩大,右心容量负荷增加,最初出现代偿性扩张,失代偿时可发生全身静脉淤血和右心衰竭。

(八)联合瓣膜病

侵犯两个或更多瓣膜的疾病,称为联合瓣膜病或多瓣膜病。

(1)常见的原因是风湿热或感染性心内膜炎,往往先只有一个瓣膜病,随后影响到其他瓣膜。例如风湿性二尖瓣狭窄时,因肺动脉高压而致肺动脉明显扩张时,可出现相对性肺动脉瓣关闭不全;也可因右室扩张肥大而出现相对性三尖瓣关闭不全。此时肺动脉瓣或三尖瓣本身并无器质病变,仅只是功能及血流动力学发生变化。又如主动脉瓣关闭不全时,由于射血增多可出现主动脉瓣相对性狭窄;由于大量血液反流可影响二尖瓣的自由开放而出现相对性二尖瓣狭窄;也可因大量血反流导致左室舒张期容量负荷增加,左室扩张,二尖瓣环扩大,而出现二尖瓣相对性关闭不全。

(2)联合瓣膜病发生心功能不全的症状多属综合性,且往往有前一个瓣膜病的症状部分掩盖或减轻后一个瓣膜病临床症状的特点。例如二尖瓣狭窄合并主动脉瓣关闭不全比较常见,约占10%。二尖瓣狭窄时的左室充盈不足和心排血量减少,当合并严重主动脉瓣关闭不全时,可因心排血量低而反流减少。又如二尖瓣狭窄时可因主动脉瓣反流而使左室肥厚有所减轻,说明二尖瓣狭窄掩盖了主动脉瓣关闭不全的症状,但容易因此而低估主动脉瓣病变的程度。又如二尖瓣狭窄合并主动脉瓣狭窄时,由于左室充盈压下降,左室与主动脉间压差缩小,延缓了左室肥厚的发展速度,减少了心绞痛发生率,说明二尖瓣狭窄掩盖了主动脉瓣狭窄的临床症状,如果手术仅解除二尖瓣狭窄而不矫正主动脉瓣狭窄,则血流动力学障碍可加重,术后可因左心负担骤增而出现急性肺水肿和心力衰竭。

(九)瓣膜病合并冠心病

部分瓣膜病患者可并存冠心病,因此增加了单纯瓣膜手术的危险性。有学者采取同期施行二尖瓣手术与冠脉搭桥手术,占15%~20%。有医院曾对550例瓣膜病患者于术前施行冠状动脉造影检查,结果并存冠状动脉50%以上狭窄者占13.8%,其中发生于40~49岁者占8.8%,50~59岁者占12.8%,60~69岁者占20.9%。可见在瓣膜手术前如果未发现冠心病,则十分危险。有学者曾遇1例二尖瓣置换术后收缩无力,不能有效维持血压,经再次手术探查证实右冠状动脉呈索条状,当即施行右冠状动脉搭桥,术后心脏收缩恢复有力,顺利康复。为保证术中安全和术后疗效,对瓣膜病患者凡存在心绞痛史、心电图缺血性改变、年龄50岁以上者,术前均应常规施行冠状动脉造影检查。

(十)瓣膜病合并窦房结功能异常

多次反复风湿热链球菌感染,可形成慢性心脏瓣膜病,部分可合并心房颤动,有的可合并窦房结功能异常。对CPB瓣膜手术患者在麻醉诱导前,将心电图二级食管电极经鼻腔置入食管,以观察P波最大的位置,测定三项指标:窦房结恢复时间(SNRT),正常为<1 500毫秒;校正窦房结恢复时间(CSNRT),正常为<550毫秒;窦房结传导时间(SACT),正常为<300毫秒。如果出现上列任何一项异常者,即可判为窦房结功能异常,且这种异常往往在CPB手术后仍然保持。风湿性瓣膜病患者即使术前为窦性心律,但由于麻醉药物的影响以及手术致心肌损伤等原因,常会出现窦房结功能异常。因此,术中保护窦房结功能具有重要性,可采取下列保护措施:①维持满意的血压,以保证窦房结供血。②手术操作尽量避免牵拉和压迫窦房结组织,特别在处理上腔静脉插管或阻断时尤需谨慎。③缩短阻断心脏循环的时间。④在阻断心肌血流期间要定时充分灌注停跳液,以使心肌均匀降温,可保护窦房结组织。

二、手术前准备

(一)患者的准备

1.心理准备

瓣膜成形术或瓣膜置换术都使患者经受创伤和痛苦；置换机械瓣的患者还需要终身抗凝，给患者带来不便。这些都应在术前给患者从积极方面解释清楚，给以鼓励，使之建立信心，精神安定，术前充分休息，做到在平静的心态下接受手术。

2.术前治疗

(1)除急性心力衰竭或内科久治无效的患者以外，术前都应加强营养，改善全身情况和应用强心利尿药，以使血压、心率维持在满意状态后再接受手术。

(2)术前存在呼吸道感染或局灶感染者需积极防治，手术应延期进行。

(3)长期使用利尿药者可能发生电解质紊乱，特别是低血钾，术前应予调整至接近正常水平。

(4)重症患者在术前 3～5 天起应静脉输注极化液(含葡萄糖、胰岛素和氯化钾)以提高心功能和手术耐受力。

(5)治疗药物可根据病情酌情使用，如洋地黄或正性肌力药及利尿药可用到手术前日，以控制心率、血压和改善心功能。但应注意，不同类型的瓣膜病有其各自的禁用药，如 β 阻断药能减慢心率，用于主动脉瓣或二尖瓣关闭不全患者，可能反而增加反流量而加重左心负荷；心动过缓可能促使主动脉瓣狭窄患者心搏骤停。二尖瓣狭窄合并心房颤动，要防止心率加快，不应使用阿托品；主动脉瓣狭窄患者不宜使用降低前负荷(如硝酸甘油)及降低后负荷(钙通道阻滞剂)的药物以防心搏骤停。

(6)术前合并严重病态窦房结综合征、窦性心动过缓或严重传导阻滞的患者，为预防麻醉期骤发心脏停搏，麻醉前应先经静脉安置临时心室起搏器。

(7)对药物治疗无效的病情危重或重症心力衰竭患者，在施行抢救手术前应先安置主动脉内球囊反搏(IABP)，并联合应用正性肌力药和血管扩张药，以改善心功能和维持血压。

3.麻醉前用药

除抢救手术或特殊情况外，应常规应用麻醉前用药，包括术前晚镇静安眠药。手术日晨最好使患者处于嗜睡状态，以消除手术恐惧。麻醉前用药不足的患者其交感神经处于兴奋状态，可导致心动过速等心律失常，同时后负荷增加和左心负担加重，严重者可因之诱发急性肺水肿和心绞痛，从而失去手术机会。一般麻醉前可用吗啡 0.2 mg/kg，东莨菪碱 0.3 mg；如若患者心率仍快，麻醉后可再给东莨菪碱。

(二)麻醉前考虑

1.二尖瓣狭窄手术

(1)防止心动过速，否则舒张期缩短，左室充盈更减少，心排血量将进一步下降。

(2)防止心动过缓，因心排血量需依靠一定的心率来代偿每搏输出量的不足，若心动过缓，血压将严重下降。

(3)避免右侧压力增高和左侧低心排血量，否则心脏应变能力更小，因此对用药剂量或液体输入量的掌握必须格外谨慎。

(4)除非血压显著下降，一般不用正性肌力药，否则反而有害；有时为保证主动脉舒张压以维持冠脉血流，可适量应用血管加压药。

(5)房颤伴室率过快时,应选用洋地黄控制心率。

(6)保持足够的血容量,但又要严控输入量及速度,以防肺水肿。

(7)患者对体位的改变十分敏感,应缓慢进行。

(8)术后常需继续一段时间呼吸机辅助通气。

2.二尖瓣关闭不全手术

(1)防止高血压,否则反流增加,可用扩血管药降低外周阻力。

(2)防止心动过缓,否则反流增多。

(3)需保证足够血容量。

(4)可能需要用正性肌力药支持左室功能。

3.主动脉瓣狭窄手术

(1)血压下降时,可用血管收缩药维持安全的血压水平。

(2)除非血压严重下降,避免应用正性肌力药。

(3)避免心动过缓,需维持适当的心率以保证冠脉血流灌注。

(4)避免心动过速,否则增加心肌氧需而形成氧债。

(5)保持足够血容量,但忌过量。

(6)对心房退化或丧失窦性心律者应安置起搏器。

4.主动脉瓣关闭不全手术

(1)防止高血压,因可增加反流。

(2)防止心动过缓,否则可增加反流和心室容量及压力,同时降低舒张压而减少冠脉供血。

(3)降低周围阻力,以降低反流量。

(4)需保证足够的血容量。

5.多瓣膜病或再次瓣膜置换手术

(1)麻醉诱导应缓慢,用芬太尼较安全,需减量慎用吸入麻醉药。

(2)因粘连重,手术困难,出血较多,需维持有效血容量。

(3)心脏复苏后多数需正性肌力药及血管扩张药支持循环。

(4)注意维持血清钾在正常浓度,预防心律失常。

(5)术后约1/3患者需安置心脏起搏器。

6.带起搏器手术患者

对瓣膜病合并窦性心动过缓、房室传导阻滞患者,术前多已安置起搏器;对部分双瓣置换或再次瓣膜置换手术患者也需安置起搏器;某些先天性心脏病如二尖瓣关闭不全、法洛四联症等手术也需安置起搏器。起搏器可受到外界的干扰和影响,包括非电源及电源因素。非电源因素如血液酸碱度、血内氧分压及电解质变化,都影响起搏阈值。电源因素如雷达、遥测装置、高频装置等电磁波的干扰。术中应用电烙是常规止血方法,对已安置起搏器的患者术中原则上应避用电烙止血,以防发生心室颤动或起搏器停止工作,但不易做到,故需加强预防措施:①手术全程严密监测心电图,尤其在使用电烙时需提高警惕。②开胸过程或安置起搏器前仔细充分止血,以减少以后使用电烙的次数。③使用电烙前暂时关闭或移开起搏器,尽量缩短电烙的时间。④万一发生心律失常,首先停用电烙,如仍不恢复则心内注药,按摩心脏,电击除颤。

(三)麻醉药物选择

镇痛安眠药、吸入麻醉药及肌肉松弛药对心脏及血管都产生各自不同的作用。对瓣膜病患者选择麻醉药物应作全面衡量,考虑以下几方面问题:①对心肌收缩力是抑制还是促进。②对心率是加快还是减慢;某些病例因心率适度加快而可增加心排血量;心率减慢对心力衰竭、心动过速或以瓣膜狭窄为主的病例可能起到有利作用,但对以关闭不全为主的瓣膜病则可增加反流量而降低舒张压,增加心室容量和压力,使冠状动脉供血减少。③是否扰乱窦性心律或兴奋异位节律点,心律失常可使心肌收缩力及心室舒张末期容量改变,脑血流及冠状血流出现变化,见表4-6。④对前负荷的影响,如大剂量吗啡因组胺释放使血管扩张,前负荷减轻,对以关闭不全为主的瓣膜病则可能引起低血压;对以狭窄为主的瓣膜病也应维持一定的前负荷,否则也可因左室充盈不足而减少心排血量。⑤用血管收缩药增加后负荷,对以关闭不全为主的瓣膜病可引起反流增加和冠脉血流减少,从而加重病情,此时用血管扩张药降低后负荷有利于血压的维持。⑥对心肌氧耗的影响,如氯胺酮可兴奋循环,促进心脏收缩及血压升高,但增加心肌氧耗,选用前应衡量其利弊。

表 4-6　心律失常对脑血流及冠状血流影响

	减少脑血流量(%)	减少冠脉血流量(%)
房性或室性期前收缩	8～12	5～25
室上性心动过速	14	35
心房颤动伴室率快	23	40
室性心动过速	40～75	60

三、麻醉管理

(一)麻醉诱导

瓣膜病患者都有明显的血流动力学改变和心功能受损,麻醉诱导必须谨慎操作,要严密监测桡动脉直接测压、心电图和脉搏血饱和度。选择诱导药以不过度抑制循环、不影响原有病情为前提:①对轻及中等病情者可用地西泮、咪达唑仑、依托咪酯、芬太尼诱导;肌松剂可根据患者心率选择,心率不快者可用泮库溴铵,心率偏快者用阿曲库铵、哌库溴铵。②对病情重、心功能Ⅲ～Ⅳ级患者,可用羟丁酸钠、芬太尼诱导,不用地西泮,因可引起血压下降。③对心动过缓或窦房结功能差者,静脉注射芬太尼或羟丁酸钠可能加重心率减慢;对主动脉瓣关闭不全患者可引起血压严重下降,也影响冠状动脉供血而发生心律失常,因此可改用小剂量氯胺酮诱导,对维持血压和心率较容易。④最好应用气相色谱 质谱仪检测血中芬太尼浓度。我们曾用诱导剂量芬太尼20 μg/kg和泮库溴铵 0.2 mg/kg,即使不用其他辅助药也能满意完成诱导,注入后1分钟测得的血芬太尼浓度为 52.6 ng/mL。据报道,血芬太尼浓度≥15 ng/mL 时,血压升高及心动过速的发生率小于50%。

(二)麻醉维持

麻醉维持可采用以吸入麻醉为主,或以静脉药物为主的静吸复合麻醉:①对心功能差的患者以芬太尼为主,用微量泵持续输注,或间断单次静脉注射用药。②对心功能较好者,以吸入麻醉药为主,如合并窦房结功能低下者可加用氯胺酮。③诱导持续吸入 1% 恩氟烷,有学者曾采用NORMAC吸入麻醉药浓度监测仪观察,1 小时后呼出气恩氟烷浓度平均0.61%,吸入 2 小时后平均 0.71%;CPB 前平均 0.77%,CPB 结束时平均仅 0.12%,此时临床麻醉深度明显减浅。如果采用芬太尼 50 μg/kg 复合吸入异氟烷麻醉,并采用膜肺 CPB(45±8.9)分钟,异氟烷的排出浓度低于 0.1%。提示采用膜肺排出异氟烷的速度远较鼓泡式肺者为缓慢。④在静脉注射芬太尼 20 μg/kg 诱导后,血芬太尼浓度立即达到 52.6 ng/mL,随后用微量泵持续输注芬太尼,劈胸骨前血芬太尼浓度为 23.6~24.1 ng/mL,转流后降为(3.6±0.8) ng/mL,较转流前下降 72%。可见无论吸入麻醉药或静脉麻醉药,经体外转流后其血内浓度都急剧下降,提示麻醉减浅。因此,在体外转流前、中、后应及时加深麻醉,静脉麻醉药可直接注入 CPB 机或经中心静脉测压管注入;吸入麻醉药可将氧气通过麻醉机挥发罐吹入人工肺。

(三)减少术中出血措施

瓣膜置换手术的出血量往往较多,应采取减少术中出血措施,尽量少用库血。①测试单瓣置换手术的库血输注量平均 860 mL,如果施行自体输血,平均仅需库血 355 mL;双瓣置换手术需输库血平均 1 260 mL,如果施行自体输血,平均仅需库血 405 mL。②如果采用自体输血结合术中回收失血法,则库血输注量可更减少。在麻醉后放出自体血平均每例(540±299)mL,术中回收出血,再加 CPB 机余血经洗涤后回输,平均每例输注自体血(777±262)mL,围术期输注库血量可减少 52.5%。③CPB 前及中应用抑肽酶,也可显著减少术中出血,效果十分明显。

四、术后急性循环衰竭并发症

复杂心脏 CPB 手术后,容易突发急性心脏功能衰竭或血容量急剧减少,循环难以维持,患者生命难以保证,其中严密监测、尽早发现、抓紧抢救是手术成功的关键。

(一)CPB 手术后的临床监测与早期诊断

对下列临床监测情况需高度重视:①精神状态异常,表现为烦躁、躁动、精神恍惚、反应淡漠甚至昏迷。②肢体紧张度异常或瘫痪。③皮肤颜色变暗甚至青紫。④心电图示心率减慢或心律失常,甚至呈等电位直线。⑤尿量减少或无尿。⑥动脉压急剧下降或脉压很小,需首先排除测压管道不通畅、凝血或误差等情况。⑦中心静脉压突然降低或严重升高,需首先排除液体未输入或输入过多过速。⑧检查心脏起搏器或辅助循环装置的工作是否正常,排除其故障。⑨胸腔引流液突然急剧增加,鉴别引流液性质是否与血液接近。⑩血红蛋白浓度明显下降;血清钾很低或很高;血气 pH 下降,呼吸性或代谢性酸中毒;ACT 显著延长等。

(二)急性循环衰竭的抢救措施

心搏骤停或严重心低排综合征的临床表现为无脉搏、无呼吸、无意识状态,提示血液循环已停止,全身器官无灌流,首先大脑受到缺血严重威胁。因此,必须采取紧急抢救措施,包括:①尽早心肺复苏(CPR),施行有效胸外心脏按压、人工呼吸及应用针对性药物。②主动脉内球囊反搏(IABP),常用于瓣膜术后急性心低排综合征,以支持心脏充盈,减少心肌氧需,增加冠脉灌注,从而改善血流动力学及心肌供血。尽早开始是抢救成功的关键。③急症体外循环再手术,常用于瓣膜术后出血,常见左房顶破裂,左室后壁破损,瓣周漏、卡瓣等情况。有学者在 1984—1995 年期间共施行 CPB 手术 18 513 例,其中急症 CPB 抢救手术 130 例,占 0.7%。Rousou 在 1988—1993 年间 3 400 余例 CPB 手术中,有 16 例急症 CPB 抢救再手术,存活率 56.3%,以往 13 例只施行 CPR 抢救,存活率仅 15.4%。提示及时采用 CPB 再手术抢救可明显提高生存率。④在心脏或肺脏功能严重衰竭时,应用体外膜肺氧合(ECMO)抢救具有明显提高生存的效果,可使肺脏和心脏做功减少,全身供血恢复,不致缺氧,文献有使用 ECMO 长达 1 个多月而获得成功的报道。

(王　鹏)

第三节　冠心病手术的麻醉

一、病理生理简述

因冠状动脉粥样硬化及冠状动脉痉挛引起的缺血性心脏病,简称冠心病,我国 40 岁以上人群中的患病率为 5%～10%。

(一)心脏代谢的特点

(1)心肌耗氧量居全身之冠,静息时可达 7～9 mL/(100 g·min)。

(2)冠脉血流量大,静息时成人 60～80 mL/(100 g·min),最高达 400 mL/(100 g·min)。

(3)毛细血管多,与心肌纤维比例达 1:1。

(4)心肌富含肌红蛋白,每克心肌含 1.4 mg,从中摄取大量氧。

(5)心肌富含线粒体,对能量物质进行有氧氧化而产生 ATP,当心肌耗氧量增加时,氧摄取率并不增加,而是靠增加冠脉血流量来补充氧,如果后者未能相应增加,即可出现心肌缺氧;心肌也可从脂肪酸、葡萄糖、乳酸等获取部分能量物质。

(6)一旦心肌缺血,供应心脏的血流不能满足心肌代谢需要时即可引起代谢紊乱,主要是高能磷酸化合物生成明显减少,而代谢中间产物在心肌中堆积,从而引起心肌损伤。

(二)心肌氧供需失衡

冠状动脉粥样硬化以及各种原因引起冠状动脉损伤时,冠状动脉狭窄、血栓形成、血流受阻、血流量下降、含氧量下降。增加心肌耗氧的因素如下:①心率加快,增快次数愈多,耗氧量愈大,且因心室舒张期缩短,可影响血液充盈和心肌灌注。②心肌收缩力增强,耗氧量增加。③心室壁收缩期或舒张期张力增加,都使氧耗量上升。

(三)冠心病心肌功能、代谢与形态改变

(1)冠脉供血不足区域的局部可表现收缩期膨出,由此降低心功能。缺血时间越长,膨出范围越扩大,心肌收缩舒张越降低,可致心泵功能减弱,心排血量减少,严重者出现心力衰竭;95%心肌梗死局限于左室的某部位,承受收缩期高压力和较大的血流剪切应力冲击。

(2)心肌缺血时,心肌高能磷酸化合物减少,缺血 15 分钟时 ATP 下降 65%,缺血 40 分钟时下降 90%以上;同时细胞膜离子通透性改变,K^+ 外流,Ca^{2+}、Na^+、Cl^- 等内流入细胞,导致膜电位消失。

(3)心肌坏死时,心肌细胞内的各种酶释入血循环;其中心肌肌钙蛋白(cTn)与 CK-MB 是心肌梗死标志物,尤其是 cTn 具有高度灵敏性和特异性。据此,可对心肌梗死做出确诊。心肌肌钙蛋白 I(cTnI)可在 3～6 小时从血中检出,持续 7～10 天;心肌肌钙蛋白 T(cTnT)在 6 小时检出,敏感性稍差,持续 10～14 天。CK-MB 是心肌坏死的早期标志物,在梗死发生 4 小时内其水平升高,峰值出现在 18～24 小时,3～4 天恢复正常。CPK 正常值上限为总 CPK 的 3%～6%;6～9 小时的敏感性可达 90%,24 小时后敏感性接近 100%。

(4)传统血清酶化验包括谷氨酸酰乙酸转氨酶(SGOT,SGPT),乳酸脱氢酶(LDH),肌酸激酶(CK)等;血脂代谢检查包括胆固醇、低密度脂蛋白和高密度脂蛋白等,均证明与冠心病的发病

与程度密切相关。冠心病发病率和病死率与胆固醇含量高、低密度脂蛋白含量高及高密度脂蛋白含量低呈正相关。此外,乳酸产生增多可出现心肌酸中毒、糖酵解增强和脂肪氧化障碍,也有诊断价值。

(5)心肌缺血时,心肌细胞线粒体肿胀,出现无定形致密颗粒、肌膜破裂、胞核溶解和消失、心肌坏死。根据缺血程度心肌细胞坏死可表现为可逆或不可逆性变化。病理可分心肌透壁性梗死和非透壁性梗死,后者仅累及心内膜下层。

(四)心肌梗死过程中的并发症

(1)心律失常检出率64.3%,包括各种心律失常,如室上性、室性心动过速,房性、室性心动过缓,以及一度至三度房室传导阻滞。

(2)心功能不全的程度取决于梗死面积大小。梗死面积占左室心肌25%以上者,20%~25%可出现心力衰竭;梗死面积≥40%可出现心源性休克,发生率10%~15%。

(3)心脏组织破损可能在心肌梗死后1周发生,常见室间隔穿孔,多数因前降支闭塞引起,因右冠状动脉及左旋支闭塞也可引起。室间隔穿孔尤其在老年合并高血压者,突然的左向右分流可导致血流动力学骤变,左心负荷增加而发作急性肺水肿甚至左心衰竭。如因右冠脉后降支供血不足,由其单独供血的后内侧乳头肌可发生断裂,从而引起急性二尖瓣严重反流,发生率25%~50%,死亡率48%。

(4)室壁瘤可因心肌梗死区的心肌收缩力降低,或愈合期纤维组织替代心肌组织,在心脏收缩压力的作用下梗死区组织膨出而形成室壁瘤,发生率10%~38%,可能继发室壁瘤破裂,好发部位在左室前壁或心尖侧壁,如果破口小或有血栓与心包粘连,可形成假性室壁瘤。

(5)由心肌梗死区内膜面可出现血栓形成,多见于前壁和心尖部梗死病例,常于心肌梗死后10天内发生;血栓脱落可引起脑动脉、肺动脉、肢体及内脏血管栓塞,发生率为5%左右。

(6)心脏破裂可因急性心脏压塞而猝死,占心肌梗死死亡率的3%~13%,常发生在心肌梗死后1~2周,好发部位在左室前壁下1/3处。

二、术前评估与准备

(一)临床征象与检查

(1)手术前应了解患者的心理状态、对手术的理解程度与疑虑问题;属何种精神类型,乐观开朗与悲观脆弱对术后康复有密切关系。手术可诱发精神失常,冠心病手术也不例外,何况还有CPB的不利因素。1999年调查398例CPB手术,术后第1天的神经精神并发症总发病率为35.4%,术后10天仍有5.5%。398例中,101例为冠心病手术,占25.4%,术后第1天发生神经精神并发症者为45.5%,10天为7.9%,且其严重程度远比先心病和瓣膜病者为高。

(2)心脏功能评估可按常规分级:Ⅰ级,体力活动不受限,一般活动无症状;Ⅱ级,一般活动引起疲劳、心悸、呼吸困难或心绞痛,休息时感觉舒适;Ⅲ级,轻活动即感心悸、呼吸困难、心绞痛,休息后缓解;Ⅳ级,休息时也有症状或心绞痛。

(3)在常规12导联心电图中,心肌梗死可出现有Q波及无Q波两种特征:有Q波提示透壁性心肌梗死,无Q波表示为非透壁性或心内膜下心肌梗死;T波、ST-T段及R波常出现改变,或呈传导异常。但心电图在相当一部分心肌梗死患者仍属正常,因此不能完全根据心电图改变来判断病情。

(4)射血分数(EF):有整体射血分数和局部射血分数之分。整体射血分数指左室或右室收缩期射出的血量占心室舒张末期容量的百分比,是临床常用的心功能指标,主要反映心肌收缩力,在心功能受损时它比心排血量指标敏感。成人正常左室射血分数(LVEF)为 $60\%\pm7\%$,右室射血分数(RVEF)为 $48\%\pm6.0\%$。一般认为 LVEF<50% 或 RVEF<40% 即为心功能下降。心肌梗死患者若无心力衰竭,EF 多在 $40\%\sim50\%$;如果出现症状,EF 多在 $25\%\sim40\%$;如果在休息时也有症状,EF 可能<25%。EF 可通过左室导管心室造影获得,也可通过超声心动图、核素心脏池造影、超高速 CT 和磁共振检查获得。

(5)心脏舒张功能是心室耗能量的主动过程,用心室顺应性表示。左室舒张功能失调是冠心病早期征象,先于收缩功能减退出现,对了解心功能有帮助,可通过多普勒超声和核素检查,或左心导管检查获得。

(6)冠状动脉造影:目前还是最为重要的诊断手段,可提供明确而具体的病变程度和部位。通过计算血管直径可了解其截面积(狭窄程度)。如血管直径减少 50%,其截面积减少 75%;直径减少 75%,截面积减少达 94%。

(7)X 线检查:可了解肺部及心脏扩大等情况。心脏扩大者,70% 以上患者的 EF<40%。

(8)心肌梗死后血液生化标志物:在近年已采用以蛋白质量为主的检测,取代了以往以酶活性为主的检测。

(二)手术危险因素

影响手术效果的危险因素如下:①年龄大于 75 岁。②女性,冠脉细小,吻合困难,影响通畅率。③肥胖。④EF<40%。⑤左冠状动脉主干狭窄>90%。⑥术前为不稳定性心绞痛、心力衰竭。⑦合并瓣膜病、颈动脉病、高血压、糖尿病、肾及肺疾病。⑧心肌梗死后 7 天内手术。⑨PTCA后急症手术。⑩再次搭桥手术或同期施行其他手术。

(三)术前治疗与用药检查

据统计,自 1974—1997 年共施行冠心病搭桥手术 1 401 例,其中术前并存陈旧性心肌梗死者占66.9%;吸烟及肺功能低下占 49.7%;高血压占 47.1%,糖尿病占 12.2%。冠心病搭桥手术前应对这些并存症予以积极治疗和准备。

(1)重点保护心肌功能,保证心肌氧供需平衡,避免心绞痛发作。常用药物如下:①硝酸酯类,如硝酸甘油。②钙通道阻滞剂,如硝苯地平(心痛定)、尼卡地平、尼莫地平、地尔硫草(合心爽),维拉帕米(异搏定)等。③β肾上腺素能受体阻断药,如普萘洛尔(心得安)、美托洛尔、艾司洛尔等。

(2)术前对中、重度高血压患者应采取两种以上降压药治疗,包括利尿剂、β受体阻断剂、钙通道阻滞剂、血管紧张素转换酶抑制剂、α受体阻断剂等,应一直用到手术前,不宜突然停药,否则反可诱发心肌缺血、高血压反跳和心律失常。

(3)糖尿病患者:在我国因冠心病而死亡者占 22.9%,比非糖尿病的冠心病患者高 $5\sim10$ 倍。糖尿病合并高血压者约有 50% 并存自主神经病态,使心脏对血管容量变化的代偿能力降低,临床表现心血管系不稳定。①糖尿病主要有两型:胰岛素非依赖型糖尿病,可通过控制饮食或服降糖药治疗,但术前 12 小时应停止服药;胰岛素依赖型糖尿病,术前需用胰岛素治疗,手术治疗的标准为无酮血症酸中毒,尿酮体阴性,空腹血糖小于 11.1 mmol/L(200 mg/dL),尿糖阴性或弱阳性,24 小时尿糖定量 $5\sim10$ g。采用胰岛素治疗者应尽量避免 β受体阻断药,否则可因 α受体兴奋反而抑制胰岛素分泌,糖耐量更趋异常,诱发或加重低血糖反应。②高血糖可使缺血性脑损伤恶化,增加糖尿病手术患者的死亡率。缺血细胞以葡萄糖无氧代谢为底物,产生大量乳酸,使细胞 pH 下降,使细胞膜损伤增大。高血糖可影响伤口愈合,影响白细胞的趋化、调整和吞噬作用,术后康复受影响。③术前、术中及术后应重复检查血糖,根据血糖值给胰岛素:胰岛素$(IU/h)=$血糖$(mg/dL)\div150$。也可先用微量泵按 5% 葡萄糖 1.0 mg/(kg·min)(相当于1.2 mL/(kg·h))输注,然后根据血糖测定值加用相应的胰岛素(表 4-7)。此外,每输入 1 L 葡萄糖液加入 KCl 30 mmol,以补偿钾的细胞内转移。输注胰岛素前先冲洗输液管道以减少管道吸收胰岛素,保证剂量准确。④长期应用鱼精蛋白锌胰岛素的糖尿病患者,CPB 术后应用鱼精蛋白时有可能发生变态反应,重者甚至死亡。因此,应先用小剂量鱼精蛋白拮抗试验,即将鱼精蛋白 1~5 mg 缓慢在 5 分钟以上注入,观察无反应后再缓慢注入预计的全量。

表 4-7　糖尿病患者调整胰岛素标准

血糖值(mg/dL)	胰岛素输入量[IU/(kg·h)]	血糖值(mg/dL)	胰岛素输入量[IU/(kg·h)]
200~250	0.015	300~350	0.045
250~300	0.030	350~400	0.060

注:1 mg/dL=0.055 mmol/L

(4)对吸烟者,术前应禁烟 2 个月以上。如果合并呼吸系感染,先积极治愈后再手术。

(5)冠心病患者常长期使用一系列治疗药物,术前应进行检查。①服用阿司匹林或含阿司匹林药者,术前 1 周应停止使用,以免手术中渗血加剧。②术前必须抗凝者,改用肝素一直到术前。③术前洋地黄治疗者,除合并心动过速不能停药外,最好在术前 12 小时停用。④长期使用利尿药者,最好在术前数天起停药,以便调整血容量及血钾。⑤口服降糖药者,至少自术前 12 小时起停药。⑥慢性心力衰竭或肝脏淤血者,常缺乏凝血因子,术前给予维生素 K 或新鲜冷冻血浆补充。

三、麻醉管理

(一)麻醉原则

用于冠心病手术的麻醉药应具备以下特点:不干扰血流动力学、不抑制心肌、不引起冠状动脉收缩,不经肺、肝、肾脏排出,无毒性,麻醉起效快、消失也快,兼有术后镇痛作用,但目前尚无完全符合上述特点的麻醉药。因此,需严格掌握冠心病麻醉特点(即保持氧供耗平衡,避免氧供减少,氧耗增加),采取合理复合用药原则来完成手术。有学者观察到,冠脉搭桥患者进手术室时的心肌缺血发生率为 28%~32.5%,麻醉诱导期为 46%~48%,心肺转流前为 39.3%,转流后为32.1%。提示掌握冠脉搭桥手术的麻醉具有相当的困难性。

(二)麻醉前用药

对冠心病患者必须尽量做到减轻其恐惧不安心理,给予安慰和鼓励,以防血压升高、心率加快甚至诱发心绞痛。术前晚睡前应给催眠药。术日晨可用地西泮 5~10 mg 口服,或咪达唑仑 5~10 mg 肌内注射,吗啡 0.05~0.2 mg/kg 和东莨菪碱 0.2~0.3 mg 肌内注射。对心脏储备能力低下的患者吗啡用量应适当减少。东莨菪碱需慎用于 70 岁以上老人,因可能引起精神异常。术前尚需根据病情给予抗高血压药、抗心绞痛药如阿替洛尔、异山梨酯、合心爽、硝酸甘油等。

(三)CPB 冠脉搭桥手术的麻醉

患者平卧变温毯手术床,面罩吸氧,安置心电图、脉搏氧饱和度、桡动脉测压、中心静脉压等监测。必要时做肺动脉插管监测。

(1)麻醉诱导药可选用咪达唑仑、地西泮、依托咪酯、芬太尼等。单纯吸入麻醉药或静脉麻醉药往往不能减轻围术期应激反应,加用芬太尼可弥补此缺陷,用量为 $10\sim20\ \mu g/kg$。应用较大剂量芬太尼的同时或先后,应注射肌松药,以防胸腹肌僵直不良反应。肌松药常用哌库溴铵(阿端),维库溴铵等。

(2)如果手术在小切口或胸腔镜下施行,要经右颈内静脉置入两个带球囊导管,一个为术中施行冠状静脉窦逆灌心停跳液使用;另一个插入肺动脉供监测压力用;麻醉维持可用较大剂量芬太尼 $20\sim40\ \mu g/kg$,辅以异丙酚微量泵持续输注或间断静脉注射,或再吸入低浓度异氟烷或恩氟烷。随着体外转流时间延长,往往血压逐渐升高,可经心肺机或中心静脉管注射地西泮、异丙酚、氯胺酮、乌拉地尔、尼卡地平或其他短效降压药处理。

(3)观察发现:在 CPB 手术中的血流动力学可维持平稳,但 CPB 中及后的机体氧代谢有明显改变,表现氧耗上升、氧摄取率和乳酸浓度明显升高,脑氧饱和度明显低,这与非生理性灌注 CPB 带来的应激反应和炎症反应有关。

(4)在停 CPB 后常出现心率加快、心排血量增加、氧供氧耗与氧摄取率都明显上升,乳酸浓度继续升高,提示机体尚处于氧债偿还阶段。因此,冠心病搭桥 CPB 手术前后必须保证足够的通气和供氧,维持满意的血压,停 CPB 后及时恢复血红蛋白浓度和血细胞比容,保证足够的血容量,维持中心静脉压平稳,需要时应用硝酸甘油,以维护心脏功能。

(四)非 CPB 下冠脉搭桥手术的麻醉

1967 年,非 CPB 下左乳内动脉与左前降支搭桥手术获得成功,由于其操作技术较难、手术条件要求较高,开展较缓慢,直到 20 世纪 90 年代中期随着手术技术和器械条件等的进步,非 CPB 下搭桥手术今已有迅速发展。北京阜外医院在 1996 年完成首例非 CPB 搭桥手术,其麻醉处理与 CPB 搭桥手术者基本相同:①以静吸复合或静脉复合麻醉为主,由于无 CPB 刺激,芬太尼用量可减少,总量 $5\sim30\ \mu g/kg$,辅以吸入低浓度麻醉药或静脉短效麻醉镇痛药。②为手术游离乳内动脉方便,有时需用双腔支气管插管施行术中单肺通气。③以往为提供心跳缓慢的手术操作条件,常用腺苷、钙通道阻滞剂或 β 阻断药,以控制心率在 $35\sim60$ bpm;如今已采用心脏固定器,而不再需要严格控制心率,由此提高了麻醉安全性。④手术在吻合血管操作期间往往都出现血压下降,以吻合回旋支时最为明显。⑤搭右冠状动脉桥时常出现心率增快,同时肺毛细血管楔压上升,中心静脉压增高,左、右心室每搏做功指数减少,提示左及右室功能减弱,需应用 α 肾上腺素受体激动剂如去氧肾上腺素或去甲肾上腺素等调整血压,但乳酸含量仅轻微增高,脑氧饱和度无明显变化。提示非 CPB 手术中的氧代谢紊乱和缺氧程度比 CPB 手术者轻,术毕可早期拔管。⑥有学者采用硬膜外麻醉-全麻联合麻醉,认为可阻断心胸段交感神经,利于减轻应激反应,减少全麻药用量,且又可施行术后镇痛,但应注意有发生硬膜外血肿的可能。⑦近年在非 CPB 下还开展 CO_2 激光、钬激光和准分子激光穿透心肌打孔再血管化术,使心腔内血液经孔道灌注心肌以改善缺氧。主要适用于因冠脉病变严重无法接受冠脉搭桥手术者、PTCA 者、全身状况很差者,或作为冠脉搭桥手术的一种辅助治疗。

(五)危重冠心病患者的辅助循环

冠心病患者心脏功能严重受损时,需依靠辅助循环措施,以减少心脏做功,提高全身和心肌供血,改善心脏功能,使用率为 $1\%\sim4\%$。北京阜外医院自 1974—1998 年共施行冠脉搭桥手术 1 704 例,其中 25 例(1.5%)术后需行左心机械辅助(22 例为左心辅助+IABP,3 例为单纯左心辅助),辅助时间最短 30 分钟,最长 72 小时,平均(568±918)分钟。经辅助循环后 19 例(76%)

脱离 CPB 机,其中 12 例(48%)出院。辅助循环的成功主要取决于其应用时机,以尽早应用者效果好。适应证为术前心功能不全,严重心肌肥厚或扩张;术中心肌缺血时间>120 分钟;术终心脏指数<2.0 L/(m² · min);术终左房压>2.7 kPa(20 mmHg);术终右房压>3.3 kPa(25 mmHg);恶性室性心律失常;术终不能脱离 CPB。

常用的辅助循环方法有以下几种:①主动脉内球囊反搏(IABP),为搭桥手术前最常用的辅助循环措施,适用于术前并存严重心功能不全、心力衰竭、心源性休克的冠心病患者,由此可为患者争取手术治疗创造条件。将带气囊心导管经外周动脉置入降主动脉左锁骨下动脉开口的远端,导管与反搏机连接后调控气囊充气与排气,原理是心脏舒张期气囊迅速充气以阻断主动脉血流,促使主动脉舒张压升高,借以增加冠脉血流,改善心肌供氧;心脏收缩前气囊迅速排气,促使主动脉压力、心脏后负荷及心排血阻力均下降,由此减少心肌耗氧。②人工泵辅助有滚压泵、离心泵两种。滚压泵结构简单,易于操作,比较经济,缺点是细胞破坏较严重,不适宜长时间使用。离心泵结构较复杂,但细胞破坏少,在后负荷增大时可自动降低排出量,生理干扰较轻,适用于较长时间使用,但也只能维持数天。③心室辅助泵有气驱动泵和电动泵两型。气驱动型泵流量大,适于左、右心室或双心室辅助,但泵的体积大,限制患者活动。近年逐渐采用可埋藏型电动型心室辅助泵,如 Heartmate(TCI)和 Nevacor,连接在心尖以辅助左心功能。④常温非 CPB 搭桥手术中,有时出现心率太慢和血压太低而经药物治疗无效者,可继发循环衰竭,此时可采用微型轴流泵,根据阿基米德螺旋原理采用离心泵驱动血液以辅助循环,常用 Hemopump 和 Jarvik 泵。在轴流泵支持下施行常温冠脉搭桥手术,可比 CPB 下手术的出血少,心肌损伤轻。轴流泵的优点是用患者自体肺进行血液氧合;不需要阻断主动脉;不存在缺血再灌注损伤;降低心脏负荷,减少心肌耗氧,增加心肌血流,增强心肌保护;减少肝素用量,减少手术出血。但轴流泵本身在目前尚需继续探索和改进。

四、术后管理

(一)保证氧供

(1)维持血压和心脏收缩功能,必要时辅用小剂量儿茶酚胺类药。同时保证足够的血容量,使 CVP 维持满意水平。应用小剂量硝酸甘油,防止冠脉痉挛和扩张外周血管。

(2)维持血红蛋白浓度,手术顺利者维持 8 g/dL 和血细胞比容 24% 水平,可不影响氧摄取率、混合静脉血氧张力及冠状窦氧张力。但在:①心功能不全,无力提高心排血量或局部血流。②年龄>65 岁。③术后出现并发症而增加机体耗氧。④术后需机械通气辅助呼吸等严重情况时,血红蛋白浓度应维持 10 g/dL 和血细胞比容 30% 或更高。

(3)维持血气及酸碱度正常,充分供氧,监测 pH,调整呼吸机参数使血气达到正常水平。积极治疗酸中毒、糖尿病及呼吸功能不全。

(二)减少氧耗

(1)保持麻醉苏醒期平稳,避免术后期过早减浅麻醉,应用镇静镇痛药以平稳渡过苏醒期。

(2)预防高血压和心动过速,针对性使用 α 受体阻断剂,β 受体阻断剂,钙通道阻滞剂等短效药。如果仍出现血压升高,试用小剂量硝普钠,但应注意术后患者对硝普钠较敏感,需慎重掌握剂量。心率以控制在小于 70 bpm,其心肌缺血率约为 28%,而心率高于 110 次/分者则可增至 62%。

(三)早期发现心肌梗死

冠脉搭桥患者围术期心肌缺血率为 $36.9\%\sim55\%$，其中 $6.3\%\sim6.9\%$ 发生心肌梗死。临床上对小范围局灶性心肌梗死不易被发现；大范围者则引起低心排血量综合征或重度心律失常，其中并发心源性休克者占 $15\%\sim20\%$，病死率达 $80\%\sim90\%$；并发心力衰竭者为 $20\%\sim40\%$。早期发现心肌梗死具有重要性，其诊断依据有以下几点。①主诉心绞痛：无原因的心率增快和血压下降。②心电图出现 ST 段及 T 波改变，或心肌梗死图像。③心肌肌钙蛋白(cTn)、CK-MB、肌红蛋白(Myo)、核素扫描 ^{99m}Tc-焦磷酸盐心肌热区心肌显像可支持早期心肌梗死的诊断，有重要价值。

(四)术后镇痛

心脏手术后创口疼痛不仅患者痛苦，更可引起机体各系统一系列病理生理改变，例如：①患者取强迫体位，导致肌肉收缩，肺活量减少，肺顺应性下降，通气量下降，容易缺氧和 CO_2 蓄积。②患者不能有效咳嗽排痰，易诱发肺不张和肺炎。③患者焦虑不安、精神烦躁、睡眠不佳，可使体内儿茶酚胺、醛固酮、皮质醇、肾素-血管紧张素系统分泌增多，引起血管收缩、血压升高，心率加快、心肌耗氧增加；还可引起内分泌变化，使血糖上升，水钠潴留、排钾增多。④引起交感神经兴奋，使胃肠功能抑制，胃肠绞痛、腹胀、恶心、尿潴留等。综上所述，对冠脉搭桥手术后施行镇痛具有极重要意义。

临床习用肌内注射吗啡施行术后镇痛，存在不少缺点需要改进。1999 年 Loick 等报道70 例搭桥手术后，用三种术后镇痛方法(25 例用硬膜外腔给镇痛药，24 例用静脉持续输注镇痛药，21 例用常规肌内注射吗啡法)作为对照，以血流动力学、血浆肾上腺素、去甲肾上腺素、氢皮质酮，心肌肌钙蛋白 T、心肌酶和心电图等作为观察指标，比较其心脏缺血发生率，对照组＞70%，静脉持续镇痛组 40%，硬膜外镇痛组为 50%，提示镇痛组的各指标变化均明显低于对照组，证明术后镇痛可减少心肌缺血改变，提高冠心病手术疗效。近年开展芬太尼或吗啡患者自控镇痛(PCA)法，患者根据自己的感受而按需用药，用药量减小，效果更好。

(王　鹏)

第四节　缩窄性心包炎手术的麻醉

一、病情特点与估计

心包由脏层与壁层纤维浆膜构成，两层浆膜之间的腔隙称心包腔，内含 $15\sim25$ mL 浆液。心包可因细菌感染、毒性代谢产物、心肌坏死波及心外膜等原因而发生炎症，偶尔因外伤而引起炎症。

(1)心包感染的主要菌源为结核菌和化脓菌，有的在渡过急性感染期后逐渐演变为慢性缩窄性心包炎，其特点是渗出物机化、纤维性变；钙盐沉积于冠状沟、室间沟、右心室和膈面；两层心包粘合成一层坚实盔甲状的纤维膜，逐渐增厚形成瘢痕和钙化，厚度一般为 0.5 cm，重者可达1.0~2.0 cm。

(2)由于心脏长时间受坚硬纤维壳束缚和压迫，跳动受限，心肌可出现不同程度萎缩、纤维变性、脂肪浸润和钙化,收缩力减弱,舒张期心室充盈不全、心室压上升而容量减少,导致心排血量下降,脉压缩小,心脏本身和全身供血障碍,心率代偿加快。

(3)左心室受压可影响肺循环,出现肺淤血而通气换气功能下降。

(4)心脏腔静脉回血受阻,尤以腔静脉入口和房室环瘢痕狭窄者,回心血量严重受阻,可致上腔静脉压增高,头、面、上肢、上半身血液淤滞和浮肿;如果下腔静脉回流严重受阻时,腹腔脏器淤血肿大,下肢水肿胀,胸、腹腔渗液。

(5)临床症状:因病因不同、发病急缓、心脏受压部位和程度等不同而各异。如结核性缩窄性心包炎往往起病缓慢,但自觉症状进行性加重,同时有低热、食欲缺乏、消瘦等结核病症状,包括劳动时呼吸困难、全身无力、腹胀、下肢水浮肿,重症者出现腹水、全身情况恶化、消瘦、血浆蛋白减少、贫血、恶病质。

(6)体征:呈慢性病容或恶病质、面部水浮肿、黄疸或紫绀;吸气时颈静脉怒张,端坐呼吸;腹部膨隆、肝脏肿大压痛、漏出液性腹水;下肢凹陷性水肿、皮肤粗糙;心音遥远但无杂音,心前区无搏动,脉搏细速,出现奇脉(即脉搏在吸气时明显减弱或消失,是心脏舒张受限的特征)、血压偏低、脉压缩小,可测出吸气期血压下降,静脉压升高;叩诊胸部有浊音,漏出液性胸腔积液,呼吸音粗,有啰音。

(7)X线:心脏大小多无异常,心影外形边缘平直,各弓不显,心包钙化(占 15%～59%),心脏搏动弱或消失,上腔静脉扩张,肺淤血,胸腔积液约 55%。

(8)CT:可了解心包增厚程度。

(9)超声心动图:为非特异性改变,可见心包增厚,心室壁活动受限,下腔静脉及肝静脉增宽等征象。

(10)心电图:T 波平坦、电压低或倒置,QRS 低电压,可在多导联中出现;T 波倒置提示心肌受累,倒置越深者心包剥离手术越困难;常见窦性心动过速,也可见心房纤颤。其他检查有心导管、心血管造影、核素心肌灌注显像等检查。

二、术前准备

缩窄性心包炎为慢性病,全身情况差,术前应针对具体情况进行全面性积极纠正。特殊准备包括以下几方面。

(1)胸腔积液、腹水经药物治疗效果不显时,为保证术后呼吸功能,可在术前 1～2 天尽量抽尽胸腔积液;腹水也可在术前 1～2 天抽吸,但抽出量不宜过多,速度应避免过快,否则容易发生血压下降。术前抽出胸腹水,除改善通气功能外,还有防止心包缩窄一旦解除后,因胸腹水大量回吸入体循环而诱发急性心力衰竭的危险。

(2)对结核性心包炎首先抗结核病治疗,最好经 3～6 个月治疗待体温及血沉恢复正常后再手术。若为化脓性心包炎,术前应抗感染治疗,以增强术后抗感染能力。

(3)准备呼吸循环辅助治疗设施。特别对病程长,心肌萎缩,估计术后容易发生心脏急性扩大、心力衰竭者,应备妥机械呼吸机及主动脉球囊反搏(IABP)等设施。术中可能发生严重出血,或心室纤颤,需准备抢救性体外循环设备。

(4)备妥术中监测设备,包括无创动脉血压、心电图、脉搏血氧饱和度、呼气末 CO_2 等;必要时准备有创动脉血压、中心静脉压等监测。化验监测包括血气分析、血常规、血浆蛋白、电解质等,对围术期应用利尿剂者尤其重要,对维持血钾水平,预防心律失常和恢复自主呼吸有利。记录尿量、检验尿液,了解血容量和肾功能。

三、麻醉方法

缩窄性心包炎患者多数全身虚弱,麻醉前用药以不引起呼吸、循环抑制为准。术前晚及手术当天晨可给予镇静催眠药以充分休息。麻醉前 30 分钟一般可用吗啡 0.1 mg/kg 和东莨菪碱 0.2~0.3 mg 肌内注射。

(一)麻醉诱导

对缩窄性心包炎患者是极其重要的环节,由于血压偏低和代偿性心动过速,循环代偿功能已十分脆弱,处理不当可能猝死。因此,必须在严密监测血压、心电图下施行缓慢诱导方法,备妥多巴胺、去氧肾上腺素等药,根据当时情况随时修正麻醉用药处理方案。诱导前应尽早面罩吸氧;诱导必须掌握影响循环最小、剂量最小、注药速度最慢的原则,避免血压下降和心动过缓,可采用羟丁酸钠、依托咪酯或氯胺酮结合芬太尼诱导;肌松药以选用影响循环轻微而不减慢心率的药物,如泮库溴铵,借以抵消心动过缓,也可选用影响血压心率较小的阿曲库铵。

(二)麻醉维持

以采用对循环影响轻的芬太尼为主的静吸复合或静脉复合麻醉。对心功能较好的患者可在手术强刺激环节(如切皮、劈开胸骨或撑开肋骨)时,加吸低浓度异氟烷、七氟烷或地氟烷;肌松用泮库溴铵、哌库溴铵或阿曲库铵等维持。

(三)麻醉期管理

首先需严格管理液体入量;在心包完全剥离前执行等量输液或输血原则;待剥离开始至完成期间应及时改为限量输液原则,否则可因心包剥脱、心肌受压解除、腔静脉回心血量骤增而引起心脏扩大,甚至诱发急性心脏扩大、肺水肿、心力衰竭。因此,除严格控制液体入量外,有时还需及时施行洋地黄制剂及利尿药治疗。心包剥离过程中手术刺激可诱发心律失常,应立即暂停手术,静脉注射利多卡因治疗。如果血压偏低,采用微量泵持续输注小量正性肌力药。机械通气的潮气量避免过大,以防进一步阻碍回心血量而引起血压下降。

(四)手术结束后处理

手术结束后应保留气管插管在 ICU 继续机械通气,维持正常血气水平,控制输液输血量,继续强心、利尿,保护心脏功能,防止低钾、低钠,应用止血药以减少术后出血量。

(王　鹏)

第六章

胸外科麻醉

第一节 气管手术的麻醉

气管、支气管与隆突部位的疾病经常需要手术治疗。这些部位手术的麻醉有一定特殊性,麻醉医师必须了解该部位疾病的病理生理与手术特点,以制定麻醉计划。本节不包括气管切开手术的麻醉。

气管手术麻醉中应用的通气方式可总结为以下5种:①经口气管插管至病变气管近端维持通气。该法适于短小气管手术。由于气管导管的存在,吻合气管时手术难度增加。插入气管导管时对病变的创伤可能导致呼吸道急性梗阻。②间断喷射通气。经口插入细气管导管或手术中放置通气导管至远端气管或支气管行喷射通气。该法利于手术操作,但远端通气导管易被肺内分泌物阻塞,喷射通气还可能造成气压伤。③高频正压通气。该法与间断喷射通气类似。④体外循环。由于需要全身抗凝,可能导致肺内出血,现基本不用。⑤手术中外科医师协作在远端气管或支气管插入带套囊的气管导管维持通气。该法目前应用最普遍。

一、气管疾病

先天性疾病、肿物、创伤与感染是气管疾病的常见病因。先天性疾病包括气管发育不全、狭窄、闭锁与软骨软化。肿物包括原发肿物与转移肿物。原发肿物以鳞状细胞癌、囊腺癌与腺癌多见。转移肿物多来自肺癌、食管癌、乳腺癌以及头颈部肿瘤。创伤包括意外创伤与医源性创伤。气管穿通伤与颈胸部顿挫伤可损伤气管,气管插管与气管切开也可造成气管损伤。气管手术中居首位的病因是气管插管后的气管狭窄,气管肿物次之。

二、近端气管手术的麻醉

近端气管切除重建手术一般采用颈部切口与胸部正中切口。由于手术操作使气管周围支持组织松弛,在气管插管未通过气管病变的情况下可能引起气道完全梗阻。麻醉诱导插管后静脉吸入复合维持麻醉。暴露病变气管后向下分离,切开气管前10分钟停用氧化亚氮。于气管前贯穿气管全层缝一支持线,缝支持线时气管导管套囊应放气以防损伤。在气管切口下2 cm处穿结扎线,切开气管后外科医师将手术台上准备好的钢丝强化气管导管插入远端气管。连接麻醉机维持麻醉与通气。病变气管切除后,以缝合线牵拉两气管断端,麻醉医师通过患者头颈部俯屈可帮助两气管断端接近。如果切除气管长,两气管断端不能接近,应行喉松解使气管断端接近。气管断端采用间断缝合,所有缝合线就位后彻底吸引气管内的血液与分泌物,快速拔出远端气管的气管导管,同时将原经口气管插管管口越过吻合口,麻醉与通气改此途径维持。缝合线打结后应检查是否漏气。气管导管交换中应防止气管导管进入一侧支气管。

手术结束待患者完全清醒后拔除气管导管。由于手术室条件好,气管导管最好在手术室拔除。吻合口水肿较常见,因而拔管前应准备纤维气管镜与其他再插管的物品。拔管后气道通畅,病情稳定后应送入 ICU 继续严密观察。ICU 应做好再插管的准备。为减轻吻合口张力,患者应保持头俯屈体位。

三、远端气管与隆突手术的麻醉

靠近隆突部位的气管切除与隆突成形术一般采用右侧开胸入路,必要时行左侧单肺通气。麻醉的一般原则与近端气管手术相同。手术中通气可以采用全程单肺通气与部分单肺通气。全程单肺通气采用单腔气管导管或双腔管行支气管插管。部分单肺通气则需要手术中交换气管导管,即开始行双肺通气,暴露病变气管后手术台上行支气管插管后单肺通气。病变切除吻合口缝合线就位后拔除支气管插管,同时将主气管内的气管导管向下送入支气管,吻合完毕再将气管导管退回主气管内。手术结束后拮抗肌肉松弛药,待自主呼吸良好,患者清醒后在手术室拔管。拔管时同样应准备纤维支气管镜等再插管的设备。

四、术后恢复

气管手术后患者应在 ICU 接受密切监护。进入 ICU 后最好行胸部 X 线检查以排除气胸。患者应保持头俯屈的体位减轻吻合口张力。面罩吸入湿化的高浓度氧气。隆突手术影响分泌物排出,必要时可使用纤维支气管镜辅助排痰。术后吻合口水肿可引起呼吸道梗阻,严重时需要再插管。由于体位的影响,ICU 插管最好使用纤维支气管镜。术后保留气管导管的患者应注意气管导管的套囊不应放置于吻合口水平。需要长时间呼吸支持的患者可考虑气管切开。

靠近喉部位的气管手术后易出现喉水肿,表现为呼吸困难、喘鸣与声嘶。治疗可采用改变体位(坐位)、限制液体、雾化吸入肾上腺素等措施,喉水肿严重时需要再插管。

术后疼痛治疗的方案应根据手术方式、患者痛阈与术前肺功能确定。近端气管手术的术后镇痛可采用镇痛药静脉注射、肌内注射以及患者自控给药的方式。远端气管与隆突手术的术后镇痛可选择硬膜外镇痛、胸膜内镇痛、肋间神经阻滞镇痛与患者自控镇痛等方式。

患者在 ICU 过夜,病情稳定后可返回病房。

（郑现霞）

第二节　支气管镜与纵隔镜手术的麻醉

一、支气管镜手术的麻醉

支气管镜在肺疾病的诊断治疗中有重要意义。从硬支气管镜到纤维支气管镜,支气管镜的应用范围不断扩大。支气管镜目前主要用于气管支气管异物取出、肺内引流、大咯血的治疗、气道与肺肿物的诊断与治疗。

(一)适应证

从适应证看,硬支气管镜与纤维支气管镜并无区别,但临床上支气管镜的选择受很多因素控制。如设备条件、医师的经验、使用安全性与患者舒适度等。纤维支气管镜具有检查范围广、创伤小等优点,但在一些治疗性操作中使用受限。因此,纤维支气管镜主要用于诊断性检查,而硬支气管镜主要用于治疗性操作。

(二)术前考虑

术前药的使用应考虑患者一般情况、手术类型、使用的支气管镜类型以及麻醉方式。使用术前药的主要目的在于缓解焦虑、提高痛阈、减少分泌与抑制反射。常用的术前药为阿片类药、镇静安定药与抗胆碱药。

(三)麻醉方式选择

麻醉方式的选择应根据选用的支气管镜类型、拟行手术、患者一般情况与患者要求综合考虑。可选择的麻醉方式包括局部麻醉与全身麻醉。

1.局部麻醉

局部麻醉主要用于一般情况较好可配合的患者,手术操作较简单,手术时间一般较短。通过局部麻醉药雾化吸入与喷雾,对整个呼吸道施行表面麻醉。环甲膜穿刺注射局部麻醉药是声门下呼吸道表面麻醉的有效方式。舌咽神经阻滞与喉上神经阻滞对缓解声门上刺激有效,是较好的辅助措施。辅助神经阻滞时应防止误吸。使用局部麻醉还应注意局部麻醉药过敏,防止局部麻醉药过量中毒。

2.全身麻醉

全身麻醉是支气管镜手术主要的麻醉方式。硬支气管镜手术对镇静、镇痛与肌松要求高,一般均选择全身麻醉。麻醉药的选择应考虑患者一般情况与手术类型。目前主张使用短效药物,保证术后迅速恢复。

3.麻醉诱导

麻醉诱导可采用吸入诱导,也可采用静脉诱导。麻醉维持的方式多根据支气管镜通气方式确定。硬支气管镜可使用的通气方式包括自主呼吸、正压通气与无呼吸氧合。自主呼吸主要用于异物取出。无呼吸氧合维持时间短,现很少使用。正压通气是硬支气管镜主要的通气方式,包括间断正压通气、喷射通气、高频喷射通气等形式。纤维支气管镜在无气管插管的情况下均采用自主呼吸。有气管插管的情况下可依靠一些辅助设备控制呼吸。在可以控制呼吸的情况下一般采用静脉吸入复合麻醉维持,静脉注射中短效肌肉松弛药创造安静的手术野。手术中保留自主呼吸时可采用静脉维持或静脉吸入复合维持。

(四)常见并发症

支气管镜手术的并发症涉及手术并发症与麻醉并发症。硬支气管镜可造成途径组织的创伤,包括牙齿、口咽黏膜、喉以及支气管。组织活检后可引起出血。麻醉相关的并发症包括通气不足与麻醉过浅带来的并发症。通气不足表现为低氧血症与高碳酸血症,可通过辅助呼吸纠正。麻醉过浅时手术刺激可诱发心律失常与血压波动,应加深麻醉消除。

二、纵隔镜手术的麻醉

纵隔镜最早用于肺癌分级中纵隔淋巴结活检,以确定手术切除的可能性。后来逐渐用于纵隔上部淋巴结活检、纵隔肿物活检与后纵隔肿瘤的手术。虽然计算机断层扫描(CT)与磁共振成像(MRI)能发现纵隔内异常的肿物与淋巴结,但诊断的敏感性与特异性均不及纵隔镜。纵隔镜常与支气管镜检查结合用于治疗方案的确定。气管明显移位、上腔静脉综合征、大血管动脉瘤、前纵隔肿物的患者不宜行纵隔镜手术。

(一)适应证

胸骨上切迹切口入路的纵隔镜手术又称颈部纵隔镜手术,主要用于上纵隔病变的诊断治疗。胸骨左缘第2肋间切口与胸骨旁纵切口入路的纵隔镜手术又称前纵隔镜手术,主要用于前纵隔、肺门、上腔静脉区域病变的诊断治疗。

(二)麻醉方式选择

纵隔镜手术可采用的麻醉方法包括局部麻醉与全身麻醉。麻醉方法的选择考虑手术医师的习惯、患者意愿以及患者病情。由于纵隔镜手术潜在大出血的可能,选用全身麻醉更可靠。

纵隔镜手术的麻醉并无特殊,但应强调纵隔肿物对动脉、静脉与气管可能造成的压迫。对气管的压迫可能造成气管移位,麻醉诱导前应充分估计控制气道与气管插管的难度,必要时可采用清醒插管。纵隔肿物对大血管的压迫可能导致麻醉诱导与正压通气时循环功能的恶化,可考虑采用自主呼吸或改变患者体位的方法防止低血压。

(三)注意事项

术前药并无特殊要求。入手术室后开放一条静脉通道(16～18 G),手术中遇有明显出血时可再开放一条静脉通道。常规监测血压、心电图与血氧饱和度。麻醉诱导与维持的方法很多,以静脉快速诱导、静脉吸入复合维持的麻醉方法较常用。由于手术操作接近大血管、气管等重要解剖部位,麻醉中应创造安静的手术野,使用肌肉松弛药是一种理想的选择。由于手术时间短,应选用中短效的肌肉松弛药如阿曲库铵与维库溴铵。手术可能带来上纵隔与气管等部位的刺激,因此要有足够的麻醉深度防止呛咳。

(四)常见并发症

纵隔镜手术的并发症并不多见,包括出血、气胸、神经损伤、食管损伤与气体栓塞。活检中对大血管的创伤可导致危及生命的严重出血。静脉出血可采用直接压迫与填塞压迫的方法止血。动脉出血则需紧急手术止血。胸膜创伤可导致气胸,出现气胸应行胸腔引流。操作中可能损伤喉返神经与膈神经,出现后应对症处理。

(郑现霞)

第三节　食管手术的麻醉

食管起自颈部环状软骨水平,终止于第11或12胸椎,直径约2 cm,长25 cm。在颈部位于气管后,进胸后微向左侧移位,在主动脉弓水平又回到正中,在弓下再次向左移位并通过膈肌。行程中有三个狭窄,分别位于颈部环状软骨水平、邻近左侧支气管水平与穿过膈肌水平。食管外科将食管人为地分为三段。即环状软骨水平至进胸腔积液平($C_6 \sim T_1$)为颈段食管,胸廓内部分($T_{1\sim10}$)为胸段食管,膈肌水平以下为腹段食管。

食管手术的麻醉应考虑患者的病理生理、并存的疾病与手术性质。大部分食管手术操作复杂。术前反流误吸造成呼吸功能受损伤、食管疾病本身影响进食造成营养不良。食管疾病常伴吞咽困难与胃食管反流,因而气道保护是食管手术麻醉应考虑的重点。

一、麻醉前评估

食管手术术前访视中应注意的问题主要有以下三方面:食管反流、肺功能与营养状况。

(一)食管反流

食管功能障碍易引起反流,长期的反流易导致慢性误吸。对有误吸可能的患者应进行肺功能评价并进行合理治疗。反流的主要症状有烧心、胸骨后疼痛或不适。对反流的患者麻醉时应进行气道保护。行快速诱导时应采用环状软骨压迫的手法,或采用清醒插管。麻醉诱导时采用半坐位也有一定帮助。

(二)肺功能

食管疾病引起反流误吸的患者多存在肺功能障碍。恶性食管疾病的患者常有长期吸烟史。对这些患者应行胸部 X 线检查、肺功能检查与血气分析了解肺功能状况。术前应行胸部理疗、抗生素治疗、支气管扩张药治疗,必要时可使用激素改善肺功能。

(三)营养状况

食管疾病因吞咽困难导致摄入减少,加上恶性疾病的消耗,患者有不同程度的营养不良。营养不良对术后恢复不利,因此术前应改善患者的营养状况。

二、术前用药

食管手术术前药的使用原则与一般全身麻醉术前药的使用原则相同。由于反流误吸的可能增加,这类患者术前镇静药的用量应酌情减量。由于手术刺激造成分泌的增加,抗胆碱药(阿托品 0.4 mg 或胃肠宁 0.2 mg 肌内注射)的使用非常必要。为防止误吸还应使用抗酸药(西咪替丁或雷尼替丁)与胃动力药。

三、监测

手术需要的监测水平主要根据患者病情、手术范围、手术方式以及手术中发生意外的可能性大小确定。麻醉医师的经验也是决定监测水平的影响因素。常规监测心电图、血压与血氧饱和度。应建立可靠的静脉通道。对需要长时间单肺通气的患者与术中术后需要严密观察心血管功能的患者应行有创血压监测。液体出入量大以及手术对纵隔影响明显的应考虑中心静脉置管。

四、内镜食管手术的麻醉

大部分食管手术术前需要接受胃镜检查明确病变的位置与范围。在食管狭窄病例,胃镜检查还能起到扩张性治疗的作用。

电子胃镜诊断性检查的麻醉并不复杂,大多数病例仅在表面麻醉下接受胃镜检查。由于患者存在一定程度的吞咽困难,胃镜检查中镇静药的使用应谨慎。使用镇静药一定要保留患者的气道保护性反射。

对不能配合表面麻醉的患者与行普通胃镜检查的患者多实施全身麻醉。选择较细的气管导管固定于一侧口角一般不妨碍胃镜检查。根据气管插管的难易程度可选择清醒插管与静脉快速诱导插管。麻醉维持可采用吸入麻醉、静脉麻醉或静脉吸入复合麻醉,为保证患者制动,可采用中短效肌肉松弛药。手术结束后拮抗肌肉松弛药,待患者完全清醒后拔管。

胃镜检查术后疼痛很轻,术后镇痛的意义不大。对反流明显的患者应采用半坐位。

在病情严重不能耐受手术的患者,为解决吞咽问题可采用食管支架技术。食管支架的放置不需开胸,一般在胃镜辅助下放置。食管异物的取出同样多在胃镜辅助下实施,不需开胸。

五、开胸食管手术的麻醉

食管手术采用的手术入路较多,腹段食管手术仅通过腹部正中切口即可,麻醉原则与腹部手术麻醉相同。大部分食管手术为胸段食管手术,需要开胸,部分手术甚至需要颈胸腹部联合切口(如 IvorLewis 手术)。由于左侧主动脉的干扰,食管手术多采用右侧开胸。为创造理想的手术野,减轻对肺的损伤,麻醉一般采用单肺通气。

对一些肺功能差不能耐受开胸的患者可采用颈部与腹部联合切口的术式。经颈部与膈肌食管裂孔游离食管并切除。但此术式游离食管时对后纵隔的刺激可导致明显的循环功能抑制,游离食管还可能造成气管撕裂,因此临床上应用较少。

食管切除后一般以胃代替。在胃不能与食管吻合的情况下需要与空肠或结肠吻合,使手术难度增加,手术切口自然需要开胸与开腹联合。空肠一般用于游离移植,需要显微外科参与。代结肠的位置可以在皮下、胸骨后或胸内肺门前后。

开胸食管手术的麻醉一般采用全身麻醉。应根据手术范围与患者病情选择使用麻醉药。范围大的手术还可考虑胸部硬膜外麻醉辅助全身麻醉及用于术后镇痛。

麻醉诱导应充分考虑误吸的可能,做好预防措施。为方便手术操作,开胸手术应尽量使用隔离通气技术。

手术中麻醉医师应了解外科医师的操作可能带来的影响,并与外科医师保持密切交流。手术操作可能导致双腔管或支气管堵塞囊位置改变影响通气,对纵隔的牵拉与压迫可导致循环功能的剧烈变化。手术中遇到上述情况,麻醉医师应及时提醒外科医师,双方协作尽快解决问题。

手术近结束时应留置胃管,胃管通过食管吻合口时应轻柔,位置确定后应妥善固定,避免移动造成吻合口创伤。留置胃管的目的在于胃肠减压,保护吻合口。

六、麻醉恢复

由于存在误吸的可能,拔管应在患者吞咽、咳嗽反射恢复,完全清醒时进行。因此,拔管前应拮抗肌肉松弛药,有良好的术后镇痛。

拔管时机的选择需考虑患者病情与手术范围。术前一般情况好,接受内镜检查、憩室切除等短小手术的患者多在术后早期拔管。气管食管瘘手术后气道需要一段时间的支持,因此拔管较晚。为促进呼吸功能恢复,拔管前应有良好镇痛。

对于不能短时间内拔管的患者应考虑将双腔管换为单腔管。换管一般在手术室进行,换管要求一定的麻醉深度。采用交换管芯的方法较简便,一些交换管芯还能进行喷射通气。有条件时亦可在气管镜帮助下换管。

七、术后并发症

食管手术后并发症主要来自三方面,术前疾病引起的并发症、麻醉相关的并发症与手术相关的并发症。

(一)术前疾病引起的并发症

术前因反流误吸造成肺部感染、继发性哮喘使肺功能降低的患者术后拔管困难。营养不良的患者肌力恢复慢易造成术后脱机困难。

(二)麻醉相关的并发症

麻醉相关的并发症主要为麻醉诱导与拔管后的误吸。应掌握严格的拔管指征。拔管时患者应清醒,能排除分泌物,有良好的镇痛作用。拔管时采用半坐位利于引流,可减少误吸的发生。术后疼痛影响分泌物排除造成局部肺不张、肺炎时可能需要再次插管进行呼吸支持。

(三)手术相关的并发症

手术相关的并发症与手术方式有关。术后吻合口瘢痕形成可导致食管狭窄,可采用扩张治疗。胃镜检查可能导致食管穿孔,食管穿孔引起纵隔炎可能危及患者生命,应禁食禁水并静脉注射抗生素治疗,必要时行食管部分切除。食管切除手术的术后并发症还包括吻合口漏。

(郑现霞)

第四节　肺切除手术的麻醉

一、术前准备

肺切除手术常用于肺部肿瘤的诊断和治疗,较少用于坏死性肺部感染和支气管扩张所引起的并发症。

(一)肿瘤

肺部肿瘤可以是良性、恶性,或者为交界性。一般情况下只有通过手术取得病理结果才能明确肿瘤性质。90%的肺部良性肿瘤为错构瘤,通常是外周性肺部病变,表现为正常肺组织结构紊乱。支气管腺瘤通常为中心型肺部病变,常为良性,但有时亦可局部侵袭甚至发生远处转移。这些肿瘤包括:类癌、腺样囊性癌及黏液表皮样癌。肿瘤可阻塞支气管管腔,并导致阻塞远端区域反复性肺炎。肺类癌起源于 APUD 细胞,并可分泌多种激素,包括促肾上腺皮质激素(ACTH)、精氨酸加压素(AVP)等。类癌综合征临床表现不典型,有时更类似于肝转移征象。

肺的恶性肿瘤可分为小(燕麦)细胞肺癌(占 20%,5 年生存率为 5%~10%)和非小细胞肺癌(占 80%,5 年生存率为 15%~20%)。后者包括鳞状细胞癌(表皮样瘤)、腺癌和大细胞(未分化)癌。上述肿瘤均最常见于吸烟者,但腺癌也可发生于非吸烟者。表皮样瘤和小细胞肺癌常表现为支气管病变的中央型肿瘤;腺癌和大细胞肺癌则更多表现为常侵犯胸膜的周围型肿瘤。

1.临床表现

肺部肿瘤的临床症状有:咳嗽、咯血、呼吸困难、喘鸣、体重减轻、发热及痰液增多。发热和痰液增多表明患者已出现阻塞性肺炎。胸膜炎性胸痛或胸腔渗出表明肿瘤已侵犯胸膜;肿瘤侵犯纵隔结构,压迫喉返神经可出现声音嘶哑;侵犯交感神经链可出现霍纳综合征;压迫膈神经可使膈肌上升;如压迫食管则出现吞咽困难,或出现上腔静脉综合征。心包积液或心脏增大应考虑肿瘤侵犯心脏。肺尖部(上沟)肿瘤体积增大后可因侵犯同侧臂丛的 C_7~T_2 神经根分支,而导致肩痛和/或臂痛。肺部肿瘤远处转移常侵及脑、骨骼、肝脏和肾上腺。

肺癌尤其是小细胞肺癌,可产生与肿瘤恶性扩散无关的罕见症状(癌旁综合征),其发生机制包括:异位激素释放及正常组织和肿瘤之间的交叉免疫反应。如果异位激素分泌促肾上腺皮质激素(ACTH)、精氨酸加压素(AVP)及甲状旁腺素,则分别会出现库欣综合征、低钠血症及低钙血症。Lambert-Eaton(肌无力)综合征的特征是近端性肌病,肌肉在反复收缩后肌力增强(不同于重症肌无力)。其他的癌旁综合征还有肥大性骨关节病、脑组织变性、周围性神经病变、移动性血栓性静脉炎及非细菌性心包炎。

2.治疗

手术是可治性肺部肿瘤的治疗选择之一。如果非小细胞肺癌未侵及淋巴结、纵隔或远处转移,则可选择手术切除;相反,小细胞肺癌很少选择手术治疗,因为确诊时几乎无可避免地出现转移,小细胞肺癌多选用化疗或化疗与放疗结合治疗。

3.肿瘤的可切除性或可手术性

肿瘤的可切除性取决于肿瘤的解剖学分期,而肿瘤的可手术性则取决于手术范围和患者的生理状况。确定肿瘤的解剖学分期有赖于胸片、CT、支气管镜和纵隔镜等检查结果。同侧支气管旁和肺门淋巴结转移的患者可接受切除手术治疗,但同侧纵隔内或者隆突下淋巴结转移者的切除手术则受到争议。对于斜角肌、锁骨上、对侧纵隔或对侧肺门淋巴结转移者,一般均不予手术切除。如无纵隔转移,则有些医疗中心亦对肿瘤采取包括胸壁在内的扩大性切除;同样,无纵隔转移的肺尖部(上沟)肿瘤经过放疗后亦可手术切除。手术范围的确定原则是既要达到最大程度地治疗肿瘤,亦要保证手术后足够的残肺功能。在第5或6肋间隙经后路开胸实施肺叶切除术是大多数肺部肿瘤选择的手术方式;对于小的周围型肺部病变或肺功能储备差的患者可选择肺段切除和肺楔形切除手术。如肿瘤侵犯左、右主气管或肺门则需实施患侧全肺切除手术。对于近端型肺部病变及患者肺功能较差者可选择袖状肺切除手术来取代全肺切除手术,即切除受累的肺叶支气管及部分左或右主支气管,并在切除后将远端支气管与近端支气管进行吻合。肿瘤累及气管时可选考虑实施袖状肺切除手术。肺叶切除术的死亡率为2%～3%,而全肺切除术的死亡率为5%～7%。右全肺切除手术的死亡率较左全肺切除手术高,可能是因为右侧手术切除了更多的肺组织。胸部手术后发生死亡大多数是心脏原因引起。

4.全肺切除手术的手术原则

全肺切除手术可行性虽然是一个临床问题,但术前肺功能检查结果可为手术方式的选择提供初步的参考意义,根据术前患者肺功能受损程度可预测患者手术风险大小。表6-1列出了实施全肺切除手术患者术前肺功能检查中各指标的意义。如果患者虽未达到上述标准但又需施行全肺切除手术,则应进行分区肺功能检查。评价全肺切除手术可行性的最常用指标是术后第1秒用力呼气量预计值(FEV_1),如果FEV_1预计值>800 mL即可手术。在第1秒用力呼气量中各肺叶所占的比例与其血流量百分数有很好的相关性,而后者可用放射性核素(^{133}Xe、^{99}Tc)扫描技术进行测量。

表 6-1　全肺切除手术患者术前肺功能检查中各指标的意义

检查	患者高危因素
动脉血气	PCO_2>6.0 kPa(45 mmHg)(呼吸空气);PO_2<6.7 kPa(50 mmHg)
FEV_1	<2 L
术后预计 FEV_1	<0.8 L 或<40%(预计值)

检查	患者高危因素
FEV_1/FVC	<50%（预计值）
最大呼吸容量	<50%（预计值）
最大氧耗量	<10 mL/(kg·min)

注：FEV_1：第 1 秒内用力呼气量；FVC：用力呼吸容量

一般来说，病肺（虽无通气但有血流灌注）切除后不仅不会影响患者的肺功能，反而还可改善血氧饱和度。如术后第 1 秒用力呼气量（FEV_1）预计值小于 800 mL 但还需行全肺切除手术，术前应评价残肺的血管能否耐受相对增加的肺血流，但目前尚无此类评价。如果患者术前肺动脉压超过 5.3 kPa（40 mmHg）或氧分压低于 6.0 kPa（45 mmHg），则不易行全肺切除手术；此类患者可行患侧肺动脉阻塞介入治疗。

全肺切除手术后的并发症常涉及呼吸和循环系统，术前有必要对这两个系统的功能进行评价。如患者能登上 2～3 层楼而无明显气喘则提示其可耐受手术，不需其他进一步检查。患者活动时的氧耗量可作为预测术后患病率和死亡率的有用指标，如氧耗量大于 20 mL/kg 的患者术后发生并发症的可能性较小；如氧耗量低于 10 mL/kg 的患者手术后患病率和死亡率则极高。

(二)感染

肺部感染常表现为肺部单个结节或空洞样病变（坏死性肺炎）。为了排除恶性病变或明确感染类型，临床上常需实施开胸探查术。而对于抗生素治疗无效、反复性脓胸及大咯血等空洞性病变可行肺叶切除术。产生此类表现的肺部感染既可能是细菌（厌氧菌、支原体、分枝杆菌、结核），也可能是真菌（组织胞浆菌、球孢子菌、隐球菌、芽生菌、毛霉菌及曲霉菌）。

(三)支气管扩张

支气管扩张是一种支气管长期扩张状态，是支气管长期反复感染和阻塞后的终末表现。常见病因有：病毒、细菌和真菌等感染，误吸胃酸及黏膜纤毛清除功能受损（黏膜上皮纤维化及纤毛功能异常）。扩张后支气管的平滑肌和弹性组织被富含血管的纤维组织代替，故支气管扩张患者容易咯血。对于保守治疗无效的反复大量咯血且病变定位明确后可手术切除病变。如果患者的病变范围较大则可表现为明显的慢性阻塞性通气障碍特征。

二、麻醉管理

(一)术前评估

接受肺组织切除术的患者大部分均有肺部疾病。吸烟对慢性阻塞性通气障碍和冠心病患者均是重要的危险因素，接受开胸手术的许多患者常合并存在这两种疾病。术前实施心脏超声检查不仅可评估患者的心脏功能，同时可确定是否有肺心病的证据（右心扩大或肥厚）；如果在心脏超声检查时应用多巴酚丁胺可有助于发现隐匿性冠心病。

对于肺部肿瘤患者应仔细评估肿瘤局部扩张引起的局部并发症和癌旁综合征。术前应仔细审阅胸片、CT 及磁共振等检查结果。气管或支气管的偏移会影响气管插管和支气管的位置。气道受挤压的患者麻醉诱导后可能会引起通气障碍。肺实变、肺不张及胸腔大量渗液均可导致低氧血症，同时应注意肺大泡和肺脓肿对麻醉的影响。

接受胸科手术治疗的患者术后肺部和心脏并发症发生率均增加。对于高危患者而言，如果术前准备充分在一定程度上可减少术后并发症。外科手术操作或肺血管床面积减少致右心房扩张均可导致围术期心律失常,尤其是室上性心动过速。这种心律失常的发生率随年龄和肺叶切除面积的增加而增加。

对于中、重度呼吸功能受损的患者术前应慎用或禁用镇静药。虽然抗胆碱类药物(阿托品0.5 mg或格隆溴铵0.1~0.2 mg肌内注射或静脉注射)可使分泌物浓缩及增加无效腔,但可有效地减少呼吸道分泌物,从而可提高喉镜和纤维支气管镜检查时的视野质量。

(二)术中管理

1.准备工作

对于心胸手术来说,术前的准备工作越充分,就越能避免发生严重的后果。其中最常见的包括肺功能储备差、解剖上的异常、气道问题和单肺通气时患者很容易出现低氧血症,事先通盘考虑必不可少。另外,对于基本呼吸通路的管理,还需要事先准备一些东西,比如说各种型号的单腔和双腔管、支气管镜、CPAP、大小型号的麻醉插管的转换接头、支气管扩开器等。

如果手术前准备从硬膜外给患者使用阿片类药物,那么应该在患者清醒时候进行硬膜外穿刺,这比将患者诱导之后再进行操作要安全。

2.静脉通路

对于胸科手术,至少需要一条畅通的静脉通路,最好是在手术侧的深静脉通路,包括血液加温器,如果大量失血还需要加压输液装置以保证快速补液。

3.监测

一侧全肺切除的患者、切除巨大肿瘤特别是肿瘤已经侵犯胸壁的患者和心肺功能不全的患者需要直接动脉测压,全肺切除或巨大肿瘤切除的患者可以从深静脉通路放置CVP监测,CVP可以反映血管容量、静脉充盈状态和右心功能,可以作为补液的一个指标。肺动脉高压或左心功能不全的患者可以放置肺动脉导管,可以通过影像学保证肺动脉导管没有放置到要切除的肺叶里面。要注意的是不要将PAC的导管放置到单肺通气时被隔离的肺叶里面,这样会导致显示出的心排血量和混合静脉血氧气张力不正确。在肺叶切除患者中要注意PAC的套囊会明显增加右心的后负荷,降低左心的前负荷。

4.麻醉诱导

对于大多数患者,面罩吸氧后使用快速静脉诱导,具体使用什么药物由患者术前的状态决定。在麻醉深度足够之后使用直视喉镜,避免支气管痉挛,缓和心血管系统的压力反射,这可以通过诱导药物、阿片类药物或两者同时使用来实现。有气道反应性的患者可以用挥发性吸入药物来加深麻醉。

气管内插管可以在肌松剂的帮助下进行,如果估计插管困难,可以准备支气管镜。尽管传统的单腔管能适用于大多数的胸科手术,单肺通气技术还是使得它们变得更容易。但如果外科医师的主要目的是活检而不是切除,采用单腔管更合理,可以在气管镜活检之后再放置双腔管代替单腔管。人工正压通气可以帮助防止肺膨胀不全,反常呼吸和纵隔摆动,同时还能帮助控制手术野以利于手术完成。

5.体位

在诱导、插管、确定气管导管的位置正确之后,摆位前还要保证静脉通路的通畅和监护仪的正常工作。大多数的肺部手术患者采用后外切口开胸,术中患者侧位,正确的体位很重要,它能避免不必要的损伤和利于手术暴露。患者下面的手臂弯曲,上面的手臂升到头上,将肩胛骨从手术范围拉开。在手臂和腿之间放置体位垫,在触床的腋窝下放置圆棍,保护臂丛,同时还要小心避免眼睛受压,避免损伤受压的耳朵。

6.麻醉维持

现在使用的所有麻醉方法都可以保证胸科手术的麻醉维持,但是大多数的麻醉医师还是使用一种吸入麻醉药(氟烷、七氟烷、异氟烷或地氟烷)和一种阿片类药物的复合麻醉。

吸入麻醉药的优点在于:①短期的剂量依赖式的支气管扩张作用。②抑制气道反应。③可以吸入高纯度的氧气。④能快速加深麻醉。⑤减轻肺血管收缩带来的低氧血症。吸入麻醉药在浓度变化小于1 MAC的范围对 HPV 影响很小。

阿片类药物的优点在于:①对血流动力学影响很小。②抑制气道反应。③持续的术后镇痛效应。如果术前已经使用了硬膜外的阿片类药物,那么静脉使用要注意用量以免引起术后呼吸抑制。一般不推荐使用氧化亚氮,因为这会使吸入氧气的浓度下降。

与吸入性麻醉药一样,氧化亚氮会减轻肺血管收缩带来的低氧血症,而在一些患者中还会加剧肺动脉高压。去极化肌松药的使用在麻醉维持过程中能保持神经肌接头的阻断作用,这有效地帮助外科医师将肋骨牵开。在牵开肋骨的时候要保持最深的麻醉深度。牵拉迷走神经引起的心动过缓可以通过静脉使用阿托品来解除。开胸时静脉回心血量会因为开胸侧的胸腔负压减少而下降,这可以通过静脉补液速度得到纠正。

对于一侧全肺切除的患者要严格控制输液量。输液的控制包括基本量的补充和失血的损耗两个方面,对于后者通常输注胶体液或是直接输血。侧位的时候输液有一个"低位肺"现象,就是指在侧位的时候液体更容易在重力的作用下向位于下面的肺集中。这个现象在手术中尤其是在单肺通气的时候会增加下位肺的液体流量并加重低氧血症。另外,不通气肺由于外科操作的影响再通气的时候容易发生水肿。

在肺叶切除中,支气管(或残存的肺组织)通常会被一个闭合器分离。残端通常要在 $30 \text{ cmH}_2\text{O}$ 的压力下检验是否漏气。在肋骨复位关胸的时候,如果使用的是单腔管,手动控制通气可以帮助避免使用肋骨闭合器的时候损伤肺边缘。在关胸前,要手动通气并直视观察确认所有的肺已经充分膨开。随后可以继续使用呼吸机通气直至手术结束。

(三)术后管理

1.一般管理

大多数患者术后都拔管以免肺部感染。有些患者自主呼吸未能恢复不能拔除气管导管,需要带管观察以待更佳的拔管时间。如果使用的是双腔管,术毕的时候可以换成单腔管进行观察。如果喉镜使用困难可用导丝。

患者术后一般在 PACU、ICU 观察病情。术后低氧血症和呼吸性酸中毒很常见。这通常是由外科手术对肺造成的压迫或由于疼痛不敢呼吸引起的。重力作用下的肺部灌注和封闭侧肺的再通气水肿也很多。

术后约有 3% 的患者出现出血,而死亡率占其中的 20%。出血的症状包括胸腔引流的增加($>200 \text{ mL/h}$)、低血压、心动过速和血小板容积下降。术后发生室上性心律失常很多,需要及时处理。急性右心衰可以通过降低的心排血量和升高的 CVP、血容量减少和肺动脉楔压的变化表现出来。

常规的术后管理包括右侧半坡位的体位、吸氧($40\% \sim 50\%$)、心电监护、血流动力学监测、术后的影像学检查和积极的疼痛治疗。

2.术后镇痛

肺部手术的患者术后使用阿片类药物镇痛和与之相关的呼吸抑制的平衡是一个矛盾。对于进行胸科手术的患者而言,阿片类药物比其他的方法具有更好的镇痛效果。注射用的阿片类药物静脉给药只需要较小的剂量,而肌内注射则剂量要大得多。另外,使用患者自控镇痛(PCA)也是个不错的办法。

长效的镇痛药,例如 0.5% 的罗哌卡因(4~5 mL),在手术切口的上下两个肋间进行封闭也能收到很好的镇痛效果。这可以在手术中直视下进行,也可以在术后操作。这个方法还能改善术后的血气结果和肺功能检查,缩短住院时间。如果略加以变化,还可以在术中采用冰冻镇痛探头,在术中对肋间神经松解进行冰冻,达到长时间镇痛的效果。不足的是这种方法要在 24~48 小时之后才会起效。神经的再生在一个月左右。

硬膜外腔注射阿片类药物同时使用局麻药也有很好的镇痛效果。吗啡 5~7 mg 与 10~15 mL 盐水注射可以维持 6~24 小时的良好镇痛。腰段硬膜外阻滞的安全性更好,因为不容易损伤脊髓根,也不容易穿破蛛网膜,但这只是理论,只要小心操作,胸段硬膜外阻滞同样是安全的。当注射亲脂性的阿片类药物如芬太尼时,从胸段硬膜外腔注射比腰段具有更好的效果。有些临床医师提议多使用芬太尼,因为这种药物引起的迟发性呼吸抑制较少。但不管是从哪个部位注射药物进行镇痛,都要密切监测以防并发症。

有些学者提出了胸膜腔内镇痛的方法,但遗憾的是,临床看来这并不可行,可能是由于胸管的放置和胸腔内出血。

3.术后并发症

胸科手术的术后并发症相对多见,但大多数都是轻微的,并可以逆转。常见血块和黏稠的分泌物堵塞呼吸道,会引起肺膨胀不全,所以需要及时吸痰,动作轻柔。严重的肺膨胀不全表现为一侧肺或肺叶切除后的支气管移动和纵隔摆动,这时候需要治疗性的支气管镜,特别是如果肺膨胀不全合并大量的黏稠分泌物。一侧肺或肺叶切除之后还常常导致小的裂口存在,这多是由于关胸不密合引起的,多在几天内自动封闭。支气管胸膜瘘会导致气胸和部分肺塌陷,如果在术后24~72 小时发生,通常是由于气管闭合器闭合不牢所致。迟发的则多是由于闭合线附近气管组织血运不良发生坏死或是感染所致。

有些并发症少见但需予以足够的重视,因为它们是致命的,术后出血是重中之重。肺叶扭转可以在患侧肺叶部分切除,余肺过度膨胀时自然发生,它导致肺静脉被扭转,血液无法回流,很快就会出现咯血和肺梗死。诊断方法是靠胸片发现均匀的密度增高以及支气管镜下发现两个肺叶的开口过于靠近。在手术侧的胸腔还可能发生急性的心脏嵌顿,这可能是由于手术后两侧胸腔的压力差造成的严重后果。心脏向右胸突出形成嵌顿会引起腔静脉的扭转从而导致严重的低血压和 CVP 的上升,心脏向左胸突出形成嵌顿则会在房室结的位置造成压迫,导致低血压、缺血和梗死。心脏 X 线片的表现是手术侧的心影上抬。

纵隔手术的切除范围大,会损伤膈神经、迷走神经和左侧喉返神经。术后膈神经损伤会表现为同侧的膈肌抬高影响通气,全胸壁切除同样会累及部分膈肌造成类似的结果并合并连枷胸。肺叶切除一般不会导致下身瘫痪。低位的肋间神经损伤会导致脊髓缺血。如果胸腔手术累及到硬膜外腔,还会产生硬膜外腔血肿。

(四)肺切除的特殊问题

1.肺大出血

大量咯血指的是 24 小时从支气管出 500～600 mL 以上的血量,所有咯血病例中只有 1％～ 2％是大咯血。通常在结核、支气管扩张、肿瘤或是经气管活检之后发生。大咯血是手术急症,大多数病例属于半择期的手术而非完全的急诊手术,即便如此,死亡率还是高达 20％以上(如果用内科药物治疗,死亡率高于 50％)。必要时可对相关的支气管动脉进行栓塞。最常见的死亡原因是气道内的血块引起的窒息。如果纤维支气管镜不能准确定位,那么患者有必要进入手术室行刚性气管镜检查。可以人工堵塞支气管暂时减缓出血或使用激光对出血部位进行烧灼止血。

患者需要保持侧卧位,维持患侧肺处于独立的位置达到压迫止血的目的,要开放多条大容量静脉通路。麻醉术前药一般不需给予清醒患者,因为他们通常都处于缺氧状态,保持持续吸入纯氧。如果患者已经插管,可以给予镇静药帮助患者预防咳嗽。另外,套囊或其他的气管栓子要放置到肺被切除后。如果患者还没有实行气管插管,那就行清醒下气管插管。患者通常会吞咽大块的血块,所以要把他们当作饱胃的患者来处理,插管时要取半右上位并持续在环状软骨上加力。双腔管有助于分隔患侧肺和正常肺,还能帮助将两侧肺独立切除互不干扰。如果放置双腔管困难,也可以放置大管径的单腔管。Univent 管是内带可伸缩的气管套囊的单腔管,也可应用。如果气管腔有大块的血栓,可以考虑使用链激酶将其溶解。如果有活动性的出血,可以使用冰盐水使其流速减慢。

2.肺大泡

肺大泡可以是先天的,也可以继发于肺气肿。大型的肺大泡可以因为压迫周围肺组织从而影响通气。最大的麻醉风险来源于这些肺大泡的破裂形成张力性气胸,这可以发生在任意一侧肺。诱导期间保持患者的自主通气直到双腔管套囊已将两侧肺隔离。许多患者无效腔增大,所以通气是要注意防止二氧化碳蓄积。氧化亚氮要避免使用,因为那会导致肺大泡破裂,表现为忽然出现的低血压、支气管痉挛和气道压峰值的升高,需要立即放置胸腔引流管。

3.肺脓肿

肺脓肿源于肺部感染、阻塞性的肺部肿瘤和全身性感染的散播。麻醉要点是尽快隔离两侧肺以免感染累及对侧。静脉快速诱导、插入双腔管保持患侧肺的独立,立即将两侧套囊充气,保证在翻身摆体位的时候脓肿不会播散。在术中对患侧肺多次吸引也可以尽量减少对侧肺的感染机会。

4.支气管胸膜瘘

支气管胸膜瘘继发于肺切除手术、肺部气压伤、肺脓肿穿破和肺大泡破裂。绝大多数患者采用保守治疗,只有胸腔引流和全身的抗生素治疗失败的患者需要手术治疗。麻醉的重点是考虑患者的通气障碍、必要时使用正压通气,可能存在的张力性气胸和肺脓肿对对侧肺的污染。肺脓肿由于多在瘘口附近,所以术后很快就会被吸收。

有些临床学者建议如果存在大的瘘就在清醒时插入双腔管,或是经静脉快速诱导插管。双腔管可以隔离两肺、可以对健侧肺单肺通气,对于麻醉处理很有帮助。术后可以在条件允许时拔管。

(郑现霞)

第五节 肺隔离技术与麻醉

肺隔离技术在胸外科麻醉中具有里程碑的意义,该技术的出现使胸外科手术取得长足进步。

一、肺隔离的指征

肺隔离技术的应用范围广泛,从为胸内手术操作创造理想的手术野到严重肺内出血的急症抢救,都需要应用肺隔离技术。通常把肺隔离的应用指征笼统地分为相对指征与绝对指征。肺隔离的相对指征指为方便手术操作而采用肺隔离的情况,包括全肺切除、肺叶切除、肺楔形切除、支气管手术、食管手术等。肺隔离的绝对指征系需要保证通气,防止健肺感染等情况,包括湿肺、大咯血、支气管胸膜瘘、单侧支气管肺灌洗等。但这种分法并不理想,实际应用中很多相对指征会演变为绝对指征。如手术中意外发生导致必须使用肺隔离技术时相对指征就成为绝对指征。

最初应用肺隔离技术的主要目的是保护健肺,但目前肺隔离技术应用的主要目的在于方便手术操作,因此,不仅肺手术需要肺隔离,胸内其他器官的手术也需要肺隔离。

二、肺隔离的禁忌证

肺隔离并无绝对禁忌,但临床实践中有些情况不宜使用肺隔离技术。如存在主动脉瘤时插入双腔管可造成动脉瘤的直接压迫,前纵隔肿物存在时插入双腔管可造成肺动脉的压迫。理论上,插入双腔管时误吸的可能增加,因此,饱胃患者应谨慎使用双腔插管。

三、肺隔离的方法

临床上使用的肺隔离方法很多,包括双腔管、Univent 管、支气管堵塞、单腔支气管插管等。各种技术有各自的优缺点,应根据患者病情与手术需要分别选用。

(一)双腔管

1949 年 Carlens 发明的双腔管使肺隔离技术获得飞跃。20 世纪 50 年代末,Robertshaw 对 Carlens 双腔管进行改进,发明了右侧支气管插管。20 世纪 80 年代,聚氯乙烯导管代替了橡胶导管。制造技术的改进逐渐扩大了双腔管的用途,但双腔管至今仍存在一些缺陷,如定位困难需支气管镜辅助定位,右侧支气管插管易移位。

由于双腔管横截面呈卵圆形,不宜以直径反映其规格。目前以双腔管周长与相同周长单腔管的尺寸表示双腔管的规格。临床上女性身高 160 cm 以下者选择 35 F 双腔管,身高 160 cm 以上者选择 37 F 双腔管。男性身高 170 cm 以下者选择 39 F 双腔管,身高 170 cm 以上者选择 41 F双腔管。除身高外,选择双腔管还应考虑患者体形。

1.插管方法

双腔管的插管方法与气管内插管方法基本相同。检查套囊后先将导管充分润滑,喉镜暴露声门后支气管斜口向上插入声门,支气管套囊经过声门后左侧双腔管逆时针旋转 90°,右侧双腔管顺时针旋转 90°,推进导管至预计深度插管即初步成功。一般身高 170 cm 的成人患者导管尖端距门齿 29 cm,身高每增减 10 cm 插管深度相应增减 1 cm。聚氯乙烯导管与橡胶导管的设计不同,推进导管时不宜以遇到阻力为插管初步成功,聚氯乙烯导管推进中遇到阻力时可能造成肺叶、肺段支气管插管或支气管损伤。插管初步成功后应明确导管位置。

2.位置确定

常用快速确定双腔管位置的方法包括听诊与支气管镜检查。听诊分三阶段进行。第一步确定气管导管的位置(图 6-1 A)。即双肺通气时将主气管内套囊适当充气,听诊双肺均有呼吸音。若双肺呼吸音不一致,气道阻力大,表明双腔管插入过深,应后退 2～3 cm。第二步确定支气管导管的位置(图 6-1 B)。夹闭气管腔接口并使气管腔通大气,将支气管套囊充气,听诊确认单肺通气。开放气管腔接口行双肺通气,听诊双肺呼吸音清晰。第三步确定隔离效果(图 6-1 C)。分别钳夹气管腔与支气管腔接口,听诊单肺呼吸音确定隔离效果。听诊法可快速诊断双腔管位置不良,但不能发现肺叶支气管堵塞的情况。支气管镜是确定双腔管位置最可靠的方法。患者体位改变后应重复上述步骤重新核对双腔管位置。

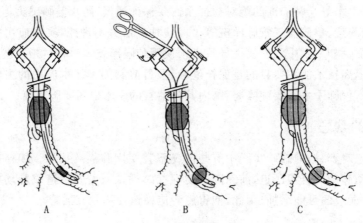

图 6-1　双腔管位置的确定

右侧双腔管插管易成功,左侧双腔管插管中易出现进入右支气管的情况。遇到这种情况后先将套囊放气,导管后退至距门齿 20 cm 处,将患者头右转 90°同时将双腔管逆时针旋转 90°再向下推进导管,导管易进入左侧支气管。左侧双腔管进入右侧支气管后的另一种处理方法是夹闭主气管通气,控制呼吸并后退导管,见到双侧胸廓起伏后将患者头向右侧旋转,导管同时逆时针旋转推进易使左侧双腔管进入左支气管。在上述方法不能奏效的情况下应使用支气管镜引导插管。

(1)左侧双腔管:左侧双腔管常见的有 Rusch、Mallinckrodt、Sheridan 三种,主要区别在套囊。Rusch 与 Mallinckrodt 管的套囊内压低于 Sheridan 管的套囊内压。这些导管行肺隔离时的套囊内压较低,在 15～20 cmH$_2$O。套囊内容量 2～3 mL 即可完成隔离,套囊内容量超过 3 mL 才能完成隔离时应调整双腔管位置。左侧双腔管可能进入左肺上叶或下叶的叶支气管,通过支气管镜检查可排除这种可能。

(2)右侧双腔管:右侧双腔管常见的也有 Rusch、Mallinckrodt、Sheridan 三种,主要区别在于套囊设计。三种导管的共同特点是支气管套囊后导管侧壁有一侧孔,用于右上肺通气。右侧双腔管行肺隔离时套囊内压较高,40～49 cmH$_2$O,但低于 Univent 管的套囊内压。右侧双腔管插入过深易导致右上肺不张。

3.独特伏势

与其他肺隔离技术相比,双腔管具有以下优点:①利于对双肺进行吸引、通气,易行支气管镜检查。②肺隔离有效。双腔管的缺陷在于解剖变异时固定的导管设计不能发挥良好的隔离作用。

(二)Univent 管

Univent 管出现于 1982 年,系一单腔导管,导管前开一侧孔,其间通过一直径 2 mm 的支气管堵塞器,支气管堵塞器可在导管腔内前后移动。Univent 管的插管方法与普通单腔气管导管相同,暴露声门后,导管送入声门,导管尖端过声门后再将支气管堵塞器继续送入支气管,左侧支气管堵塞时将导管逆时针旋转 90°,右侧支气管堵塞时将导管顺时针旋转 90°,导管插入深度与普通气管导管相同。确认双肺呼吸音后插入支气管镜,在支气管镜辅助下将支气管堵塞器送入相应的支气管内,套囊充气后听诊确定肺隔离效果。支气管堵塞器套囊不充气时即施行双肺通气。为防止堵塞器移位,在改变患者体位前可将堵塞器插入支气管较深的部位。支气管堵塞器导管较硬,有时送入支气管较困难,以进入左支气管时为甚,可将堵塞器退回气管导管腔内,在支气管镜帮助下将气管导管送入支气管,将堵塞器送入支气管后再将气管导管退回主气管即可。

Univent 管的优点在于术后保留导管方便,双肺单肺通气转换方便,能用于小儿。但该管的支气管堵塞器套囊属高容量高压套囊。堵塞器导管硬,因此有穿破支气管的可能。在不需要肺隔离的情况下意外对堵塞器套囊充气可造成急性气道梗阻。Univent 管的应用范围广泛,但与双腔管相比仍有隔离效果不稳定之嫌。

(三)支气管堵塞

支气管堵塞法系将支气管堵塞囊通过单腔气管导管送入支气管实现肺隔离的一种技术。由于手术操作的影响,尤其在右侧支气管堵塞时易发生堵塞囊移位。堵塞囊移位不仅造成隔离失败,严重时可堵塞主气管与通气肺支气管造成窒息。支气管堵塞时非通气肺的萎陷需要气体缓慢吸收或手术医师挤压完成。支气管堵塞适于手术方案改变需要紧急肺隔离而双腔管插入困难的情况。支气管堵塞法隔离肺的主要缺陷在于不能对非通气肺进行正压通气、吸引等操作。

(四)支气管内插管

支气管内插管是最早应用的肺隔离技术,该方法将单腔气管导管通过一定手法送入支气管达到肺隔离的目的。右侧支气管内插管较容易,左侧支气管插管在患者头右转 90°的情况下较易成功。支气管镜辅助下插管成功率高。右侧支气管插管易堵塞右上肺叶支气管。与支气管堵塞相似,这种肺隔离技术对非通气肺的控制有限。费用低是该技术的突出优点。

四、隔离通气(单肺通气)临床应用中的问题

单肺通气使手术肺萎陷,不仅利于明确病变范围,创造安静的手术野,还利于减轻非切除部分肺的创伤。但单肺通气易因氧合不良造成低氧血症。

(一)单肺通气时导致低氧血症的原因

单肺通气时氧合不良的主要原因包括隔离技术机械性因素、通气肺本身的病变以及双肺的通气血流比失调。

隔离技术机械性因素包括双腔管或支气管插管位置不良影响通气,通气道被血液、分泌物或组织碎屑堵塞影响通气,通过调整插管位置与清理通气道可很快纠正这种通气不良。慢性肺疾病在单肺通气时气道内气体分布不均衡增加,小气道过早闭合易导致通气不良。单肺通气引起

低氧血症的最主要原因是双肺的通气血流比失衡。影响因素包括体位、全身麻醉、开胸以及低氧性肺血管收缩。

1.体位、全身麻醉与开胸的影响

清醒状态下侧卧位时,膈肌较低部位向胸腔弯曲明显,能更有效收缩。同时,胸膜腔压力梯度的改变也使下肺通气比上肺通气好。肺血受重力影响向下肺分布较多。由于上肺通气与血流均下降,下肺通气与血流均增加,因此,双肺的通气血流比变化不大。

麻醉后侧卧位时,肺血分布的模式依然是下肺占优势。但肺通气的模式与清醒时相反,上肺通气比下肺通气好。所以,麻醉后侧卧位时上肺通气好但血流不足,下肺通气不良但血流灌注良好,肺通气血流比的改变必然影响肺通气。

开胸后肺萎陷,肺泡通气明显减少,但开胸侧肺血流并未相应减少,造成开胸侧肺通气不足而血流灌注良好的情况,通气血流比的降低造成肺内分流。麻醉后非开胸侧肺受腹腔内容物、纵隔、重力的影响通气不良,而血流灌注相对较多,同样造成通气血流比的降低出现肺内分流。肺内分流使动脉血氧分压下降出现低氧血症。

2.缺氧性肺血管收缩

缺氧性肺血管收缩是肺泡氧分压下降后肺血管阻力增加的一种保护性反应。表现为缺氧区域血流减少与肺动脉阻力的升高,使血流向通气良好的区域分布。缺氧性肺血管收缩使通气血流比失调缓解,肺内分流减少,因而低氧血症得到改善。单肺通气时缺氧性肺血管收缩在减少萎陷肺血流中起重要作用。

缺氧性肺血管收缩受生理因素、疾病状态与药物的影响。影响肺血管的因素同样影响肺血管收缩。充血性心衰、二尖瓣疾病、急慢性肺损伤等均可影响缺氧性肺血管收缩。钙离子通道阻断剂、硝酸盐类、硝普钠、β_2-受体激动支气管扩张剂、一氧化氮与吸入麻醉药均可抑制缺氧性肺血管收缩。缺氧性肺血管收缩抑制后低氧血症表现明显。

(二)单肺通气的管理

针对单肺通气时发生低氧血症的原因,单肺通气时采用以下措施可减少低氧血症的发生。

(1)单肺通气应维持足够的潮气量和较快的呼吸频率。为保证通气肺的完全膨胀,减少通气血流比值失调,单肺通气时潮气量应接近双肺通气时的潮气量,呼吸频率与双肺通气时的频率相同。

(2)提高吸入氧气浓度,甚至吸入纯氧可提高通气侧肺动脉血氧分压使肺血管扩张,通气侧肺血流增加不仅降低通气血流比值失调,还有利于更多地接受非通气侧肺因缺氧性肺血管收缩而转移过来的血流。

(3)对萎陷肺采用间断膨胀、高频通气或低压 PEEP 的方法可增加功能残气量,增加动脉氧合。

(4)充分的肌松使下侧肺与胸壁顺应性增大,防止通气侧肺的肺内压、气道压过高而减少血流。

(5)保持通气侧肺导管管腔和气道通畅,有分泌物、血液与组织碎屑时应及时清除。

(6)避免使用影响缺氧性肺血管收缩的血管活性药物。

对上述方法不能奏效的低氧血症采用纯氧短暂双肺通气可迅速纠正低氧血症。

五、肺隔离的并发症

肺隔离的主要并发症是气道创伤。防止气道创伤的主要措施为插管前详细的气道评估、选择适宜规格的导管、减小肺隔离时套囊内注气容量、仅在需要隔离时才对套囊充气、避免使用氧化亚氮以及插管时轻柔操作。

（郑现霞）

第六节　肺动脉内膜剥脱手术的麻醉

肺动脉内膜剥脱手术是治疗慢性栓塞性肺动脉高压的最有效手段。慢性栓塞性肺动脉高压是由于肺动脉内反复栓塞和血栓形成而造成的肺动脉高压［平均肺动脉压≥3.3 kPa（25 mmHg）］。可由急性肺动脉栓塞演变而成，也可因下肢静脉血栓等反复栓塞肺动脉所致。

一、病理生理

（1）慢性肺栓塞导致右心室压力负荷增加，右心室显著扩张、肥厚，右心室收缩功能减低。
（2）右心室扩大造成三尖瓣瓣环扩大，三尖瓣反流，有效右心室输出量减少。
（3）扩张的右心室使室间隔左移，致使左心室舒张功能受损，左心排血量减低。

二、手术方法及潜在问题

（1）肺动脉血栓内膜剥脱术在深低温间断停循环下进行。在血栓起始部位的肺动脉内膜和中层之间剥离到亚肺段水平。
（2）手术可引起再灌注肺损伤、神经系统并发症和反应性肺动脉高压。

三、麻醉处理

麻醉处理的基本原则是维护右心功能、改善肺的气体交换和氧合功能、降低肺动脉压力及肺血管阻力、避免增加肺动脉压及损害右心功能的因素。同时注意脑及肺保护。

（1）麻醉诱导及维持：以依托咪酯、咪哒唑仑、芬太尼和哌库溴胺复合诱导，应特别注意药物对循环的影响。以大剂量芬太尼，辅以低浓度吸入麻醉药维持麻醉。

（2）监测：常规 ECG、桡动脉压及中心静脉压。大部分情况下需要放置 Swan-Ganz 导管，监测肺动脉压、连续心排血量（CCO）和混合静脉血氧饱和度（SvO_2）等，以便更全面地观察患者的血流动力学指标及氧代谢情况。TEE 在术中可用以评价右心功能。

（3）体外循环预充：以胶体液（血浆和血浆代用品）为主。手术需要在深低温停循环或深低温低流量下完成。

（4）由于患者术前就有右心功能不全，术中尤其是停体外循环后一般需使用正性肌力药。多巴酚丁胺在增加心排血量的同时能增加混合静脉血氧含量，降低肺血管阻力，改善酸中毒而不增加肺动脉压，故为首选。常用多巴酚丁胺 3～10 μg/(kg·min)静脉输注。

（5）联合使用肺血管扩张药，降低肺动脉压，改善右心后负荷。PGE_1 0.3～2 μg/(kg·min)

或硝酸甘油 $0.5\sim2\ \mu g/(kg\cdot min)$ 持续泵入,可较好降低肺动脉压而对血压影响较小。吸入一氧化氮 $20\sim40\ ppm$ 可有效降低肺动脉压,而不影响血压。

(6)积极纠正缺氧和酸中毒,术中适当过度通气,维持 $PaCO_2$ 小于 $4.7\ kPa(35\ mmHg)$。

(7)脑保护:肺动脉栓塞范围广泛者,需要在深低温低流量或深低温停循环下施行手术,易导致脑损伤。建议尽量缩短停循环或低流量时间,停循环的时间不宜过长,以 $20\sim25$ 分钟为宜。恢复流量灌注期间使静脉血氧饱和度达 75% 以上。转流中给予甲泼尼龙、硫喷妥钠、利多卡因或丙泊酚等药物,可能有一定的脑保护作用。

(8)肺保护措施:①限制液体入量,体外循环预充液中增加胶体含量,复温时超滤和利尿,停机后输入血浆或人清蛋白。②机械呼吸时用 PEEP。严重肺出血的患者,有时机械呼吸难以适应机体气体交换和氧合的需要,须改用手控通气。手控通气时采取大潮气量,高气道压($40\sim50\ cmH_2O$),在吸气末停顿,以增加吸气时间使气体较好氧合和交换。术后机械呼吸应使 SaO_2 $>95\%$,$PaCO_2<4.7\ kPa(35\ mmHg)$。早期需吸入高浓度氧($80\%\sim100\%$),同时给予 PEEP $5\sim10\ cmH_2O$。③必要时纤维支气管镜吸引。

(郑现霞)

第七节　先天性膈疝手术的麻醉

一、病理及临床特点

(1)先天性膈疝的发病率约为 $1/4\ 000$。

(2)膈疝分型:①后外侧型膈疝约占 80%,经 Bochdalek 孔疝出,又称胸腹裂孔疝,多为左侧,疝入物多为胃、小肠、结肠、脾和肝左叶等腹腔脏器。②食管裂孔型占 $15\%\sim20\%$,一般较小,不损害肺功能。③Morgagni 裂孔型约占 2%。

(3)新生儿期膈疝临床表现为呼吸急促和发绀,哭吵或喂奶时加剧。哭吵时患侧胸腔的负压加大,使更多的腹腔脏器疝入胸腔,造成呼吸极度窘迫。

(4)消化系统症状比较少见,疝入胸腔内的肠管嵌闭或伴发肠旋转不良时出现呕吐。

(5)体格检查:患侧胸部呼吸运动明显减低,呼吸音消失,纵隔移位,心尖搏动移向对侧。当较多的腹腔内脏进入胸腔内,呈现典型的舟状腹。

(6)胸部 X 线摄片:需与先天性肺叶气肿相鉴别。

(7)伴随畸形:①肠旋转不良(40%)。②先天性心脏病(15%)。③泌尿系统异常。④神经发育异常。⑤Cantrell 五联症(包括脐膨出、前侧膈疝、胸骨裂、异位心、室间隔缺损等心内缺损)。

(8)手术治疗为经腹径路行内脏复位和修补膈缺损。

二、术前准备

(1)护理患儿时将其置于半卧位和半侧卧位。可以插入鼻胃管持续低压吸引,以防止胸腔内的内脏器官充气加重对肺的压迫。

(2)对呼吸困难的患儿应给予气管内插管及机械通气治疗。使用肌松药便于控制呼吸,减少挣扎,降低氧耗,同时使气道压力下降,减轻肺损伤。

(3)避免气道压力过高,防止发生张力性气胸。

(4)高频通气可能促进气体交换,减少气道压力的波动。

(5)通过过度通气、持续输注芬太尼、吸入一氧化氮,降低肺血管阻力。

(6)术前建立可靠的静脉通路,首选上肢外周静脉。

(7)注意保暖,密切监测患儿的中心体温变化。

三、麻醉管理

(1)采用静吸复合麻醉方法。麻醉诱导和维持可给予芬太尼。吸入低浓度的异氟烷或七氟烷。氧化亚氮使肠管扩张,损害肺功能,故不宜使用。

(2)采用氧气/空气混合通气,纯氧通气有引起早产儿晶状体后纤维增生的危险。

(3)术中监测气道压力,吸气峰压一般不超过 2.94 kPa($30\ cmH_2O$)。

(4)动脉穿刺置管连续监测血压并及时进行血气分析。颈内静脉置管监测中心静脉压并指导补液治疗。

(5)膈疝修补后不要即刻张肺,以免造成肺损伤。

(6)术后送 ICU 继续呼吸治疗,其中部分患儿可能需要较长期的呼吸机支持。

(郑现霞)

第七章

神经外科麻醉

第一节 颅脑外伤手术的麻醉

一、颅脑外伤患者的病理生理

颅脑外伤按其病理生理过程可分为原发性损伤和继发性损伤。受伤的瞬间,先为不同程度的原发性损伤,然后继发于血管和血液学的改变而引起脑血流减少,从而导致脑缺血和缺氧、脑水肿、颅内压增高,进一步发生脑疝,导致死亡。因此,临床上需要对继发性损伤的病理生理过程进行干预,防止其进一步发展加重损伤。

(一)脑血流的改变

研究证明,脑外伤患者在创伤急性期即可发生脑血流的变化。严重脑外伤患者约 30% 在外伤后 4 小时内发生缺血性改变。目前认为,这种外伤后缺血性改变是一种直接的反应性变化,而非全身性低血压所致,尽管后者可加重缺血性改变。

(二)高血压和低血压

由于原发性损伤之后,脑的顺应性发生改变,甚至有颅内出血、颅内压增高,所以无论是高血压还是低血压都将加重脑损伤。由于自身调节功能损害,低血压造成脑灌注压减少,导致脑缺血;而高血压可造成血管源性脑水肿,进一步升高颅内压,引起脑灌注压降低。在自身调节功能保持完整的情况下,低血压可引起代偿性脑血管扩张,脑血容量增加,进而使颅内压增高,造成脑灌注压进一步降低,产生恶性循环,又称为恶性循环级联反应。

(三)高血糖症

在脑缺血、缺氧的情况下,葡萄糖无氧酵解增加,产生过多的乳酸在脑组织中蓄积,可引起神经元损害。

(四)低氧血症和高二氧化碳血症

低氧血症和高二氧化碳血症都可引起颅脑损伤患者脑血管扩张,导致颅内压增高、脑组织水肿,从而加重脑损伤。

(五)脑损伤的机制

脑损伤的机制主要是在脑缺血的情况下激活了病理性神经毒性过程,包括兴奋性氨基酸的释放、大量氧自由基的产生、细胞内钙超载、局部 NO 产生等,最终引起脑水肿加重和神经元不可逆性损害。

(六)脑水肿

外伤后脑水肿和脑肿胀使脑容量增加、颅内压增高,导致继发性脑损害,重者发生脑疝,甚至死亡。脑水肿分为五种情况:血管源性、细胞毒性、水平衡性、低渗性和间质性。

1.血管性脑水肿

脑组织损伤可破坏血-脑屏障,致使毛细血管的通透性与跨壁压增加,以及间质中血管外水潴留,从而造成血管源性脑水肿。由于组胺、缓激肽、花生四烯酸、超氧化物和羟自由基、氧自由基等引起内皮细胞膜受损,激活内皮细胞的胞饮作用和内皮结合部的破裂,使毛细血管通透性增加。其次,研究发现体温升高、高碳酸血症可使内皮细胞跨膜压增高,导致毛细血管前阻力血管松弛,使脑水肿发生率和范围增加。另外,蛋白分子电负荷的改变使血管外水潴留。由于清蛋白为阴离子蛋白,容易通过受损的血-脑屏障,然后由外皮细胞清除。相反,IgG 片段为阳离子蛋白,可黏附于阴离子结合部位,而潴留于间质中。临床上脑出血、慢性硬脑膜下血肿和脑肿瘤附近的水肿,均属于血管源性水肿。

2.细胞毒性水肿

细胞毒性水肿的主要机制是在脑血流减少的情况下,能量缺乏使细胞膜泵(Na,K-ATP 酶)功能受损,进而引起一系列的生化级联反应,使细胞外钾增加,细胞内钙增高,膜功能损害可引起细胞不可逆性损伤。由梗死造成的局灶性或全脑缺血、低氧,均可导致细胞毒性水肿的形成。

3.流体静力性水肿

跨血管壁压力梯度增加可使细胞外液积聚。脑血管自身调节功能受损,可引起毛细血管跨壁压急剧增加。如急性硬脑膜外血肿清除后,颅内压突然下降,导致脑血管跨壁压突然增加,出现一侧脑半球弥漫性水肿。

4.低渗透压性水肿

严重血浆渗透压降低和低钠血症是渗透性脑水肿的主要原因。脑胶体渗透压超过血浆渗透压,水分即被吸收入脑。当血清钠浓度低于 125 mmol/L 时可引起脑水肿。此外,由于性激素的不同,在同一血清钠浓度时,女性较男性更易发生脑水肿。

5.间质性脑水肿

阻塞性脑积水、脑室过度扩大可使脑脊液-脑屏障破裂,导致脑脊液渗透到周围脑组织并向脑白质细胞外蔓延,在临床上可出现一种明显的非血管性脑水肿,即间质性脑水肿。这类水肿一旦发生,可导致脑缺血和神经元损害。

颅脑外伤初期由于静脉容量血管的扩张,脑血容量增加而出现脑肿胀,而不单是脑组织含水量的增加。其神经源性因素包括脑干刺激和脑循环中释放血管活性物质等。因此,早期的脑水肿主要由于脑血管自身调节功能下降,而脑干损害则影响动脉扩张,或静脉梗阻导致充血性或梗阻性脑水肿。如处理不当或不及时,在脑外伤的后期,随着脑水肿加重、颅内高压、脑灌注压下降,引起脑缺血,生化级联反应发生改变,发生复合性脑水肿,即血管性和细胞毒性脑水肿。

二、麻醉处理要点

(一)术前准确评估

由于颅脑外伤病情严重,麻醉医师应首先确保患者的呼吸道通畅,供氧应充分,及时开放静脉通路,以稳定循环,为抢救赢得时间。然后在极短的时间内迅速与家属沟通,了解相关病情,并掌握生命体征和主要脏器的功能情况,了解患者既往有无其他疾病、受伤前饮食情况、有无饮酒过量等,以及目前心肺功能状况、有无合并其他脏器损伤。脑外伤患者常因颅内压增高而发生呕吐,甚至误吸,所以这类患者均应视为饱胃患者,在插管前和插管时都应防止误吸。

(二)麻醉前合理用药

颅脑外伤患者一般不用术前镇静药,只给阿托品或东莨菪碱等抗胆碱药即可。无论何种镇静药都可引起患者呼吸抑制,特别是患者已存在呼吸减弱、呼吸节律异常或呼吸道不畅,即使少量的镇静药也可能造成呼吸抑制,使动脉血中二氧化碳分压增加,引起颅内压增高。对于躁动的患者,一定要在密切监护情况下方可给予镇静。

(三)术中监测

术中常规监测有心电图(ECG)、脉搏血氧饱和度(SpO_2)、呼气末二氧化碳分压($PETCO_2$)、体温、尿量、袖带血压。必要时还应进行动脉有创测压、动脉血气分析和电解质分析。怀疑血流动力学不稳、估计失血较多或术中可能大出血,应行深静脉穿刺置管。为操作和管理方便,穿刺点以选择股静脉为宜。

(四)麻醉诱导

颅脑外伤患者的麻醉诱导非常关键,诱导过程当中血流动力学的急剧变化将会加重脑损伤;颅脑外伤患者常常饱胃,诱导过程中发生误吸,会使病情复杂化;颅脑外伤患者常合并其他部位脏器的损伤,如颈椎损伤、胸部损伤、肝脾破裂等。此外,颅脑外伤的老年患者可合并严重的心肺疾病。因此,如不加考虑,贸然进行常规诱导,势必酿成大祸,引发纠纷。

对于全身状况较好、无其他并发症的单纯脑外伤患者,麻醉诱导用药可以选丙泊酚、咪达唑仑、芬太尼和非去极化肌松药。丙泊酚作为目前静脉麻醉药的主打药物,也适用于脑外伤患者,可降低颅内压和脑代谢率,并能清除氧自由基,对大脑有一定的保护作用。应用咪达唑仑可减少诱导期丙泊酚的用量,对减少患者医疗费用有积极作用,同时也降低因单纯应用丙泊酚所引起的低血压发生率。若患者血容量明显不足,可单独应用咪达唑仑,避免应用丙泊酚引起严重低血压而加重脑损伤。咪达唑仑和丙泊酚的用量一定要个体化,一般情况下可用咪达唑仑 $4\sim8$ mg,丙泊酚 $30\sim50$ mg。肌松药以非去极化肌松药为宜,如必须选用去极化肌松药,应注意有反流与误吸、增高颅内压和导致高血钾的可能。非去极化肌松药以中、长效为主,如罗库溴铵($0.6\sim1$ mg/kg)、维库溴铵(0.1 mg/kg)、哌库溴铵(0.1 mg/kg)。麻醉用药的顺序对诱导的平稳也有影响,先给予芬太尼(1.5 μg/kg),后给咪达唑仑,再给肌松药,30 秒后给丙泊酚。这种给药方法既可避免丙泊酚注射痛刺激,又能使各种麻醉诱导用药的作用高峰时间叠加一致,可减少气管内插管应激反应。气管内插管前采用 2% 利多卡因行气管表面麻醉,可使插管反应降到理想程度,最大限度地维持麻醉诱导平稳。

对于全身状况较差、合并其他脏器损伤或伴有其他并发症的患者,麻醉诱导应当慎重。①对病情危重、反应极差或呼吸微弱甚至停止的患者,可直接或气管表面麻醉下插管。②对于发生过呕吐的患者,应在吸引清除口咽部滞留物后,再进行诱导用药,在面罩加压控制呼吸之前,应由助手压迫喉结,防止胃内容物再次溢出加重误吸,在气管内插管成功后,用生理盐水灌洗,尽可能吸引清除误吸物,以利于气体交换。③对其他并发症的患者,特别是心功能较差,甚至心力衰竭患者,首先应用强心药,选择诱导药物,如采用咪达唑仑、依托咪酯等,配合适量的芬太尼和肌松药。④合并其他脏器损伤的患者,尤其是内脏大出血者,应进行积极的抗休克治疗,在血压回升、心率接近正常的情况下,谨慎地进行麻醉诱导与气管内插管,以免延误手术时机。诱导用药应选择对血压影响轻且对大脑有保护作用的药物，如咪达唑仑，即使这样，用药量也应减少，以避免血压剧烈波动。

（五）麻醉维持

颅脑外伤的患者一般都存在不同程度的颅内压增高，因此，麻醉维持一般不单独采用吸入全身麻醉，目前较多采用静脉复合全身麻醉或静脉吸入复合麻醉。静脉复合全身麻醉的维持采用静脉间断注射麻醉性镇痛药和肌松药，持续泵入静脉全麻药。麻醉性镇痛药以芬太尼为主，有条件的可用舒芬太尼和阿芬太尼，哌替啶较少使用。麻醉性镇痛药的用量一般应根据患者的实际情况决定，切忌量大，静脉全麻药也是如此。肌松药应选择对颅内压影响小的阿曲库铵、维库溴铵和哌库溴铵等。静脉全身麻醉药目前最为常用的是咪达唑仑和丙泊酚。丙泊酚优势更为明显，因手术医师希望术后能尽早评估患者的神经系统功能，丙泊酚起效和苏醒都快，而且还有脑保护作用，故选用丙泊酚更为有益。

静脉吸入复合麻醉维持是在静脉复合麻醉的基础上增加了气管内挥发性麻醉药的吸入。静脉复合麻醉的维持同上不再赘述。应该注意的是吸入麻醉药的选择，吸入麻醉药有脑血管扩张作用，异氟烷扩张作用最弱，适合应用。

（六）术中管理

颅脑外伤患者容量管理非常重要。临床上常用脉搏、血压、尿量等指标进行监测。需要注意的是，颅脑外伤患者常用脱水剂，用尿量判断液体平衡情况不准确。最好监测中心静脉压，尤其是合并内脏出血休克者。在液体种类上，晶体液以乳酸钠林格液、平衡盐液和生理盐水为好，应避免应用含糖液。有大出血者，紧急时可选用胶体液，如代血浆、琥珀酰明胶（血定安）、万汶等。颅脑外伤患者血-脑屏障可能存在不同程度的损害，万汶有预防毛细血管渗漏的作用，从理论上讲，输注万汶可能优于其他血浆代用品。术中应注意失血量估计的准确性，适量输血，防止血液过度稀释，术中血细胞比容最好维持在 0.30 左右。

术中保持过度通气，维持呼气末二氧化碳分压在 $4.0 \sim 4.7$ kPa（$30 \sim 35$ mmHg），有利于颅内压的控制。术中除了密切监测患者生命体征外，还应观察手术步骤，对手术的进程有所了解。因为脑外伤患者由于颅内压升高，致交感神经兴奋性增高、血中儿茶酚胺上升，易掩盖血容量不足，一旦开颅剪开脑膜，容易发生低血压，严重者可致心搏骤停。此外，麻醉医师在观察手术操作期间，应结合所监测的生命体征指标变化，及时与手术医师沟通，并根据术中生命体征变化，作出准确的判断和正确的解释及处理。

（七）麻醉恢复期的管理

麻醉恢复期的管理非常重要，不能掉以轻心。麻醉医师应根据病情作出相应的处理。早期拔除气管内插管，有利于手术医师及时进行神经系统检查，对手术效果作出及时评估。但必须掌握拔管时机，若患者出现不耐管倾向，且呼之睁眼，可给予少量丙泊酚，吸净气管内和口腔内分泌物后，拔除气管内插管。应尽可能避免麻醉过浅和拔管时剧烈呛咳，以免由此而引起颅内压增高和颅内创面出血。

对术前情况较差、多脏器损伤或有其他严重并发症者，尤其是昏迷患者，宜保留气管导管或做气管切开，以利于术后呼吸道管理，有条件者护送专科 ICU 或综合 ICU。

三、麻醉注意事项

颅脑外伤患者麻醉一个最为关键的问题是，一定不能只注意颅脑外伤的情况而忽略了对其他脏器外伤的观察,以免贻误治疗,导致不良后果。入室后开放两条静脉通路,以备快速输血、输液,抢救休克和大出血。

无论哪种麻醉方法,麻醉诱导时都应防止误吸,以免使病情复杂化。手术过程中避免使用增高颅内压的药物,控制呼气末二氧化碳分压,维持患者一定程度的过度通气。术中应注意患者水、电解质的情况,特别是患者大量应用脱水剂,极易引起水、电解质紊乱,液体量可以略欠一些,切不可过量,必要时输血,避免应用含糖液体。术中注意避免血压剧烈波动而诱发脑血管痉挛,加重脑损伤,影响术后神经功能的恢复。

脑外伤患者术后切不可盲目拔除气管导管,严重的脑水肿或脑干损伤患者,随时可能发生呼吸暂停,甚至有死亡危险。

(孙小青)

第二节 颅内血管病变手术的麻醉

一、颅内血管病变的病理及临床表现

颅内血管病变包括高血压动脉粥样硬化性脑出血、颅内动脉瘤、颅内血管畸形等。多数是因突发出血而就诊,平时没有症状,或头痛的症状被忽略,因此起病较急,多数需行急诊手术。

(一)高血压动脉粥样硬化性脑出血

高血压动脉粥样硬化性脑出血在临床上最常见,尤其是随着社会的老龄化和饮食结构的改变,其发生率有增加的趋势。高血压和动脉粥样硬化互为因果,互相影响。高血压的患者颅内血管壁由于长期受到高压力的冲击而发生损伤,损伤的部位在修复过程中,有的恢复良好,有的会发生脂类沉积,沉积的脂类物质可形成斑块,此处的血管壁弹性降低,脆性加大,在突然受到更大的血流冲击力的情况下,血管壁即破裂发生出血。如剧烈运动、情绪激动、饮酒等因素,可使患者突然头痛、恶心、呕吐、意识障碍,严重者很快深昏迷,四肢瘫痪,眼球固定,瞳孔针尖样,高热,病情迅速恶化,数小时内死亡。特别是饮酒后,易误认为醉酒,颅脑 CT 可帮助确诊。

(二)颅内动脉瘤

颅内动脉瘤是由于脑血管发育异常而产生的脑血管瘤样突起,好发于颅底动脉及其临近动脉的主干上,常在动脉分支处呈囊状突出。颅内动脉瘤的病因可能是先天性动脉发育异常或缺陷、动脉粥样硬化、感染、创伤等,形成动脉瘤的一个共同因素是血流动力学的冲击因素,致使薄弱的血管壁呈现瘤样突起。临床上颅内动脉瘤在破裂前常无症状或仅有局灶症状,表现为一过性轻微头痛;破裂后症状严重,出现突发的、非常剧烈的头痛,常被误诊为流感、脑膜炎、颈椎间盘突出、偏头痛、心脏病及诈病等。患者可有不同程度的意识障碍,部分患者就诊时可能完全缓解,患者是否有过突发性剧烈头痛的病史常常是确诊的重要线索。颅内动脉造影可确诊。

Hunt 和 Hess 将颅内动脉瘤患者按照手术的危险性分成五级。①Ⅰ级:无症状,或轻微头痛及轻度颈强直。②Ⅱ级:中度及重度头痛,颈强直,除有神经麻痹外,无其他神经功能缺失。③Ⅲ级:嗜睡,意识模糊,或轻微的灶性神经功能缺失。④Ⅳ级:神志不清,中度至重度偏瘫,可能有早期的去大脑强直及自主神经功能障碍。⑤Ⅴ级:深昏迷,去大脑强直,濒死状态。

若有严重的全身疾病,如高血压、糖尿病、严重动脉粥样硬化、慢性肺部疾病及动脉造影上有严重血管痉挛者,要降一级。

(三)颅内血管畸形

颅内血管畸形是指脑血管发育障碍引起的脑局部血管数量和结构异常,并对正常的脑血流产生影响,可分为动静脉畸形、毛细血管扩张症、静脉畸形、海绵状血管畸形。临床上最常见的是动静脉畸形。脑动静脉畸形是一种在胎儿期形成的先天性脑血管发育异常,无明显家族史。其病理特点是非肿瘤性的血管异常,具有粗大、扩张、扭曲的输入及输出血管,病理性血管可呈蔓状缠结且动静脉分流循环速度很快,供养动脉常常扩张并延长,近端及远端动脉襻均为迂曲状。动静脉畸形的症状体征可来自以下情况:①正常神经组织受压,脑积水,脑、蛛网膜下腔、脑室出血;②缺血及出血性损害导致头痛、抽搐;③占位导致的神经功能缺失;④静脉压升高使颅内压增高;⑤"盗血"引起神经功能缺失;⑥临床表现各不相同,有头痛、癫痫、精神异常、失语、共济失调等。还有一个罕见的症状,即三叉神经痛。

二、麻醉处理要点

(一)术前准备及麻醉前用药

1.术前准备

麻醉医师应尽快了解病史,特别是抗高血压药的服用情况。此类患者为急诊患者,病情虽有轻重之分,但对意识障碍不严重的患者不能掉以轻心,这类患者很容易激动和烦躁,致使病情加重,影响治疗效果。所以无论患者意识如何,只要有躁动倾向,一定要给予适度的镇静,并密切监护。

2.麻醉前用药

根据病情可在手术室内麻醉前5分钟静脉推注抗胆碱药。若在做相应检查时已用镇静药,此时不必再用。

(二)术中监测

术中监测见颅脑外伤患者麻醉处理要点中的术中监测,此不再赘述。

(三)麻醉方法

颅内血管病变手术目前几乎都在显微镜下进行,要求手术野稳定清晰,所以应选择气管内插管全身麻醉,因挥发性麻醉药对脑血管影响大,故多选择静脉全身麻醉。麻醉诱导用药为丙泊酚、咪达唑仑、依托咪酯、羟丁酸钠、芬太尼、舒芬尼、雷米芬太尼、维库溴铵、哌库溴铵等。不管选择哪几种药,都要力求诱导平稳,维持脑灌注压稳定。

(四)麻醉维持

麻醉维持药物的选择应以能更好地满足下列要求为前提:理想的脑灌注压,防止脑缺氧和脑水肿,使脑组织很好地松弛;为减轻脑压板对脑组织的压迫,在分离和夹闭动脉瘤时应控制血压,以降低跨壁压。由于没有任何一种药物可达上述要求,所以要联合用药,作用互补,以取得最佳效果。在应用静脉麻醉药的同时辅以小流量的异氟烷,可更好地进行控制性降压。维持用药可以静脉持续泵入丙泊酚,也可持续泵入咪达唑仑,镇痛药和肌松药可间断注射。镇痛药可用吗啡、芬太尼、舒芬太尼等,肌松药可选用长效哌库溴铵或中效维库溴铵。

(五)术中管理

颅内血管病变的患者术中管理非常重要,术中合理地调控血压、心率,维持血流动力学稳定,可减轻脑损害,有利于患者神经功能的恢复,合理地利用心血管活性药物,尤其对心血管并发症的患者更要因人而异,用药一定要个体化。一般常用的心血管活性药物有艾司洛尔、硝酸异山梨酯、氨力农、硝酸甘油、硝普钠。容量管理也很重要,术中应根据液体需要量、失血量、尿量,以及CVP和肺毛细血管楔压(PCWP)及时补液和输血,特别是在动脉瘤夹闭后应快速扩容,进行血液稀释,维持血细胞比容在正常低限范围内(0.30～0.35)。羟乙基淀粉用量超过 500 mL 时为相对禁忌,因为有可能干扰止血功能引起颅内出血。

(六)麻醉恢复期管理

麻醉恢复期应根据术前患者的一般情况和手术的情况决定是否拔除气管导管。若术前患者一般情况良好,且手术顺利,可在患者自主呼吸恢复满意后拔管,完全清醒后送回病房观察。若术前一般情况较差,意识有障碍,手术难度较大,时间长,应带管将患者送监护室,借助呼吸机支持,待麻醉自然消除后拔管。

三、麻醉注意事项

对高血压动脉粥样硬化性脑出血的患者,应了解既往史,这类患者一般都有不同程度的心肌供血不足,血压、心率的剧烈波动变化可使心肌缺血加重,严重者发生心肌梗死,所以麻醉诱导时应避免使用心肌抑制药物。

颅内动脉瘤和血管畸形的患者麻醉诱导非常关键,特别是已经有颅内出血的患者,麻醉诱导期间可再出血或出血加重,甚至可引发动脉瘤破裂,故麻醉诱导要把喉镜置入和气管内插管刺激降到最低。但麻醉也不宜过深,对颅内压正常的患者,血压可降低至基础血压的 30%～35%,对已有颅内压增高的患者,血压降低有加重脑缺血的危险,一定要引起重视。

颅内动脉瘤患者术中都要求控制性降压,应该注意,为维持合理的脑灌注,在切开硬脑膜前不需降压过低。术中在监护状态下于动脉瘤夹闭前开始行控制性降压。选择对脑血流、脑代谢及颅内压影响小的降压方法。在控制性降压的过程中应该注意以下几点:硝普钠虽然可以快速控制高血压,但可使容量血管扩张而增加脑血容量,并使颅内压升高;硝酸甘油同样可使容量血管扩张而增加脑血容量,比硝普钠引起的颅内压增高还要明显且严重,因而要避免应用这两种药物。钙通道阻滞药尼卡地平、尼莫地平可增加局部脑血流,对心肌抑制轻,术中可快速控制高血压,停降压后无反跳现象,并有预防术后心脑血管痉挛的作用,可作为首选。

颅内血管畸形的患者术中要严格控制血压波动,低血压加重损害病变周围的脑组织(长期低灌注血管麻痹),切除术后可发生正常灌注压恢复综合征(出血、水肿、高颅内压),而高血压又可加重其损害。因此,术后血压仍须控制在适当范围,不宜立即停止降压药。

颅内血管手术由于出血和术中对血管的刺激,术后极易发生局部脑血管痉挛,血流减慢,术中应避免使用止血药,以免在血管痉挛后发生脑血栓,影响神经功能的恢复。

注意防止动脉瘤夹闭后的血管痉挛,通过高血压[平均动脉压(MAP)13.3 kPa(100 mmHg)]、高血容量、血液稀释来增加脑血流,关键是要在轻度脑缺血进展为脑梗死之前实施,术野使用罂粟碱可扩张痉挛的血管,如果手术需要临时钳夹动脉瘤时,为改善其供血区域的侧支循环,国外常静脉注射去氧肾上腺素。

(孙小青)

154

第三节 颅内肿瘤手术的麻醉

一、颅内肿瘤患者的病理生理

颅内肿瘤按部位可粗略分为大脑半球肿瘤、小脑肿瘤和脑干肿瘤,后两者位于颅后窝,又统称为颅后窝肿瘤。病理报告以神经胶质瘤、脑膜瘤多见,余为转移瘤、结核瘤等。患者可能患病数年无临床症状,随着占位病变体积的增大出现颅内压升高的症状,伴视力、嗅觉障碍,偏瘫,失语等。与麻醉有关的颅内肿瘤的病理生理变化主要是肿瘤占位引起的颅内压增高,颅内压是指颅内容物对颅腔壁产生的压力,临床上一般通过测量脑脊液压力了解颅内压的变化情况,颅内压力正常是维持脑功能正常运转所必需的。

(一)颅内压的调节

颅内容物主要有脑组织、脑脊液和血液 3 种成分,正常情况下,其中 1 种成分增加,其他 2 种成分则相应减少,机体通过自动调节维持颅内压在一定限度之内[成人 $0.7\sim2.0$ kPa($5\sim15$ mmHg),儿童 $0.5\sim1.1$ kPa($4\sim8$ mmHg)]的正常平衡状态。颅内肿瘤引起颅内容物的增加,早期可通过自动调节维持正常的颅内压,随着颅内肿瘤体积增大,超过代偿限度颅内压即增高。有时颅内肿瘤(如颅后窝病变)体积虽然很小,但也可引起颅内压增高,这主要是肿瘤位置引起脑脊液回流受阻,发生脑积水所致。

(二)脑脊液对颅内压的调节作用

由脉络丛生成的脑脊液时刻在进行着新陈代谢变化,包括生成、循环和吸收。颅内压的变动可受脑脊液分泌、循环、吸收的影响,在颅内压的调节中起重要作用。当颅内压增高时,脑脊液吸收增加,而且一部分脑脊液受挤压流入脊髓蛛网膜下腔,使颅内容物总体积减小,有利于颅内压降低。

(三)脑血流对颅内压的调节

颅内压的变化直接影响脑血流,颅内压增高,脑血流减少,而脑静脉系统的血液受挤压而排出增多,脑血容量减少,因而颅内压可以降低。正常情况下脑血流的调节主要通过动脉血管口径的变化来实现的,其影响因素有二氧化碳分压、动脉血酸碱度、温度等。临床上通常采用过度通气来降低二氧化碳分压,以使脑血管收缩,脑血流减少,达到降低颅内压的作用,为手术提供良好的手术野。

颅内压的调节有一定的限度,在这个限度之内,颅内对容积的增加有一定的代偿力,这种代偿力表现在脑脊液被挤压至脊髓蛛网膜下腔,脑部血液减少与脑组织受压向压力低处转移,以达到机体承受的病理平衡,故这个限度的极限称为临界点。超过临界点即失代偿,这时颅内容物微小的增加可使颅内压急剧增加,加重脑移位与脑疝,发生中枢衰竭。

二、麻醉处理要点

(一)术前准备

颅内肿瘤手术一般都是择期手术,有足够的时间进行术前准备。麻醉医师要做的是麻醉前认真访视患者,了解病史,包括既往史、手术史等,特别是与麻醉有关的心、肺并发症,肝、肾功能情况。

(二)麻醉前用药

成人一般在麻醉前30分钟肌内注射苯巴比妥0.1 g,东莨菪碱0.3 mg。

(三)术中监测

术中监测见颅脑外伤患者麻醉处理要点中的术中监测,此不再赘述。

(四)麻醉方法

颅内肿瘤患者麻醉方法有局部麻醉、局部麻醉加神经安定镇痛术、全身麻醉。随着时代的进步,人们对麻醉的要求也越来越高,一方面,患者要求术中舒适而无恐惧,另一方面,随着显微手术的不断开展,手术医师要求良好的手术野。因此,目前所有的颅内肿瘤患者均在全身麻醉下进行手术。麻醉诱导目前可选用的药物很多,如咪达唑仑、丙泊酚、依托咪酯、羟丁酸钠等;肌松药可选择阿曲库铵、维库溴铵、哌库溴铵等;麻醉性镇痛药可选芬太尼、舒芬太尼、吗啡等。

(五)麻醉维持

见颅脑外伤患者麻醉处理要点中的麻醉维持。

(六)术中管理

颅内肿瘤患者术前常用脱水剂,因而术前常常血容量不足,术中还要丢失一部分血液,特别是手术较大时,有效循环血容量不足将更为明显,术中液体管理非常重要,最好监测中心静脉压,以指导输液。液体种类根据患者具体情况选用晶体液和胶体液,晶体液以乳酸钠林格液为主,不用含糖液,胶体液有聚明胶肽(血代)、血定安、万汶等。对体质较好的患者,可采用大量输血补液,尿量保持30 mL/h即可。以免肿瘤切除后,正常脑组织解除压迫,出现脑组织严重水肿,加重脑损害。呼吸管理见颅脑外伤患者麻醉处理中的术中管理。

(七)麻醉恢复期管理

麻醉恢复期的管理要求与颅脑外伤患者相同。

三、麻醉注意事项

此类患者由于术前使用脱水剂,往往伴有电解质紊乱,所以术前一定要化验电解质,以利于术中选择液体种类,保持电解质平衡。

颅内高压的处理非常重要,处理不妥病死率很高。在麻醉诱导后应立即静脉注射20%甘露醇1 g/kg,最好在剪开脑膜前输完,并配合过度通气,保持一定的麻醉深度,最大限度地降低颅内压,以利手术的进行。

对出血多的手术,如脑膜瘤多沿大静脉窦发展,极易侵犯静脉窦,血运非常丰富,麻醉前一定要有充分的估计,多开放几条静脉通路,以备能快速输液输血。术中在分离肿瘤前进行控制性降压,注意降压的幅度,根据需要动脉压若降至8.0 kPa(60 mmHg)以下时,切不可时间过长。麻醉力求平稳,无缺氧及二氧化碳蓄积。

颅后窝肿瘤手术麻醉比较复杂,手术体位常有坐位、俯卧位、侧卧位。坐位时术中易发生气体栓塞,为预防气体栓塞,术中禁用NO_2与过度通气及控制性降压,可采用呼气末正压通气。下肢用弹力绷带,防止淤积性血栓形成。变动体位时要慢,避免血流动力学急剧改变。常规监测$PETCO_2$、SpO_2、心电图、中心静脉压(CVP),必要时置右心房导管及超声多普勒气体监测仪或食管超声心动图,可动态反映心内的气泡;一旦检出气泡立即通知术者关闭空气来源、右心房抽气、左侧垂头足高位、加快输液,必要时给心肌变力性药物支持。

脑干是颅后窝内极为关键的结构,手术期间生命中枢受到刺激易出现呼吸节律和心率变化,因此,对机械通气的患者应加以注意。对保留自主呼吸的患者,应密切注意呼吸节律的变化,出现异常及时通知手术医师,以减轻对脑干的牵拉刺激。还应该注意的是脑干手术时应保证手术野安静,避免麻醉减浅出现呛咳,最为稳妥的方式是应用肌松药,进行机械通气。

（孙小青）

第四节　垂体腺瘤手术的麻醉

一、垂体腺瘤患者的病理生理及临床表现

垂体腺瘤可分为功能性和非功能性腺瘤。功能性腺瘤因过度分泌相关激素引起临床不同症状,非功能性腺瘤一般仅引起压迫症状。功能性腺瘤引起的机体病理生理变化由其分泌的激素所决定。功能性腺瘤分为生长激素(GH)腺瘤、催乳素(PRL)瘤、GH 和 PRL 混合型细胞瘤、促肾上腺皮质激素(ACTH)瘤、促甲状腺素释放激素(TRH)细胞瘤、黄体刺激素(LSH)和促卵泡素(FSH)瘤、嗜酸干细胞瘤。

垂体腺瘤的临床表现一是高分泌综合征,二是肿瘤占位的影响。早期经常表现为分泌亢进,随着肿瘤的发展,相关症状不断加重且明显,并出现垂体组织、鞍旁组织的受压改变,甚至出现垂体功能减低。

PRL 瘤是最常见的高分泌性垂体腺瘤,约占 25%,常表现为性欲减退、阳痿、乳房发育、溢乳、胡须减少,重者生殖器官萎缩,精子减少,活力低,不育。

生长激素腺瘤可以导致巨人症和肢端肥大症,在青春期前,骨骺尚未融合时发病者,表现为巨人症。肢端肥大症若发生在骨骺闭合的成人,则手足肥厚宽大,下颌突出,巨舌,皮肤变厚变粗,糖代谢异常,心脏病和周围神经病变。99% 以上的肢端肥大症是由 GH 腺瘤引起。其中 20%～50% 合并 PRL 或其他激素分泌。

皮质醇增多症是由慢性皮质醇增高引起。由垂体 ACTH 瘤引起的称为库欣病,由于脂肪代谢异常出现向心性肥胖,满月脸,水牛背,四肢相对瘦小,动脉粥样硬化。蛋白质分解大于合成代谢,抑制胶原合成导致皮肤菲薄,毛细血管扩张,呈现多血质。腹部皮肤紫纹,毛细血管脆性增加,易出现紫癜。骨质疏松,易致病理性骨折。伤口不易愈合,促性腺激素分泌抑制,女性出现月经稀少,闭经,溢乳,不孕;男性出现性欲减退,阳痿,精子减少,睾丸萎缩。少数患者盐皮质激素增加,导致电解质代谢紊乱,低血钾,低氯,高血钠。糖代谢紊乱,胰岛素抵抗和糖耐量减低。患者多伴有高血压、左心室肥大、心力衰竭、心律失常、肾衰竭、皮肤色素沉着及精神异常等。

垂体瘤在鞍内生长缓慢,当长至鞍上区时产生症状,压迫视神经、视交叉,出现不同程度的视力下降和视野改变。头痛常常是患者首诊的症状。头痛位于眶后、前额和双颞部,程度轻,间歇性发作。少数巨大肿瘤可至第三脑室,引起室间孔或中脑水管梗阻,出现颅内压增高时头痛剧烈。垂体卒中时瘤体坏死、出血、瘤内压力急剧增高,蛛网膜下腔出血者突发性剧烈头痛。

二、麻醉处理要点

(一)患者术前评价及准备

麻醉医师应对病情进行全面了解,注意患者基础代谢情况,了解肿瘤有无功能,术前电解质等生化指标,以及有无其他并发症,以便对患者作出准确评价。术前做必要的试验和治疗,可减少麻醉和手术的危险。垂体卒中急症手术对视力恢复有利,一般情况下,患者需要糖皮质激素替代及脱水治疗。对肢端肥大症患者应考虑到有气管内插管困难的可能,要准备充分。

(二)麻醉前用药

麻醉前用药无明显禁忌,常规应用巴比妥类药物和抗胆碱药物,一般为苯巴比妥、东莨菪碱。

(三)术中监测

术中除了常规监测 ECG、SpO_2、$PETCO_2$、体温、尿量、袖带血压外,还应对患者进行ACTH、皮质醇、血糖和尿糖的监测。

(四)麻醉方法

垂体瘤手术常用入路是经鼻蝶和经颅,无论哪种入路,都要选择全身麻醉。经鼻蝶入路时,麻醉过程中应进行控制性降压,以减少出血,保持手术野清晰,缩短手术时间。麻醉诱导用药量要足,尤其是有甲状腺功能亢进的症状时,用量要增大,因这种情况下循环系统极易激惹。气管内插管前应对口、咽喉、声门及气管黏膜充分表面麻醉(表麻),一般用1%丁卡因或者2%利多卡因,最大限度地减轻气管内插管反应。

(五)麻醉维持

对经颅手术的患者一般多选用静脉复合全身麻醉,维持用药可以静脉持续泵入丙泊酚,也可持续泵入咪达唑仑,镇痛药和肌松药可间断注射。镇痛药可用吗啡、芬太尼、舒芬太尼等,肌松药可选用长效哌库溴铵或中效维库溴铵。经鼻蝶手术的患者可在静脉麻醉的基础上辅以吸入少量的恩氟烷,以更好地控制血压。

(六)术中管理

由于手术在显微镜下进行,所以一定要控制血压,同时液体量也要适当限制,必要时输血,尤其是经翼点入路手术时,血压高时颅内压将增高,且出血多,影响手术视野。经额开颅或经鼻蝶手术时,有可能有血水流入口腔,且经鼻蝶手术后,伤口渗液也有流入口腔的可能,所以气管内插管后需将气囊满意充气。术中监测呼气末二氧化碳分压,调整机械通气有关设定,维持患者一定程度的过度通气,以降低颅内压。

(七)麻醉恢复期管理

因此类患者术前一般意识良好,多主张术后早期拔除气管导管,故垂体腺瘤患者在麻醉恢复期应注意呼吸的恢复情况,特别是 GH 腺瘤的患者,由于结缔组织增生,舌体肥大,口腔内可能有渗液,经鼻蝶入路手术后鼻腔被填塞,所以患者通气量一定要接近术前水平,SpO_2正常,肌力恢复,完全清醒且无呼吸道梗阻的表现,吞咽反射、咳嗽反射良好后方可拔除气管导管。

三、麻醉注意事项

垂体腺瘤患者多比较年轻,一般无其他并发症,麻醉医师应该注意的是由肿瘤引起的,尤其是与内分泌有关的症状,对可能发生垂体功能衰竭的患者作出估计,以采取预防措施。对经额或翼点入路手术的患者要注意颅内压的控制,麻醉诱导应避免血压波动,手术开始时要提前加深麻醉,特别是开颅骨时,更要注意镇痛药足量。

经鼻蝶入路时,术者要进行鼻腔准备,鼻腔局部应用肾上腺素可引起血压增高、心率增快,同时鼻腔神经末梢丰富,从鼻镜的置入至手术结束,麻醉医师应注意控制血压,尽管手术时间短,但麻醉用药量一定要足以保证手术野清晰。

无论是麻醉诱导还是维持,都应避免麻醉过浅,特别是避免呛咳,在体位改变的过程中气管导管刺激,更易诱发呛咳。由于垂体腺瘤手术时间较短,所以肌松药的选择一般不选用长效药,以中、短效为宜,长效肌松药有术后发生延迟性呼吸抑制之虑,选用时一定要谨慎。

术中液体量不宜过多,应注意适量控制,必要时输血即可。对尿崩倾向的患者要注意纠正水、电解质紊乱,术中可应用去氨加压素(弥凝),一方面可止血,另一方面可降低血压,并有抗利尿的作用。

(孙小青)

第八章

胃肠外科麻醉

第一节 消化性溃疡手术的麻醉

一、外科要点

(一)概述

消化性溃疡(peptic ulcer disease,PUD)与年龄增长相关,患者常伴发心血管和肺部等其他疾病。近年来胃酸抑制药(甲氰咪胍和雷尼替丁)及质子泵抑制剂(proton pump inhibitor,PPI)对幽门螺杆菌的治疗,使 PUD 成为罕见的外科急症。目前所有的 PUD 手术都采用上腹部中线或右肋下切口,术式选择取决于急诊手术还是择期手术;手术原因(出血、穿孔、难治性溃疡或胃排空受阻等);症状持续时间;患者的基本状况;医师的经验等。

(二)术式

1.迷走神经切断和胃窦切除术

治疗 PUD 最广泛的术式,一般用于难治其无其他疾病的患者。术中暴露食管裂缝,分离膈食管韧带,在食管裂缝处分离所有迷走神经。胃窦部切除先结扎胃右和胃网膜血管,再结扎胃窦血管,分离肝胃韧带将胃从与横结肠结合的部位提起,切除胃窦,只留十二指肠于幽门上,采用毕Ⅰ式或毕Ⅱ式进行重建。

2.迷走神经切断和幽门成形术

在美国常用,尤其急症手术。迷走神经切断方法同上,但其在幽门上做一纵行切口,再横向缝合,完成幽门成形。

3.壁细胞迷走神经切断术

该术式比主干迷走神经切断术更要小心暴露食管裂缝,因为神经纤维和胃血管并行,所以需分离胃的血管至胃小弯近端,此术式只在紧急情况下使用,如新近穿孔并有少量污染时进行且只用于十二指肠溃疡。

(三)其他术式或入路

腹腔镜下十二指肠溃疡治疗。

(四)术前常规诊断

消化道溃疡并发症。

(五)手术规程

见表 8-1。

表 8-1 消化性溃疡手术规程

	迷走神经切断和胃窦切除术	迷走神经切断和幽门成形术	壁细胞迷走神经切断术
体位	仰卧位	仰卧位	仰卧位
切口	腹中线或肋下长切口	腹中线或肋下长切口	腹中线或肋下切口
特殊设备	肋缘牵引器	肋缘牵引器	肋缘牵引器
抗生素	头孢替坦 1 g,静脉注射	头孢替坦 1 g,静脉注射	头孢唑林 1 g,静脉注射
手术时间	1~2 小时	1.5~3 小时	1.5~2.5 小时
术毕考虑	缝合时肌肉松弛,鼻胃抽吸	缝合时肌肉松,鼻胃抽吸	缝合时肌肉松,鼻胃抽吸
β-内酰胺酶抑制剂	250 mL,急症手术需要更多	250~500 mL	<250 mL
术后护理	麻醉后监护室→普通病房	麻醉后监护室→普通病房	麻醉后监护室→普通病房
病死率	0~2%大多包含急症	0~1.6%大多不包含急症	0~0.4%
并发症	呕吐腹泻,复发	呕吐腹泻,复发	复发,损害性胃排空,坏死
疼痛评分	6分	6分	6分

二、患病人群特征

(一)年龄

多发生在成年人。

(二)男女比例

男性>女性。

(三)发病率

近年来有下降趋势。

(四)病因

胃酸过度分泌,黏膜通透性和修复机制异常,幽门螺杆菌感染。

(五)相关因素

促胃泌素瘤,甲状旁腺功能亢进症。

三、麻醉要点

(一)术前准备

胃部手术分以下两类:胃溃疡出血和穿孔;胃癌和选择性治疗 PUD。前一类患者血流动力学不稳定,术前需要积极处理和充分液体治疗。两类患者均应警惕急腹症的发生。

1.呼吸系统

胃溃疡出血有误吸风险,备好气管插管,注意保护气管。

2.循环系统

恶心呕吐、腹泻、出血的原因导致血容量不足,麻醉前需纠正。

3.肾功能

液体丢失引起肾功能和电解质异常。

4.血液系统

液体丢失导致假性血细胞比容升高;失血的患者可伴有贫血和凝血障碍,麻醉前需纠正。

5.实验室

由病史和体格检查所提示需行的检查。

6.术前用药

常规术前用药,H_2受体拮抗剂(雷尼替丁 50 mg 静脉注射),甲氧氯普胺(术前 1 小时,10 mg 静脉注射),枸橼酸钠(术前 10 分钟,30 mL 口服)。

(二)术中麻醉

1.麻醉方法

全身麻醉或全身麻醉复合硬膜外麻醉。

(1)诱导:误吸风险高的患者,考虑快速诱导或清醒插管。低血容量患者,诱导前补充血容量,再给予诱导药物。

(2)维持:标准麻醉维持,不用 N_2O(避免肠管扩张)。术中与术者协商是否用鼻胃管(鼻胃),若不用鼻胃,可用胃管排出胃内容物。若采用全身麻醉复合硬膜外麻醉,硬膜外连续给药比间隔给药,血流动力学更为稳定。全身麻醉复合硬膜外麻醉应备好液体和血管收缩药治疗血压下降,减少全身麻醉药用量以降低术后呼吸抑制。应用硬膜外镇痛需在手术结束前至少 1 小时硬膜外注入镇痛药(如脱氢吗啡)。

(3)苏醒:术后是否拔除气管导管,取决于患者的心肺功能和手术情况。拔管前患者需血流动力学稳定,反射恢复,清醒合作,无肌松药残余。

2.血液和液体

(1)静脉输液 14-16 号×1:根据术前血常规,术中观察术野和吸引装置及称量纱。

(2)需要量:生理盐水/林格氏液 8~12 mL/(kg·h),并看是否需要输血及输血量,根据血小板及凝血参数输液体,液体需加温血小板、新鲜冰冻血浆、冷凝蛋白。若复合硬膜外麻醉因交感神经阻滞,血压下降,需更精细的液体管理。

3 监测

常规监护,根据患者状态选用特殊设备,置导尿管,保温。

4.体位

受压点加垫,眼部保护。

5.并发症

急性出血性,缺氧和继发性腹腔包块导致的肺功能残气量降低。

(三)术后恢复

(1)并发症:肺膨胀不全,出血,肠梗阻,低体温。

(2)疼痛处理:硬膜外镇痛,自控镇痛。

(孙小青)

第二节 胃切除手术的麻醉

一、外科要点

(一)概述

全胃切除术最常用于胃癌治疗,可包括网膜切除术、淋巴结切除术和/或脾切除术,方式取决于肿瘤的发展程度、患者的状况、医师的决定。该手术可用于难以控制的卓-艾(Z-E)综合征症状,极少的时候可用于控制弥漫性胃炎的出血,甚或用于胃切除后难以控制的症状。

自腹中线入腹腔,将肝左缘牵拉至患者的右侧,暴露食管胃结合部,从结肠揭开网膜只保留与胃大弯相连部。如果脾被癌或淋巴结严重浸润,就要将其切除。胃上的血管各自分离并结扎,胃大弯上的胃短血管较高,难以到达,是一潜在的失血源。切除胃左动脉和腹动脉上的淋巴结,可去除另外潜在的失血源。胃中下 1/3 的肿瘤,可保留胃上部,多数情况需切除胃窦和幽门,在 Treits 韧带外分离空肠,远端从结肠系膜的小孔带出,与食管吻合。

部分胃切除的术野与全胃切除术相似,经腹中线或右肋下入腹,将肝左叶的边缘略微向上牵拉,结扎远端胃的血供,在幽门上结扎十二指肠。如果是癌肿手术,可在癌肿边缘规定切除范围,并切除网膜;如果是良性溃疡,则需切除约 50% 的远端胃,可吻合于十二指肠(毕Ⅰ式)、空肠(毕Ⅱ式)或行 Roux-en-Y 重建。胃食管结合处的肿瘤,可为胃源性或食管源性,若与 Barrett 食管有关,需行 Ivor Lewls 或上提式食管切除术,及颈部的胃食管吻合。Bulley 肿瘤包绕胃上部,上提胃做胃食管吻合,会限制食管切除的范围。患者术后疼痛加重,大多数需行硬膜外镇痛。

(二)术前常规诊断

全胃切除术包括胃恶性肿瘤,Z-E 综合征,弥漫性胃炎引起的胃出血;胃部分切除术包括胃癌,胃溃疡。

(三)手术规程

见表 8-2。

表 8-2 胃切除手术规程

	部分胃切除术	全胃切除术
体位	仰卧位	仰卧位
切口	腹中线上部或两侧肋下	腹中线上部或右侧肋下
特殊设备	上牵拉器或其他自动肋牵引设备	上牵拉器或其他自动肋牵引设备
抗生素	头孢唑林 1 g,静脉注射	头孢唑林 1 g,静脉注射
手术时间	2～4 小时	1.5～2 小时
术毕考虑	肌肉松弛,鼻胃抽吸	肌肉松弛,鼻胃抽吸
β-内酰胺酶抑制剂	500 mL,或更多,需处理	100～500 mL
术后护理	麻醉后监护室→普通病房	麻醉后监护室→普通病房
病死率	0～22%	0～1.8%(急诊可＞10%)

	部分胃切除术	全胃切除术
并发症	肺部并发症:15%	心肺并发症
	再次手术:0~5%	吻合口瘘
	食管空肠漏	切口感染
	脓血症	
	晚期吻合口处狭窄	
	心脏并发症	
疼痛评分	7~8 分	7~8 分

二、患病人群特征

(一)年龄范围

大多为老年人。

(二)男女比例

男性较多。

(三)发病率

下降(胃癌和胃溃疡的发病率下降,Z-E 综合征的临床治疗水平提高)。

(四)病因

胃癌,胃溃疡与年龄增大、烟酒用量、地理因素等有关。

(五)相关因素

体重下降,贫血,营养不良,Z-E 综合征(罕见),若术中需监测胃液 pH,则应避免术前使用 H_2 受体拮抗剂。

三、麻醉要点

(一)术前准备

(1)患者经常有潜在的药物问题,应考虑到药物对麻醉的影响。

(2)完善术前检查:常规实验室检查;由病史和体格检查所提示的检查。

1)呼吸系统:胸部 X 线片提示胸膜渗出液和肋或脊椎损失,若有呼吸系统损害的体征表现,应该给予氧气、行动脉血气检查。如果胸部 X 线片或行动脉血气检查结果异常,应该考虑行计算机断层显像检查,这将帮助预测肺功能储备和患者对全身麻醉的耐受。有肺功能损害体征表现的患者,需术后在重症监测治疗室继续监护。

2)循环系统:心电图;超声心动图或多门控采集扫描。化学治疗药物可导致严重的心肌病,可出现心血管功能失调,术前必须对心室功能进行评估。

3)神经系统:计算机断层扫描/磁共振成像,由病史和体格检查所提示的检查。胃癌通常会转移至中枢神经系统,可表现出灶性神经缺陷,颅内压升高或易变的精神状态。如果患者有精神的改变,应进行快速检查,不能拖延,直至找出原因。

4)血液系统:全血细胞计数、分类和血小板计数。患者可由化学治疗药导致继发性贫血。

(3)术前用药:常规术前用药。

（二）术中麻醉

1.麻醉方法

气管内插管全身麻醉和喉罩麻醉；区域麻醉（椎管麻醉阻滞）用于胃手术，可减少术后恶心呕吐，减少术后疼痛和早日出院。

2.液体治疗

该手术出血量较少，可输注生理盐水或乳酸林格液 $3\sim5\ mL/(kg\cdot h)$。

3.监测

常规监测，根据患者情况选择特殊监测，血压袖带应在手术位置的对侧。

4.体位

受压点加垫，眼保护。

5.手术并发症

气胸：①深部探查可导致非故意性气胸；②监测：气道峰压升高，二氧化碳分压下降；血流动力学不稳；不对称呼吸音，叩诊患侧鼓音；③诊断：胸部 X 线片；④治疗：胸腔引流管；吸纯氧。

6.椎旁神经阻滞并发症

阻滞不完善（10％）；刺破胸膜导致气胸；霍纳综合征；麻醉药意外注入硬膜外。

（三）术后恢复

（1）并发症。①气胸：如果高度怀疑气胸，应维持氧浓度（100％FiO_2）和通气，告知外科医师；血流动力学不稳定（高度怀疑气胸）者，于第 2 肋间隙放入 14 号同时外科医师行胸腔闭式引流；血流动力学稳定且无低氧血症者，胸部 X 线片辅助诊断；②心理创伤。

（2）疼痛处理：患者自控镇痛；口服镇痛药。

（3）检查项目：怀疑气胸，术后胸部 X 线片。

（孙小青）

第三节 胃切开手术的麻醉

一、外科要点

（一）概述

胃切开手术需要做胃造口手术，胃造口手术是将一导管放入胃内进行吸引或喂食，患者多有神经障碍易导致误吸。内皮镜造口多可在静脉加局部麻醉下完成。

（二）其他术式或入路

1.Stamm 胃造口术

切口位于上腹中线或胃正上部横切口，经胃前壁置管，多在全身麻醉下进行，体瘦的患者也可采用局部麻醉。

2.Janeway 胃造口术

在胃大弯进行。

(三)术前常规诊断

临时性胃造口是在胃大部手术后鼻胃抽吸的替代途径,经皮胃造口用于高度恶化、肠梗阻、经口进食困难的患者或神经损伤及进食困难的患者。

(四)手术规程

见表 8-3。

表 8-3 胃切开手术规程

	Stamm	Janeway	PEG
体位	仰卧位	仰卧位	仰卧位
切口	腹中线或横切口	腹中线或横切口	穿刺
特殊设备	无	无	内镜,经皮胃造口工具
抗生素	头孢唑林 1 g,静脉注射	头孢唑林 1 g,静脉注射	头孢唑林 1 g,静脉注射
手术时间	45 分钟	1 小时	0.5～1 小时
术毕考虑	缝合时肌肉松弛	缝合时肌肉松弛	缝合时肌肉松弛
β-内酰胺酶抑制剂	极少	极少	极少
病死率	极少	极少	极少
并发症	切口感染,出血,吸入性肺炎,功能丧失	切口感染,出血	出血,吸入性肺炎
疼痛评分	4～5 分	5 分	1～2 分

二、患病人群特征

(一)年龄范围

所有年龄均可发病,以幼年和老年高发。

(二)男:女

1:1。

(三)发病率

较普遍。

(四)病因

见术前常规诊断。

(五)相关因素

剖腹时,需长时间放鼻胃管;神经损伤患者进食;复杂性上消化道困难;高度恶化(进食或减压)。

三、麻醉要点

见本章第二节。

(孙小青)

第四节　胃或十二指肠穿孔缝合手术的麻醉

一、外科要点

(一)概述

穿孔缝合手术往往是急症,患者伴腹膜炎。施行单纯穿孔缝合还是溃疡手术,取决于医师对患者耐受手术能力和溃疡复发风险的评估。十二指肠穿孔的年轻患者,在修补穿孔后可行高选择的迷走神经切断术。胃十二指肠穿孔多由溃疡引起,十二指肠溃疡很少为恶性,胃溃疡多为恶性,术中需行活检。对于全身状况好,无严重腹膜炎的患者可按溃疡行手术,其他只行单纯穿孔缝合手术。单纯穿孔缝合手术切口最好是右肋下,腹中线上部也经常用。术前放置鼻胃管持续抽吸减少胃内容物从穿孔漏出。胃穿孔可行胃大部切除术或溃疡活检后简单缝合,十二指肠穿孔多行缝合修补手术。胃十二指肠穿孔的非手术治疗只适用于某些特定患者,但目前没有研究表明其比手术治疗更安全。

(二)术前常规诊断

消化性溃疡。

(三)手术规程

见表 8-4。

表 8-4　穿孔缝合手术规程

体位	仰卧位
切口	腹中线
特殊设备	肋牵引器
抗生素	头孢唑林 1 g,静脉注射
手术时间	1 小时
术毕考虑	肌肉松弛,鼻胃抽吸
估计失血量	少量
术后护理	麻醉后监护室→普通病房
病死率	5%~15%,取决于患病群体的集中程度
并发症	肺炎,腹腔内脓肿,脓血症,切口感染,再穿孔
疼痛评分	7 分

二、患病人群特征

(一)年龄

成年人随年龄增加而增加,尤其女性。

(二)男女比例

十二指肠溃疡男性多见,胃穿孔发病率 65 岁以上女性增加。

(三)发病率

相当普遍,发病率稳定,但分布有改变,尤多见于老年女性。

(四)病因

消化性溃疡,非甾体抗炎药,恶性疾病(多见于胃)。

(五)相关因素

恶性疾病,使用非甾体抗炎药,甾体抗炎药,尤其冲击疗法,其他化性溃疡的危险因素(如饮酒、抽烟)。

三、麻醉要点

见本章第二节。

(孙小青)

第五节　十二指肠切口手术的麻醉

一、外科要点

(一)概述

十二指肠切口手术用于结扎十二指肠溃疡基底部的血管或与 Vater 壶腹相关的手术。可纵向也可横向切口,溃疡基底部出血血管必须缝合结扎,行括约肌切口应避免十二指肠穿孔。

(二)术前常规诊断

十二指肠溃疡,顽固的胆总管结石,饮酒、胆结石、胰腺破裂或其他主胰管阻塞引起的慢性胰腺炎。

(三)手术规程

见表 8-5。

表 8-5　十二指肠切口手术规程

体位	仰卧位
切口	腹中线或肋下
特殊考虑	手术涉及胰腺口括约肌需用放大镜
抗生素	术前头孢唑林 1 g,静脉注射
手术时间	1～2 小时
特殊考虑	无张力安全缝合十二指肠
β-内酰胺酶抑制剂	极少
术后护理	鼻胃减压
病死率	<0.5%
并发症	十二指肠漏,术后胰腺炎
疼痛评分	6～8 分

二、患病人群特征

(一)年龄范围
任何年龄均可发病。

(二)男:女
1:1。

(三)发病率
不罕见。

(四)病因
十二指肠溃疡,坚硬的胆管结石,壶腹绒毛状肿瘤,慢性胰腺炎,胰腺破裂。

(五)相关因素
出血性十二指肠溃疡,慢性胰腺炎,顽固性胆总管结石。

三、麻醉要点

见本章第二节。

（孙小青）

第六节　阑尾切除手术的麻醉

一、外科要点

(一)概述
阑尾切除手术用于阑尾炎或可疑阑尾炎,可直视下或腹腔镜下完成。直视下通过麦氏(McBurney)点或右旁中线切口进入,阑尾穿孔时,切口保持开放并放置软引流管。

(二)术前常规诊断
阑尾炎。

(三)手术规程
见表8-6。

表 8-6　阑尾切除手术规程

体位	仰卧位
切口	McBurney 或右旁中线切口
特殊考虑	残端闭合时的变异性;预料迟发的肠梗阻应用鼻胃管
抗生素	术前头孢唑林 1 g,静脉注射
手术时间	1 小时
术毕考虑	穿孔时,皮肤切口不关闭;明确的脓肿腔要引流
β-内酰胺酶抑制剂	<75 mL

术后护理	注意未关闭的切口
病死率	未穿孔,2%;穿孔,<0.1%
并发症	盆腔、膈下和腹腔内脓肿;切口脓肿;排泄物造口;切口血肿;肠梗阻
疼痛评分	5～7分

二、患病人群特征

(一)年龄范围
任何年龄。

(二)男∶女
1∶1。

(三)发病率
6.67%。

(四)病因
阻塞,粪石症,良性肿瘤。

(五)相关因素
无。

三、麻醉要点

(一)术前准备
除非急症,一般患者都是健康的,但应警惕急腹症的发生。

1.呼吸系统

急腹症和板状腹可引起呼吸障碍。急腹症按饱胃处理,保护呼吸道。

2.循环系统

疼痛引起血压、心率升高;脱水或脓毒症引起血压下降。麻醉诱导前对循环系统进行评估并纠正。

3.胃肠道

腹痛伴恶心呕吐,液体丢失引起电解质异常;腹膜刺激征发展导致腹胀和麻痹性肠梗阻。

4.血液系统

中性粒细胞增多并伴有核左移,液体丢失导致假性血细胞比容升高。

5.实验室

由病史和体格检查所提示需行的检查。

6.术前用药

常规术前用药,预防饱胃。

(二)术中麻醉

1.麻醉方法

全身麻醉或区域阻滞。

(1)诱导:误吸风险高的患者,考虑快速诱导或清醒插管。低血容量患者,诱导前补充血容量,再给予诱导药物。

(2)维持:标准麻醉维持,不用 N_2O(避免肠管扩张)。用鼻胃或胃管排出胃内容物。椎管内麻醉应备好液体和血管收缩药治疗血压下降。

(3)苏醒:患者血流动力学稳定,反射恢复,清醒合作,无肌松药残余拔管。

2.监测

常规监护仪,根据患者状态选用特殊设备。

3.体位

受压点加垫,眼部保护。

4.并发症

脓血症。

(三)术后恢复

(1)并发症:脓血症,麻痹性肠梗阻,肺膨胀不全。

(2)疼痛处理:硬膜外镇痛,自控镇痛。

(孙小青)

第七节 肠造口手术的麻醉

一、外科要点

(一)概述

肠造口手术是在全肛肠前结肠切除术后,用一长管伸入小肠越过大小肠梗阻,用以进食。通常将管子荷包缝于小肠腔后,把空肠的肌膜、浆膜缝于管上 3～4 cm,将 6 cm 的空肠节段穿透腹壁带出,并将空肠折叠缝于皮肤的边缘或真皮。

(二)其他术式或入路

根据需要将各种肠内管或引流管插入肠内,用于进食、引流或减压。

(三)术前常规诊断

广泛粘连引起的肠梗阻,切除大肠后,进食。

(四)手术规程

见表 8-7。

表 8-7 肠造口手术规程

	肠造口	回肠造口
体位	仰卧位	仰卧位
切口	腹中线	腹中线
抗生素	术前头孢唑林 1 g,静脉注射	术前头孢唑林 1 g,静脉注射
手术时间	1～1.5 小时	1～1.5 小时
特殊考虑	将引流管固定于腹壁	活动性造口

	肠造口	回肠造口
β-内酰胺酶抑制剂	<100 mL	<100 mL
术后护理	冲洗引流管	造口护理
病死率	<0.5%	<0.5%
并发症	肠梗阻,切口感染	肠梗阻,切口感染
疼痛评分	5~6分	5~6分

二、患病人群特征

(一)年龄范围
20~65岁。

(二)男:女
1:1。

(三)发病率
较常见。

(四)病因
肠阻塞,全肛前结肠切除术后引起的疾病,不能进食。

(五)相关因素
炎性肠病,肠粘连,不能经口进食。

三、麻醉要点

(一)术前准备
患者非常分散,从健康患者到危重患者都有可能,有的患者呼吸道反射异常有误吸的风险。

1.呼吸系统

急腹症和板状腹可引起呼吸障碍。急腹症按饱胃处理,保护呼吸道。

2.循环系统

疼痛引起血压、心率升高;脱水或脓毒症引起血压下降。麻醉诱导前对循环系统进行评估并纠正。

3.胃肠道

腹痛伴恶心呕吐,液体丢失引起电解质异常;腹膜刺激征发展导致腹胀和麻痹性肠梗阻。

4.血液系统:

中性粒细胞增多并伴有核左移,液体丢失导致假性血细胞比容升高。

5.实验室

据病史和体格检查所提示需行的检查。

6.术前用药

常规术前用药,预防饱胃。

（二）术中麻醉

1.麻醉方法

全身麻醉或区域阻滞。

（1）诱导：误吸风险高的患者,考虑快速诱导或清醒插管。低血容量患者,诱导前补充血容量,再给予诱导药物。

（2）维持：标准麻醉维持,不用 N_2O（避免肠管扩张）。用鼻胃或胃管排出胃内容物。椎管内麻醉应备好液体和血管收缩药治疗血压下降。

（3）苏醒：患者血流动力学稳定,反射恢复,清醒合作,无肌松药残余拔管。

2.血液和液体

开放 1 路静脉,需要量为 NS/LR 5～8 mL/(kg·h)。

3.监测

常规监护仪,根据患者状态选用特殊设备。

4.体位

受压点加垫,眼部保护。

5.并发症

脓血症。

（三）术后恢复

（1）并发症：脓血症,麻痹性肠梗阻,肺膨胀不全。

（2）疼痛处理：硬膜外镇痛,自控镇痛。

（孙小青）

第八节　肠和腹膜手术的麻醉

一、外科要点

（一）概述

小肠切除吻合术,将病变小肠切除,同时根据诊断切除一定范围的肠系膜,若是恶性切除范围更大,需切除淋巴结。通常用手法或吻合器进行吻合。

（二）术式

（1）肠松解术：是用锐性分离法将粘连至其他肠壁和腹腔壁的肠环分离下来并切除粘连部分。

（2）肠瘘闭合术：可发生于肠和腹壁之间、肠环之间、肠和膀胱或阴道之间。手术是将相关的器官用钝性-锐性分离,切除硬化的缺损边缘后进行局部修复。无论是在大肠还是小肠,均应切除病变肠段,行端-端吻合。

（三）术前常规诊断

肠梗阻合并粘连所致的肠坏疽、肠疝、肠粘连、肠套叠、肠系膜血管梗死、克罗恩病（Crohn病）、放射性肠炎、肠瘘、小肠肿瘤和创伤;腹腔内粘连、肠梗阻;肠瘘。

(四)手术规程

见表 8-8。

表 8-8　小肠切除手术规程

	小肠切除吻合术	肠松解术	肠瘘闭合术
体位	仰卧位	仰卧位	仰卧位
切口	纵向或横向	腹中线	腹中线
抗生素	术前头孢唑林 2 g,静脉注射	术前头孢唑林 1 g,静脉注射	术前头孢唑林 2 g,静脉注射
手术时间	1～3 小时	1～4 小时	2～4 小时
特殊考虑	充分补液,鼻胃管	肠减压	术前营养支持和造口切口护理
估计失血量	50～100 mL	150～500 mL	50～300 mL
术毕考虑	缝合皮肤后完成回肠造口	切口关闭后结肠或回肠造口	提出网膜和其他组织,以分离修复处
术后护理	鼻胃或长的肠管减压	充分减压至切口闭合	鼻胃减压至肠功能恢复,全胃肠外营养
病死率	0.5％～1％	1％～3％	0～5％
并发症	肺不张、切口感染、肠漏或瘘	切口感染、延长性肠梗阻瘘、肺部并发症、复发性肠梗阻	肠梗阻、肺部并发症、复发性瘘、切口感染
疼痛评分	7～9 分	5～7 分	6～8 分

二、患病人群特征

(一)年龄范围

小肠切除吻合术,20～65 岁;肠松解术,任何年龄;肠瘘闭合术,任何年龄。

(二)男:女

1∶1。

(三)发病率

常见。

(四)病因

血供影响、创伤、腹腔手术史、吻合口瘘、恶性肿瘤、医源性肠损伤、肿瘤、Crohn 病、肠疝、肠扭转、肠炎、穿孔性憩室炎、放射性或胆石性肠梗阻、肠套叠、肠炎、体外性穿孔。

三、麻醉要点

(一)术前准备

需行择期或急诊腹腔探查的患者多存在大范围的紊乱,误吸的风险高。

1.呼吸系统

腹腔内病因可引起呼吸功能不全。功能残气量降低致渐进性动脉缺氧;膈损伤和板状腹使呼吸功能不全加剧。

2.循环系统

急诊手术病情一般较重,术前可能存在低血容量,择期手术术前肠道准备可致血容量不足,麻醉诱导前对循环系统进行评估并纠正。

3.胃肠道

腹泻、呕吐和长时间不能经口进食或进食少,引起电解质异常。

4.肾功能

年长、慢性腹泻、低血容量可引起肾功能不全、肾衰竭。

5.实验室

皮质醇结合球蛋白,血小板计数等。

6.术前用药

常规术前用药,预防饱胃。

(二)术中麻醉

1.麻醉方法

全身麻醉±硬膜外阻滞,便于术后镇痛、早期恢复胃肠功能、进食、起床活动。

(1)诱导:误吸风险高的患者,考虑快速诱导或清醒插管。低血容量患者,诱导前补充血容量,再给予诱导药物。

(2)维持:标准麻醉维持,不用 N_2O(避免肠管扩张)。用鼻胃或胃管排出胃内容物。联合硬膜外麻醉应备好液体和血管收缩药治疗血压下降;行硬膜外镇痛需在手术结束前至少 2 小时给予镇痛药,减少镇静药用量,以降低术后呼吸抑制的可能性。

(3)苏醒:术毕是否拔出气管导管,取决于术后患者的心肺功能和手术情况。患者血流动力学稳定,反射恢复,清醒合作,无肌松药残余拔管,不具备拔管条件,需送重症监护室继续观察治疗。

2.血液和液体

IV14～16 号×1～2;需要量为 NS/LR 10～15 mL/(kg·h)。

3.监测

常规监护仪,±动脉置管,±中心静脉压,根据患者状态选用特殊设备。

4.体位

受压点加垫,眼保护。

5.并发症

出血、脓血症。

(三)术后恢复

(1)并发症:脓血症,肺膨胀不全,肠梗阻,出血。

(2)疼痛处理:硬膜外镇痛,自控镇痛。

(孙小青)

第九节　结直肠手术的麻醉

一、外科要点

(一)概述

尽管大多数结直肠手术仍然沿用标准的直视手术,但腹腔镜越来越多地被应用于结肠、直肠手术。现所有的下列手术都可以使用腹腔镜或已经用腹腔镜。

(二)术式

1.全肛前结肠切除术

将全结肠、直肠和肛门切除,手术可不结扎任何血管环,切除直肠至盆底水平,如果牵拉脾曲不慎伤及脾,分离直肠后壁进入骶前静脉丛会有大量出血。

2.部分结肠切除术

指结肠部分切除并建立吻合或造口,最常用的是右半结肠切除术、乙状结肠切除术、左半结肠切除术及腹部结肠切除术并回直肠吻合术。根据潜在疾病、要切除的结肠节段、医师的习惯选择切口位置,同样牵拉脾曲和肝曲伤及血管会引发出血。

(三)术前常规诊断

溃疡性结肠炎,家族性多发性息肉腺瘤;结肠癌,憩室病,Crohn病,溃疡性结肠炎,创伤,缺血性结肠炎,低消化道出血,难治性便秘,结肠扭转。

(四)手术规程

见表8-9。

表 8-9　结直肠外科手术规程

	全肛前结肠切除术	部分结肠切除术
体位	改良截石位	仰卧或改良截石位
切口	长的腹中线	腹中线横切或纵切
抗生素	术前头孢唑林 2 g,静脉注射	术前头孢唑林 2 g,静脉注射
特殊注意事项	当手术进行时,患者应当完全制动,以防引起外括约肌的穿孔或损伤,导致术后尿失禁等	当手术进行时,患者应当完全制动,以防引起外括约肌的穿孔或损伤,导致术后尿失禁等
手术时间	3～4 小时	1～3 小时
特殊考虑	患者多长期服用大剂量皮质类固醇	术前多有脱水、电解质紊乱、贫血
估计失血量	300～1 000 mL	100～300 mL
术毕考虑	缝合皮肤后完成回肠造口	切口关闭后结肠或回肠造口
术后护理	有潜在疾病送重症监护室,鼻胃减压,全胃肠外营养	有潜在疾病送重症监护室,鼻胃减压,全胃肠外营养
病死率	2%～5%	0.5%～2%
并发症	性交困难、阳痿、切口感染	性交困难、阳痿、切口感染
疼痛评分	8 分	8 分

二、患病人群特征

(一)溃疡性结肠炎

(1)年龄:30～50 岁。

(2)男:女为 1:1。

(3)发病率:6～10/10 万。

(4)病因:不明。

(二)家族性多发性息肉腺瘤

(1)年龄:20～40岁。

(2)男:女为1:1。

(3)发病率:(100～150)/10万。

(4)病因:家族性。

(三)Crohn病

(1)年龄:20～40岁。

(2)男:女为1:1。

(3)发病率:(1～6)/10万。

(4)病因:不明。

(四)结肠癌

(1)年龄:50～70岁。

(2)男:女为1.3:1。

(3)发病率:30/10万。

(4)病因:遗传。

(五)创伤

(1)年龄:20～40岁。

(2)男:女为3:1。

(3)发病率:1～2/10万。

(4)病因:创伤。

(六)憩室

(1)年龄:>40岁。

(2)男:女为1:1。

(3)发病率:10/10万。

(4)病因:低纤维饮食。

三、麻醉要点

(一)术前准备

患者存在误吸的风险,肠梗阻的患者必须紧急治疗,否则可发展为坏死、穿孔和脓毒血症性休克。有的患者(溃疡性结肠炎、Crohn病)可由肠外疾病的表现(硬化性脊髓炎、肝疾病、贫血),根据病情调整麻醉方案。

1.呼吸系统

结肠癌肺转移、急性腹膜炎、肠扩张引起的膈上移等可致呼吸功能不全。溃疡性结肠炎、Crohn病的患者可有关节炎,使颈椎活动受限,引起插管困难。

2.循环系统

脓血症或疼痛致血流动力学不稳定,如血压升高、心率增快;进食少、呕吐、腹泻和术前肠道准备可致血容量不足,麻醉诱导前对循环系统进行评估并纠正。检查项目:生命体征,心电图检查,由病史和体格检查所提示需要的检查。

3.胃肠道

麻醉诱导前通常用鼻胃管排空胃,溃疡性结肠炎、Crohn 病等患者多有肝功能损失,可影响药物代谢。

4.肾功能

多存在电解质紊乱(呕吐、鼻胃管抽吸引起低钾低氯性代谢性碱中毒,腹泻引起高氯性代谢性酸中毒)并可因术前准备而加重。

5.血液系统

消化液丢失可使血液浓缩,急慢性消化道出血可引起贫血。

6.实验室

由病史和体格检查所提示需要的检查。

7.术前用药

小剂量常规术前用药即可。预防误吸,诱导前 1 小时静脉注射 50 mg 雷尼替丁,诱导前 10 分钟予枸橼酸钠,有肠梗阻或穿孔者不使用甲氧氯普胺。溃疡性结肠炎、Crohn 病等患者多长期使用类固醇,应检查是否存在肾上腺素功能不足,并给予足量的激素维持治疗。

(二)术中麻醉

1.麻醉方法

全身麻醉±硬膜外阻滞,便于术后镇痛,早期恢复胃肠功能,进食,起床活动。

(1)诱导:误吸风险高的患者,考虑快速诱导或清醒插管。低血容量患者,诱导前补充血容量,再给予诱导药物。

(2)维持:标准麻醉维持,不用 N_2O(避免肠管扩张)。用鼻胃排出胃内容物。联合硬膜外麻醉应备好液体和血管收缩药治疗血压下降;行硬膜外镇痛需在手术结束前至少 1 小时给予镇痛药,减少镇静药用量,以降低术后呼吸抑制的可能性。

(3)苏醒:术毕是否拔出气管导管,取决于术后患者的心肺功能和手术情况。患者血流动力学稳定,反射恢复,清醒合作,无肌松药残余拔管,不具备拔管条件者需送重症监护室继续观察治疗。

2.血液和液体

IV14～16 号×1～2,血小板、新鲜冰冻血浆和冷沉淀根据实验室检查结果给予;有代谢性酸中毒的患者,使用 NS 补液比 IR 好。需要量为 NS/IR 10～15 mL/(kg·h)。

3.监测

常规监护仪,±动脉置管,±中心静脉压根据患者状态选用特殊设备。

4.体位

受压点加垫,眼保护。

5.并发症

败血症性休克。

(三)术后恢复

(1)并发症:低氧血症、血流动力学不稳、脓血症。

(2)疼痛处理:硬膜外镇痛,自控镇痛。

(孙小青)

第九章

泌尿外科麻醉

第一节 前列腺手术的麻醉

前列腺由四个紧密相连的完整区域组成,即前区、外周区、中央区和前列腺前区。每个区又由腺体、平滑肌和纤维组成。所有区都被包在一个包膜里。前列腺血供丰富。动脉和静脉穿过前列腺包膜,在腺体内分支。静脉窦邻近包膜而且非常大。在 40 岁左右,前列腺区的前列腺组织即开始有结节增生,形成中叶、侧叶和后叶,中叶和后叶与尿道梗阻有密切关系。前列腺和前列腺段尿道接受交感和副交感神经的支配,这些神经来自由副交感神经盆丛发出的前列腺丛,而副交感神经盆丛又有下腹丛神经加入,这些脊神经主要来源于腰骶段。

前列腺手术多见于 60 岁以上老年男性患者。近年来,随着前列腺增生(BPH)的发病率逐渐上升,各种治疗 BPH 的术式也在不断地发展和改良。常见的术式有经腹或会阴前列腺切除术(开放手术)、经尿道前列腺电切手术(TURP)、经尿道前列腺汽化电切手术(TVP)、经尿道前列腺等离子电切手术(PKRP)等。目前最常用的是 TURP、TVP、TURP+TVP 和 PKRP 等术式。但如果腺体过大就须做开腹切除。高龄前列腺增生患者身体的机能呈进行性退化,各器官存在不同程度的病理变化,重要器官的代偿功能下降,对手术、麻醉耐受力差,麻醉风险大。

一、经腹前列腺切除手术的麻醉

经腹前列腺手术适用于前列腺巨大肿瘤的切除,可在区域阻滞或全身麻醉下进行。这类手术患者多为老年人,且常合并有心脑血管病、糖尿病或慢性肺功能不全等疾病。部分患者还伴有不同程度的尿路梗阻,肾功能不同程度的损害,给麻醉和手术带来一定的困难。

对于一般情况较好的患者,可以考虑在蛛网膜下腔阻滞、硬膜外阻滞或腰-硬联合阻滞麻醉下完成手术。椎管内阻滞的优点不仅在于术后并发症少,而且由于骶部副交感神经亦被阻滞,前列腺部血管收缩,失血得以减少。但对此类患者施行椎管内阻滞时,麻醉平面应严格控制在 $T_{8\sim10}$ 以下,否则血流动力学难以稳定。同时术中要保证静脉输液通路畅通,要密切观察失血量及内环境的变化,及时输血、输液补充血容量,以维持血流动力学的稳定。而对于全身情况较差尤其是合并心血管功能不全者,或者合并脊柱畸形以及椎管内麻醉失败者应采用气管内全身麻醉。

经腹前列腺切除手术对患者侵袭性大,手术部位较深,前列腺血运丰富并与周围粘连,术中出血较多。术中失血主要发生于前列腺剥出时,由于失血较为集中,因此可对病情有不同程度的影响。所采用手术方式的不同,失血量也可有明显的差别,例如采用缝合前列腺被膜的术式时,失血量常可较不缝合者显著减少。同时术中还常常挤压前列腺,能使腺体内含有的胞浆素原活化,大量进入血液循环,将血液内的胞浆素原转化为胞浆素,从而产生血纤维蛋白溶解现象,导致术中、术后渗血增多、血压下降。遇此情况时,除彻底电凝或压迫止血外,可输注新鲜血或纤维蛋白原,并给予肾上腺皮质激素处理。术后患者创面都有不同程度的渗血,创面血管即便已有血栓形成,但由于尿内激酶有使溶纤维蛋白系统激活的能力,从而使已形成的凝血块重新溶解,以致形成术后的大量渗血。6-氨基己酸具有抗纤溶作用,因此可以避免尿激酶的不利影响,减少失血量,但近年来由于有前列腺手术使用 6-氨基己酸后发生脑血管栓塞及心肌梗死的报道,已不再强调 6-氨基己酸的应用。实际上,防止术中、术后出血的关键仍在于术中彻底止血。药物止血的理论虽很有吸引力,但实际掌握起来有一定的困难。

二、经尿道前列腺电切手术的麻醉

经尿道前列腺电切手术(TURP)由于有不开刀、创伤小、恢复快、并发症少和安全性大的优点而容易被患者所接受,是治疗前列腺增生症(BPH)的有效方法。但由于此类手术多为高龄患者,机体各重要器官存在不同程度的病理变化,各器官的代偿和贮备功能降低,对手术和麻醉耐受力差,麻醉风险较大。大量临床观察认为,TURP 麻醉不同于一般日常麻醉。因此,术前应详细询问病史,完善各项检查,术前及时处理各种并发症,对于合并心律失常、心力衰竭、高血压、糖尿病及水、电解质、酸碱平衡紊乱的老年患者应先由内科会诊,进行有效的治疗,而后再行手术,可大大提高麻醉和手术的安全性。如对高血压患者行降压治疗,将血压最好控制于 18.7/10.7 kPa(140/80 mmHg)左右才行手术治疗;并发糖尿病患者术前应将血糖控制在 8.3 mmol以下时再进行 TURP 手术;对有肾功能不全者给予护肾治疗,当血清肌酐水平降至 300 μmol/L 时,再行 TURP 手术治疗。

经尿道前列腺切除可根据病情选择蛛网膜下腔阻滞、硬膜外阻滞、腰-硬联合阻滞、骶管阻滞或全身麻醉下进行。椎管内阻滞可提供良好的肌肉松弛,给术者提供有利操作条件;全身麻醉可以消除患者紧张情绪,亦可提供肌肉松弛条件,利于膀胱适当充盈,便于观察视野。以前 TURP 的麻醉主要是选择硬膜外阻滞,而近年来腰-硬联合阻滞可以同时发挥两种麻醉方法的优点,减少或克服各自的缺点和不足,在临床得到广泛的应用。硬膜外阻滞穿刺点可选择在 $L_1 \sim L_4$ 椎间隙,腰-硬联合阻滞通常选择在 $L_2 \sim L_4$ 椎间隙。局麻药可选择利多卡因、丁哌卡因、罗哌卡因和左旋丁哌卡因等药物。麻醉平面控制在 T_{10} 以下,减少因麻醉平面过高所引起的并发症。椎管内阻滞可增加膀胱的容量,便于手术操作。但椎管内阻滞需要注意:老年患者脊柱僵硬,韧带钙化增加了操作难度;老年人硬膜外间隙的容积较小,椎间孔狭窄,因而麻醉平面易于扩散,要注意剂量的调整;另外,阻滞平面以下小血管张力下降,可能增加术中出血倾向和灌注液吸收倾向。而全麻易掩盖 TURP 综合征等手术并发症,术中、术后麻醉并发症也较多,通常只有在椎管内阻滞失败后才考虑应用。

前列腺切除手术患者的麻醉管理,需重视老年人病理生理特点及合理选择麻醉方法,要加强术中麻醉管理。老年前列腺切除患者麻醉管理有如下特点:手术的全程要加强呼吸、血压、心率、脉搏、血氧饱和度监测。保证整个手术全程吸氧,维持呼吸和循环功能的稳定。老年人由于全身脏器功能减退,术前合并症多,心肺功能储备差,动脉硬化是组织变化的必然趋势,临床表现血压升高,心排血量减少,麻醉危险性增高,尤其是高血压患者,要避免血压大幅度波动。前列腺切除术患者易于发生深静脉血栓,究其原因可能与高龄、合并恶性肿瘤、心脏疾病、静脉曲张和肥胖等因素有关。椎管内阻滞是比较适合老年前列腺切除患者的麻醉方法,椎管内阻滞后由于阻滞了交感神经,血管扩张作用使血流阻力下降,扩容作用能使血液稀释,血液黏滞度下降,使血流加速,有防止红细胞聚集,改善循环功能的作用。此外,椎管内麻醉期间患者可保持清醒合作,而且术中管理方便,有术后恢复快、并发症少的优点。

老年人对失血和失水的耐受性差,应根据术前、术中的病情选择液体种类。入室后尽早补液,可使有效循环血容量增加,并可纠正由于阻滞区域血管扩张引起的血压下降。要结合患者心肾功能状况补充液体,若有心肾功能损害补液切忌过快过量,以防心力衰竭、肺水肿的发生。术中要高度重视呼吸功能的监测。老年人功能残气量增加,肺组织弹性减少,肺顺应性下降,呼吸功能减弱,肺活量减少,对缺氧的耐受性较差。术中尽量少用镇痛、镇静类药物,因为此类药物对呼吸功能有明显影响。术中应保证氧供并重视心率、血氧饱和度监测,防止发生缺氧。维持血压平稳是麻醉处理的关键,血压波动剧烈如不及时处理可造成前列腺手术期间出血增多、心肌缺血,甚至心力衰竭。术中发现病情变化时,要及时果断地采取措施,合理使用血管活性药物,尽量保证手术期间的血压平稳。此外,TURP术后患者常由于伤口疼痛及膀胱痉挛性收缩,强烈的尿急可引起患者的疼痛和烦躁,可引起继发性出血和引流管阻塞,通过静脉或硬膜外镇痛处理,可有效地缓解术后疼痛,且对运动阻滞程度轻,便于术后早期活动,可减少术后压疮和下肢深静脉血栓形成的并发症。

三、前列腺癌根治手术的麻醉

前列腺癌在欧美是一常见恶性肿瘤,在我国较少见,但随着人口老龄化,前列腺癌的发病率有上升的趋势。前列腺癌的治疗有根治性手术切除及姑息性治疗(放射治疗、内分泌治疗、化疗及物理治疗)。前列腺癌根治手术的范围包括前列腺体和前列腺包膜,以达到消灭体内所有肿瘤组织的目的。以前常用经会阴前列腺切除术,近年普遍采用耻骨后前列腺癌根治术,前列腺、射精管、贮精囊和部分膀胱颈随同盆腔淋巴结一起切除。但近年来腹腔镜技术用于根治性前列腺癌手术有日渐增多的趋势。前列腺癌根治手术中最常见的问题是术中大量出血。术前自体血采集、使用重组红细胞生成素、术中急性等容性血液稀释都是减少患者对异体血需求的常用方法。早期术后并发症包括深静脉血栓形成、肺栓塞、血肿、浆液瘤和伤口感染,发生率为 $0.5\% \sim 2\%$。根治性前列腺手术时患者体位处于仰卧位、背部过伸和耻骨高于头部的特伦德伦伯格体位,此体位易发生空气栓塞。

硬膜外阻滞、蛛网膜下腔阻滞、腰-硬联合阻滞、全身麻醉都可用于这种手术。但目前国内外普遍采用硬膜外阻滞复合全身麻醉这种联合麻醉方式,主要是利用硬膜外阻滞的良好镇痛作用,再加上全麻的辅助或控制呼吸作用,使麻醉更加平稳与安全。既往的研究证实,实施硬膜外阻滞或硬膜外阻滞复合全身麻醉保留自主呼吸时,中心静脉压和外周静脉压低于间歇正压通气的患者,这就是间歇正压通气者的出血量多于自主通气者的原因。与全麻相比,椎管内阻滞或复合全身麻醉可降低患者术后血液的高凝状态,因此可降低术后血栓栓塞的风险。另外,硬膜外阻滞的超前镇痛可降低术后疼痛和对镇痛的要求,也能更好地维持神经内分泌反射的稳态,肠道功能也比全麻恢复快。随着腹腔镜用于根治性耻骨后前列腺切除术的增多,单独椎管内阻滞已无法满足手术和患者的要求,故以选用全麻为宜。术后镇痛对老年患者尤为重要,可使患者早期活动减少术后并发症,促进伤口愈合,缩短住院日和减少经济负担。

(任高燕)

第二节 输尿管、膀胱、尿道创伤手术的麻醉

大多数输尿管、膀胱、尿道创伤手术均可在硬膜外阻滞、蛛网膜下腔阻滞或腰-硬联合阻滞下完成。输尿管上段手术可选 $T_{8\sim9}$ 或 $T_{9\sim10}$ 间隙,向头侧置管,麻醉范围控制在 $T_6\sim L_2$。输尿管下段手术麻醉范围控制在 $T_{10}\sim S_4$,选择 $L_{1\sim2}$ 间隙穿刺,向头侧置管。膀胱手术可选 $L_{1\sim2}$ 间隙,结肠代膀胱手术,穿刺点可选 $T_{11\sim12}$ 间隙,麻醉范围控制在 $T_6\sim S_1$,前列腺手术常选用 $L_{2\sim3}$ 间隙或 $L_{3\sim4}$ 间隙穿刺置管。椎管内麻醉具有镇痛完善、肌肉松弛良好、呼吸循环功能较稳定、对体液超负荷具有良好耐受性、对肾血流影响小等优点。在具体实施中,应注意下列问题:肾功能不全患者局麻药液中不宜加用肾上腺素,否则将导致肾血流量降低;因局麻药主要在血液或肝脏代谢降解,如果并存低蛋白血症,血浆中局麻药与蛋白结合减少,游离成分增高,易出现局麻药毒性反应,因此,需控制局麻药用量。全身麻醉适用于手术范围广、创伤大、出血多的病例。采用气管内全麻应注意:①全麻药对肾功能可能有损害。②肾功能障碍可能影响药物的清除,使药物的时效延长。③要避免气管插管损伤,防止肺部感染等问题。

一、输尿管创伤手术的麻醉

输尿管创伤的原因可分为外源性创伤和医源性创伤两大类。单纯的外源性输尿管创伤比较少见,多见于枪弹伤、交通事故、刀刺伤等。常合并有腹腔脏器或全身脏器创伤,有时输尿管创伤易被掩盖。医源性输尿管创伤多见于盆腔及下腹部的开放性手术。特别是输尿管有移位、畸形、广泛粘连、显露不良、出血等情况时更易发生。有时虽未直接伤及输尿管,但破坏了输尿管的血液供应,也会导致输尿管部分缺血、坏死及穿孔。器械损伤多见于泌尿外科输尿管插管及输尿管镜检术。放射性创伤比较罕见,多见于盆腔肿瘤高强度放射性物质照射后。输尿管创伤后症状和体征常受多种因素影响,如创伤原因、性质、发现的时间、单侧或双侧创伤等,往往易误诊。在处理外伤或在手术中若能及时发现输尿管创伤并及时处理,则效果好,不会遗留后遗症。术后数天或数周发现尿少、血尿、漏尿、肾区胀痛并有叩痛、腰部肌肉紧张等,应考虑输尿管创伤的可能。

输尿管创伤手术治疗的目的为恢复正常的排尿通路和保护患侧肾脏功能。如患者全身情况好,此类手术多可在硬膜外阻滞或蛛网膜下腔阻滞下完成,近年来腰-硬联合阻滞麻醉已广泛应用于此类手术,该麻醉方法具有操作简单,效果确切,根据手术的需要容易调节阻滞平面,对输尿管创伤探查手术不失为一种较好的麻醉方法。硬膜外局麻药可选用 2% 利多卡因、0.75% 罗哌卡因和丁哌卡因等药物,蛛网膜下腔用药可选用 0.5% 丁哌卡因或罗哌卡因,可采用重比重或等比重液。如患者伴有复合伤、全身情况差、病情危重或以探查性质为主的手术则可选用在气管插管全麻下完成。对于患者全身情况危重,休克、脱水、失血严重或合并有其他重要脏器创伤时,应先纠正全身情况及优先处理重要器官的创伤。在处理患者时需遵循"抢救生命第一,保护器官第

二"的原则,首先处理威胁生命的创伤。输尿管创伤手术患者往往伴有肾功能损害,在麻醉期间尽量避免应用影响肾功能的药物,以免加重对肾脏的损害。另外,硬膜外腔用药由于腰骶部神经根粗大,宜用较高浓度的局麻药来获得较为满意的效果。在追加硬膜外麻醉时应量足、浓度高,以保证阻滞完善,使麻醉效果满意。

二、膀胱创伤手术的麻醉

由于膀胱在骨盆的包围下,一般不易损伤,其大小、形状、位置及壁的厚度均随着储尿量而变化,当膀胱充盈达 300 mL 以上时,高出于耻骨联合上,如下腹部受到外力的作用时,有可能导致膀胱破裂;或当骨盆受到强大外力的作用,导致骨盆骨折时,骨折断端有可能刺破膀胱,使并发膀胱破裂的可能性大大增加。据统计:骨盆骨折与膀胱创伤关系密切,车祸等暴力损伤是膀胱破裂损伤的主要原因,并常伴有合并伤。枪弹伤是造成膀胱破裂损伤的另一原因,同时合并有其他脏器损伤。膀胱创伤根据损伤原因分为闭合性膀胱损伤、开放性膀胱损伤和医源性膀胱损伤。有下腹部外伤史、骨盆骨折史、难产、膀胱尿道器械操作后出现出血与休克、排尿困难和血尿、腹膜炎等症状者,应考虑膀胱创伤的可能。膀胱破裂的治疗原则应包括早期的防治休克、急诊手术及后期的膀胱修补等。膀胱破裂处理方式应根据受伤原因和膀胱破裂类型而定。膀胱挫伤仅需留置导尿管数天。

膀胱手术可选用对呼吸、循环影响较小的区域神经阻滞,一般情况下多可满足此类手术的要求。诊断性或手术治疗性膀胱镜检查等这类相对较小的手术,基本上都在门诊手术室实施,蛛网膜下腔阻滞、腰段硬膜外阻滞、骶管阻滞均可获得较理想的麻醉效果。尿道膀胱器械检查操作,尤其是女性患者,通常可在 2% 利多卡因凝胶表面麻醉下进行,而且操作中患者不会出现不适感。椎管内麻醉尤其是硬膜外阻滞或腰-硬联合阻滞,如果阻滞平面、局麻药剂量、注药速度控制适当,则对呼吸、循环功能影响较小,是较好的麻醉方法选择。因椎管内麻醉阻滞平面低,术后肺部并发症比全麻少,而且术中可保持患者清醒,有利于术后精神功能的恢复;此外,椎管内麻醉具有一定扩张肾血管的作用,可增加和改善肾血流,对伴有肾功能障碍或尿毒症者,采用此麻醉方法更为合适。但对于手术复杂涉及范围较大同时伴有全身复合伤以及心、肺功能不全者,选用气管内插管全麻较为安全,有利于术中对呼吸、循环功能的管理。

膀胱创伤手术多在截石位下完成,这种体位对患者心、肺功能皆有不利影响。截石位时横膈凭重力上移,肺脏受挤压,通气功能受到一定影响。心排血量因胸内压的增高及心脏位置的改变而减少。尤其是肥胖或腹水的患者,这种体位的不利影响更值得注意。患者情况较好者,可考虑采用单纯蛛网膜下腔阻滞、连续硬膜外阻滞或腰-硬联合阻滞。此外,截石位时双腿屈曲外展,时间长久以后静脉血流迟滞,易引起下肢深静脉血栓形成,构成术后肺栓塞的后患。因此,术中应补充适量的液体,使血液不致过于黏稠,避免栓塞的发生。手术结束时,应将下肢缓慢轻巧复位,以免引起血流动力学剧烈波动。对于血压明显下降者,应给予少量血管收缩剂及时处理。

三、尿道创伤手术的麻醉

尿道创伤是泌尿系统最常见的损伤,多发生于男性,青壮年居多。若处理不及时或处理不当,会产生严重的并发症或后遗症。女性尿道损伤发生率很低,只有严重的骨盆骨折移位导致膀胱颈或阴道损伤才可产生尿道损伤。尿道内暴力伤常见于医源性损伤,多因尿道器械操作不当造成;尿道外暴力开放损伤常见于火器或利器伤,常发生在尿道阴茎部;尿道外暴力闭合性损伤主要由会阴部骑跨伤和骨盆骨折所致。骨盆骨折所致的尿道损伤最好发于交通事故,骨折端刺伤尿道或骨折导致骨盆变形、牵拉撕裂尿道。尿道损伤的临床表现取决于损伤的部位、程度和是否合并有骨盆骨折及其他脏器损伤。根据外伤史、受伤时的体位、暴力性质、临床表现、尿外渗的部位、直肠指检、X线检查及其他必要的全身检查可明确尿道损伤的部位、尿道损伤的程度及有无其他脏器损伤。

尿道创伤的全身治疗目的是防治休克、控制感染及并发症。对危及生命的合并伤应先处理,等病情稳定后再处理尿道损伤。尿道创伤局部治疗的主要目的是要恢复尿道的连续性、引流膀胱尿液及引流尿外渗。小儿尿道创伤手术常需要在基础麻醉加局麻、区域阻滞或全麻下完成,而成人则可在 2% 利多卡因凝胶表面麻醉或低位蛛网膜下腔阻滞下完成,尤其是年龄较大或对自主神经反射不敏感的截瘫患者。在良好的麻醉前用药和静脉镇静处理下,表面麻醉可广泛应用于身体状况极差的高龄患者。对于尿道远端的手术,阴茎神经阻滞亦能提供良好的镇痛效果,而且在门诊患者其操作非常简单。阴茎神经阻滞的并发症最少,而且可由各临床科室的手术医师实施。

外伤性后尿道断裂手术时间通常较长,患者要保持截石体位 4～5 小时之久,对呼吸、循环的影响较大。但需施行此类手术的病例多为年轻人,对体位的适应较老年人强。采用蛛网膜下腔阻滞时,应待阻滞平面固定后再改变体位,以免麻醉平面意外升高。轻比重局麻液的蛛网膜下腔阻滞更为适宜。采用硬膜外阻滞时,导管可于 $L_{3～4}$ 或 $L_{4～5}$ 向骶侧置入,采用最小剂量使阻滞范围局限于会阴部即可。尿道断裂而行经膀胱及会阴联合修补术时,阻滞平面需达 $T_{9～10}$ 并包括全部骶神经,故采用两点连续硬膜外阻滞,导管可由 $L_{1～2}$ 向头及 $L_{3～4}$ 或 $L_{4～5}$ 向骶侧分别置入。对部分病例也可考虑经 $L_{2～3}$ 或 $L_{3～4}$ 间隙穿刺采用腰-硬联合阻滞,蛛网膜下腔注入长效局麻药丁卡因或丁哌卡因,然后向骶侧置入硬膜外导管,根据麻醉平面和手术时间经导管注入局部麻醉药。对于有椎管内阻滞禁忌证者,应考虑在全麻下完成手术。

(任高燕)

第三节 膀胱切除手术的麻醉

临床上对膀胱癌、无法手术修复的膀胱外翻、晚期神经源膀胱、挛缩的膀胱等施行膀胱切除手术,用乙状结肠或回肠重建成贮尿囊替代膀胱,与尿道吻合,使新膀胱贮尿、排空等均接近生理状态。膀胱全切手术后尿液的贮存与排出一直是未能满意解决的问题。自从 1852 年 Simon 报道输尿管乙状结肠吻合以来,经过一个多世纪的不断改进与创新,特别是 1982 年 Kock 用去管重建法制作贮尿囊的可控性膀胱以来,尿流改道与膀胱重建有了跨时代的进步和发展,显著地提高了患者术后生活质量。因膀胱全切、回肠代膀胱术是泌尿外科手术时间较长、创伤大、出血多的手术,如管理不当,手术后期有可能发生创伤失血性休克,对此应做好充分的术前准备,术前要备好充足的血源。手术期间在大量输血、输液补充血容量的同时,纠正酸中毒,补充钙剂,以防治大量输血所致的并发症也至关重要。

一、经腹全膀胱切除尿流改道手术的麻醉

膀胱癌在我国泌尿系统肿瘤中发病率最高,其预后与肿瘤分期分级密切相关。全膀胱切除

是治疗浸润性膀胱癌的金标准,对于广泛性、多发性浅表膀胱癌亦是膀胱切除的指征。尿流改道和全膀胱替代手术是泌尿外科手术较为复杂的手术,故对麻醉的要求亦有一定的特殊性。部分患者术前一般情况较差且多为高龄,对于不能耐受手术者可考虑分期手术(第一期做膀胱全切除及输尿管外置,第二期做膀胱成形),缩短手术时间以保证患者的安全,此类手术多可选择在椎管内阻滞下完成。一般可在 T_{12}~L_1 穿刺头侧置管及 $L_{3~4}$ 或 $L_{4~5}$ 向骶侧置管。当手术限于盆腔时,主要经下管注药,当手术涉及腹腔时,经上管注药,如此使麻醉有效,对患者的影响亦可减少。如果膀胱全切除及尿流改道需要一次完成,则麻醉处理较为复杂。由于手术时间较长(可长达6~10小时),麻醉时间必须满足手术要求。膀胱手术时要求盆腔内神经得到充分的阻滞,而回肠手术时内脏牵拉的刺激较大,要求有足够高的麻醉平面($T_{4~6}$),增加管理难度。对于此类患者现多采用全身麻醉,可使这类患者耐受长时间手术并可保证良好的肌肉松弛,但对部分患者的术后恢复存有顾虑。而采用椎管内阻滞联合全身麻醉的方法,近年来应用比较广泛,术中有良好镇痛和肌肉松弛,术后患者恢复也比较迅速。

由于全膀胱切除手术范围较广,术中出血较多,内脏暴露时间长,体液蒸发较多,如未及时补足容量极易发生休克。对此类患者手术时应保证两路以上的输液通道,最好行颈内静脉或锁骨下静脉穿刺置管,术中监测中心静脉压(CVP)以指导输血输液。术中应常规进行呼吸和循环功能、血气和体温的监测,对老年高危患者可考虑进行动脉穿刺置管动脉直接测压和进行动态血气监测。术中要根据出血和实验室检查情况,适时输血和输液,维持机体内环境和体液的平衡。

二、腔镜下全膀胱切除尿流改道手术的麻醉

中晚期膀胱癌施行腹腔镜全膀胱切除盆腔淋巴结清扫加原位回肠代膀胱手术,是近年来泌尿外科开展的一种全新的手术方式,对麻醉要求较高。腹腔镜下手术并发症比开腹少,但也不可避免地对患者的呼吸和循环功能产生明显的影响。在手术中人工气腹使腹内压升高,膈肌上抬,引起肺泡无效腔量增大,功能残气量降低,肺顺应性下降和气道阻力的增大,易导致高碳酸血症的发生。另外头低脚高仰卧位,也导致通气血流比值失衡,加上超长时间的 CO_2 气腹,常引起CO_2 吸收增加而出现高碳酸血症。此类患者麻醉应力求平稳,手术时垫高头部以利于脑部血液回流;开放与半开放通气模式可促使 CO_2 的排出,降低血内 CO_2 分压,减轻脑血管扩张。减少晶体液输入,提高胶体渗透压,激素的应用可预防面部和脑水肿,提高患者的耐受性。

老年患者由于对麻醉药排泄缓慢,往往使术后苏醒延迟,因而易出现呼吸抑制,舌后坠,上呼吸道梗阻,造成通气不足而缺氧,所以必须在患者完全清醒、呼吸恢复正常、气道分泌物吸净后才可拔除气管导管。另外,老年人心血管代偿能力较差,易引起直立性低血压,离室搬动时注意防止血压变化。老年人由于对缺氧耐受性差,术后应常规给予吸氧,维持血氧饱和度正常。老年人由于某种原因血管硬化、血流迟滞,血液呈高凝状态,术后应尽早让患者下床活动,避免下肢深静脉血栓形成,栓子脱落导致肺栓塞。

(任高燕)

第四节　肾结石手术的麻醉

一、肾结石的临床表现、诊断及治疗

(一)临床表现

肾结石和输尿管结石又称上尿路结石,主要的临床表现为血尿和疼痛,其程度与结石部位、结石大小,有无感染,尿路梗阻有关。肾结石可引起肾区疼痛和肾区叩击痛,活动后出现上腹部或腰部钝痛。输尿管结石可引起肾绞痛,发作时表现为剧烈疼痛,疼痛可在腹部、上腹部或中下腹部,也可以放射至同侧腹股沟,同时伴有恶心、呕吐。肾结石患者大多数有肉眼血尿。如果结石并发肾盂肾炎、肾积脓或肾周脓肿时,患者可有发热、寒战等症状。

(二)诊断

结合病史、疼痛部位、疼痛性质、有无血尿进行诊断,实验室检查血尿阳性。B超、泌尿系X线、CT、放射性核素肾显像以及内镜检查有助明确诊断。发生肾绞痛时须与外科急腹症如异位妊娠、卵巢囊肿蒂扭转、急性胆囊炎鉴别诊断。

(三)治疗

1.药物治疗

药物治疗包括碱化尿液,口服别嘌呤醇、枸橼酸钾、碳酸氢钠以及改变饮食结构有治疗作用。在药物治疗中须大量饮水利尿并控制感染。中草药金钱草、车前子有助于排石。

2.手术治疗

传统的开放性尿路结石手术包括:肾实质切开取石,肾盂切开取石,肾部分切除,肾切除,输尿管切开取石。

二、术前准备和术前用药

(一)术前准备

术前常规检查心电图,血常规,尿常规,肝、肾功能,胸部X线,凝血功能,电解质及酸碱平衡变化,尿素氮及血肌酐等。全面了解病史,根据全身各器官功能状态评定ASA分级,重点了解肾功能及肾结石对泌尿系统及全身影响。对于合并有心脏病、高血压、糖尿病、甲状旁腺机能亢进、肾性贫血、低蛋白血症患者,应给以相关积极治疗以提高麻醉安全性。泌尿系感染患者术前应用抗生素控制感染。由于肾结石手术多在硬膜外麻醉下完成,采用侧卧位手术,术前应注意患者有无呼吸道感染、肺部疾病,保持良好的呼吸功能。

(二)术前用药

术前酌情应用镇静,安定类药物使患者安静,消除对手术、麻醉的恐惧、焦虑和紧张心理,取得很好配合。麻醉性镇痛药可用于手术前有明显疼痛症状的患者,抗胆碱药以选择东莨菪碱为宜。

三、肾结石手术的麻醉与管理

(一)麻醉方法选择

传统的肾结石手术体位一般采用侧卧位,患侧在上,选择经腰切口。麻醉方法根据手术部位及方法,患者的全身状况,麻醉医师的经验或习惯及麻醉设备条件来选择。多数肾结石手术可在硬膜外麻醉下完成,且术后尚可进行患者自控硬膜外镇痛。硬膜外麻醉的效果确切不仅能满足手术的要求,而且交感神经阻滞后,肾血管扩张,血流增加,氧供增加,有利于保护肾功能。硬膜外麻醉可选择 $T_{10\sim11}$ 椎间隙穿刺,向头端置管注药。局麻药可选择 1.5%～2%利多卡因或0.75%～1%罗哌卡因,使阻滞平面达 $T_6\sim L_2$,有较满意的麻醉效果。对于老年人、小儿,合并有严重心肺疾病的患者,手术难度较大的患者宜选择气管内插管全身麻醉,或全身麻醉联合硬膜外麻醉,全身麻醉用药参照肾肿瘤手术麻醉

(二)麻醉中监测

麻醉中应常规监测心电图、无创血压、心率、脉搏血氧饱和度、呼气末二氧化碳分压、中心静脉压和尿量。

(三)麻醉管理及注意事项

肾结石手术多采用侧卧位,侧卧位时腰部垫高,对呼吸有一定的影响,使下侧肺的肺功能残气量减少,由于重力的影响肺血流也较多的分布于下侧肺,可造成肺通气/血流比值失调。故硬膜外麻醉中必须仔细观察患者呼吸变化,并做好对呼吸急救准备,保证侧卧位时呼吸道通畅。为使椎管内麻醉满意,并减轻手术牵拉反应可使用镇痛、镇静药物,如芬太尼、丙泊酚、咪达唑仑等。实施全身麻醉时选用对肾功能、循环功能影响较小的药物。在麻醉前应建立通畅的静脉通路包括中心静脉导管置入,以保证术中输液和在术中发生大出血时快速补充血容量。围术期肾功能的保护,关键在于维持较好的肾灌注,避免发生低血压,在低血压时及时补充血容量,同时可用麻黄素、多巴胺等提升血压,保证肾脏的灌注。

（任高燕）

第五节　肾创伤手术的麻醉

一、肾创伤的临床分类、诊断及治疗

(一)肾创伤的分类

肾创伤目前多以 Sargent 分类与美国创伤外科协会分级为诊断标准。Sargent 将肾创伤分为四类。Ⅰ类伤:肾挫伤。Ⅱ类伤:不涉及集合系统的轻微裂伤。Ⅲ类伤:伴有或不伴有尿外渗的深度裂伤及碎裂伤。Ⅳ类伤:涉及肾蒂的损伤。美国创伤外科协会将肾创伤分为五度。Ⅰ度:肾挫伤。Ⅱ度:肾小裂伤。Ⅲ度:肾大裂伤,累及肾髓质,但并未入集合系统。Ⅳ度:肾全层裂伤伴肾盂、肾盏撕裂,肾碎裂、横断及贯通伤。Ⅴ度:肾动脉和静脉主干破裂或肾碎裂及横断同时伴有肾门区肾段动静脉断裂、肾盂撕裂。另外还可以按受伤机制分为以下三种类型。①开放性创伤:多见于刀刺伤,子弹穿透伤,多合并有胸、腹及其他器官创伤。②闭合性创伤:包括直接暴力,

上腹部或肾区受到外力的撞击或挤压,如交通事故,打击伤,高空坠落后双足或臀部着地,爆炸冲击波。会伤及肾实质、肾盂以及肾血管破裂,出现肾包膜下、肾周围及肾旁出血。③医源性肾创伤:手术时意外撕裂或经皮肾镜术,体外冲击波碎石术有引起肾创伤的可能。

(二)肾创伤的诊断及检查

1.外伤史

详尽的外伤史对肾创伤的诊断很有价值,如受伤原因,事故性质,受伤着力部位,伤后排尿情况,有无血尿,昏迷、恶心及呕吐,呼吸困难,休克等。

2.临床表现

(1)血尿:为肾创伤最常见的症状,94.3%～98%的肾创伤患者有肉眼血尿或镜下血尿。

(2)疼痛及肿块:多数患者就诊时有肾区或上腹部疼痛,可放射到同侧背部或下腹部。肾区可触及肿块。

(3)休克:是肾严重创伤及合并有多脏器创伤并危及生命的临床表现。表现为低血容量休克。开放性肾创伤休克发生率高达85%。

(4)合并伤:无论是开放性还是闭合性肾创伤,还可能同时有肝、结肠、肺、胸膜、胃、小肠、脾及大血管损伤。临床表现更严重,病情危重,须及时手术、麻醉进行抢救。

3.实验室检查及影像学检查

(1)尿常规检查:可能表现镜下血尿、肉眼血尿。

(2)血常规检查:动态观察血红蛋白,如果血红蛋白及红细胞压积持续下降说明存在活动性出血,白细胞计数增高,提示合并感染或其他部位有感染灶存在。

(3)血清碱性磷酸酶:在肾创伤后8小时升高有助于诊断。

(4)超声作为闭合性肾创伤的检查方法有助于诊断。CT及MRI诊断肾创伤的敏感度高,可确定肾创伤的程度、范围及肾实质裂伤、肾周血肿的诊断。X线片可见肾轮廓增大或局部肿大,伤侧膈肌升高。

(三)肾创伤的治疗

1.非手术治疗

排除了肾蒂伤,肾粉碎伤需紧急手术处理外,轻度的肾挫伤、裂伤的患者,无其他脏器合并伤的可入院观察行保守治疗,卧床休息,观察血压、脉搏、呼吸、体温,动态观察血、尿常规。补充容量、保持足够尿量,应用抗生素预防感染等治疗。

2.手术治疗

对于开放性肾创伤,合并有其他脏器创伤,伴有休克的患者应急症手术进行抢救。闭合性肾创伤一旦确定较严重肾挫伤也须尽早手术探查。手术包括肾修补、肾动脉栓塞、肾部分切除或肾全切除,手术切口可以经腰切口或经腹切口。

二、肾创伤手术的麻醉处理

(一)术前评估及准备

手术前熟悉病史,对创伤患者行头部、胸部、腹部、脊柱及四肢检查,并对呼吸功能、循环功能、肝肾功能、神经系统功能等做相应评估。根据ASA评估分级及创伤严重程度分级评估对麻醉的耐受性。麻醉前观察患者的神智、精神状态、血压、心率、呼吸状态注意患者有无烦躁不安、疼痛、出汗、血尿、恶心呕吐等症状。常规行心电图、血常规、尿常规、凝血功能等检查,按急诊手术患者处理。肾创伤后腹膜后肾周血肿会突发破裂危及生命,如救治不当,死亡率很高,术前做好创伤急救准备工作。

（二）麻醉前用药

严重肾创伤患者,病情变化快,常伴有失血性休克,或合并有其他脏器创伤。因此,术前慎用或禁用镇静,镇痛药物,以免造成呼吸抑制。

（三）麻醉中监测

麻醉中监测包括心电图、心率、无创血压、脉搏血氧饱和度、呼气末二氧化碳分压、尿量及体温。危重患者行中心静脉导管置入监测中心静脉压,有创动脉压监测。必要时置入肺动脉漂浮导管,监测心排血量（CO）,每搏量（SV）,心脏指数（CI）,肺毛细血管楔压（CWCP）,混合静脉血氧饱和度（SVO$_2$）指导目标治疗达到较好氧供（DO$_2$）。

（四）麻醉方法选择

对于病情较轻的行肾创伤探查术的患者可选择硬膜外麻醉。对于严重肾创伤,合并有其他脏器创伤,伴有失血性休克的患者或急诊探查性质手术患者应选择气管插管全身麻醉。硬膜外麻醉在创伤手术患者实施容易引起明显血流动力学改变,安全性明显低于全身麻醉。肾创伤伴有休克的患者对全身麻醉药耐药性差,因此合理的选择全身麻醉药及剂量非常重要。

（五）麻醉中药物选择

1.麻醉中常用的依赖肾脏清除的药物

见表 9-1。

表 9-1　麻醉中常用依赖肾脏清除的药物

依赖	部分依赖
地高辛,正性肌力药	静脉麻醉药——巴比妥类
氨基糖苷类,万古霉素	肌松药——泮库溴铵
头孢菌素,青霉素	抗胆碱类——阿托品,胃长宁
	胆碱酯酶抑制剂——新斯的明,依酚氯铵
	其他——米力农,肼苯哒嗪

2.静脉全麻药

依托咪酯对循环影响轻可作为循环不稳定时麻醉诱导及维持,但休克及低血压患者慎用。丙泊酚有较强的循环功能抑制作用,它通过直接抑制心肌收缩力和扩张外周血管双重作用引起血压下降,因此对有效循环血量不足的患者及老年人用量要减少。丙泊酚用于肾衰竭患者与正常人的总清除率相似,在肾切除的患者中,其清除率也不受明显影响,因此丙泊酚对肾功能影响不大。硫喷妥钠对循环影响较大,不主张用于休克患者,肾功能不全时应慎用。

3.麻醉性镇痛药

吗啡主要在肝脏代谢为无活性的葡萄糖苷酸经肾排泄,肾功能不全患者应用镇痛剂量吗啡时,时效不会延长。瑞芬太尼、舒芬太尼、阿芬太尼及芬太尼镇痛作用强,对血流动力学影响轻,是创伤休克患者首选的麻醉药,芬太尼也在肝脏代谢,仅 7％以原形排泄。瑞芬太尼和舒芬太尼的药代动力学和药效动力学在肾功能不全患者与正常人之间无显著差异,瑞芬太尼长时间用于严重肾功能不全的患者也是安全的。

4.吸入麻醉

氧化亚氮、异氟烷、七氟烷和地氟烷无肝肾毒性可安全用于肾脏手术麻醉。Higuchi报道七氟烷在＞5 MAC的浓度下维持1小时也不增加血浆肌酐的含量。Morio等研究低剂量七氟烷（0.4%～3.0%）和异氟烷（0.2%～1.5%）麻醉后测出的复合物A平均值1(1.2±7.2)ppm,含量极微,即使用于术前有肾功能不全的患者也影响不大,尿素氮和肌酐值术前和术后无差异。地氟烷稳定性强,用于肾衰竭患者是安全的。

5.肌肉松弛药

箭毒类药物基本上从肾脏排泄,因此肾脏手术麻醉不宜选用。琥珀胆碱及阿曲库铵在体内削除不依赖肝脏和肾脏,可以安全用于肝、肾手术的患者,但在创伤患者使用琥珀胆碱可致一过性的血钾升高,诱发心律失常应慎用。大约30%的维库溴铵由肾排泄,研究发现肾功能不全患者使用该药后神经肌肉阻滞作用时间长于肾功能正常者。泮库溴铵和哌库溴铵也主要由肾脏排泄,因此用于肾功能不良患者时效会延长。胆碱酯酶拮抗剂新斯的明约50%,溴吡斯的明和依酚氯铵约70%在肾脏排泄,致使肾功能不全患者用此药后排泄会延长。

（六）肾创伤手术的麻醉处理

创伤患者多为饱胃,如何防止呕吐误吸是麻醉诱导中必须重视的问题。疼痛、恐惧、休克均可使胃排空时间延长,麻醉前应行胃肠减压,准备吸引装置。全麻气管插管最好采用清醒状态下气管内表面麻醉下插管,如果做快速诱导插管,应采取措施预防反流误吸,如压迫环状软骨。

麻醉应维持在合适水平,以减轻应激反应,降低肾素-血管紧张素-醛固酮系统的反应,增加肾脏灌注,保护肾功能。注意术中电解质,酸碱平衡的调节,补充血容量,用血管活性药物稳定血流动力学,提高组织氧供,降低氧耗,长时间低血压和手术时间过长都可导致肾血流量减少而影响肾脏灌注,保持良好的循环功能是保护肾功能的先决条件。肾功能不仅受麻醉药物、手术创伤、低血压、低血容量等因素的影响,还受到合并症如高血压、糖尿病等影响,麻醉中应综合考虑给以相应治疗。

肾创伤伴有低容量性休克患者,应在有创血流动力学监测下指导治疗,如CVP,有创动脉压,利用Swan-Gan导管监测肺毛细血管楔压、心排血量等,及时补充血容量,包括血液、胶体液、乳酸林格液体。琥珀明胶、羟乙基淀粉（6%130/0.4或200/0.5）,都可安全用于扩容,而不影响肾脏功能。在扩容同时可使用血管活性药物,如多巴胺、多巴酚丁胺、肾上腺素、去甲肾上腺素、去氧肾上腺素等维持较好灌注压。维持CVP在8～12 cmH$_2$O,平均动脉压在8.0 kPa(60 mmHg)以上,混合静脉血氧饱和度大于70%,心脏指数大于4.5 L/(min·m^2),组织氧供指数大于600 mL/(min·m^2)小剂量多巴胺1.0～10 μg/(kg·min)可激动多巴胺受体产生作用,扩张肾血管、肠系膜血管、冠状动脉血管及脑血管,增加心肌收缩力,提高心排血量和肾脏血流,如果多巴胺对提高血压效果不佳时可用肾上腺素或去甲肾上腺素,呋塞米可增加肾血流量,增加肾脏氧供有利于保护缺血后肾功能损害。

肾创伤手术麻醉中应保持呼吸道畅通,保证足够的通气量,避免缺氧和二氧化碳蓄积,重视动脉血气监测。创伤休克患者术中防止体温过低,注意术中保温。严重创伤患者的呼吸循环功能障碍,肝肾功能继发受损,即使使用较少的麻醉药物,也会使术后苏醒明显延迟,因此应加强术后患者的监护治疗。

（任高燕）

第六节　肾肿瘤手术的麻醉

　　肾肿瘤是泌尿系统常见的肿瘤之一,肾肿瘤的发病率与死亡率在全身肿瘤中占 2% 左右,在我国泌尿外科恶性肿瘤中膀胱肿瘤最常见,肾癌占第二位,肾脏肿瘤多采取手术治疗。肾脏肿瘤可能会并有其他一些合并症,麻醉实施及管理上更有一些特点。

一、肾肿瘤的发病原因

　　肾肿瘤发病的原因与吸烟、肥胖、职业、高血压、输血史、糖尿病、放射、药物、饮酒、饮食、家族史等可能有关。吸烟使肾癌的危险增加 3%~2 倍,肥胖与肾癌发病也有相关性。焦炭工人,石油工人及印刷工人因接触有害化学物质有增加肾癌发病的危险性。

二、肾肿瘤的分类及治疗

(一)肾恶性肿瘤

1.肾癌

(1)临床表现及诊断:肾癌又称肾细胞癌,肾癌经血液和淋巴转移至肺、脑、骨、肝脏等,也可直接扩散到肾静脉、下腔静脉形成癌栓。临床表现有血尿、疼痛、肿块,以及发热,夜间盗汗,消瘦,红细胞沉降率增快,肾功能异常。肾肿瘤压迫肾血管,肾素分泌过多会引起高血压,肺转移引起咯血,骨转移可继发引起病理性骨折,脊椎转移引起神经病变等。诊断依靠上述临床表现,以及超声、泌尿系 X 线平片、CT 及 MRI、选择性肾动脉数字减影进行诊断。

(2)治疗方式:根治性肾切除是肾癌的基本治疗方法。肾动脉造影常用于手术困难或较大的肾癌,在术前造影和进行肾动脉栓塞可以减少术中出血。肾癌有肾静脉或(和)下腔静脉癌栓的,术前必须了解静脉内癌栓情况决定手术方式。手术切口采用经腰切口,或经腹腔手术,胸腹联合切口。近年来开展了经后腹膜腹腔镜下行肾癌根治的新方法,对患者创伤小,恢复快。

2.肾母细胞瘤

　　它是小儿泌尿系统中最常见的恶性肿瘤,临床症状有腹部肿块,腹痛,发热,高血压及红细胞增多症,晚期出现消瘦,恶心呕吐,贫血症状。早期可经腹行肾切除术。

(二)肾良性肿瘤

1.肾囊肿

　　肾囊肿内容物为清亮浆液性液体而不是尿液,肾囊肿一般肾功能正常。如果肾囊肿对肾组织压迫并破坏严重时可出现肾功能改变。肾囊肿压迫肾盏、肾盂、输尿管可引起尿路梗阻,如果肾囊肿增大对肾脏功能有影响可采用手术或经皮腔镜微创手术治疗。

2.肾血管平滑肌脂肪瘤

　　肾血管平滑肌脂肪瘤又称错构瘤,可通过超声,CT 鉴别诊断,较大的肾血管平滑肌脂肪瘤可突然破裂,出现急腹痛,腹腔内大出血,伴有休克症状,须急诊手术切除或介入性肾动脉栓塞。

3.其他肾良性肿瘤

　　其他肾良性肿瘤有肾皮质腺瘤、肾嗜酸细胞瘤、肾血管瘤等,应考虑保留肾组织手术,或部分肾切除等。

三、肾肿瘤手术的麻醉处理

(一)术前评估

术前常规对肾肿瘤患者进行评估,对患者呼吸功能,循环功能,肝功能,肾功能进行相应检查。注意肾肿瘤患者术前有无合并冠心病、高血压、糖尿病、贫血、低蛋白血症,有无咯血、血尿、呼吸系统疾病等情况。常规检查心电图,胸部 X 线片,尿常规,血常规,肝、肾功能,凝血功能等。

(二)麻醉前准备及用药

肾肿瘤手术多为择期手术或限期手术,术前有合并症的应做相应内科治疗,如纠正贫血,控制高血压,纠正低蛋白血症,控制血糖等,术前应用利尿剂,钾制剂的患者应注意纠正电解质紊乱,酸碱失衡。术前适当应用镇静,安定类药物,或麻醉性镇痛药可减轻患者的焦虑及紧张情绪。麻醉前酌情给予抗胆碱药以减少麻醉中腺体分泌。肾脏手术前应用抗胆碱药最好选用东莨菪碱,因为东莨菪碱在肾排泄之前几乎完全被代谢,而静脉注射阿托品大致 50% 是以原形从肾排泄。长期服用血管紧张素转换酶抑制剂(ACEI)的患者会增加术后肾功能不全的危险性。

(三)麻醉方法选择

肾脏肿瘤手术的麻醉根据手术切口可选用硬膜外麻醉,气管内插管全身麻醉或全麻联合硬膜外麻醉。硬膜外麻醉宜选择 $T_{10\sim11}$ 椎间隙穿刺,向头端置管注药,局部麻醉选择 1.5%～2% 利多卡因或 0.75%～1% 罗哌卡因,或以上两种药联合应用。使神经阻滞范围达到 $T_5\sim L_2$,会产生良好的麻醉效果。利多卡因与罗哌卡因都是酰胺类药物,主要在肝脏代谢,仅有少量以原形经肾排泄,有研究证实注射利多卡因或丁哌卡因后,经肾脏以原形排泄的比例分别是 10% 和 16%,因此可安全用于肾功能不全患者的麻醉;为提高椎管内麻醉的满意和减轻术中牵拉反应,术中辅助镇静,镇痛药物,如咪达唑仑 2 mg 静脉注射,咪达唑仑 5 mg/mL 肌内注射;芬太尼 0.05～0.1 mg静脉注射,或辅助丙泊酚泵注。硬膜外麻醉不仅满足手术要求,而且交感神经阻滞后,肾血管扩张,肾血流增加,在维持较好的血压下有利于肾功能保护。术后还可采用留置硬膜外导管进行患者自控镇痛(PCEA)。非甾体抗炎镇痛药(NSAIDS)如双氯芬酸钠不减少肾血流量,不降低肾小球滤过率,可用于肾脏手术后疼痛治疗,但也有学者执不同观点。

肾癌合并有肾静脉癌栓或上腔静脉癌栓患者,肾上腺手术,老年患者,并存严重心肺疾病,糖尿病患者,凝血功能不良患者宜选择气管插管全身麻醉,或联合硬膜外麻醉。Brodner 推荐在大的泌尿外科手术中全麻并用硬膜外麻醉可降低应激反应,减少儿茶酚胺分泌,改善胃肠功能,促进患者恢复。全身麻醉药物选择可参考肾创伤手术患者麻醉用药。近年来腹腔镜肾上腺和肾肿瘤微创手术的开展,在腹腔镜下阻断肾蒂出血减少,效果好,但这种手术也须在全麻下完成。

(四)麻醉中监测

麻醉中常规监测心电图、心率、无创血压、脉搏血氧饱和度、呼气末二氧化碳分压、尿量。实施麻醉时应建立通畅的静脉通路,置入中心静脉导管,监测中心静脉压指导输液量和速度很有必要,有创动脉血压在肾肿瘤手术中应当建立,可及时观察术中血压的瞬时变化,有条件的可做动脉血气监测。

肾癌手术时可能会发生癌栓脱落造成肺动脉栓塞导致严重并发症,因此注意心电监测和呼吸功能监测,维持血流动力学稳定。

(五)麻醉中处理

肾肿瘤手术多采用特殊体位,如侧卧位、侧卧肾垫起位,患者在硬膜外麻醉下采取这种体位多感不舒适,且这种体位对呼吸,循环也有一定影响。因此,硬膜外麻醉时应用辅助药更要注意患者呼吸幅度、频率、血氧饱和度及血压变化。

全身麻醉选用对肾功能、循环功能影响较小的全麻药,术中避免低血压,低血容量。通过已建立的中心静脉导管监测中心静脉压来调整输液量和输液速度,调整好麻醉机呼吸参数维持较好的血氧饱和度和适宜的呼气末二氧化碳分压。

慢性肾功能不全的患者术后肾衰竭发生率达 10%~15%,因此术中避免低血压和低血容量、保证肾脏血液灌注,术前尿素氮、血肌酐升高预示术后发生肾功能不全可能。肾肿瘤患者,在术中易发生大出血危险,因此,术前应准备好库血,当术中失血量大时注意补充容量和血压维持。

(六)肾癌并发静脉癌栓手术的麻醉

对于肾癌发生肾静脉和下腔静脉癌栓甚至累及右心房者,手术范围大,术中出血较多,手术和麻醉有较大难度和危险性。Novick 等提出在全身麻醉,体外循环转流下采用深低温停循环取出腔静脉和右心房癌栓。这种手术采取胸正中和腹部正中切口,全身麻醉后肝素化,当 ACT>450 秒,行主动脉插管,右房插管,采用膜式氧合器,用平衡液或胶体预充,建立体外循环,动脉流量维持 50~80 mL/(kg·min),血液降温,阻断升主动脉后灌注冷停跳液使心脏停搏保护心肌。转流中行血液稀释,Hct 维持在 20%~25%,当肛温降到 18~20 ℃时,降低动脉灌注流量到 10~20 mL/(kg·min),直到停止转流。深低温下停循环时间可维持在 45~60 分钟,在此期间行肾及癌栓切除手术,肿瘤及癌栓切除后恢复体外循环转流并复温,心脏复跳后维持较好的动脉血压,血气,电解质及酸碱平衡的基础上停止体外循环转流,用鱼精蛋白中和肝素。这种方法对肾癌合并有腔静脉或右房癌栓的患者会取得良好的手术效果。但由于手术时间长,肝素化后术野渗血多,术中输血较多,体外循环转流对机体的影响,以及深低温停循环对中枢神经系统的影响,仍存在不利因素。

(七)肾肿瘤手术麻醉中输血问题

肿瘤患者往往由于慢性消耗,失血性贫血,低蛋白血症,以及肾癌根治术术中失血较多,需要在手术中输入大量异体血,因此肿瘤手术患者术前备血很重要。但前瞻性研究表明输入同种异体血会抑制机体免疫功能,使肿瘤患者术后肿瘤复发率高,生存期缩短。因此,对肿瘤手术患者应提倡自身输血,自身输血就是将手术患者的自身血液预先采集,或术中失血回收后再回输,而减少异体血的输入,减少输血反应,病毒和感染性疾病的传播,减轻免疫功能抑制。常用的自身输血有:①术前三天或术日采集自身血液,在术中需要时再输入。②术前稀释性自身输血法,麻醉后采集患者自身血,同时补充晶体或胶体维持较好循环容量,术中或术后回输自身血。③术中用血液回收机回收术野自身血,这种回收系统可将血液中 55%~76% 的肿瘤细胞滤除,再回输患者,这种自身输血方法对良性肿瘤患者无疑是有利的。目前对于恶性肿瘤手术不主张术中自体血回输。

(任高燕)

第七节　经皮肾镜取石及碎石手术的麻醉

一、经皮肾镜取石及碎石手术

经皮肾镜取石手术采用微创肾镜或输尿管镜先建立皮肤到肾集合管系统的手术通道,俯卧位下选择在第 12 肋上缘或下缘腋后线区域在 B 超引导下进行经皮肾穿刺,见尿液后置入导丝,用经皮肾扩张管通过导引钢丝,逐级扩张至 F16 留置扩张鞘,经鞘置入肾镜或输尿管镜来观察肾盂、肾盏、输尿管上段的结石。常规在经皮肾穿刺前应在膀胱镜下经输尿管内置入输尿管导管。在 B 超监视下采用超声碎石、弹道碎石或激光碎石设备进行碎石。

(一)超声碎石

超声碎石是指频率在 10~20 kHz 间的机械振动波,每次碎石间隔 0~15 秒。原理为以电压效应制成换能器,将电能转换成机械能,通过一个金属管即超声电极传递至电极远端的振动探头上,振动探头使结石发生高频共振而碎石。超声碎石由超声发生器、换能装置、碎石探头和负压吸引泵组成,超声碎石效能较低。超声碎石是利用结石表面和激光头之间形成的气态等离子区膨胀产生的声学冲击波而碎石。目前用的钬激光是利用氙闪烁光源激活嵌在钇-铝-石榴石晶体上的稀有元素钬而产生的脉冲式激光,激光 2 140 nm,组织穿透度<0.5 mm,脉冲发射时间 0.25 毫秒,钬激光功率为 20~100 W,能粉碎各种结石。由于钬激光可能会造成眼睛损伤,因此操作医师需戴防护眼罩。

(二)弹道碎石

弹道碎石是将压缩空气产生的能量驱动碎石机手柄内的弹丸,以 12 kHz 频率击打和手柄相连的金属杆的底部,通过金属杆的机械运动冲击结石,是较理想的腔内碎石方法。探头直径 0.8~2.0 mm,输出能量 80~100 mJ,是超声碎石能量的 50 倍。

二、经皮肾镜取石的体位

经皮肾镜取石术多采用俯卧位,这种体位可使术者有一个好的操作空间,易选择合适的穿刺部位,但俯卧位时由于身体重力压迫胸腔导致肺功能残气量及肺活量下降,同时因腹垫的影响,使下腔静脉及髂静脉受压,回心血量减少,前负荷降低,可引起循环功能的紊乱,尤其是对肥胖患者及肺功能障碍患者影响更大。

对于肥胖、心肺功能障碍,脊柱后凸患者可选择侧卧位,由于腰桥升起后使患者头侧和臀部向下降,腰部向上凸,导致肋骨和髂峰间距改变,有利于手术操作,出现并发症时能及时行开放手术。

采取平卧位,体位舒适,对患者血流动力学及呼吸功能影响小,有利于高危手术患者在麻醉中观察和处理。但此体位在经皮肾穿刺时结肠损伤的概率增大。

三、麻醉前准备

麻醉前做好患者心理及体位指导工作,并了解患者心肺功能、凝血功能、肝肾功能,电解质平衡状况。对合并有糖尿病、高血压、心律失常、贫血者术前给予相应治疗。常规心电图、血常规、尿常规、凝血功能检查。

四、麻醉方法选择

经皮肾镜的取石术多采用二期手术。第一期的经皮肾造瘘术可在放射科或手术室进行,采用局部浸润麻醉或硬膜外麻醉;第二期的取石、碎石术在造瘘后几天进行,可采用硬膜外麻醉或气管插管全身麻醉。

(一)硬膜外麻醉

硬膜外麻醉选择 $T_{10\sim11}$ 椎间隙穿刺,向头置管注药,应用1.5%～2%的利多卡因或0.5%～0.75%的罗哌卡因,使脊神经阻滞范围在 $T_5\sim L_2$,术中常规吸氧,为使麻醉满意可辅助咪达唑仑或芬太尼等镇静、镇痛类药物。也可选择 $L_{2\sim3}$ 及 $T_{10\sim11}$ 椎间隙两点穿刺置管双管给药,先给2%的利多卡因3～5 mL试验量,出现阻滞平面后再给0.5%～0.75%的罗哌卡因,但要掌握局麻药剂量,防止麻醉平面过宽。也可选择 $T_{10\sim11}$ 硬膜外穿刺置管,然后选用针内针法行 $L_{3\sim4}$ 蛛网膜下腔阻滞,使麻醉平面上界达 $T_{7\sim8}$,下界达 S_5,如果手术时间长可从硬膜外导管给药,这种方法镇痛、肌松好。

(二)气管内插管全身麻醉

气管内插管全身麻醉适宜于老年人、小孩、合并心肺疾病、凝血功能异常的患者以及双侧行经皮肾镜取石或碎石的患者。

(三)经尿道黏膜浸润麻醉

经尿道黏膜浸润麻醉目前常用1%～2%丁卡因或2%～4%利多卡因。这种麻醉方法可以完成输尿管下段结石气压弹道碎石术。采用尿道黏膜浸润麻醉结合经皮肾穿刺点的局部麻醉也可以完成B超引导的微创经皮肾镜取石术。在行局麻时穿刺点的局部浸润麻醉要充分并达到肾包膜,但须掌握局麻药的浓度及剂量。在局部麻醉下患者会有不同程度的疼痛,感到不舒适,术中需用镇痛药。

五、麻醉中管理

麻醉中监测包括:心电图、无创血压、SpO_2、$PETCO_2$、心率等,并准备好麻醉机,气管插管用具,急救药品。

经皮肾镜取石或碎石术实施过程中患者应先于截石位经尿道行输尿管镜下置入输尿管导管,然后改为俯卧位或侧卧位进行手术。术中体位变化、俯卧位或侧卧位时垫物放置不合适,除了患者感到不舒适外,也会引起呼吸循环功能的变化。因此要仔细观察患者呼吸及血压变化,注意治疗中灌注液的用量,如果灌注液吸收过多,应给以呋塞米5～20 mg。术中使用的灌注液应加温至37 ℃,因为麻醉及低体温可能引起寒战导致氧耗增加,诱发心、肺并发症。寒战时可用地塞米松、曲马朵等药物治疗。在行蛛网膜下腔阻滞麻醉时控制麻醉平面不要过宽。

六、并发症及防治

(1)肾损伤、肋间血管损伤、肾门处血管损伤:可引起术中出血,应严密观察,及时补充容量。

(2)胸膜腔损伤:与经皮肾穿刺有关,可造成气胸、血胸,表现为呼吸困难,可放置胸腔闭式引流。

(3)稀释性低血钠血症:是由于治疗中灌注液大量吸收造成(血钠<120 mmol/L),引起中枢神经系统症状,表现为头痛、头晕、意识障碍、恶心等,进一步发展为昏睡、昏迷。因此术中注意灌注液的入量和出量,限制液体入量,监测血电解质变化,并给以利尿剂等治疗。

(4)渡边道哉报道行肾镜取石的合并症除出血、气胸外还会出现发热、感染、败血症和心搏骤停,建议在俯卧位手术最好选择气管插管全身麻醉,有利于出现意外时能及时复苏治疗。

(5)结肠损伤:经皮肾镜通道建立过程中会损伤结肠,出现腹胀、腹膜感染等征象,需手术探查治疗。

(任高燕)

第十章

内分泌科麻醉

第一节 甲状腺功能亢进手术的麻醉

一、病因学

甲状腺功能亢进是由于机体内外环境的改变,如各种应激因子刺激、基因特性的改变等引起体内某些免疫调节机制失衡后,产生的一种自身免疫性疾病。患者体内常可检出甲状腺刺激激素受体抗体(TRAb),它可刺激甲状腺细胞合成和释放更多的甲状腺激素。甲状腺病理改变可呈弥散性、结节性或混合性肿大。甲亢中最常见的一种类型是突眼性甲状腺肿(Graves 病),又称毒性弥散性甲状腺肿(约占所有甲亢的 90%),临床上常出现高代谢综合征、突眼症、甲状腺弥散性肿大等典型症状。其他类型尚有毒性结节性甲状腺肿、亚急性甲状腺炎、毒性腺瘤等,各有其特点。

二、临床表现

(一)临床表现

甲亢可发生于任何年龄,20～40 岁中青年发病较常见,一般女性比男性发病率高,约为4∶1。临床上以高代谢综合征、甲状腺肿大、突眼症、神经及心血管系统功能紊乱为特征。由于甲状腺激素分泌过多,患者表现为情绪紧张易激动、烦躁失眠、怕热、易出汗、食欲亢进、乏力、体重减轻、大便次数增多或腹泻;心血管系统常表现为心律失常(如窦性心动过速、期前收缩、心房颤动)、收缩期杂音和心悸。循环负荷过重、心肌收缩力增强、脉压增大以及心排血量增加可导致心肌肥大和心衰。

(二)实验室检查

甲亢患者血清总 $T_4 > 11\ \mu g/dL$,或血清总 $T_3 > 200\ ng/dL$。血清游离 $T_3(FT_3)$ 和游离 T_4 (FT_4)也均高于正常值上限[FT_3 正常值:$3.9 \sim 7.4\ pg/mL$,FT_4 正常值:$(2.5 \pm 0.5)ng/dL$]。基础代谢率增加。甲状腺吸碘率 24 小时 $>50\%$。在甲亢诊断中,FT_3 和 FT_4 的诊断价值高于血清总 T_4 或血清总 T_3。促甲状腺激素(TSH)正常或降低。血常规检查可有白细胞和血小板减少。

三、术前评估

(1)评估手术时机:患者接受药物治疗后,临床症状、体征、体重、甲状腺局部变化、基础代谢率(BMR)等得到改善。适宜手术的时机为:①BMR 下降,并稳定于 20% 范围内。②体重增加,基本稳定或不减轻。③心率减慢,在 80 次/分左右,脉压减小,心脏收缩期杂音消失或减轻。④临床症状缓解或消失,情绪稳定。⑤心力衰竭后心脏代偿功能好转。⑥不合并呼吸道感染。⑦甲状腺功能实验如 T_3、T_4、TSH 在正常范围。

(2)甲状腺功能亢进患者行手术治疗的最大风险是发生甲亢危象。预防甲亢危象的关键在于术前充分准备和选择适宜的手术时机。临床上甲状腺功能尚未调节至正常的患者应避免接受手术,除非是生死攸关的急诊手术,应在严密监测下,使用 β 受体阻滞药控制心率,并做好防治甲亢危象的各项措施。

(3)术前除例行的常规检查外,患者如果有巨大甲状腺肿、气道受压、气急、声音嘶哑时,应摄颈部正、侧位 X 线片或行 CT、MRI 检查,判断有无气管软化和气道受压情况。用间接喉镜了解声带及喉部情况,并做好困难气管插管的准备。

四、术前准备

(一)抗甲状腺药物(ATD)治疗

主要为硫脲类衍生物,可分为硫氧嘧啶类和咪唑类两种。硫脲类药物只能抑制甲状腺激素的合成而不抑制其释放,故用药后只有等甲状腺内原已合成的激素逐渐释放、代谢以后才能发挥效应,通常症状在用药后 2～3 周才开始好转。使用硫脲类药物后由于甲状腺激素减少,血中 TSH 的浓度会增高,因此有时会加重甲状腺肿大和突眼症。如果硫脲类过量,可引起甲减症状。

临床首选甲巯咪唑,其药效强、不良反应少,口服 20～40 mg/d,一般经过 3～4 周治疗,疗效显著后,逐渐减少剂量到 10～15 mg/d,待病情稳定,于术前一周停药。其他药物如丙硫氧嘧啶亦可应用。

(二)碘剂

抗甲状腺药物能引起甲状腺肿大,充血,增加手术操作的难度,可于术前 10～14 天服用碘剂,碘剂可使甲状腺变小、血流减少,便于手术切除,减少术中出血。但是碘只能暂时性抑制甲状腺激素的释放,不能抑制其合成,所以使用碘剂不仅不能长期稳定地控制甲亢,反而会妨碍 ATD 的疗效,因此禁止长期单独用碘剂或与 ATD 联合治疗甲亢。目前碘剂仅在下列情况时短期使用:甲状腺功能亢进的术前准备;甲亢危象,短期内抑制甲状腺激素的释放;放射性[131]I 治疗后的辅助治疗。临床常用卢戈液,术前口服量达每次 16 滴,每天 3 次。

(三)β 受体阻滞药

其中普萘洛尔最常用。普萘洛尔不仅用于甲亢患者的长期辅助治疗,还广泛用于治疗甲亢危象、甲状腺的术前准备和术中应激等情况。对于心率较快,心血管系统亢进的患者,术前 3～4 周可开始应用 β 受体阻滞剂,如普萘洛尔 20～80 mg/d,分 4 次口服,能有效地控制因交感神经兴奋引起的心动过速、精神紧张、失眠、震颤等。手术日晨不需要停用普萘洛尔,近来美托洛尔(倍他乐克)也较常用。对有支气管哮喘、心脏传导阻滞、充血性心力衰竭,以及甲亢妊娠分娩前的患者应慎用此类药物。

（四）麻醉前用药

手术前晚给予安眠药，以保证患者有良好的睡眠。术前不用阿托品，以免加快心率。可肌内注射咪达唑仑 0.05～0.1 mg/kg 消除患者的紧张和焦虑。呼吸道有梗阻时，麻醉前镇静药和镇痛药宜酌情减量，严重梗阻者则免用，以免加重梗阻而引起窒息。

五、麻醉选择与管理

既往曾有采用颈丛或连续硬膜外阻滞行甲亢手术，但因患者处于清醒状态，情绪易波动，呼吸道不易管理，风险事件多，已不使用。现甲亢手术治疗多采用全身麻醉。

气管内插管全身麻醉的优点是使患者在无记忆状态下安静接受手术，保证患者呼吸道通畅，增加麻醉手术的安全性。全麻的缺点是术中喉返神经损伤不易发现，要求术者熟悉颈部解剖情况。

（一）全麻诱导及插管

对于甲状腺肿的患者特别是已扩展至前纵隔者必须认真评定其气道状况。通过胸部 X 线片和术前颈部 CT 可以帮助了解由于甲状腺肿造成的气道压迫和偏离情况。虽然大部分患者喉部结构正常，但有呼吸道压迫者，明显气道偏移的患者可选用表面麻醉下清醒气管插管。对于麻醉前无明显气管压迫的患者，由于弥散性肿大经过药物治疗而变硬的甲状腺，尽管在插管时患者颈部可以后仰，但用喉镜显露喉头声门时仍可能发生困难，故应做好困难气道插管的准备，改用经鼻插管，或用纤维光导气管镜插管。应避免浅麻醉状态，选用有降低基础代谢率的药物。例如用咪达唑仑加硫喷妥钠或丙泊酚进行全麻诱导和维持。硫喷妥钠的特点是能降低外周 T_4 向 T_3 的转变，因此较其他诱导药有一定的优势。芬太尼和瑞芬太尼可为诱导用麻醉镇痛药。维库溴铵和罗库溴铵不增加心率，无心血管系统不良反应，可安全地用于气管插管。

（二）全身麻醉的维持

静脉麻醉可用丙泊酚、咪达唑仑、芬太尼或瑞芬太尼、维库溴铵或罗库溴铵等维持，辅以强效吸入麻醉药如异氟烷，加强麻醉深度。异氟烷降低代谢的效能已得到公认。

在颈动脉窦附近手术操作时，可引起颈动脉窦反射，导致血压降低，心率减慢，严重者心搏停止。甲状腺手术时应避免这种反射对血流动力学的急剧影响，可用局麻药行局部封闭，必要时暂停手术。

术中避免可能兴奋交感神经的因素，如镇痛不全、麻醉深度偏浅，不使用氯胺酮、泮库溴铵、含肾上腺素的局麻药等。低血压时宜选用直接作用于 α 受体的药物治疗，如去氧肾上腺素。

突眼性甲状腺肿患者的眼睛术中要予以保护，不应暴露。一般而言，此类患者的药物代谢和对麻醉药需要量均增加，但抗凝药的需要量却减少。某些突眼性甲状腺肿患者可发生重症肌无力，肌松药的剂量应根据患者的肌力反应适量调节。甲亢患者常有皮质激素水平偏低，术中需适量补充，例如地塞米松 10 mg，或氢化可的松 200～300 mg 静脉滴注，增加机体的应激反应能力。

术毕拮抗肌松药残余作用时，可选用格隆溴铵与抗胆碱酯酶药合用，避免使用阿托品。

（三）术中监测

同成人手术的常规监测，但特别要强调的是注意体温和心率及呼气末 CO_2 分压的变化，以利于早期发现甲亢危象发生的迹象，及时干预，如降温、使用 β-受体阻滞剂等，以策安全。

六、并发症的防治

(一)术后呼吸道梗阻

常见原因为手术切口出血,血肿压迫;敷料包扎过紧;气管软化塌陷;喉头水肿;气管炎;呼吸道分泌物;喉痉挛等。术前合并有气管软化的患者,为预防气管软化塌陷导致呼吸道梗阻,术毕应将已软化的气管壁与周围组织缝合行悬吊术。术后应在恢复室观察,直至排除气道梗阻的可能,并在具备气管插管及气管切开器具应急条件下,待患者完全苏醒后拔除导管。对存有疑虑时,可在拔管前先经气管导管留置换管器或类似的引导管,一旦拔除气管导管后发生窒息,即可沿引导管重新插入气管导管,必要时再行气管造口。除由于插管粗暴或选择导管过粗引起的喉水肿外,颈部甲状腺手术操作的局部牵拉挤压,气管导管的摩擦等均可造成颈部黏膜损伤,形成水肿。常于拔管后逐渐发生,应严密观察,可先用超声雾化吸入激素等,如呼吸困难不能缓解,应及时行气管造口。

(二)喉返神经损伤

一侧喉返神经损伤表现为声音嘶哑,对呼吸尚无明显的影响。双侧喉返神经损伤表现为失声,可发生严重的呼吸困难,甚至窒息。手术引起的喉返神经麻痹与损伤应以预防为主,一旦发生后治疗及预后较差。如全麻下发生则在术后拔管时即可发现,应及时准确判断,如有窒息表现需立即再行气管插管或行气管造口术。

(三)甲亢危象防治

在甲亢未经控制或难以良好控制的患者,由于应激使甲亢病情突然加剧的状态即为甲亢危象。可发生于各个年龄组的患者,以老年人多见。甲亢危象是一种危重综合征,危及甲亢患者的生命,常因内科疾病、感染、精神刺激、分娩、手术、创伤、^{131}I 治疗、甲状腺受挤压等原因而诱发。其发生率可占甲亢患者的 2%~8%,死亡率达 20%~50%。围术期出现高热(>39 ℃)、心动过速(>140 次/分,与体温升高不成比例)、收缩压增高、中枢神经系统症状(激动、谵妄、精神病、癫痫发作、极度嗜睡、昏迷)以及胃肠道症状(恶心、呕吐、腹泻、黄疸)等,应警惕甲亢危象的发生。与手术有关的甲亢危象可发生于术中或术后,多见于术后 6~18 小时。由于甲状腺危象酷似恶性高热、神经安定药恶性综合征、脓毒症、出血及输液或药物反应,应注意鉴别。术后甲亢危象的患者临床常表现为烦躁不安、神志淡漠,甚至发生昏迷。少数患者临床表现不典型,可表现为表情淡漠、乏力、恶病质、心动过缓,最后发展为昏迷,称为淡漠型甲亢危象,临床应高度警惕。

(1)预防措施:充分有效的术前准备是预防围术期甲亢危象的关键。应用抗甲状腺药物进行对症治疗和全身支持疗法。

(2)静脉滴注 10%葡萄糖液和氢化可的松 300~500 mg。

(3)明确诊断后即经胃管注入甲巯咪唑,首剂 60 mg,继用 20 mg,每 8 小时一次。抗甲状腺药物 1 小时后使用复方碘溶液(Lugol 液)5 滴,每 6 小时一次,或碘化钠 1.0 g,溶于 500 mL 液体中静脉滴注,每天 1~3 g。

(4)有心动过速者给予普萘洛尔 20~40 mg 口服,每 4 小时一次。艾司洛尔为超短效 β 受体阻滞药,0.5~1 mg/min 静脉缓慢注射,继之可根据心率监测,泵注维持治疗。严重房室传导阻滞、心源性休克、严重心力衰竭、哮喘或慢性阻塞性肺疾病患者忌用。有心衰表现者可使用毛花苷丙静脉注射,快速洋地黄化有助于治疗心动过速和心衰,亦可应用利尿剂和血管扩张药(如尼卡地平、乌拉地尔)降压和降低心脏负荷。

(5)对症处理:保持呼吸道通畅,增加吸入氧浓度,充分给氧。高热者积极降温,必要时进行人工冬眠,抑制中枢及自主神经系统兴奋性,稳定甲状腺功能,降低基础代谢率。冬眠药物可强化物理降温效果,但应避免水杨酸盐降温,因大量水杨酸盐也会增加基础代谢率。纠正水、电解质和酸碱平衡。注意保证足够热量及液体补充(每天补充液体 3 000~6 000 mL)。

(6)若应用上述治疗措施仍不见效,病情恶化时,可考虑施行换血疗法、腹膜透析或血液透析。

(任高燕)

第二节　甲状旁腺功能亢进手术的麻醉

甲状旁腺是人体重要的内分泌腺。腺体很小,位于甲状腺两侧的后壁,往往深埋在甲状腺组织内,靠近气管。甲状旁腺有 2~6 枚不等,70%~80% 的人有 4 个甲状旁腺。甲状旁腺的主要功能是分泌甲状旁腺激素(PTH),调节体内钙、磷代谢,在维持血中钙、磷浓度方面起主导作用。

一、病因及分类

PTH 的分泌量主要受血钙水平的反馈调节。甲状旁腺功能亢进症(甲旁亢)是指由 PTH 分泌量过多导致高钙血症、低磷血症、骨质损害和肾结石等综合病症,可分原发性和继发性两种。原发性甲旁亢由甲状旁腺本身病变引起的 PTH 过度分泌,以高钙血症和低磷血症为特征。甲状旁腺本身病变包括甲状旁腺腺瘤(80%)和增生(15%),甲状旁腺癌罕见,其中 90% 以上伴发甲旁亢。甲状旁腺囊肿更罕见,占甲状旁腺肿瘤的 1.5%~3.2%。多见于 35~65 岁人群,女性为男性 2~3 倍,尤其是绝经后妇女更易发生。继发性甲旁亢是由于各种原因所致的低钙血症,刺激甲状旁腺,使之增生肥大,分泌过多 PTH,常见于慢性肾功能不全、维生素 D 缺乏、骨软化症等。尚有异位甲旁亢,由甲状旁腺以外的组织分泌 PTH 或类似活性物质而引起。肺、胰腺、乳腺癌和淋巴组织增生性疾病的组织是常见的异位病灶。

二、临床表现、诊断及治疗

常见的甲旁亢症状有倦怠、四肢无力等神经肌肉系统症状;食欲缺乏、恶心、呕吐、便秘、胃十二指肠溃疡等消化系统症状;烦渴、多尿、肾结石、血尿等泌尿系统症状;骨痛、背痛、关节痛、骨折等骨骼系统症状。伴随症状有皮肤瘙痒,痛风,贫血,胰腺炎和高血压。但也有少数患者无症状。

甲旁亢起病缓慢,早期往往无症状或仅有非特异的症状,诊断主要依据临床表现和实验室检查,高钙血症、低磷血症和高尿钙是诊断甲旁亢的主要依据。近年来,采用 PTH 的测定有助于判断高钙血症是否由甲状旁腺功能亢进所引起。

手术切除过多分泌 PTH 的肿瘤或增生的甲状旁腺组织是治疗甲旁亢最有效的手段。

三、术前评估与准备

(1)肾脏功能损害是甲旁亢患者常见的严重并发症。约 65% 的甲旁亢患者合并肾结石(磷酸盐或草酸盐),约 10% 的甲旁亢患者有肾钙盐沉着症。因此,有 80%~90% 的甲旁亢患者均有不同程度的肾功能损害。术前应注意血尿素氮、肌酐及尿比重,以评估肾功能损伤情况及相应的电解质失衡对心血管系统的影响,如高血压、室性心律失常、Q-T间期缩短等。

(2)甲状旁腺功能亢进患者多因长期厌食、恶心、呕吐和多尿等原因导致严重脱水和酸中毒,术前应尽可能予以纠正。

(3)术前应注意预防和处理高钙血症危象,通常甲旁亢患者必须先行内科治疗,给予低钙、高磷饮食,控制高钙血症,将血钙降至 3.5 mmol/L 以下的安全水平,并以钠制剂拮抗钙的作用。高钙血症易导致心律失常,在降低钙浓度的同时应给予相应治疗。

(4)由于 PTH 可动员骨钙进入血液循环,造成骨组织内钙含量下降,引起骨质疏松,同时患者亦可能存在病理性骨折,因此在搬运、安置患者体位及麻醉插管操作时,应注意操作轻柔,避免给患者造成意外伤害。

四、麻醉选择与术中管理

甲旁亢患者手术麻醉对麻醉药物和麻醉方法的选择没有特殊要求,主要应根据患者自身的病理生理改变和手术情况决定。对定位明确、无异位甲状旁腺、无气管压迫患者,身体状况较好可选用局麻或颈神经丛阻滞。对于全身情况差、严重肾功能不全、电解质紊乱或心功能障碍患者,局麻和颈丛阻滞影响更小。对探查性手术或多发性肿瘤,以及有气管压迫与恶心、呕吐的患者,宜选择全身麻醉。气管内插管全身麻醉具有保持气道通畅,充分给氧和防止二氧化碳蓄积的优点。

麻醉方法和管理基本类同于甲状腺手术,但应考虑此类患者多有肾功能不全,因此在选择麻醉药物时应注意到患者的肾功能状态,由于氟元素对肾脏有毒害作用,不宜使用异氟烷、七氟烷。甲旁亢患者多有肌无力症状,由于高钙血症可引起神经肌肉接头对去极化肌松药敏感,对非去极化肌松药存在抵抗现象,故有肌张力降低的患者,应酌情减少肌肉松弛药的使用剂量。首次肌松效应不易预测,可以小剂量用药并根据肌松效应来决定临床用量,建议使用周围神经刺激器监测神经肌肉接头功能,以指导肌松剂的应用。因为术中需仔细分离和鉴别甲状旁腺腺体或肿瘤,有时甚至需打开纵隔探查和等待病理报告,时间冗长,注意全麻维持的平稳。

术中牵扯气管,在颈动脉窦附近操作时,患者可出现血压下降及心率减慢须暂停手术,在其附近用局麻药封闭,同时适当加深麻醉,静脉注射阿托品,遇有严重低血压时,可用血管收缩药如麻黄碱。术中应加强监测,严密观察病情变化,尤其是加强心血管功能、心电图的监测,但心电图监测 QT 间期并不是血钙浓度改变的可靠指标。术中应注意观察患者的呼吸、心律变化,维持水、电解质平衡。

术中需做好高钙血症危象的预防和急救准备。血钙异常增高是甲旁亢特征性表现的病理生理学基础。在血浆总蛋白为 65 g/L 的患者,血清钙>3.75 mmol/L 即有诊断意义。血钙达3 mmol/L 时,一般患者均能很好地耐受。血钙>3.75 mmol/L 即可发生高钙血症危象。患者出现精神症状如幻觉、狂躁甚至昏迷,四肢无力、食欲缺乏、呕吐、多饮、多尿,抑郁,心搏骤停,广泛的骨关节疼痛及压痛。X线片可见纤维囊性骨炎、虫蚀样或穿凿样改变。若抢救不力,可发生高钙猝死。因此,血钙>3.75 mmol/L 时,即使临床无症状或症状不明显,也应当按照高钙血症危象处理。处理措施包括:输液扩容,纠正脱水(补充生理盐水 2 000~4 000 mL/d,静脉滴注);在恢复正常血容量后,可给予呋塞米 40~80 mg/2~4 h,利尿并抑制钠和钙的重吸收;应用糖皮质激素;依据生化检测结果,适量补充钠、钾和镁;必要时可行血液透析或腹膜透析降钙。在严重高钙血症或一般降钙治疗无效时,可静脉给予二磷酸盐(如羟乙膦酸钠)或依地酸二钠(EDTA)或硫代硫酸钠等。

五、术后处理

(1)术后应注意呼吸道通畅、适当给氧和严密观察病情,以防止喉返神经损伤、血肿压迫等因素导致的术后呼吸道梗阻。

(2)术后2~3天仍需注意纠正脱水,以维持循环功能的稳定。术后2~3天内继续低钙饮食,并密切监测血钙变化。手术成功者,血磷迅速恢复正常,血钙和血PTH则多在1周内降至正常。

(3)甲旁亢术后亦可并发短暂或永久性的低钙血症,其发生率有报道为13%~14%。血钙于术后1~3天内降至过低水平,患者可反复出现口唇麻木和手足搐搦,应每天静脉补给10%葡萄糖酸钙30~50 mL。症状一般于5~7天改善。若低钙持续1个月以上,提示有永久性甲状旁腺功能低下,则必须按甲状旁腺功能减低症进行长期治疗。

(任高燕)

第三节　甲状腺功能减退手术的麻醉

一、病因与分类

(一)病因与分类

甲状腺功能减退(甲减)系由多种原因引起的甲状腺素合成、分泌或生物学效应不足,导致以全身新陈代谢减低为特征的内分泌疾病。其病因可继发于下丘脑或腺垂体功能异常,也可因甲状腺组织本身疾病或手术切除过多所致。患者在婴儿时期发病称之为克汀病或呆小症,成年发病则称之为甲减,严重时可致黏液性水肿。

(二)临床表现

在成人,甲状腺功能减退是一种缓慢而隐匿的渐进性过程,临床主要表现为畏寒、疲乏无力、表情淡漠、智力低下、水肿、便秘、心动过缓,严重者可出现低体温、休克甚至昏迷。此类患者由于具有隐匿性,术前评估时易忽视,故在术前访视时应注意内分泌疾病的相关表现与病史采集。

二、术前评估与准备

(1)术前判断甲减的程度,采取相应对策。重症甲减患者麻醉处理难度增大。由于血循环中CAMP含量降低,β受体数目减少,活性降低,病变可累及各重要脏器,故表现为心肌收缩力减弱,心排血量减小,心脏增大,心包及胸膜渗出液增多,肾上腺功能低下,肝肾功能减退,黏液性水肿使舌体肿大、喉头水肿、气道不畅等。临床症状不明显的甲减患者的麻醉一般无特殊问题,无需特殊准备。重症患者为择期手术禁忌证,需先行治疗,经3~6个月的左甲状腺素治疗,待甲状腺功能提高至正常水平后,方可手术。

(2)甲状腺功能减退症患者对镇痛镇静药非常敏感,对麻醉药物耐受性差,极小剂量镇静药可能引起严重的不良反应。麻醉前用药剂量宜偏小,亦可不用。麻醉前仅给阿托品即可满足要求。

(3)轻度、中度甲减患者术前可能需要给予左甲状腺素钠 $100\sim200~\mu g/d$,使甲状腺素水平维持正常,同时还应给予肾上腺皮质激素治疗。

三、麻醉选择与准备

(一)局麻

尽可能应用局麻加神经阻滞。局麻药宜选低浓度,用药量应减少,镇静镇痛药剂量亦减小或不用。

(二)低位连续硬膜外麻醉

慎重选用,用药量要小,应严格控制麻醉平面,否则可发生严重低血压。

(三)全麻

此类患者对麻醉药的耐受力较差,吗啡、硫喷妥钠等对呼吸、循环抑制作用强的药物应禁用,可选择 N_2O/O_2、异氟烷、地氟烷、七氟烷等吸入麻醉药。因为甲减患者对强效吸入麻醉药的最小有效肺泡浓度(MAC)的影响并不显著,而敏感性增高可能继发于心排血量降低,血容量减少,压力感受器功能异常,肝脏代谢肾脏排泄功能的减退。但也有报道甲减患者对强效吸入麻醉药引起的心肌抑制作用非常敏感。肌松药可选维库溴铵或罗库溴铵,由于甲减患者肌力和代谢的降低,肌松药剂量要比常人为小。

四、麻醉管理

(1)加强监测:术中监测体温、血压及心电图,间断进行血气分析、电解质及血糖的测定,重大手术或重症患者,需行动脉压、中心静脉压或肺毛细血管楔压的监测。

(2)此类患者应激能力低下,稍有抑制则难于恢复,故麻醉中不宜采用对呼吸、循环有严重抑制的药物和方法。低血压时可补充糖皮质激素,并以麻黄碱纠正低血压。

(3)为提高患者的应激能力,术前及术中应补充适量糖皮质激素。

(4)全麻患者,术中、术后应做好呼吸支持的准备。术中控制呼吸时不宜过度通气,术后气管导管宜在患者完全清醒且体温正常后拔除。

五、甲减危象的处理

甲减危象表现为体温过低、低血压、二氧化碳蓄积、昏迷等。

(一)诱因

寒冷:患者对甲状腺激素需求增加,但不能满足自身需要,诱发昏迷;感染;药物:尤其是麻醉与镇静药物;手术创伤、低血糖、出血、缺氧等各种因素。

(二)诊断

术前有甲减病史,同时合并有:①低体温:中心体温 $<35~℃$。②神志不清、昏迷。③实验室检查:血糖低下、T_3 下降、T_4 下降、PCO_2 升高、PO_2 下降、ECG 呈窦性心动过缓及肢体导联低电压、T 波低平或倒置。

(三)治疗

(1)保持呼吸道通畅,给氧,人工辅助、支持呼吸。

（2）甲状腺素制剂：左甲状腺素 300～500 μg 静脉注射，继以 50～100 μg/d 维持，也可用碘塞罗宁 25 μg，每 8 小时一次，维持 24～48 小时。

（3）糖皮质激素：氢化可的松 100～300 mg/d。

（4）其他：对症处理如纠正低血糖、保暖升温、抗感染，低钠血症（<110 mmol/L）可酌情给予 2.5％高渗盐水。

（任高燕）

第四节　嗜铬细胞瘤手术的麻醉

一、病情特点和术前评估

嗜铬细胞瘤是一种产生于肾上腺髓质嗜铬细胞、交感神经节和其他部位嗜铬组织中的罕见肿瘤。嗜铬细胞瘤能持续或间歇地释放大量儿茶酚胺，从而引起患者机体一系列病理生理改变。多数患者以去甲肾上腺素分泌过多为主，表现为阵发性高血压、阵发性高血压加重或持续性高血压，多为中、重度血管收缩，外周阻力增加，发作时收缩压最高可达 40.0 kPa（300 mmHg），伴剧烈头痛、心悸气促、恶心呕吐、大汗淋漓、严重者伴急性左心功能不全，脑血管意外；少数患者以肾上腺素及多巴胺分泌过多为主，高血压较轻而代谢改变明显，如血糖升高，BUN 增高，阵发性心动过速伴有心悸、震颤、出汗、面色苍白及恶心、呕吐等。

血或 24 小时尿儿茶酚胺（CA）或其代谢产物增高为常用且可靠的指标。嗜铬细胞瘤的定位诊断主要依靠 CT、MRI 检查及 ^{131}I 或 ^{125}IMIBG 同位素功能显像。

二、麻醉前准备

手术切除肿瘤是嗜铬细胞瘤的唯一根治手段。嗜铬细胞瘤患者围术期体内儿茶酚胺水平急剧波动，心血管系统难以承受，使麻醉处理的难度增大。虽然现在嗜铬细胞瘤手术患者的安全性有了明显提高，手术死亡率已降至 1％。但未行术前准备者手术死亡率仍高达 50％。

术前准备满意的参考指标：①血压接近正常。②心率<100 次/分。③外周血管扩张，表现为肢体温暖、皮肤湿润有弹性、鼻塞等；合并有儿茶酚胺心肌病及高血压危象致心衰者，术前需较长时间（半年左右）的准备，除肾上腺素能受体阻滞药外，还需应用能量合剂等加强心肌保护和改善心功能。

（一）血管活性药物的应用

1.α 受体阻滞药

术前应用 α 肾上腺素能受体阻滞药以控制高血压，这对防止麻醉与手术期间的高血压危象，维持循环功能是十分必要的。一般于术前 2～3 周先口服长效 α 受体阻滞药酚苄明 10 mg，2 次/天，逐渐增加剂量至血压控制满意，大部分患者用至 80～200 mg/d。亦可于术前 2 周选用选择性 α$_1$ 受体阻滞药哌唑嗪口服，初始剂量为 1 mg，3 次/天，逐渐增至 8～12 mg/d。

2.β 受体阻滞药

术前应用 β 受体阻滞药主要用来纠正肾上腺素分泌过多所致的心动过速和心律失常，常用普萘洛尔 10 mg,3 次/天,也可用美托洛尔 10～20 mg/d,阿替洛尔 100 mg/d。

有报道,小动脉未充分扩张时使用普萘洛尔可致急性肺水肿的发生。如果单纯使用 β 受体阻滞药时,末梢血管因 α 受体兴奋可诱发高血压;但如单纯用 α 受体阻滞药又易引起心动过速和心律失常,因此主张联合应用 α 与 β 受体阻滞药。临床上常先用 α 受体阻滞剂降低外周血管阻力,患者出现心动过速时加用 β 受体阻滞药。虽然拉贝洛尔既有 α 受体阻滞作用,又有 β 受体阻滞作用,但 α 受体阻滞作用较弱,只是酚妥拉明的 1/10,如果嗜铬细胞瘤以释放去甲肾上腺素为主时,单用拉贝洛尔则不能有效地控制高血压,需合用其他药物。

3.钙通道阻滞药

钙通道阻滞药不仅能有效地控制血压,而且还有利于控制心血管并发症,能减弱去甲肾上腺素的升压反应,可以预防儿茶酚胺诱导的冠脉痉挛和心肌炎。但术前仅用钙通道阻滞药,不能控制儿茶酚胺释放引起的血压升高,应合并使用 α 受体阻滞药,以减少术中血压波动。

4.其他

乌拉地尔也可作为嗜铬细胞瘤患者术前控制血压用药,乌拉地尔又名亚宁定,也是一种 α 受体阻滞药,不仅阻滞突触后 α_1 受体,而且阻滞外周 α_2 受体。此外,它尚有激活中枢 5-羟色胺1A 受体作用,降低延髓心血管调节中枢的交感反馈作用,对心率无明显影响。

(二)纠正血容量不足

由于大量去甲肾上腺素作用于外周血管并使其收缩,故嗜铬细胞瘤患者的血管容积变小。使用 α 受体阻滞药会引起血管扩张,血管床容积扩大,导致血容量相对不足。因此术前在降压、扩血管同时应对嗜铬细胞瘤患者少量多次输血,以纠正血管扩张后的血容量的不足,对预防肿瘤切除后的低血压反应也具有积极意义,但要注意防止循环负荷过量而致充血性心衰的发生。

三、麻醉前用药

术前一般不用阿托品,以免心动过速致高血压。选用有效的镇静药,如肌内注射咪达唑仑 0.05～0.1 mg/kg,以达到保持患者情绪稳定,避免交感神经过度活动,消除患者紧张和恐惧的目的。

四、麻醉方法

嗜铬细胞瘤手术麻醉方法及药物选择的原则:①不增加交感-肾上腺系统的兴奋性及儿茶酚胺的释放。②对心肌抑制作用轻,不增加心肌对儿茶酚胺的敏感性。③对机体代谢干扰小;麻醉性能好,安全,易调节,肌松良好。

(一)硬膜外麻醉

硬膜外麻醉适用于肿瘤定位明确,麻醉前准备充分,一般情况好的患者。硬膜外阻滞较好时肌松效果良好,对代谢影响小,术后恢复较快。但肿瘤切除后低血压的发生率较高,其次清醒患者不易耐受手术体位,现今已不采用。

(二)全身麻醉

全身麻醉为首选的麻醉方法,适用于肿瘤定位不明确,术中需进行探查,全身状况差者,尤其是术前不合作的小儿和腹腔镜气腹条件下的手术。麻醉药物可选择硫喷妥钠、丙泊酚、咪达唑仑、芬太尼等;肌松药应选择对心血管功能影响小又无组胺释放的药物,维库溴铵或罗库溴铵较为理想。氟烷增加心肌敏感性,并增加心律失常的发生率,应避免使用。地氟烷可引起非神经源性儿茶酚胺的释放,也应避免使用。麻醉诱导应尽量平稳,降低气管插管时的应激反应。多采用静吸复合方式维持麻醉。肿瘤切除前行手术探查或挤压肿瘤时,原则上应加深麻醉,而肿瘤切除后应及时减浅麻醉。

五、麻醉管理

维持血流动力学的平稳是嗜铬细胞瘤术中管理的主要目标。在气管插管、手术切皮、肿瘤部位操作,以及结扎肿瘤静脉引流时,患者可能出现血压剧烈波动或发生高血压危象、心动过速、心律失常、心衰,预防及处理措施包括以下几个方面。

(1)建立多条良好的外周静脉通路,可在中心静脉置管,主要用以输液、输血。

(2)术前常规准备各种血管活性药物:①α受体激动剂,如去甲肾上腺素、去氧肾上腺素。②血管扩张药,如酚妥拉明、硝普钠、硝酸甘油、尼卡地平、乌拉地尔等。③β受体阻滞药,如普萘洛尔、美托洛尔、艾司洛尔等;其他药物,如多巴胺、利多卡因和毛花苷丙等。

(3)术中动脉直接测压;行心电图、SpO_2、$P_{ET}CO_2$、尿量和 CVP 监测,并配备除颤器。

(4)注意呼吸管理,防止发生缺氧和二氧化碳蓄积。

六、并发症处理

(一)高血压及高血压危象的处理

当收缩压高于 33.3 kPa(250 mmHg)并持续 1 分钟以上即为高血压危象,易发生于麻醉诱导及气管插管、手术探查、挤压分离肿瘤时,亦可发生于缺氧及二氧化碳潴留时。重者可因此而出现高血压脑病和/或脑血管病综合征,如脑出血、蛛网膜下腔出血等。紧急处理可用酚妥拉明 1~5 mg 静脉推注或配成 0.01％浓度静脉滴注;亦可采用硝普钠(0.01％浓度)及硝酸甘油,根据血压情况来调节用量。

(二)心律失常处理

术中发生心律失常时,先纠正血流动力学紊乱及排除缺氧与二氧化碳潴留,再针对不同的心律失常,可考虑选用利多卡因、β受体阻滞药等抗心律失常药物。嗜铬细胞瘤患者合并儿茶酚胺心肌病的发生率可高达 50％,成为嗜铬细胞瘤患者死亡的原因之一。其发病机制与长期高浓度儿茶酚胺直接损害心肌有关。临床表现为急性左心衰、肺水肿、心律失常等。治疗原则是应用肾上腺素能受体阻滞药,并针对心衰、肺水肿给予相应处理。

(三)低血压的处理

肿瘤切除后易发生低血压,主要原因是儿茶酚胺的分泌随肿瘤切除迅速降低,引起外周血管广泛扩张,加之血容量不足,导致低血压甚至休克。另外,麻醉药物及硬膜外阻滞的影响、心脏代偿功能不全、肾上腺素受体阻滞药的作用等均可诱发并加重低血压。通常在肿瘤血管被阻滞时即开始出现低血压,是肿瘤切除后的严重并发症。术前合理使用α、β受体阻滞药和扩容治疗,术中有意识地预防性扩容,应用肾上腺皮质激素可明显降低肿瘤切除后低血压的发生率。肿瘤切除前,在估计失血量的基础上逾量扩容 400~800 mL,可依据血红蛋白测定值适量应用羟乙基淀粉和输血。完全阻滞肿瘤的回流静脉时应立即停止应用降压药,并备好升压药。一旦出现低血压,应在扩容的基础上及时适量应用小剂量去甲肾上腺素或多巴胺静脉滴注。

(四)低血糖的处理

嗜铬细胞瘤切除后还应注意有无低血糖发生的可能性。肿瘤一旦切除,血儿茶酚胺水平急剧降低,胰岛素分泌量很快增加,糖原及脂肪分解减少,可出现低血糖(多半在 3 小时后),甚至发生低血糖休克,导致全麻患者苏醒延迟,故肿瘤切除后注意补充糖液,术中、术后行血糖监测。

(五)其他病情变化的处理

麻醉后患者仍可能发生复杂的病情变化,如高血压、心律失常、心功能不全、代谢异常等。因此,在术后仍应密切观察血流动力学的变化,如血压、心律、心率、中心静脉压等。术毕将患者直接转运至 PACU 或 ICU 由专人监测、治疗,以便及时采取有效措施,维持血流动力学稳定,直至患者康复。

(任高燕)

第五节　皮质醇增多症手术的麻醉

一、病情特点

皮质醇增多症又称库欣综合征(Cushing's syndrome),是各种病因造成肾上腺皮质分泌糖皮质激素过多所致疾病的总称。

(一)病因

可分为 ACTH 依赖性和非 ACTH 依赖性两类。其中约 70% 的患者是由于腺垂体肿瘤或下丘脑-垂体功能紊乱所引起 ACTH 分泌过多,导致双侧肾上腺皮质增生;约 10% 患者是由于异位的 ACTH 肿瘤分泌过多的 ACTH 导致皮质醇增多。其次约 20% 的患者由肾上腺皮质肿瘤引起,即非 ACTH 依赖性。

(二)临床表现

典型表现为向心性肥胖、高血压、高血糖、低钾血症等综合征。多见于 20~40 岁的青壮年女性,女性较男性多 2~3 倍。皮质醇分泌过多会出现下列表现:①糖代谢紊乱:血糖上升,糖尿病和糖耐量曲线降低。②蛋白质代谢异常:皮肤变薄、萎缩、出现皮肤紫纹,肌肉萎缩,骨质疏松。③脂肪代谢异常:脂肪重新分布,造成向心性肥胖,呈满月脸及水牛背;水钠潴留。④低钾血症和高血压,严重者可并发左心室肥大、心力衰竭和脑血管意外。⑤性腺功能紊乱:患者因雄性激素分泌过多而出现痤疮,多毛。女性患者可表现为月经紊乱,闭经,个别出现明显男性化。男性患者可出现阳痿。⑥其他:还有精神异常及易于感染等。

二、麻醉前准备

皮质醇增多症患者由于代谢及电解质紊乱,对手术耐受性差,肾上腺切除后会使功能亢进骤然转为低下或不足,机体生理状况变化较大,给麻醉管理带来困难。麻醉前准备,主要从以下几个方面考虑。

1.纠正代谢和电解质紊乱

最常见的是低钾血症,会造成患者软瘫和心律失常。术前应适量补钾,给予低钠盐饮食,必要时考虑使用保钾利尿剂螺内酯(安体舒通)。给予高蛋白饮食或使用蛋白合成激素,纠正负氮平衡。

2.控制饮食

术前有血糖升高或合并糖尿病时,需控制饮食,一般不用胰岛素,除非为了控制感染,可给予胰岛素治疗。

3.评估心血管功能

对于中、重度高血压患者,术前应进行抗高血压治疗,使麻醉前患者血压不致过高。

4.补充皮质激素

此类患者体内皮质醇浓度在手术前后将从高至低有较大变化,如不及时补充,会发生皮质功能低下或危象,因此,在术前、术中、术后均应适当补充肾上腺皮质激素。术前一日可肌内注射或口服醋酸可的松类药,手术时常经静脉给予氢化可的松。术后可酌情继续补充。

5.麻醉前用药

本病患者可有神经精神症状,针对不同情况,选择用药。对术前精神抑郁,麻醉前用药剂量要小;对紧张恐惧者,术前应用足量镇静类药物使患者充分镇静,稳定情绪,以减少麻醉诱导期间的应激反应,减少术中心律失常或心力衰竭的发生。

三、麻醉选择

(一)硬膜外阻滞

基本可满足手术需要,适用于在术中能合作的青壮年,一般情况好及单侧肾上腺肿瘤切除患者。对于肥胖患者、骨质疏松及腹腔镜手术者,硬膜外穿刺及定位较困难的患者,应选择全身麻醉。

(二)全身麻醉

对儿童、肥胖、高血压、心肺代偿功能较差以及手术时间较长和腔镜下手术者应首选全身麻醉。此类患者气管插管有一定难度。对肥胖、颈短、水牛背、鱼样嘴、两颊与下颌部脂肪堆积的患者应准备好困难气管插管的工具,必要时采用清醒气管内插管。麻醉一般采用静吸复合方式,以静脉注射芬太尼、咪达唑仑、硫喷妥钠或丙泊酚联合诱导,琥珀胆碱可用于快速诱导插管,但因患者肌力弱,可无肌颤表现,以非去极化肌松药和吸入麻醉药如异氟烷等维持。诱导期可发生呕吐、误吸等严重呼吸系统并发症。麻醉恢复期拔管时因肥胖和肌力减弱,易出现呼吸道梗阻、缺氧发绀,即使按正常手法托起下颌,也很难维持呼吸道通畅,需准备并及时置入口咽或鼻咽通气道来维持正常通气。全麻后的皮质醇增多症患者应转运至 PACU 观察,待其生命体征完全平稳后方可返回病房。

四、麻醉管理

(一)体位

皮质醇增多症患者的皮肤菲薄,皮下毛细血管壁脆而薄,有出血倾向,需注意静脉穿刺的手法及置入针时的力度,以免损伤血管,一旦穿刺成功,应用柔软的敷料覆盖包扎。晚期患者骨质疏松,麻醉手术过程中应注意保护肢体,以免造成病理性骨折。

(二)抗感染

皮质醇增多症患者抗感染能力差,肾上腺皮质激素的应用,抑制了炎症反应,以致呼吸系统感染或手术部位感染的症状不明显,临床上易造成错觉,应合理使用抗生素及加强其他抗感染措施。

(三)呼吸管理

麻醉期间应注意加强呼吸管理。患者呼吸贮备及代偿功能较差,加之体位影响,手术损伤胸膜引起气胸,全麻过深或硬膜外阻滞平面过高等因素,均可进一步影响患者呼吸功能,应引起注意。

(四)循环管理

不论使用何种麻醉方法,此类患者对失血的耐受性均很差,即使出血量不多,也常见血压下降;加之患者长期高血压,伴有动脉硬化,心脏代偿及血管调节功能下降,因此麻醉的影响、体位的变动、术中出血都可致严重低血压,须加强血流动力学的监测并及时采取相应的治疗措施。

术中探查、挤压肾上腺时会使血压进一步升高,此时应维持一定的麻醉深度,适时采用降压药物。

(五)防止肾上腺皮质功能不全

当双侧肾上腺切除或一侧肾上腺切除而对侧肾上腺失代偿时,可因体内肾上腺皮质激素水平突然下降,引起急性肾上腺皮质功能不全危象,应予以重视。若术中出现原因不明的低血压、休克、心动过速、高热等表现时,用升压药物如去氧肾上腺素效果不佳时,应疑为急性肾上腺皮质功能不全危象。除采用抗休克治疗外,应及时补充激素如静脉滴注氢化可的松 100～300 mg。术后继续补充糖皮质激素。

（任高燕）

第六节　原发性醛固酮增多症手术的麻醉

一、病情特点

原发性醛固酮增多症(原醛)是由于肾上腺疾病所致醛固酮分泌增多,引起肾脏的保钠排钾反应。机体发生水钠潴留、血钠升高、血钾降低、低钾性碱中毒等病理生理改变。临床表现主要为高血压、肌无力和低钾血症,伴随症状有乏力、周期性瘫痪、头昏、头痛、多尿烦渴等。原醛的治疗应按病因不同而有所不同,对原发性肾上腺皮质增生,最好的治疗方法还是采用药物治疗,对腺瘤引起的原醛主要采取单侧肾上腺切除术。

二、麻醉前准备

麻醉前应积极治疗高血压,给予低钠饮食,治疗低钾血症,以降低围术期并发症。

(一)补钾

螺内酯为醛固酮的竞争性拮抗药,能起到排钠、保钾和利尿作用。除非无效或出现男性乳房发育和月经不规则等严重不良反应外,螺内酯为治疗原发性醛固酮增多症的首选药物,多主张在术前 4～6 周开始应用,每天 120～240 mg。如血钾仍过低时,可适当静脉补钾,每天 3～6 g,术前应连续应用 2 周左右,以增加钾在体内的贮存,待血钾恢复正常后施行手术。

(二)控制血压

采用低钠饮食,服用螺内酯后,如血压仍高,可辅以钙通道阻滞剂,或血管紧张素转换酶抑制剂等降压药,控制术前血压。

(三)激素

对施行双侧肾上腺切除者或一侧已切除的患者再手术时,麻醉前、术中、术后应给予激素治疗。

(四)镇静药

术前晚可给予苯二氮类药物口服,以免次日因精神紧张而致围术期高血压。

三、麻醉选择

连续硬膜外麻醉适合于麻醉前血钾水平已经正常,血压已得到基本控制,循环代偿功能好以及无明显肝肾功能障碍的患者。对术前有低钾血症伴肌无力或肌肉麻痹,预测术中呼吸管理较困难或高血压合并动脉硬化,心血管代偿功能差及硬膜外穿刺困难的患者或在腔镜下手术者则以全身麻醉为佳。

四、麻醉管理

(一)药物选择

应选用对醛固酮分泌影响较小的麻醉药,如芬太尼、异氟烷等。氯胺酮可促进醛固酮的分泌,应禁用。低钾血症和肌无力等因素可延长非去极化肌松药的时效,剂量宜减小。

(二)术中监测

术中严密监测心电图、血压、SpO_2、$P_{ET}CO_2$,必要时监测电解质(K^+、Na^+、Cl^-)和行血气分析等。

(三)循环管理

为预防血压的急剧波动,应合理调整麻醉深度,不可盲目地使用降压药。在探查肾上腺,分离挤压肿瘤时血压波动上升,加深麻醉多能缓解。无效时酌情应用短效降压药如硝普钠、硝酸甘油、尼卡地平等。

当麻醉过深,硬膜外阻滞平面过广及失血过多将引起术中低血压;肿瘤切除后,由于醛固酮分泌急剧减少,也易致低血压。应针对不同情况采取相应措施,如减浅麻醉,给予升压药物及加快输血输液,必要时补充糖皮质激素。

(四)呼吸管理

因体位、肥胖、加上腔镜下二氧化碳气腹,术中呼吸管理格外重要,既要避免缺氧和二氧化碳蓄积,也要避免过度通气引发呼吸性碱中毒。

(任高燕)

第七节 肾上腺皮质功能不全手术的麻醉

一、病情特点

肾上腺皮质功能不全是由许多先天或后天的原因引起的肾上腺皮质分泌皮质醇和/或醛固酮不足,产生一系列的临床表现。由于病因、病理的不同,临床的表现差异较大,起病的缓急及病情的轻重等均有明显的不同。

(一)急性肾上腺皮质功能不全

急性肾上腺皮质功能不全多见于婴儿时期发生肾上腺不发育、垂体或双侧肾上腺切除术后、重症感染、出血性疾病或抗凝治疗期间并发肾上腺出血、严重灼伤等。患者出现嗜睡、脱水、低体温、低血糖、循环衰竭等症状。急性肾上腺皮质功能不全病情危笃,一旦确诊,应及早积极抢救。及时纠正水及电解质紊乱,给予糖皮质激素治疗。

(二)慢性肾上腺皮质功能不全

慢性肾上腺皮质功能不全(艾迪生病)起病缓慢,早期症状为逐渐感觉疲乏无力、皮肤色素沉着、长期食欲缺乏、恶心、呕吐、腹泻、消瘦、低血压等。确诊后需终身用皮质激素替代治疗,以满足平时的生理需要,以氢化可的松(皮质醇)为首选药物。应激情况(如感染、手术、创伤)下,必须添加皮质醇的用量。如增加药量不及时,病情可突然恶化,发生肾上腺危象。应激状态一旦消除,立即减为维持量,以免氢化可的松(皮质醇)长期过量可引起生长障碍或出现皮质醇过多的症状。

二、麻醉前准备

肾上腺皮质功能不全患者行择期手术者,必须先行内科治疗,待病情稳定后安排。必须接受急诊手术者,也应抓紧时间合理纠正水电解质紊乱、低血压和低血糖等。术前应增加糖皮质激素以满足机体的需要。对原发性肾上腺素功能不全的患者,应同时补充糖皮质激素和盐皮质激素。正常成人分泌可的松(氢化可的松)20 mg/d,醛固酮 0.1 mg/d。当轻度应激时,给予糖皮质激素剂量应高于基础分泌量的 50%;应激增加时,糖皮质激素量可增高至基础分泌量的 3～4 倍,盐皮质激素可补充醋酸氟氢松 0.05～0.1 mg/d。择期手术患者的用药方案为:术前静脉注射氢化可的松 25 mg、术中 100 mg,然后于术后第一个 24 小时每 8 小时静脉注射 50 mg,第二个 24 小时每 8 小时静脉注射 25 mg。

三、麻醉选择

肾上腺皮质功能不全患者虽对常用的麻醉方法和药物并无特别禁忌,但机体处于低代谢和应激反应能力低下状态,对镇静、镇痛和麻醉药物耐受力下降。为避免和减少循环、呼吸等的严重抑制,可采用神经阻滞;椎管内阻滞时的平面要局限,镇静、镇痛和麻醉药需减量使用,并需加强生命体征的监测,维持麻醉平稳。

四、麻醉管理

正常人皮质醇日需要量 20～30 mg 即能维持生理功能;但在应激状态下,皮质醇需要量为生理量的 5～10 倍,机体能分泌皮质醇 100～300 mg。若机体原有腺垂体功能低下和/或肾上腺皮质功能不全,在感染、创伤、手术、分娩、腹泻、呕吐、失水、治疗中断等应激情况下,使肾上腺皮质激素储备进一步不足,从而诱发肾上腺危象的发生。肾上腺危象一经诊断即应采取果断措施抢救,否则患者常于数天内死亡。

(一)临床表现

1.肾上腺皮质激素缺乏综合征

大多数肾上腺危象患者均同时有糖皮质激素(皮质醇)和盐皮质激素(醛固酮)缺乏症状。包括以下几点。

(1)循环系统:血压降低,甚至休克。

(2)消化系统:厌食、恶心、呕吐、腹痛、腹泻。

(3)神经系统:乏力、烦躁、嗜睡,甚至昏迷。

(4)其他:脱水、少尿、高热或低体温。

(5)实验室检查:低钠、低血糖、尿素氮升高;血钾可升高、正常或降低;血或尿游离皮质醇降低。诊断与治疗肾上腺危象主要依据病史和前述临床表现,血皮质醇水平降低不作为诊断危象的必要指标,更不要等待化验结果才作诊断。

2.原发病因或促发因素的特征性表现

如,肾上腺静脉血栓形成症状酷似外科急腹症;急性肾上腺出血,如抗凝治疗期,出血部位主要是髓质和皮质网状带,起病急剧,发展迅速,除原发病症状外,大多同时有糖皮质激素和盐皮质激素双重缺乏的综合征。

(二)治疗

1.补充足量皮质激素

迅速补充足量皮质激素是治疗危象的关键措施之一。对拟诊肾上腺危象的患者,立即静脉注射水溶性糖皮质激素,如磷酸可的松或琥珀酰氢化可的松 100 mg,或磷酸地塞米松 4 mg,使血皮质醇浓度升达常人处于应激状态时的水平。以后每 6 小时静脉滴注氢化可的松 100 mg,第一个 24 小时总量不得少于 300 mg。第 2、3 天分别减量至 300 mg 和 200 mg。病情稳定后,第 4 天改口服氢化可的松 20～40 mg,或泼尼松 5～10 mg,每天 3～4 次。大多数外科手术应激为时短暂,可在数天内将激素减至维持量。在减量应用过程中,注意病情反弹。各种糖皮质激素的活性比较,参见表 10-1。

表 10-1　各种糖皮质激素活性和 HPA 轴抑制时间比较

糖皮质激素	糖皮质激素活性	盐皮质激素活性	HPA 轴抑制时间(天)
可的松	0.8	0.8	1.25～1.5
氢化可的松	1	1	1.25～1.5
泼尼松	4	0.8	1.25～1.5
泼尼松龙	4	0.8	1.25～1.5
甲泼尼松	5	0.5	1.25～1.5
地塞米松	20～30	0	3.25
倍他米松	25～30	0	2.75

2.对症处理

(1)纠正水、电解质紊乱:典型的肾上腺危象患者失水量约为细胞外液的 1/5,可用含盐液体(如复方乳酸钠)补充。一般最初 24 小时可补 2 000～4 000 mL,以后酌减;适当补糖,纠正低血糖。参照中心静脉压等指标恢复血容量。心肾功能欠佳者,或失水失钠不明显,而以糖皮质激素缺乏为主者,补入盐水量适当减少。肾上腺危象患者可有高钾血症,但体内总钾量常降低;经输液、应用激素和纠正休克后,尿量增加,容易发生低钾血症,应注意监测和补充。对治疗 2～3 天仍处于昏迷的患者,应采用鼻饲维持能量和水、电解质平衡。

(2)抗休克:针对病因和诱因,采取综合措施进行抗休克治疗。

(3)抗感染:在有感染的患者,需应用有效的抗生素控制感染。

(4)控制病因和去除诱因:对慢性肾上腺皮质功能低下者,症状控制或缓解后应对肾上腺和垂体功能作检测和评估。肾上腺皮质激素是生命激素和应激激素,应强调坚持生理剂量的终身替代和短期药理剂量的应激替代治疗。

（任高燕）

第八节　垂体卒中手术的麻醉

一、病情特点

垂体腺瘤生长过程中突发瘤内出血或坏死致瘤体突然膨大引起的并发症,多急性起病。目前,垂体卒中已被视为一种独立的综合征,具有典型的临床表现,主要表现为突发性鞍旁压迫综合征和/或脑膜刺激征。轻者于数天后自行缓解,重者可迅速出现严重的神经系统症状,昏迷,甚至死亡。发作后常表现垂体功能低下。最常见的诱因为垂体放疗,占 20%～57%,多见于无功能腺瘤,其次为 GH 瘤、PRL 瘤。

临床表现:起病多呈急性,少数为亚急性及慢性。

(一)剧烈头痛

可能为蝶鞍壁扩张、硬脑膜牵拉刺激、出血刺激蛛网膜下腔所致。头痛多为持续性,部位在一侧额、颞、眶后或顶、枕部进而扩展至全颅。

(二)视交叉压迫

视力可在数小时内急剧减退,甚至黑、全盲。视野检查双颞侧偏盲。并可出现复视、眼外肌麻痹、瞳孔异常、眼睑下垂及面部感觉障碍。这些症状和体征为Ⅲ、Ⅳ、Ⅴ、Ⅵ对脑神经受累的鞍旁压迫征,可为双侧或单侧。

(三)脑膜刺激征

瘤内出血如溢出至蛛网膜下腔致下丘脑功能障碍,颅内压增高,可出现头痛、恶心、呕吐、颈项强直、脑脊液呈血性,细胞数增多,约见于半数患者。

(四)意识障碍

瘤内出血坏死导致垂体功能急性衰竭以及下丘脑受压,均可引起意识障碍。约 1/3 的病例可出现嗜睡、神志模糊,直至昏迷等。

(五)其他

可有高热、休克、心律失常、消化道出血、低血压、电解质紊乱、暂时性尿崩症及内分泌、下丘脑功能障碍等一系列临床表现。颈内动脉海绵窦内段受压时可出现脑缺血征象,如偏瘫、不全偏瘫、四肢瘫、癫痫发作等。

根据垂体卒中后对周围结构的影响和病情缓急及严重程度,将垂体卒中分为暴发性、急性、亚急性和慢性垂体卒中(Ⅰ～Ⅳ型)四种类型。

仅有头痛而无其他神经系统症状及眼科表现者可只给予内科治疗,但应密切注意病情变化。如病情加重则应立即采取手术治疗以解除鞍周脑组织受压症状。一般采用经蝶手术,如肿瘤鞍上扩展明显而蝶鞍不大则应采取经颅手术。早期减压可使垂体功能完全或部分恢复,部分患者可免于长期激素替代治疗。手术治疗还可防止卒中的再次发作,且对肿瘤本身也有治疗作用。

二、麻醉前准备

一般而言,麻醉前需注意以下几个方面。

(1)垂体卒中一经诊断应立即给予糖皮质激素。由于患者多存在急性肾上腺皮质功能减退,且处于应激状态,故糖皮质激素的用量要大,一般每 6 小时静脉给予氢化可的松 100 mg,直到病情稳定后才考虑减量。大剂量糖皮质激素还有助于改善视力。

(2)应用止血剂有助于防止继续出血。

(3)有颅压增高者应给予甘露醇降颅压。不少患者有水、电解质紊乱,应给予相应处理。

(4)重症患者可应用抗生素以预防感染。

三、麻醉选择

只要经过良好的术前准备,尤其是有效的激素替代治疗,麻醉处理并无多少特殊,目前临床常用的麻醉方法和药物均可选用。实施麻醉前,需根据临床症状、病情以及手术的创伤程度评估患者对麻醉和手术的耐受能力。总体而言,麻醉用药,尤其是镇静、镇痛和全身麻醉药,均应酌情减量使用,以免对循环和呼吸功能产生严重抑制。吸入麻醉是良好的选择,麻醉深浅易于调控;但对颅内手术,需注意颅内压升高的防治。

垂体腺瘤手术患者中,生长激素腺瘤(如肢端肥大症的患者)患者往往存在一定程度的气管插管困难,应于麻醉前评估气管插管的难易程度,若预计诱导时维持呼吸道有困难者,应慎重考虑在局麻下行清醒经口或经鼻气管内插管,准备好纤维光导喉镜和纤维光导支气管镜等专用工具。

经颅手术入路麻醉方法与其他颅脑手术无太大差别。经蝶窦入路需经口腔或鼻腔,为配合手术操作,结合显微外科的特点,应妥善固定好气管导管,同时让出患者口唇及其内上方的空间,为手术创造良好条件。为防止血性分泌物流入气管造成误吸,主张术毕待患者完全清醒,吞咽反射恢复后,再拔除气管导管。术毕可常规应用中枢性镇吐药以预防术后呕吐。

四、麻醉管理

(一)控制颅内压

与一般神经外科手术一样,颅内高压不仅影响手术,且可危及生命,必须及时预防和处理。

(二)防治垂体危象

垂体肿瘤患者原有不同程度的垂体-肾上腺皮质功能减退,切除垂体肿瘤后可加重功能不全或发生危象。垂体危象发作时可表现为高体温(>40 ℃)、低体温(<30 ℃)、昏迷、低血压、低血氧、低血糖、低血钠、高钾血症和血浆皮质醇水平下降。

病情危急时,应进行积极的抢救:①使用肾上腺皮质激素,如氢化可的松 200～300 mg/d 静脉滴注,或选用地塞米松静脉输注或肌内注射。以增强患者机体对手术麻醉的耐受能力。在肾上腺皮质激素应用同时或之后,给予甲状腺素片。②低血糖者立即静脉注射 50% 葡萄糖 60 mL,继以 10% 葡萄糖盐水静脉滴注。③低体温者可用物理方法升温并加强保暖,并辅以小剂量甲状腺制剂;高体温者可用物理、化学方法降温。低温昏迷者氢化可的松用量不宜过大。④对有水、电解质失衡者应注意纠正,并给予抗休克等全身综合治疗。⑤严禁使用吗啡、氯丙嗪、巴比妥类等中枢抑制药及麻醉药,应尽量限制胰岛素及其他降糖药的应用。

(三)纠正水平衡失常

垂体腺瘤切除术中若垂体柄在较高部位被切断,则发生尿崩症的机会较多。对有发生尿崩症风险的患者应密切观察,留置导尿管,定期测尿比重、血电解质、血尿素氮、渗透压等。治疗上应密切观察,量出为入,静脉内应用加压素和行输液治疗。

(四)垂体切除术后综合征

垂体切除术可致某些"促激素"的分泌减少,从而影响到相应的靶腺功能,应给予相应的激素替代疗法,用小剂量激素纠正靶腺功能紊乱,剂量以生理性分泌量为宜。

（任高燕）

第十一章

妇 科 麻 醉

第一节 妇科肿瘤手术的麻醉

妇科肿瘤根据病理性质分为良性肿瘤和恶性肿瘤,根据肿瘤的发生部位又可分为外阴肿瘤、阴道肿瘤、子宫肿瘤、卵巢肿瘤、输卵管肿瘤、滋养细胞肿瘤等。子宫肌瘤是最常见的妇科良性肿瘤,宫颈癌、子宫内膜癌和卵巢癌则是常见的妇科恶性肿瘤。一般良性肿瘤如外阴乳头状瘤、卵巢囊肿、子宫肌瘤等,手术涉及范围较小,但恶性肿瘤如宫颈癌等根治性手术,手术范围除切除子宫及附件外,还可涉及到盆腹腔的其他器官,如直肠、膀胱、输尿管、尿道、大网膜、淋巴结等盆腹腔内的器官组织,这类手术时间长、范围广、创伤大、出血多,对机体内环境干扰大,加之恶性肿瘤患者术前存在严重贫血、营养不良,晚期出现恶病质,某些恶性肿瘤患者术前还可能进行化疗、放疗,患者全身状况差,因此,增加了麻醉的难度和风险。本节主要介绍几种常见妇科肿瘤的病理解剖学特点、手术主要步骤及麻醉特点。

一、子宫肌瘤

子宫肌瘤是女性生殖器中最常见的良性肿瘤,也是人体最常见的良性肿瘤之一。多见于30~50岁妇女,以40岁~50岁女性发病率最高。子宫肌瘤主要由子宫平滑肌组织增生而成,其间有少量纤维结缔组织,故又称为"子宫纤维肌瘤""子宫纤维瘤"或"平滑肌瘤"。

(一)子宫肌瘤的分类及其病理解剖学特点

子宫肌瘤按其生长位置与子宫壁各层的关系可分为壁间肌瘤、浆膜下肌瘤、黏膜下肌瘤3种类型。

1.子宫肌壁间肌瘤

最为常见,占总数的60%~70%,肌瘤位于子宫肌层内,周围被肌层所包围。壁间肌瘤常使子宫增大,宫腔弯曲变形,子宫内膜面积增加。

2.浆膜下肌瘤

约占总数的20%,肌瘤向子宫体浆膜面生长,突起于子宫表面。瘤体继续向浆膜面生长时,可仅有一蒂与子宫肌壁相连,成为"有蒂肌瘤",营养由蒂部血管供应。当血供不足时可变性、坏死。或蒂部扭转、断裂,肌瘤脱落至腹腔或盆腔,可两次获得血液供应而形成游离性或寄生性肌瘤。肌瘤还可贴靠邻近的组织器官如大网膜、肠系膜等。有时,可使在大网膜随行部分扭转或阻塞而发生组织液漏出,形成腹水,子宫肌瘤的症状因肌瘤生长的部位、大小、生长速度、有无继发变性及合并症等而异,浆膜下子宫肌瘤多以腹部包块为主要症状,极少出现子宫出血、不孕症等。当肌瘤发展增大到一定程度时,可产生邻近脏器压迫症状。

3.黏膜下肌瘤

占总数的 10％～15％,肌瘤向子宫黏膜方向生长、突出于宫腔。常为单个,易使宫腔变形增大,多不影响子宫外形。极易形成蒂,在宫腔内犹如异物,可以刺激子宫收缩,将肌瘤推出子宫口或阴道口。

子宫肌瘤常为多发性,并且以上不同类型肌瘤可同时发生在同一子宫上,称为多发性子宫肌瘤。

(二)子宫肌瘤的手术方式及其特点

手术治疗是有症状的子宫肌瘤患者的最佳治疗方法。经腹全子宫切除术、次全子宫切除术及子宫肌瘤剔除术是传统的子宫肌瘤手术方式。随着微创外科的发展,近几年国内腔镜手术治疗子宫肌瘤也得到迅速发展,成为治疗子宫肌瘤的手术方式之一。可根据肿瘤的大小、数目、生长部位及对生育的要求,采取相应的手术方式。

1.全子宫切除术适应证

(1)子宫出血较多,经药物治疗无效且造成贫血。

(2)子宫达妊娠 3 个月大小,或有明显的压迫症状,如大小便困难、尿频尿急、下肢水肿、腰腿酸痛等症状日趋严重。

(3)子宫肌瘤可疑肉瘤变性。

(4)附件触诊不满意。

2.子宫切除的方式

(1)经腹全子宫切除术:经腹全子宫切除术(total abdominal hysterectomy,TAH)是传统的手术方式,适用于肌瘤较大数目较多的患者,可选用下腹部横切口或纵切口。

TAH 操作简单直接,容易掌握,技术及理论成熟且肉眼判断肌瘤恶变可立即扩大手术,减少转移,但 TAH 容易出现一些术后并发症,在处理子宫血管、主韧带、骶骨韧带时,有可能直接损伤膀胱、输尿管、直肠等盆腔脏器。此外,交感和副交感神经经骨盆神经丛到达膀胱,穿过主韧带到 Fran Kenhauser 神经丛,子宫全切术在宫颈旁分离时易损伤这些神经,术后膀胱和肠发生感觉神经整合性改变。

(2)经腹次全子宫切除术:次全子宫切除术又称宫颈上子宫切除术,是将子宫体部切除保留子宫颈的手术,手术适应证大体上同全子宫切除术。做全切或次全切除有时要在开腹探查或手术进行中才能作最后决定,如探查发现子宫颈周围组织有严重粘连,向下剥离时可能损伤直肠、膀胱及输尿管,或引起出血者可行次全子宫切除术。根据病情需要,在不影响切除子宫病灶的情况下,对年轻妇女也可做高位子宫部分切除,能保留部分子宫的生理功能。次全子宫切除术易于操作,出血较少,能保持阴道的解剖学关系,对术后性生活影响较少。

(3)经腹筋膜内全子宫切除术:筋膜内全子宫切除术与全子宫切除术的主要差别在于前者保留包绕和固定子宫颈的韧带、血管、筋膜组织。该术式的优点是:①不需要充分分离膀胱,避免了膀胱损伤。②不切断子宫骶、主韧带及宫旁和阴道组织,维护了盆底支持结构,缩短了手术时间。③保持了阴道完整供血系统,对性功能影响小。手术成败的关键是正确分离宫颈筋膜。

(4)经阴道子宫切除术:经阴道子宫切除术(trans-vaginal hysterectomy,TVH)即从阴道切除子宫,关闭阴道断端。经阴道子宫切除术的优点:①TVH使用特制的专用器械,对手术步骤进行如下简化及改进:一是在分离子宫间隙时采用组织剪尖端紧贴宫颈筋膜向上推进、撑开;二是处理子宫骶主韧带及子宫血管时采用一次钳夹处理;三是处理圆韧带和输卵管、卵巢固有韧带时将过去的分次钳夹改为用固有韧带钩形钳一并钩出,在直视下一次钳夹处理,加上阴式手术无须开、关腹,明显缩短手术时间。②经阴道子宫切除术具有创伤小、手术时间快、术后疼痛轻、肠功能恢复早、术后并发症发生率低、住院时间短及腹壁无切口瘢痕等优点。

(5)子宫肌瘤的内镜手术:近十年来,妇科手术已从经典的剖腹术转向最小损伤的内镜手术。包括宫腔镜黏膜下肌瘤切除、子宫内膜切除和腹腔镜子宫切除等。

宫腔镜下黏膜下肌瘤切除术:宫腔镜下子宫肌瘤挖除术适用于有症状的黏膜下肌瘤、内突壁间肌瘤和宫颈肌瘤。肌瘤的大小、瘤蒂的有无、肌瘤的位置、宫腔的深度都会影响镜下手术的时间,在临床上综合以上因素恰当选择病例和手术方式。宫腔镜手术的优点:①不开腹,缩短了术后恢复时间。②子宫无切口对未生育者,大大减少了以后剖宫产率。③对出血严重又不要求再生育的妇女,可同时行子宫内膜切除术。缺点是:①手术技术要求高,目前尚不能在基层普及。②对于无蒂肌瘤,手术需分期进行,一次难以切除干净。对于壁间肌瘤、浆膜下肌瘤不适用。③手术有一定的并发症,可导致子宫穿孔及引起肠管、膀胱的损伤。④术中应用膨宫液,液体吸收导致体液超负荷,可能引起肺水肿和电解质紊乱等并发症。

腹腔镜下子宫切除术:随着腹腔镜器械的更新及手术操作技巧的提高,应用腹腔镜行子宫切除有普及的趋势,一些适于阴式子宫切除的病例可借助腹腔镜完成手术。手术类型包括腹腔镜全子宫切除术、腹腔镜阴道上子宫切除术及腹腔镜筋膜内子宫切除术。腹腔镜手术的优点是:避免了腹部大切口,并发症少,住院时间短,恢复快。缺点是:对手术者技术要求高,手术时间长、费用高;如在术中发现严重盆腔粘连、出血、视野显露困难、恶性病变、膀胱损伤等则需中转开腹,以及术后出现气腹、感染等不良反应。

(6)子宫肌瘤剔除术。子宫肌瘤剔除术的适应证为:①单个或多个子宫肌瘤,影响生育。②子宫肌瘤引起月经失调、痛经。③宫颈肌瘤需保留生育功能。

此术式的优点:①保留生育功能。②黏膜下肌瘤或突向阴道的宫颈肌瘤可经宫腔镜或经阴道摘除。③对生理影响小。

此术式缺点:①术后复发率高。②子宫肌瘤剔除术后妊娠,发生子宫破裂的风险增加。

(三)子宫肌瘤手术的麻醉

1.术前评估与准备

子宫肌瘤是最常见的妇科疾病,子宫切除术也是妇科最常采用的手术方式。麻醉医师麻醉前访视应重点了解患者有无贫血及其程度,是否合并内科疾病,如瓣膜性心脏病、高血压、冠心病、糖尿病。对于重度贫血的患者,术前应将血红蛋白升至70 g/L以上。对伴有风湿性瓣膜疾病、冠心病、高血压等患者,应详细了解心血管系统情况,必要时请专科医师会诊,指导术前治疗,改善心脏功能。对糖尿病患者,应详细了解血糖水平、有无酮症酸中毒、水电解质失衡以及有无心、肾功能受损,还应了解采用的治疗方案,尤其要了解胰岛素的使用情况。肥胖患者应充分评估气道和呼吸功能,对于评估为困难气道者,无论是采用全身麻醉或椎管内麻醉,均应按困难气道患者处理,作好困难气管插管的各种准备。

2.常用的麻醉方法及管理要点

(1)局部麻醉和区域阻滞麻醉:可用于浆膜下小型肌瘤的切除术。经腹或腹腔镜子宫肌瘤手术宜选用椎管内麻醉或全身麻醉。

(2)蛛网膜下腔阻滞(腰麻):单次腰麻($0.5\%\sim0.75\%$丁哌卡因)持续时间为$2\sim3$小时,可用于子宫肌瘤剔除术、估计手术难度不大、手术时间2小时内可完成的子宫全切除术,但为了保证足够的麻醉时间及术后镇痛之需要,目前大多数以腰麻联合硬膜外麻醉取代单次腰麻。伴有高血压、冠心病及心功能差的患者慎用腰麻。

(3)硬膜外阻滞:硬膜外阻滞是子宫切除术传统的麻醉方法,一点法($L_{2\sim3}$向头端置管)或两点法($T_{12}\sim L_1$向头端置管加$L_{2\sim3}$或$L_{3\sim4}$向尾端置管)连续硬膜外阻滞均可满足手术要求,但麻醉阻滞不全发生率较高,可达10%,需辅助应用镇静镇痛药。两点法硬膜外阻滞要注意避免局麻药过量所引起的局麻药中毒。

(4)腰麻联合硬膜外阻滞:腰麻联合硬膜外阻滞(CSEA)作为一点穿刺达到两种麻醉效果的技术,操作简便、对患者损伤小、起效迅速、麻醉确切且可行术后镇痛等优点,尤其术中仅需给予少量镇静药,易于保持呼吸通畅。但CSEA的应用应注意以下两点:①当硬膜外腔常规注入试验量时,因患者已出现腰麻平面,给硬膜外导管是否误入蛛网膜下腔的判断带来一定的障碍,故置入硬膜外导管后必须回抽有无脑脊液,同时仔细观察麻醉平面的扩散及患者的生命体征。CSEA针内针技术一个潜在不利因素是硬膜外导管可能通过腰穿针孔进入蛛网膜下腔。②采用CSEA时腰麻宜选择低浓度小剂量的局麻药,选择$0.375\%\sim0.5\%$丁哌卡因$7\sim10$ mg,既保留了腰麻起效快、麻醉效果确切、骶神经阻滞完善的优点,又尽量避免了腰麻的各种不良反应如低血压、恶心、呕吐及术后头痛等。随后辅以亚剂量的硬膜外腔局麻药,加强延续了麻醉效果,并可通过硬膜外进行术后镇痛。

(5)全身麻醉:适用于严重高血压、心肺功能较差、凝血功能障碍或椎管有病变的患者。腹腔镜下子宫切除术应首选全身麻醉,以确保麻醉效果和安全。但对患有糖尿病的患者尽可能不采用全麻,因为与椎管内麻醉相比,全麻对患者的血糖及术后恢复的不利影响较大。全麻可采用静吸复合麻醉或者全凭静脉麻醉。对伴有高血压、冠心病等心脏病的患者,尽量避免应用对心肌抑制明显的药物,力求麻醉诱导平稳,避免血液动力学剧烈波动。肥胖患者或其他原因而存在困难气道的患者,无论采用何种麻醉方式,均必须严格按照困难气道的处理原则实施麻醉。

二、宫颈癌

宫颈癌是全球妇女中仅次于乳腺癌的第2个最常见的恶性肿瘤,在发展中国家的妇女中尤为常见。在1990-1992年我国部分地区女性常见肿瘤死因构成中占4.6%,发病率为$3.25/10$万,仍居女性生殖系统恶性肿瘤第1位。

(一)宫颈癌的病理分类及临床分期

随着浸润的出现,宫颈癌可表现为四种类型。

1.糜烂型

环绕宫颈外口有较粗糙的颗粒状糜烂区,或有不规则的溃破面,触之易出血。

2.外生型

癌一般来自宫颈外口,向外生长成息肉、乳头或菜花状肿物。肿瘤体积大,但浸润宫颈组织表浅。可侵犯阴道,较少侵犯宫颈旁组织,预后相对较好。

3.内生型

多来自颈管或从外口长出后向颈管内生长。浸润宫颈深部组织,使宫颈增大成桶状或浸透宫颈达宫颈旁组织,预后较差。

4.溃疡型

内生或外生型进一步发展,合并感染坏死后可形成溃疡。尤其是内生型,溃疡可很深,有时整个宫颈及阴道穹隆部组织可溃烂、完全消失。

(二)宫颈癌的治疗

1.微小浸润癌

只有在宫颈锥切活检边缘阴性,或子宫颈切除或全宫切除后才能做出宫颈癌Ⅰa1或Ⅰa2期的诊断。如果是宫颈上皮瘤样病变(CIN)Ⅲ级宫颈锥切边缘阳性或浸润癌,需要再做一次宫颈锥切或者按Ⅰb1期处理。

在确定治疗前应该做阴道镜检查排除相关的阴道上皮内瘤变(VAIN)。

Ⅰa1期:推荐经腹或经阴道全子宫切除术。如果同时存在阴道上皮内瘤变,应该切除相应的阴道段。如患者有生育要求,可行宫颈锥切,术后4个月、10个月随访追踪宫颈细胞学抹片。如两次宫颈细胞学抹片均阴性,以后每年进行一次宫颈抹片检查。

Ⅰa2期:Ⅰa2期宫颈癌明确有淋巴结转移可能,治疗方案应该包括盆腔淋巴结切除术。

推荐的治疗是改良广泛子宫切除术(Ⅱ型子宫切除术)加盆腔淋巴结切除术。如果没有淋巴血管区域浸润,可以考虑行筋膜外子宫切除术和盆腔淋巴结切除术。

要求保留生育功能者,可选择:①大范围的宫颈锥切活检,加腹膜外或腹腔镜下淋巴结切除术。②广泛宫颈切除术,加腹膜外或腹腔镜下淋巴结切除术。

2.浸润癌

(1)Ⅰb1和Ⅱa期(肿瘤直径<4 cm):①早期宫颈癌(Ⅰb1、Ⅱa<4 cm)采用手术或放疗的预后均良好。②手术和放疗联合应用并发症将增加。为了减少并发症的发生,初始治疗方案时应该避免联合应用广泛手术和放射治疗。③手术治疗:Ⅰb1和Ⅱa期(肿瘤直径<4 cm)宫颈癌的标准手术治疗方法是改良广泛子宫切除术或广泛子宫切除术和盆腔淋巴结切除术。年轻患者可以保留卵巢,如果术后需要放疗,应将卵巢悬吊于盆腔之外。对于特殊病例,可以行经阴道广泛子宫切除术和腹腔镜下盆腔淋巴结切除术,加放射治疗或术后辅助治疗。

(2)Ⅰb2和Ⅱa期(肿瘤直径>4 cm),初始治疗措施包括:①放化疗。②广泛子宫切除术和双侧盆腔淋巴结切除术,术后通常需要加辅助放疗。③新辅助化疗(以铂类为基础的快速输注的三疗程化疗),随后进行广泛子宫切除术和盆腔淋巴结切除术加或不加术后辅助放疗或放化疗,手术加辅助放疗。新辅助化疗后广泛子宫切除术加盆腔淋巴结切除术。

3.晚期宫颈癌(包括Ⅱb、Ⅲ、Ⅳa期)

标准的初始治疗是放疗,包括盆腔外照射和腔内近距离放疗联合同期化疗。

(三)宫颈癌各种手术及麻醉特点

1.宫颈锥形切除术

宫颈锥形切除术是由外向内呈圆锥形的形状切下一部分宫颈组织。此手术适用于:①原位癌排除浸润。②宫颈重度非典型增生,进一步明确有无原位癌或浸润癌同时存在。③宫颈刮片持续阳性,多次活检未能确定诊断者。此手术尤其适用于要求保留生育能力的年轻患者。全身情况差、不能耐受大手术、病变局限者,也可采用宫颈锥形切除术。

宫颈锥形切除术可选用腰麻、硬膜外麻醉。理论上,完全阻滞骶神经丛即可满足手术要求,但如果为了减轻或消除手术牵拉子宫引起的牵拉反射,阻滞平面应达到T_6或适当使麻醉性镇痛药以消除牵拉痛。

2.次广泛性全子宫切除术和广泛性全子宫切除术加盆腔淋巴结清除术

次广泛性全子宫切除术适用于宫颈癌Ⅰa期,子宫内膜癌Ⅰ期以及恶性滋养细胞肿瘤,经保守治疗无效者。有严重心、肝、肾等重要器官疾病不能耐受手术者禁施行此手术。

手术范围:切缘距病灶大于 2 cm,必须游离输尿管、打开输尿管隧道,向侧方分离,切除宫旁组织、韧带及阴道壁 2～3 cm。

广泛性全子宫切除术主要适用于宫颈癌Ⅰb～Ⅱa期,Ⅰa期中有脉管浸润及融合性浸润者,子宫内膜癌Ⅱ期。此手术禁忌证有:①年龄 65 岁以上,又有其他伴发不良因素。②体质虚弱或伴有心、肝、肾等脏器疾病不能耐受手术者。③盆腔有炎症或伴有子宫内膜异位症,且有广泛粘连者。④宫颈旁有明显浸润,或膀胱、直肠已有转移的Ⅱa期以上患者。⑤过分肥胖者。

3.子宫颈癌次广泛性全子宫切除和广泛性子宫切除术加盆腔淋巴结清除术的麻醉

手术切口在脐上 3～5 cm 到耻骨联合,腹腔探查范围广及全腹、盆腔,涉及中胸、腰、骶段脊神经支配区,因此,根据患者情况、手术要求、患者的意愿、麻醉条件及麻醉者的技术水平,可选用全身麻醉、硬膜外阻滞或腰硬联合麻醉。腹腔镜下施行的广泛性全子宫切除术、高龄患者或合并严重心血管疾病的患者,采用全身麻醉较椎管内麻醉更易于维持血流动力学的稳定及充分的氧供。目前尚无足够的临床证据说明全身麻醉与椎管内麻醉对术后患者康复的影响存在差异。椎管内麻醉完全无痛平面要求上至 $T_{5\sim6}$,下达 $S_{3\sim4}$。硬膜外阻滞采用两点法($T_{12}\sim L_1$ 向头端置管加 $L_{2\sim3}$ 或 $L_{3\sim4}$ 向尾端置管)更能确保麻醉平面满足手术要求。麻醉平面小于此范围切皮可以完全无痛,然而腹腔内脏牵拉反应往往较严重,除恶心、呕吐、低血压及心动过缓外,甚至腹肌紧张、鼓肠、牵拉痛,影响术野暴露。遇腹壁厚、骨盆深患者更增加手术困难。测试麻醉平面时如果耻骨联合区皮肤有痛感,常提示骶神经阻滞不完善,牵拉子宫尤其涉及宫颈旁组织时有大、小便感及酸胀不适,致使患者不能安静。盆腔淋巴结清除术野达闭孔,此处神经支配来自 $L_{1\sim2}$ 脊神经,因此,只要子宫提拉时无反应,手术解剖此区时麻醉效果也应满意。

盆腔血管由盆侧壁向正中集中,除子宫动脉外在腹膜外与盆腔之间有丰富的静脉丛,其特点是管腔大、壁薄,因此易发生渗血。麻醉者应注意吸引血量及血染纱布数,粗略估计出血量,及时输血输液,维持有效循环血量。对于高龄、全身情况差的患者,既要维持足够的血容量,但又要避免容量过多而损害心肺功能,此类患者应行中心静脉压监测,以指导液体治疗。

三、子宫内膜癌

子宫内膜癌又称子宫体癌是指发生于子宫内膜腺上皮的癌,包括腺癌、棘腺癌、腺鳞癌及透明细胞癌等类型,是女性生殖道常见的恶性肿瘤之一。约占女性总癌症的 7%,占女性生殖道恶性肿瘤的 20%～30%,近年发病率有上升趋势,多见于老年妇女。

(一)子宫内膜癌的大体病理解剖与病理分级

1.子宫内膜癌的大体病理解剖

按腺癌的生长方式,病变主要表现局限型和弥漫型。局限型病变局限于一个区域,多位于宫底或宫角处,后壁比前壁多见。肿瘤形成局部的斑块、息肉或结节、菜花,向肌层侵犯较深,有时病灶较小而浅,可于刮宫时被刮去,手术切除子宫标本检查,注意多在宫角处取材。弥漫型肿瘤累及宫腔内膜大部或全部,病灶呈息肉状、乳头状瘤组织,脆灰白,表面可有溃疡坏死,肿瘤可侵及肌层或向下蔓延累及宫颈甚至突出于宫颈外口处。

2.病理分级

根据细胞分化程度,子宫内膜癌又可分为 G_1、G_2、G_3 三级:①I 级(G_1),即高分化腺癌。②H级(G_2),即中等分化腺癌。③M 级(G_3),即低分化腺癌。

子宫内膜癌发展缓慢,局限在子宫内膜的时间较长,可通过育接蔓延、淋巴道或血行侵犯邻近器官或转移远处器官。

(二)子宫内膜癌的治疗及手术的麻醉特点

1.治疗原则

子宫内膜以手术治疗为主,以放射治疗、孕激素治疗及化疗为辅。手术是 I、II 期子宫内膜癌的主要治疗手段,选择性地辅加放疗。对晚期患者,多数学者倾向于尽量切除病灶,缩小瘤体,再辅加放疗或孕激素治疗。复发性癌可行综合治疗。

2.子宫内膜癌的手术治疗

手术方式:有常规的全子宫切除术常规切除双附件、次广泛性全子宫切除术、广泛性全子宫切除术及盆腔淋巴结清扫术 3 种。目前,人们对子宫内膜癌术式的选择有不同意见。应用最广的是次广泛性全子宫切除术,切除子宫同时,切除一部分宫旁组织和约 2 cm 长阴道穹隆部分。如病变很早,且年龄较大,或合并其他脏器病变,手术耐受性差,可以选择子宫全切加双附件切除术,缩短手术时间。对早期年轻患者,可保留一侧卵巢,但须作楔形切除活检,以排除癌瘤侵犯的可能性。第 3 种手术方式一般用于细胞分化不好,肌层浸润较深或癌瘤已侵及子宫外的病例,因这些情况下,淋巴转移率较高。病变属于临床早期,且仅有浅肌层浸润者,一般不考虑第三种手术,但手术中须探查淋巴结。

3.子宫内膜癌手术的麻醉特点

子宫内膜癌多见老年妇女,因此,对于子宫内膜癌的老年患者,麻醉医师应在麻醉前了解患者的全身情况,尤其要注意患者有无合并重要的心、肺、肝、肾等重要系统疾病。此类患者可能因全身情况差,对手术和麻醉耐受的能力差,因此,选择麻醉时应作出全面的评估。对于情况良好的患者可选用椎管内麻醉,情况差或合并有严重系统疾病患者,采用全身麻醉则更容易维持稳定的血流动力学和充分的氧供。

四、卵巢良性肿瘤

卵巢肿瘤是妇科常见病。占女性生殖道肿瘤的 32%,可以发生于任何年龄,但多见于生育期妇女。实性肿瘤较少见,囊性肿瘤多为良性。目前无法预防卵巢肿瘤的发生,但早期发现及时处理,对防止其增长、恶变、发生并发症及保留卵巢功能有重要意义。

(一)卵巢良性肿瘤常见类型

良性卵巢肿瘤占卵巢肿瘤的 75%,多数呈囊性,表面光滑,境界清楚,可活动。常见类型有以下 3 种。

1.浆液性囊腺瘤

浆液性囊腺瘤占卵巢良性肿瘤的 25%,常见于 30~40 岁患者,以单侧为多。外观呈灰白色,表面光滑,多为单房性,囊壁较薄,囊内含淡黄色清亮透明的液体,有部分病例可见内壁有乳头状突起,群簇成团或弥漫散在,称乳头状浆液性囊腺瘤。乳头可突出囊壁,在囊肿表面蔓延生长,甚至侵及邻近器官,如伴有腹水者,则多已发生恶变。

2.黏液性囊腺瘤

黏液性囊腺瘤约占卵巢肿瘤的 $15\%\sim25\%$，最常见于 $30\sim50$ 岁。多为单侧。肿瘤表面光滑，为蓝白色，呈多房性，囊内含藕粉样黏液，偶见囊壁内有乳头状突起，称乳头状黏液性囊腺瘤，若囊壁破裂，瘤细胞可种植于腹膜及内脏表面，产生大量黏液，称腹膜黏液瘤。

3.成熟畸胎瘤

成熟畸胎瘤又称囊性畸胎瘤或皮样囊肿。占卵巢肿瘤 $10\%\sim20\%$，占畸胎瘤的 97%，大多发生在生育年龄。肿瘤多为成人拳头大小，直径多小于 10 cm，单侧居多，约 25% 为双侧，外观为圆形或椭圆形，呈黄白色，表面光滑，囊壁较厚，切面多为单房，囊内常含皮脂及毛发，亦可见牙齿、骨、软骨及神经组织，偶见甲状腺组织。

(二)卵巢良性肿瘤的手术治疗

1.手术原则

(1)卵巢肿瘤不论大小，一经确诊，原则上一律行手术治疗。年轻或要求保留生育功能且肿瘤不大者，可行肿瘤剔除(剥出)术，较大肿瘤行患侧附件切除术，术前须排除卵泡囊肿、黄体囊肿、黄素囊肿、巧克力囊肿(即卵巢的子宫内膜异位囊肿)、输卵管伞端积液及输卵管卵巢囊肿(炎症性)等卵巢的瘤样病变。

(2)卵巢良性肿瘤合并蒂扭转、囊内出血、感染、盆腔嵌顿或囊壁破裂者，一经确诊，应立即手术。

(3)大型卵巢囊肿手术时，应尽可能将囊肿完整取出。如有粘连，应仔细分离，避免撕破囊壁。如延长切口仍不能取出时，可穿刺放出部分液体，但必须注意保护，勿使囊液流入腹腔，以防瘤细胞在其他组织上种植或引起化学性腹膜炎。

2.常用术式

卵巢良性肿瘤常用术式有以下几种。

(1)卵巢良性肿瘤剔除术：卵巢良性肿瘤剔除术是指将肿瘤从卵巢中剔除，保留正常卵巢组织，保留其功能的手术。缝合卵巢包膜重建卵巢组织，剔除肿瘤时切忌挤压，以防肿瘤破裂引起瘤细胞种植。

(2)患侧附件切除术：患侧附件切除术适用于单侧卵巢良性肿瘤，对侧卵巢经查正常，或患者年龄较大(45 岁以上)，如浆液性乳头状囊腺瘤可行患侧附件切除术。

(3)全子宫及附件切除术：发生于围绝经期或绝经期妇女患一侧或双侧卵巢肿瘤，则行全子宫及附件切除术。

(4)双侧附件切除术：绝经期前后的妇女患一侧或双侧卵巢肿瘤而患者全身情况不能耐受手术或子宫周围严重炎症患者，可行此手术。

(三)卵巢囊肿蒂扭转

卵巢囊肿蒂扭转是卵巢囊肿的一种常见并发症。多数患者过去在下腹部有中等大小、能活动的肿块，扭转后，突然下腹一侧剧烈疼痛(多为持续性或发作性绞痛)，或恶心、呕吐，疼痛有时可恢复。不能恢复的瘤蒂扭转，时间过长，瘤蒂内静脉闭塞，肿瘤充血，继而发生间质出血，且流入囊肿腔内，使囊肿呈紫茄色，还可继发感染或破裂，故一经确诊，应立即手术。

该手术主要是蒂的处理与卵巢囊肿有区别。在切除前，应先用弯止血钳夹住扭转蒂的根部正常组织，再行转回扭转的瘤蒂。因为卵巢囊肿扭转后、蒂内静脉淤血，可形成血栓，如不先夹住就复位，有可能造成血栓脱落，引起栓塞危及生命。也可先钳夹根部，不用复位，直接切除。手术步骤按输卵管卵巢切除处理。

(四)巨大卵巢囊肿手术

卵巢囊肿过大(如近足月妊娠大小)者,完整切除肿瘤要做很大的切口,从大切口突然托出巨大肿物,可因腹内压骤减而使血压下降,甚至休克。经探查无恶性征象时,可先做穿刺放液,然后再手术。用盐水棉垫隔开肠管,在囊壁较厚处先作一个荷包缝合,勿穿透囊壁,在其中心用刀或穿刺器刺入囊腔,连接吸管,吸出囊内液。待瘤体缩小后,将荷包缝合线抽紧结扎,防止液体继续外溢。如无吸引设备,也可用 100 mL 空针连续抽取囊内液,以缩小囊肿体积。抽液后以中弯止血钳夹住穿刺部位的囊壁,将囊肿托出切口外,进行切除。这样可避免延长腹壁切口,防止腹压骤降所引起的休克。巨大卵巢囊肿可能会压迫腹腔血管,引起仰卧位低血压综合征,这为实施麻醉增加了一系列需要处理的问题。在麻醉手术过程中,应当保证上肢静脉通路通畅。囊肿切除步骤同输卵管、卵巢切除术。

(五)卵巢良性肿瘤手术的麻醉特点

1.术前评估与准备

卵巢囊肿可发生于任何年龄,其囊肿的大小亦相去甚远,巨大的卵巢囊肿由于腹内压升高而出现相应的脏器受压症状,对心肺功能均构成一定威胁,术前访视应加以重视。卵巢囊肿发生蒂扭转,起病急骤需施行紧急手术,此时患者全身情况及术前准备难以达到通常的要求,所以麻醉医师术前访视应根据患者的特点,给予适当的调整,做好麻醉前的准备。

(1)一般卵巢囊肿的手术:对比较小的囊肿,患者往往因其他疾病就诊时被发现,或在妇科普查时才被发现,此类患者以年轻人居多,无明显的症状。中等大小的囊肿,患者因腰围增粗而被发现,患者多无压迫症状,全身情况较好。此类患者的手术,按麻醉常规准备即可。

(2)巨大卵巢囊肿的手术:巨大卵巢囊肿病程较长,全身状况较差,心肺功能受累较严重,巨大的囊肿充盈整个腹腔内,压力增高致膈肌上升胸腔内容积缩小,潮气量减少,故术前应进行肺功能检查和血气分析。下腔静脉受压,回心血容量减少,下腔静脉回流受阻,导致腹水和下肢水肿。术前应了解心脏功能,常规检查心电图,超声心动图。全身情况较差的如贫血、低蛋白血症,术前应积极纠正。

(3)卵巢囊肿蒂扭转:发生蒂扭转的囊肿一般为中等大小,可以是急性扭转,也可以是慢性扭转。发生急性扭转的患者,起病急骤,腹痛的同时伴恶心呕吐。卵巢囊肿在妊娠及产褥期由于子宫位置的改变也易发生蒂扭转。此类患者饱胃的比例较大,麻醉医师对此类患者应及时进行访视,重点了解患者循环、呼吸、神志及肝肾功能,是否进食,进食时间,做好饱胃患者麻醉的防治措施。

2.麻醉前用药与麻醉选择

(1)麻醉前用药:对于巨大卵巢囊肿患者,术前避免使用阿片类镇痛药,以免加重呼吸抑制。对蒂扭转的急症患者,镇痛、镇静药要避免药量过大,以保持患者的意识和反射,对呕吐严重的给予抗吐药。

(2)麻醉方式应根据患者的情况及手术要求进行选择,包括局部麻醉、腰麻等。

1)局部麻醉:适用于腹腔镜的检查,或在腹腔镜的检查中进行治疗,如腹腔镜下卵巢囊肿的穿刺,或剔除术。

2)腰麻:适用于囊肿比较小而又年轻的患者,其手术范围不大,手术需时较短如卵巢囊肿除术,或一侧的输卵管、卵巢切除术。

3）硬膜外阻滞或腰硬联合麻醉：对切口在脐以下的中等大小囊肿，可采用连续硬膜外麻醉或腰硬联合麻醉。对囊肿较大的患者，因囊肿长期压迫腔静脉，可使硬膜外腔血管扩张，在硬膜外穿刺及置管时易损伤血管，应予以注意，同时硬膜外的局麻药用量应减少。

4）全身麻醉：对巨大卵巢囊肿，麻醉处理比较困难，采用全身麻醉比较稳妥。全麻药物的选择可根据患者心肺情况来决定。

3.术中管理

对于非巨大卵巢肿瘤情况良好的患者，麻醉则按常规管理即可。对蒂扭转的饱胃患者，术中慎用辅助用药，积极防止呕吐误吸。较大的囊肿，麻醉管理的难易与囊肿的大小直接相关。要注意患者平卧时可出现仰卧位低血压综合征，一旦发生立即手术床向左侧倾斜 15°～30°角，必要时静脉注射适量麻黄碱。巨大卵巢囊肿，由于腹压升高，胃受压，麻醉诱导易导致反流误吸。麻醉前应置入胃管进行胃肠减压。全身麻醉诱导宜采用表面麻醉下清醒插管或慢诱导气管插管，如采用快速麻醉诱导插管，麻醉前应高流量 8L/min，吸氧 3～5 分钟，然后采用快速序贯法进行麻醉诱导插管，避免大潮气量辅助呼吸，以防气体进入胃内，增加反流误吸的风险。

术中探查及吸除囊内液时，要注意心率、血压、中心静脉压的变化。防止由于减压过快致腹压骤减，回心血量突然增加而发生肺水肿，故吸放囊液要分次，缓慢减压。当囊肿搬出腹腔时要立即给予腹部加压，可以将囊肿暂放在腹腔或用沙袋给腹部加压，患者采取头低位，以防腹内压骤然消失，腹主动脉的压迫突然解除造成血压骤降。注意术中输液的调整，囊肿减压前后应适当加快输液速度，补充血容量，同时根据中心静脉压随时调整输液速度，适当增加胶体的输入。

因巨大囊肿难以平卧的患者，如诊断明确，可以考虑术前 B 超引导下行囊肿穿刺，缓慢放液减压后再施行麻醉。

五、卵巢恶性肿瘤

恶性卵巢肿瘤是妇科多见的肿瘤之一，其发病率占女性全身恶性肿瘤的 5%（仅次于乳腺癌、皮肤癌、胃肠癌、宫颈癌和肺癌），居第 6 位。在妇科恶性肿瘤中，发病率仅次于宫颈癌和恶性滋养细胞肿瘤，占第三位。由于卵巢位于盆腔深处，故对恶性卵巢肿瘤缺乏早期特异性诊断方法，又无特殊症状，所以当出现症状就诊时多数已达晚期，故其病死率超过宫颈癌和子宫内膜癌病死率的总和，居妇科恶性肿瘤病死率之首。

恶性卵巢肿瘤常见转移部位主要在盆腔器官，其次是腹膜、大网膜及肠壁，远处转移的器官有肝、胆囊、胰、胃肠道、肺、膈肌等。淋巴转移主要在腹主动脉旁及盆腔淋巴结等处。

（一）卵巢肿瘤的临床分期

在妇科癌瘤中，宫颈癌及宫体癌首先是局部浸润，继而远处扩散，而卵巢癌的转移，很早就出现盆腔或腹腔内扩散种植，或淋巴结转移。这些部位的转移，在早期无症状和体征，单凭临床检查不易发现。其转移部位及累及的范围也不易确定。因而卵巢癌的准确全面分期需要依靠手术所见和手术时详细探查的结果，而且还要配合病理组织学及细胞学的检查。国际妇产科联盟（FIGO）为取得一个卵巢癌完善的分期标准，曾对不同分期的定义多次反复修改。

（二）卵巢恶性肿瘤的手术治疗

目前对恶性卵巢肿瘤多数仍处于确诊晚、治疗效果差的状况，手术治疗仍是恶性卵巢肿瘤首选的方法，无论肿瘤属于早期或晚期都应行手术探查。原则上应尽量将癌瘤切除，强调首次手术的彻底性，但不宜进行不必要的扩大手术范围，术后辅以化疗或放疗。太晚期的患者以姑息性手术为妥。

1.手术适应证

几乎不受限制,初次接受治疗者,都应给予1次手术切除的机会。但对有大量胸腹水、不能耐受1次手术者,应于胸腹水基本控制后再手术;经探查,腹腔广泛种植,原发灶很小或大部分肠管包裹在肿瘤之中,肠系膜缩成一团已分不清,则不宜立即行手术切除。

2.各期卵巢恶性肿瘤的手术范围

一般根据手术分期、患者全身情况、年龄等来决定手术范围。

(1)对Ⅰ、Ⅱa期癌原则上行全子宫、双侧附件、阑尾、大网膜切除。

(2)对Ⅱ期以上的中晚期患者,初治病例应行肿瘤缩减术或细胞灭减术。

肿瘤细胞灭减术是将肉眼所见的肿瘤,包括全子宫和双侧附件、大网膜、阑尾、肠段、腹膜等转移病灶全部切除,还包括腹膜后淋巴结切除。

(三)卵巢恶性肿瘤手术的麻醉特点

卵巢恶性肿瘤患者年龄及全身情况个体差异悬殊。30%患者腹部肿块巨大或有大量腹水,近半数患者有化疗、激素或手术治疗史。近半数患者可出现心电图异常,其中心律不齐最为常见。一般病例全身情况尚好,肿瘤亦不太大,手术单纯行全子宫及附件切除或包括部分大网膜切除者,硬膜外麻醉或腰硬联合麻醉基本满足手术的要求。对于需清除腹主动脉旁淋巴结者,如果清除范围只达髂总动脉分叉处,椎管内麻醉平面亦无特殊。但如果若清除范围达肾门区,麻醉平面需相应提高达 $T_{4\sim5}$ 水平,此时可考虑采用两点穿置管($T_{10\sim11}$,$L_{1\sim2}$),推荐采用全身麻醉。

晚期患者全身情况很差,常出现营养不良、贫血、低蛋白血症、腹部膨隆,腹腔内脏受压,肠曲被推向横膈,膈面抬高,膈肌活动受限,肺下叶受压发生盘状肺不张,肺容量减少,顺应性降低。呼吸浅速甚至呼吸困难,不能平卧。心脏被推移,活动受限,可能影响每搏量和心排血量。下腔静脉受压迫致腹壁静脉怒张,甚至波及胸壁静脉,回心血量减少,脉搏细速。反复放腹水可加重低蛋白血症和水电解质的紊乱。有的患者可伴有发热、低血容量。这些状态都给实施麻醉提出了挑战,麻醉前必须充分了解患者病情、准确评估麻醉风险,麻醉过程中必须处理好这些变化与麻醉的关系,尽可能保障麻醉安全。

对于腹腔肿块巨大,伴有大量腹水或呼吸困难不能平卧的患者,麻醉方式宜选用全身麻醉,以确保血流动力学的稳定和充分的氧供,防止低氧血症和高碳酸血症的发生。对曾用化疗药者,要了解用药及剂量,注意化疗药物对心肺等脏器功能的影响以及麻醉药与化疗药的协同作用。术前曾用皮质激素治疗者,麻醉前及术中、术后均需补充用药,以免引起肾上腺皮质功能低下,导致严重低血压。肿块巨大或伴有大量腹水的患者,在手术吸除腹水或搬出瘤体时,注意维持循环稳定,避免输液过多或过少。输入液体过多过快或麻黄碱多次反复使用,可导致心脏前负荷增加而诱发肺水肿。

六、外阴癌

外阴癌是最常见的外阴恶性肿瘤,占外阴恶性肿瘤的95%,平均发病年龄60岁,但40岁以前也可发病。

(一)外阴癌的病理解剖

外阴是特殊的皮肤区域,可发生性质不同的肿瘤,最常见的是鳞状细胞癌,其次是恶性黑色素瘤、基底细胞癌及腺癌。发生部位以皮肤较黏膜多见,外阴前部较后半部多见。外阴受侵部位以大阴唇最常见,其次是小阴唇及阴蒂。癌瘤可多灶性或在两侧大阴唇对称性生长,称"对称癌",这不是直接接种,而是属于多灶癌或经淋巴转移。根据镜下结构分类如下:

1.外阴原位癌

有时与宫颈原位癌同时存在,属多灶癌。基底完整,无间质浸润。镜下表皮增厚过度角化,棘细胞层排列紊乱,失去极性。外阴原位癌包括 3 类特殊原位癌:外阴鲍文病、外阴帕哲特(Paget)病及增生性红斑。

2.外阴镜下浸润癌

上皮内少数细胞侵入间质,侵入深度不超过 5 mm,局部基底膜断裂或消失,周围有淋巴细胞浸润。容易继发感染,流脓发臭,触及出血。镜下绝大多数为分化好的棘细胞癌,可见癌巢向间质浸润。分化差的鳞癌生长快,转移早且远。分化良好者生长慢易治愈。

3.外阴浸润癌

可继发于白斑、外阴原位癌或没有先驱病变。肉眼见溃疡、结节或菜花型。早期外阴鳞癌小结节状,表面有光滑的皮肤或黏膜。以后皮肤水肿与癌块粘连,继续发展表面破溃坏死脱落形成溃疡,表现为外凸或内陷。

4.基底细胞癌

早期为表面光滑圆形斑块,表皮菲薄,也可有边缘隆起的侵蚀性溃疡。除个别病例外,一般不发生转移。镜下特征性改变为细胞核大而呈卵圆形或长形,胞浆较少,各细胞浆界线清,胞核无细胞间桥,无间变,大小不一,无异常核分裂象。

5.外阴腺癌

一般起源于前庭大腺。

(二)转移方式

局部蔓延与淋巴转移为主,极少血行转移。

1.局部蔓延

外阴部逐渐增大,可沿黏膜向内侵及阴道和尿道,并可累及肛提肌、直肠与膀胱。

2.淋巴转移

外阴有丰富的、密集的毛细淋巴网,错综复杂、互相吻合。大阴唇的淋巴管均沿大阴唇本身向前经阴阜外下转向腹股沟淋巴结。会阴部的淋巴管沿大阴唇外侧斜横向流经大腿部到达腹股沟淋巴结,且一侧癌肿可经双侧淋巴管转移。经腹股沟浅淋巴结转向腹股沟下方的股管淋巴结(Cloquet 淋巴结),并经此进入盆腔淋巴结。阴蒂部癌可直接至 Cloquet 淋巴结,而外阴后部及阴道下段癌可绕开直接转移到盆腔淋巴结,所以该处癌应清扫盆腔淋巴结。淋巴系统的转移主要是癌栓的转移,而不是渗透作用。外阴癌即使到晚期也很少血行远处转移,少数病例可以转移到远处器官脏器。

(三)外阴癌的手术治疗

1.癌前病变——白斑

外阴白斑剧烈瘙痒,经常搔破,治疗效果不佳者,应预防性切除。

2.原位癌

由于原位癌多灶性或隐性浸润,应行外阴广泛切除术,术后若浸润,应加双腹股沟淋巴结清扫。

3.镜下浸润癌的治疗

当肿块小于 2 cm,间质浸润<5 mm,无脉管浸润者,可以行外阴广泛切除术。否则应行外阴广泛切除加双腹股沟淋巴结清扫。

4.浸润癌

应行外阴广泛切除加双腹股沟淋巴结清扫术。当腹股沟管淋巴结(cloquet 淋巴结)转移时,应加盆腔淋巴结清扫术。对侵犯尿道直肠患者,可行部分尿道、直肠切除术。

(四)外阴癌手术的麻醉特点

根据患者情况及手术要求,外阴手术的麻醉方式可选用椎管内麻醉或全身麻醉。椎管内麻醉应根据手术范围选择相应的穿刺点。如作外阴广泛切除术加双腹股沟淋巴结清扫术,硬膜阻滞平面上达 T_{10},下达 S_5 即可。若需行腹膜外盆腔淋巴结清扫术则阻滞平面需达 $T_{8\sim9}$,方可阻滞腹膜刺激反应。全膀胱切除回肠代膀胱、直肠切除、人工肛门等需同时开腹者,麻醉平面要求与子宫内膜癌相同。如手术广泛、时间冗长,患者难以配合者,可考虑采用全身麻醉,且必须加强呼吸循环的管理。

(卢树昭)

第二节　腹腔镜手术的麻醉

自从 20 世纪开始,妇科医师们就开始运用腹腔镜技术进行诊断盆腔疾病,腹腔镜技术便广泛应用于临床诊疗过程中。近年来随着器械和技术的发展,先进的腹腔镜技术已经将目标转向了老年、小儿患者和病情更复杂的患者,相应地也使麻醉技术的复杂程度增加了。一方面,腹腔镜手术操作过程影响心肺功能,另一方面,介绍给患者的信息是腹腔镜安全、简单、损伤小和疼痛轻等优点,而实际上此类手术的麻醉风险并不比其他手术的风险低,相应地增加了一些与腹腔镜相关的特殊问题,这就给临床麻醉提出了更高的要求。本章主要介绍妇科腹腔镜手术技术的发展,人工气腹对机体的生理影响,妇科腹腔镜手术的麻醉及其主要并发症。

一、妇科腹腔镜手术技术的发展

早在 1901 年俄罗斯的 Dimitri 就使用内镜技术通过阴道后切口检查了盆腔和腹腔内脏情况并命名其为腹腔镜,同年,德国的 Kelling 实施了腹腔镜检查的动物实验。1910 年瑞典的Jacobeus首次报道临床真正意义上的腹腔镜检查,此后很多妇科医师和内科医师接受这一技术并在临床广泛开展起来。然而由于其治疗价值受限,很快大家都对此技术失去了兴趣。直到1933 年妇科学家 Fervers 首次成功使用腹腔镜检查实施盆腔粘连电凝松解术,这才使腹腔镜检查的目的开始从单纯的辅助检查转向了实施手术治疗。20 世纪 50 年代后,纤维冷光源技术引入腹腔镜设备使该医疗手段的并发症大幅度降低,在很大程度上促进了腹腔镜技术的发展。1987 年,电视辅助技术首次与腹腔镜相结合令法国医师 Mouret 首次完成了腹腔镜胆囊切除术,并在全球范围得到迅速发展。临床实践证明,腹腔镜技术具有如下优点:降低术后疼痛程度,更好的术后形象效果,更快地恢复到正常状态。由于降低了肺部并发症,更低的术后感染率,对机体干扰小和术后更好的呼吸功能,故缩短了术后留院观察时间。此后,临床上应用腹腔镜技术开展了食管部分切除,迷走神经干切除,圆韧带贲门固定术,先天性肝囊肿开窗引流术,肝脓肿引流术,胃肠吻合术,脾切除术,肾上腺切除术,胆总管探查术,胆总管 T 管引流术,原发性肝癌和肝转移癌切除术,胰十二指肠切除术,结肠切除术,襻状肠造瘘术,疝修补术等各种手术。

虽然 Dimitri 首次实施腹腔镜检查时没有应用人工气腹技术,但是真正意义上的腹腔镜检查却应用了人工气腹技术以便形成手术空间来显露手术野。通常人工气腹使用的气体要求符合如下条件:①不影响术者视野,要求使用无色气体。②不能使用助燃气体以防使用电凝引起组织烧伤。③必须使用非可燃可爆气体。④不易吸收或者吸收后可以迅速排泄。⑤血液中溶解度高。因此,临床上适用于人工气腹的气体是 CO_2。目前,临床上也多数应用 CO_2 人工气腹技术实施腹腔镜手术。20 世纪 80 年代德国的妇产科学家 Semm 首先发明了自动充气测压气腹机、吸引-冲洗系统以及模拟训练系统等一系列设备,为腹腔镜技术的推广作出巨大贡献,促进了腹腔镜技术的发展与应用。随着临床上的广泛应用,人们逐渐发现了一些腹腔镜手术时与 CO_2 人工气腹相关的并发症,例如腹腔内充入 CO_2 气体可以造成持久的高碳酸血症和酸血症、膈肌抬高、皮下气肿、肩部酸痛、心律失常、下肢深静脉瘀血和血栓形成、腹腔内脏缺血、空气栓塞等。

为了避免以上 CO_2 人工气腹相关的并发症,20 世纪 90 年代初人们开始研制和开发了免气腹手术器械,以克服气腹的缺陷,使腹腔镜手术的适应证得到进一步扩展。免气腹技术是利用钢条穿过腹壁皮下然后连接机械连动装置提拉起前腹壁,或者是通过电动液压传动装置连接一腹壁提拉器,将全腹壁吊起以形成手术空间。其特点是:手术切口长度以完整取出手术标本为原则,切口与普通腹腔镜手术相同,仅需另作一穿刺孔,甚至可不作穿刺孔,创伤更小,符合微创手术原则;不需要气腹,利用拉钩于腹膜后形成较大的手术空间,避免了气腹并发症以及气腹对下腔静脉和心肺的压迫,对血液动力学影响小;在直视和监视器下手术操作,减少了初学者造成损伤的概率,缩短了学习曲线;能利用手指进行触摸、分离和牵拉组织结构、缝合和止血,初学者易掌握;手术时间明显短于普通腹腔镜手术,手术器械则与开放手术基本相同,减少了普通腹腔镜手术必需的一次性手术材料、器械费用;免气腹腹腔镜手术因其无须腹腔充气而避免了一切气体对人体可能造成的危害,因严重心肺疾病而不能耐受气腹腹腔镜手术的患者可以进行免气腹腹腔镜手术,扩大了腹腔镜手术的适应证。但应认识到免气腹腹腔镜技术上的不足和缺憾,主要表现在手术野的暴露受限,肥胖患者相对禁忌,随着人们对现有的免气腹装置的不断改进,可能研制出更新型方便实用的免气腹装置。

一项对比 CO_2 人工气腹腹腔镜与免气腹腹腔镜手术的临床研究发现,两种方法并发症的发病率分别是 0.07% 和 0.17%,认为虽然免气腹腹腔镜技术可以避免与 CO_2 人工气腹相关的并发症,但是却相应地增加了内脏、血管损伤的发生率。因此 Hasson 认为,免气腹腹腔镜技术尚不能替代人工气腹腹腔镜技术,但是却为符合非人工气腹腹腔镜手术适应证的患者提供了一种微创手术的方法。

妇科腹腔镜检查手术适应证:①异位妊娠、附件扭转等急性腹痛诊断和治疗。应用腹腔镜可以准确定位异位妊娠病灶、是否破裂出血、腹腔积血量等情况,同时可以实施电凝止血、切除病灶,也可以明确附件扭转的原因(多为附件囊肿或良性肿瘤)并进行治疗。②慢性盆腔疼痛的诊断和治疗。可以应用腹腔镜明确盆腔的粘连并进行电凝松解术。③不孕症的诊断和治疗。腹腔镜检查可以明确不孕症的原因是否盆腔粘连、子宫内膜异位症、输卵管闭锁等,实施盆腔粘连松解、输卵管闭锁伞端造口或成形术。④子宫内膜异位症的诊断和治疗。⑤子宫肌瘤的诊断和治疗。可以在腹腔镜下确定子宫肌瘤的大小数目,实施子宫肌瘤切除术或者子宫切除术等。⑥盆腔包块的诊断和治疗。腹腔镜下可以明确盆腔包块的大小、部位,实施卵巢囊肿剥除术、畸胎瘤切除术等。⑦妇科恶性肿瘤的治疗。腹腔镜下可以实施早期宫颈癌、子宫内膜癌、早期卵巢癌手术。⑧盆底疾病和生殖器畸形的诊断和治疗。腹腔镜下可以实施盆底韧带重建术治疗盆腔器官脱垂,实施生殖器畸形矫治手术。

当前腹腔镜手术技术尚存在视野非立体空间图像等一些无法解决的问题,未来腹腔镜技术可能由于三维成像技术和图像导航手术技术的发展得到进一步的发展。

二、人工气腹和手术体位对人体生理的影响

如前所述,目前主要使用 CO_2 人工气腹实施腹腔镜手术,在 CO_2 人工气腹期间腹内压力升高、CO_2 吸收、麻醉、体位改变、神经内分泌反应以及患者基本状态之间相互作用,可以导致呼吸、循环系统一系列变化,引起其他系统的常见并发症及不良生理学反应如皮下气肿、影响肝脏代谢和肾脏功能等。

(一)CO_2 人工气腹和手术体位对心血管系统的影响

CO_2 气腹对循环系统功能的影响主要与腹腔内压力(IAP)升高影响静脉回流从而影响回心血流(前负荷)以及高碳酸血症引起交感兴奋儿茶酚胺释放、肾素-血管紧张素系统激活、血管加压素释放导致血管张力(后负荷)增加有关。气腹期间 IAP 一般控制在 $1.6 \sim 2.0$ kPa($12 \sim 15$ mmHg),由于机械和神经内分泌共同介导,动脉血压升高,体循环阻力增加,心脏后负荷加重,气腹可使心排出血量降低 $10\% \sim 30\%$,心脏疾病患者心排出血量可进一步下降;另一方面,增加的腹内压压迫腹腔内脏器,使其内部血液流出,静脉回流增加,CVP 升高,心脏前负荷增加,心排血量增加,血压上升。而当 IAP 超过 2.0 kPa(15 mmHg)时,由于下腔静脉受压,静脉回流减少,CVP 降低,心脏前负荷降低,心排血量降低,血压下降。由于 CO_2 易溶于血液,人工气腹过程中不断吸收 CO_2,当 $PaCO_2$ 逐渐升高至 6.7 kPa(50 mmHg)时,高碳酸血症刺激中枢神经系统,交感神经张力增加,引起心肌收缩力和血管张力增加,CO_2 的直接心血管效应使外周血管扩张,周围血管阻力下降,引起反射性儿茶酚胺类递质分泌增加,增强心肌兴奋性,可能诱发室上性心动过速、室性早搏等心律失常。在置入腹腔穿刺针或者 Trocar 过程中,人工气腹引起腹膜受牵拉、电凝输卵管刺激、二氧化碳气栓等情况均可引起迷走神经反射,导致心动过缓;而 CO_2 人工气腹引起的高碳酸血症引起交感兴奋儿茶酚胺释放、肾素-血管紧张素系统激活可以导致患者心动过速。CO_2 人工气腹对患者术中循环系统的影响并非表现为前述某一个方面的情况,而是上述各方面因素综合作用的结果。心血管功能正常的患者通常可以耐受人工气腹导致的心脏前后负荷的改变。患有心血管疾病、贫血或低血容量患者可能无法代偿人工气腹 IAP 改变引起的心脏前后负荷改变,人工气腹充气、补充容量和变换体位时需要特别谨慎。IAP 对心脏前负荷的影响还与机体自身血容量状态有关,在手术中由于患者迷走神经过度兴奋,人工气腹 IAP 过高,腹膜牵拉,CO_2 刺激反射性引起迷走神经兴奋,过度的迷走神经兴奋可抑制窦房结,导致脉率及血压下降,高碳酸血症时心肌对迷走神经的反应性增强,如果同时存在低血容量状态,易引起心搏骤停。

腹腔镜手术人工气腹期间患者体位对循环系统的影响比较复杂,头高位时回心血量减少,心排血量下降,血压下降,心指数降低,外周血管阻力和肺动脉阻力升高,这种情况让人容易与麻醉过深引起的指征相混淆,临床麻醉过程中应注意区分。相反,当头低位时回心血量增加,心排血量增大,血压升高,肺动脉压力、中心静脉压及肺毛细血管楔压增高。

(二)CO_2人工气腹和手术体位对呼吸系统的影响

由于腹腔内充入一定压力的CO_2可使膈肌上升,肺底部肺段受压,胸肺顺应性降低,通气-血流比失调,气道压力上升,功能残气量(FRC)下降,潮气量及肺泡通气量减少,从而影响通气功能。气腹 IAP 在 1.6~2.0 kPa(12~15 mmHg)范围内可以使肺顺应性降低 30%~50%、使气道峰压和平台压分别提高 50% 和 81%。IAP 达 3.3 kPa(25 mmHg)时,对膈肌产生 30 g/cm^{2}的推力,膈肌每上抬 1 cm,肺的通气量就减少 300 mL。尤其是肥胖患者术前胸廓运动受阻,横膈提升,双肺顺应性下降,呼吸做功增加,耗氧量增多等,加上术中建立气腹,进一步增加腹内压,膈肌上抬明显,使功能残气量明显下降,导致患者出现通气-血流比失衡,甚至带来严重的不良后果。呼吸功能不全的患者则应慎行腹腔镜手术,因呼吸功能不全的患者腹腔镜手术中建立 CO_2气腹后,肺顺应性降低,潮气量减少,同时易产生高碳酸血症和 CO_2潴留。人工气腹后,CO_2的高溶解度特性,使之容易被吸收入血,加上 IAP 升高导致的胸肺顺应性下降、心排血量减少致通气-血流比失调,容易形成高碳酸血症。随着气腹时间延长,人体排出 CO_2的能力减弱,高碳酸血症进一步加剧。此时,呼气末 CO_2浓度已经不能反映血液的 CO_2浓度的真实情况。临床上,长时间 CO_2人工气腹时应当进行动脉血气分析监测。

妇科腔镜手术采用头低脚高位时,可使功能残气量进一步减少,肺总量下降,肺顺应性降低 10%~30%,对呼吸系统影响加重。头低位时,腹腔内容物因重力和气腹压的双重作用,可使膈肌上抬,胸腔纵轴缩短,肺活量及功能残气量降低,呼吸系统顺应性下降,气道阻力增大,从而影响患者的通气功能,且随着气腹时间延长,变化越来越明显。

(三)CO_2气腹对肝脏代谢的影响

CO_2人工气腹时 IAP 急剧升高压迫腹内脏器和血管,使血液回流受阻,体内儿茶酚胺递质释放增加,同时 CO_2气腹引起的高碳酸血症,引起肠系膜血管收缩,使肝血流量减少,肝血流灌注不足是影响肝功能的直接原因。由于肝脏缺血缺氧,使肝细胞内 ATP 合成下降,引起各种离子出入细胞内外,导致细胞生物膜、细胞骨架及线粒体功能障碍,造成肝细胞损害。另外,手术结束时突然解除气腹,血流再通,内脏血流再灌注,出现一过性充血,在纠正缺血缺氧的同时,亦会产生缺氧-再灌注损伤,不可避免地引起活性氧自由基增多,使磷脂、蛋白质、核酸等过度氧化损伤,进一步造成肝细胞损伤,甚至坏死。

(四)CO_2气腹对肾脏功能的影响

CO_2气腹条件下对肾脏功能的影响主要表现在对尿量、肌酐清除率、肾小球滤过率、血肌酐及 BUN 的影响。CO_2人工气腹引起 IAP 升高,直接压迫肾脏,使肾皮质灌注血流下降,可导致肾脏尿排出量减少。这已在动物实验和临床中得以证实,而且气腹压越高,尿量减少就越明显。CO_2气腹还影响肾脏中的激素水平,人工气腹机械刺激导致血浆肾素-血管紧张素系统被激活,引起肾血管收缩,降低肾血流量,影响肾功能。

(五)CO_2人工气腹对颅内压的影响

由于妇科腹腔镜手术 CO_2人工气腹期间发生的高碳酸血症、IAP 升高、外周血管阻力升高以及头低位等因素的影响,引起脑血流量(CBF)增加,颅内压升高。人工气腹期间 CO_2弥散力强,腹膜面积大,CO_2经腹膜和内脏吸收,致血 CO_2分压及呼气末 CO_2分压($PETCO_2$)上升,很容易形成碳酸血症,可使 CBF 明显增加,且随气腹时间延长,CBF 增加更加明显,一方面由于 CO_2吸收引起高碳酸血症,而 CBF 对 CO_2存在正常的生理反应性,当 $PaCO_2$ 在 2.7~8.0 kPa 范围内与 CBF 呈直线相关,$PaCO_2$ 每升高 0.1 kPa(1 mmHg),CBF 增加 1~

2 mL/(100 g・min)。另一方面是腹内压增高刺激交感神经,导致平均动脉压增高,同时伴有微血管痉挛而致血流减少,CBF 增加主要体现在局部大血管,形成脑充血,从而使脑组织氧摄取和利用减少。

(六)CO_2 气腹对神经内分泌和免疫系统的影响

腹腔镜手术对神经内分泌的影响明显轻于同类开腹手术。CO_2 气腹可引起血浆肾素、血管加压素及醛固酮明显升高。结合时间-效应曲线分析,可发现上述三者与外周血管阻力(SVR)及MAP 变化密切相关;促肾上腺皮质激素、肾上腺素、去甲肾上腺素、皮质醇和生长激素虽有增加,但变化不显著,而且在时间上也晚于血管加压素等;泌乳素则依据气腹中是否使用过阿片类镇痛药而有不同改变。腹腔镜手术与开腹手术后白细胞介素均有升高,但开腹手术患者的升高水平比腹腔镜手术患者明显,因此腹腔镜手术免疫抑制程度小。研究表明,CO_2 具有免疫下调作用。

此外,CO_2 人工气腹期间易发生皮下气肿,可能因为腹腔镜手术早期,Trocar 多次退出腹腔,Trocar 偏离首次穿刺通道致腹腔处有侧孔,腹腔内气体移入皮下所致。

三、妇科腹腔镜手术的麻醉

(一)麻醉前准备

1.麻醉前访视

麻醉医师应该在麻醉前 1~2 天访视患者,全面了解患者一般状态、既往史、现病史及疾病治疗过程,与妇科医师充分沟通,了解手术具体方案,评估麻醉中可能出现的问题,制订合适的麻醉方案。

(1)详细了解病史、认真实施体格检查:询问患者既往是否有心脏病史、高血压病史、血液系统病史、呼吸系统病史、外伤史、手术史、长期用药史以及药物过敏史等;进行全面的体格检查,重点检查与麻醉相关的事项,如心肺功能、气道解剖和生理状况等。

(2)查阅实验室检查及辅助检查结果:血、尿、便常规,胸透或胸片、心电图;血清生化、肝功能检查;年龄大于 60 岁者或有慢性心肺疾病者应常规作动脉血气分析、肺功能检查、屏气时间等。查阅相关专科检查结果,了解患者病情。

(3)与患者和术者充分沟通:使患者了解手术目的、手术操作基本过程、手术难度及手术所需要的时间等情况,根据患者病情向术者提出术前准备的建议,例如是否需要进一步实施特殊检查,是否需要采取措施对患者血压、血糖及电解质等基础状态进行调整等。

(4)对患者作出评价:在全面了解患者病情的基础上评价患者 ASA 分级、评估心功能分级和气道 Mallampati 分级,制订合适的麻醉方案,向患者交待麻醉相关事项,让患者签署麻醉知情同意书。

2.患者准备

(1)患者心理准备:通过向患者介绍麻醉方法、效果和术后镇痛等情况,尽量消除患者对手术造成痛苦的恐惧、焦虑心理,充分了解患者的要求与意见,取得患者的充分信任,使患者得到充分的放松和休息,减少紧张导致的应激反应。

(2)胃肠道准备:术前访视患者应告知患者术前禁食水时间,以防患者因不知情而影响麻醉。一般情况下,妇科医师会给患者使用缓泻剂以清理胃肠道、防止手术中胀大的肠管影响术野清晰,妨碍手术操作。

3.麻醉器械、物品准备

(1)麻醉机:麻醉前常规检测麻醉机是否可以正常工作,包括检查呼吸环路是否漏气,气源是否接装正确,气体流量表是否灵活准确,是否需要更换 CO_2 吸收剂等。

(2)监护仪:检查监护仪是否可以正常工作,通常要监测血压、心电图、脉搏氧饱和度、呼气末 CO_2 浓度、体温等。

(3)麻醉器具:检查负压吸引设备是否工作正常,检查急救器械和药品是否齐备。在麻醉诱导前准备好麻醉喉镜、气管导管、气管导管衔接管、牙垫、导管管芯、吸痰管、注射器、口咽通气道、吸引器、喉罩等器械物品,并检查所有器械物品工作正常。

(二)妇科腹腔镜手术麻醉选择

麻醉医师应当在选择麻醉方式的一般原则的基础上,根据腹腔镜手术的特点、患者体质的基本状态、麻醉设备情况、麻醉医师的技术和临床经验来决定实施麻醉的方案。

1.人工气腹腹腔镜手术麻醉方法选择

(1)全身麻醉:虽然腹腔镜手术对局部的损伤小,但是如前所述人工气腹腹腔镜手术过程中对患者的呼吸循环功能影响较大,因此应该选择全身麻醉实施手术。这样就利于术中患者气道管理,调节合适的麻醉深度,控制不良刺激引起的有害反射,有利于保证适当的麻醉深度和维持有效的通气,又可避免膈肌运动,利于手术操作,在监测 PETCO$_2$ 下可随时保持通气量在正常范围。全身麻醉期间宜应用喉罩或者气管插管进行气道管理,时间短小、术中体位变化不大、采用低压人工气腹技术时,可以在应用喉罩通气道的情况下安全实施手术;而由于气管插管全身麻醉是最确切、安全的气道管理技术,因此目前临床上大多数人工气腹腹腔镜手术都是采用这种气道管理方式,尤其是手术时间长、术中体位变动大的情况更是应该实施气管插管。

(2)椎管内麻醉:椎管内麻醉镇痛确切、肌松效果良好,可以基本满足腹腔镜手术的麻醉镇痛需要,但是 CO_2 人工气腹升高的 IAP、手术操作牵拉腹膜、CO_2 刺激等均可导致迷走神经反射性增强;CO_2 人工气腹期间导致的高碳酸血症也使心肌迷走神经反射增强;椎管内麻醉阻滞部分交感神经,导致副交感神经相对亢进;椎管内麻醉不能满足手术过程中所有的需要,患者舒适度差,可以辅助静脉镇静-镇痛剂,使用不当则会影响到呼吸、循环系统的稳定;上述这些因素都是导致患者术中出现腰背、肩部不适,甚至虚脱、恶心呕吐等症状,使手术无法继续进行,而且这些因素也是麻醉过程中发生不良事件的潜在风险,麻醉管理起来相当困难,因此目前已基本不选择椎管内麻醉实施人工气腹腹腔镜手术。诊断性检查,或短小手术,可考虑选择椎管内麻醉。

2.免气腹腹腔镜手术麻醉方法选择

(1)局麻:如前所述,时间短小的免气腹腹腔镜检查术是采用局麻的适应证。

(2)椎管内麻醉:由于免气腹腹腔镜手术没有人工气腹操作导致一系列的生理学改变,但是要求腹肌松弛度良好,以便腹壁得到充分悬吊,为手术创造良好视野;椎管内麻醉镇痛确切、肌松效果好,术后恢复快,术后恶心呕吐发生率低,因此椎管内麻醉尤其是腰硬联合麻醉是妇科免气腹腹腔镜手术的理想麻醉选择。

(3)全身麻醉:虽然椎管内麻醉可以满足妇科免气腹腹腔镜手术的麻醉要求且有前述的很多优点,但是由于妇科患者大多数存在恐惧、焦虑等情况,很多患者自己选择全身麻醉实施手术,这些患者就是实施全身麻醉的适应证。

(三)妇科腹腔镜手术麻醉实施

虽然妇科腹腔镜手术以手术创伤小、对患者生理功能影响小为特点,但不可否认的是妇科腹腔镜手术的麻醉并不简单。虽然妇科腹腔镜手术的器械日新月异,随着科技的发展不断地为妇科医师实施手术创造条件,但是麻醉设备和技术却仍然保持其基本面貌没有太大的改变。这就要求麻醉医师认真准备,努力以既往娴熟的技术来满足现代手术的需要。

(四)妇科腹腔镜手术麻醉监测与管理

1.妇科腹腔镜手术麻醉监测

妇科腹腔镜手术麻醉过程中在选择了合适麻醉方法的基础上必须进行合理的监测来及时发现异常情况和减少麻醉并发症。妇科腹腔镜手术麻醉时通常需要常规监测心电图、无创动脉血压、脉搏血氧饱和度、体温、气道压、$PETCO_2$、肌松监测、尿量等项目。对于肥胖患者、血流动力学不稳定患者以及心肺功能较差患者,术中需要实施动脉穿刺置管严密监测血压变化、定时监测血气分析。

(1)$PETCO_2$监测是妇科腹腔镜手术麻醉期间最常用的无创监测项目,用以代替$PaCO_2$来评价人工气腹期间肺通气状况。然而应该特别注意的是人工气腹时由于通气/血流不相匹配致使$PETCO_2$与$PaCO_2$之间浓度梯度差异可能增加,此时两者的浓度梯度差已不是普通手术全身麻醉时的两者之间相差$0.4\sim0.7$ kPa($3\sim5$ mmHg),而是因患者心肺功能状态、人工气腹IAP大小等因素而异。因此,无法通过$PETCO_2$来预测心肺功能不全患者的$PaCO_2$,故在这种情况下就需要进行动脉血气分析来评价$PaCO_2$以及时发现高碳酸血症。对于肥胖患者、术中高气道压、低氧血症或$PETCO_2$不明原因增高患者,也需要监测动脉血气分析。

(2)妇科腹腔镜手术机械通气时术中监测气道压的变化有利于及时发现IAP过高。当IAP升高时,由于膈肌抬高,胸肺顺应性降低,导致气道压升高,故当术中发现气道压较高时,排除气道梗阻、支气管痉挛等情况后,应当提醒术者注意IAP是否太高。

(3)妇科腹腔镜手术期间应当监测患者肌松状态,术中肌肉松弛,以使腹壁可以有足够的伸展度,令腹腔镜有足够的操作空间,且有清楚的视野,同时可以降低IAP;另一方面,足够的肌松状态也可以确保患者术中不会突然运动,导致意外损伤腹腔内组织器官。

2.妇科腹腔镜手术麻醉管理要点

妇科腹腔镜手术的特点决定了麻醉的特点,除遵循常规的麻醉原则外,尚需针对妇科腹腔镜手术的特点注意相应的特殊问题。一般地,腹腔镜手术麻醉过程中首先要维持手术时适宜的麻醉深度,合适的肌肉松弛状态,以防术中患者突然运动造成腹腔内组织器官损伤。其次,CO_2人工气腹腹腔镜手术时,要适当过度通气,以维持体内酸碱平衡状态。第三,妇科腹腔镜手术时体位改变也可能对患者造成一定的影响,应当注意防止体位改变引起的损伤。这里主要叙述CO_2人工气腹腹腔镜手术时全身麻醉的管理要点。

(1)麻醉维持:提供适当的麻醉深度,保障循环和呼吸平稳,适当的肌松状态并控制膈肌抽动,慎重选择麻醉前用药和辅助药,保证术后尽快苏醒,早期活动和早期出院。妇科腹腔镜手术时间一般较短,因此要求麻醉诱导快、苏醒快、并发症少。适合于此类手术麻醉维持的药物及方式:①丙泊酚、芬太尼、罗库溴铵静脉诱导,吸入异氟烷、七氟烷维持麻醉,术中适量追加肌松剂。②丙泊酚、芬太尼、罗库溴铵静脉诱导,静脉靶控输注丙泊酚、瑞芬太尼或者可调恒速输注丙泊酚、瑞芬太尼维持麻醉,术中适量追加肌松剂。③吸入七氟烷麻醉诱导,吸入或者静脉麻醉维持。

(2)妇科腹腔镜手术麻醉循环管理:腹腔镜手术人工气腹IAP在20 cmH_2O以下时,中心性血容量再分布引起 CVP 升高,心排血量增加。当 IAP 超过 20 cmH₂O 时,则压力压迫腹腔内血管影响右心充盈而使 CVP 及心排血量降低,麻醉过程中应当考虑这些因素对循环的影响,采取相应的措施。当人工气腹头低位时,要注意由于头低位可能引起回心血量增加,前负荷增加,引起血压升高,并非是麻醉深度不足的表现,不要一味加深麻醉而致麻醉药过量。腹腔镜手术过程中可能由于人工气腹压力升高、手术操作牵拉腹膜等因素,引起迷走神经反射,导致心动过缓,应当及时发现,对症处理。术中根据手术出血量情况适当输血补液,维持患者血容量正常。

(3)妇科腹腔镜手术麻醉呼吸管理:目前,腹腔镜手术多数是在 CO₂ 人工气腹下实施的,腹内压升高可致膈肌上抬而引起胸肺顺应性下降,潮气量下降,呼吸死腔量增大,FRC 减少,PETCO₂ 或 PaCO₂ 明显升高,BE 及 pH 降低,P_{A-a}CO₂ 增加,加之气腹时腹腔内 CO₂ 的吸收,造成高碳酸血症,上述变化在头低位时可更显著。人工气腹后,腹式呼吸潮气量降低,胸式呼吸潮气量与总潮气量比值增加,均说明腹部呼吸运动受限,因此要求人工机械通气实施过度通气。常规实施 PETCO₂ 监测,及时调节呼吸参数,使 PETCO₂ 维持在 4.7~6.0 kPa(35~45 mmHg)。

(4)苏醒期管理:妇科腹腔镜手术结束后早期,即使是已经停止了 CO₂ 人工气腹,由于手术过程中人工气腹的作用,患者仍然有可能存在高碳酸血症,这种状态一方面可以刺激患者呼吸中枢,使患者呼吸频率增快,通气量增加,另一方面也导致患者 PETCO₂ 升高。如果在此期间由于麻醉药物残留患者呼吸功能尚未完全恢复,通气量不足,更加容易加重高碳酸血症状态,导致严重后果,此时就需要延长机械通气时间,等待患者通气功能完全恢复后方可停止机械通气。术前患有呼吸系统疾病的患者可能无法排出多余的 CO₂ 导致高碳酸血症甚至呼吸衰竭。患有心脏疾病的人可能由于腹腔镜人工气腹导致的高碳酸血症而引起血流动力学状态不稳定。麻醉医师必须关注这些腹腔镜手术结束时特有的情况,并且予以及时处理。

(5)术后镇痛:虽然与开腹手术相比,腹腔镜手术后患者的疼痛程度相对轻,持续时间也没有开腹手术疼痛时间长,但是腹腔镜手术后也是相当痛的,因此也需要预防和处理。通常可以使用局麻药和阿片类镇痛剂来进行处理,可以手术开始前非甾体抗炎药等实施超前镇痛,使用也可以这几种药物联合应用。

3.妇科腹腔镜手术麻醉常见问题及处理

(1)妇科腹腔镜手术过程中可能会出现低血压、心动过缓、心动过速等心律失常、CO₂ 蓄积综合征和 CO₂ 排出综合征等并发症。气腹后 CVP 升高,肺内分流量增大,下腔静脉受压回流减少,心排血量下降,可致血压下降,CO₂ 吸收入血可致总外周阻力增加,通气/血流比例失调,因而可增加心肺负荷。人工气腹吹胀膈肌、手术操作牵拉腹膜,都可能引起迷走神经反射,高碳酸血症心肌对迷走神经的反应性增强,引起心动过缓。气腹压和术中头低位所致的血流动力影响,对心功能正常者尚能代偿,但心血管系统已有损害者将难以耐受。患者存在高碳酸血症可能引起 CO₂ 蓄积综合征,使患者颜面潮红、血压升高、心率增快。在 CO₂ 快速排出后容易导致 CO₂ 排出综合征,使患者血压急剧下降,甚至可能导致心搏骤停。另外,手术期间由于呼吸性酸中毒、缺氧、反应性交感神经刺激都可能导致心律失常。如果术中发生低血压,首先要分辨低血压原因,如果是由于 IAP 过高导致静脉回流减少所致,应提醒妇科医师调整 IAP,如果是由于麻醉深度过深导致低血压则需降低麻醉药用量,在没有查清原因前,可以对症处理。对于心动过缓者,给予阿托品静脉注射对症处理。术中监测 PETCO₂,调整呼吸参数,防止 CO₂ 蓄积,一旦出现 CO₂ 蓄积,在处理时要逐步降低 PETCO₂,以防出现 CO₂ 排出综合征。

(2)气管导管移位进入支气管:由于人工气腹期间腹腔内压力增加,膈肌上升,肺底部肺段受压,头低位时引起腹腔内脏器因重力而向头端移位,使胸腔长径缩短,气管也被迫向头端移位,从而使绝对位置固定的气管导管与气管的相对位置发生改变,原本位于气管内的导管滑入了支气管内,导致单肺通气,患者表现为低氧血症、高碳酸血症、气道压上升,故当人工气腹建立后、体位改变后都要重新确认气管导管位置,以及时发现气管导管进入支气管。相反地,当头低位时,也可能由于重力的原因导致气管导管滑脱,这种情况相对少见。

(3)胃液反流:人工气腹后,因胃内压升高可能致胃液反流,清醒患者常有胃肠不适的感觉,全麻患者则有吸入性肺炎之虑。因此,要求术前常规禁食至少6小时,禁水4小时,术中经胃管持续胃肠减压。术前应用抗酸药和 H_2 受体阻滞药可提高胃液 pH,以减轻误吸的严重后果。气管插管选用带气囊导管、气腹过程中常规将气囊充足。

(4)术后恶心呕吐:由于女性患者容易发生恶心呕吐、腹腔镜手术人工气腹牵拉膈肌、术中以及术后使用阿片类药物等因素,所以妇科腹腔镜手术后恶心呕吐发生率较高。所以妇科腹腔镜手术以后可以预防性使用止呕药,尤其是术后使用阿片类药物镇痛者更应该使用。甲氧氯普安、氟哌利多以及 5-HT 受体阻滞剂昂丹司琼、阿扎司琼、托烷司琼等均可以降低术后恶心呕吐的发生率。

四、妇科腹腔镜手术并发症

与妇科腹腔镜手术有关的并发症因手术的不同和术者的经验而异,麻醉医师必须清楚可能出现的潜在风险,及时发现并处理这些问题,以避免不良后果出现。因此这里有必要叙述妇科腹腔镜手术相关的并发症。

(一)周围神经损伤

周围神经损伤主要是由于患者长时间被动体位,而患者处于麻醉状态下无法感觉到损伤刺激导致。妇科腹腔镜手术常见神经损伤有臂丛神经、桡神经、坐骨神经、闭孔神经和腓总神经等。臂丛神经损伤多由上臂过度外展所致,桡神经损伤主要是手臂受压所致,预防主要注意手臂外展要适度,使用软垫保护患者肢体,术者操作时身体不能倚靠在外展的手臂上。坐骨神经损伤多数是由于截石位时患者神经受到牵拉引起,腓总神经损伤是由于截石位支架压迫下肢引起,因此手术摆截石位时要使用保护垫,先使膝关节弯曲后再弯曲髋关节,防止髋关节过度外展外旋,避免牵拉神经。

(二)皮下气肿

皮下气肿是腹腔镜手术最常见并发症之一,多见于年龄大、手术时间长、气腹压力高的患者。主要原因是充气针或穿刺套管于经过皮下组织过程中,有大量 CO_2 弥散入皮下组织所致或气腹针没有穿透腹壁而进行充气所致;另外,腹内压过高、皮肤切口小而腹膜的戳孔较松弛致气体漏进皮下也是其另一诱因;在建立人工气腹时操作不当在气腹针尚未进入腹腔就开始充气,也可能导致气体注入腹膜外间隙,形成气肿。因此,腹内正压应保持适度,以维持在 $1.3\sim2.0$ kPa(8~15 mmHg)为佳(因为腹内压保持在 1.8 kPa 时,正好与毛细血管压力相等,而且可以防止空气进入血管形成致命的空气栓塞,同时也可减少出血)。麻醉中一旦发现皮下气肿,应立即观察呼吸情况,首先应排除气胸。如已出现气胸,请术者立即解除气腹,施行胸腔穿刺和胸腔闭式引流术,并通过腹腔镜迅速查看膈肌是否有缺损。发生皮下气肿后体格检查可以发现捻发音,主要最常见于皮肤松弛处,一般不用特殊处理,但应该注意严重的皮下气肿可致高碳酸血症、纵隔气肿、喉头气肿,最严重者可导致心力衰竭。

(三)气胸、纵隔积气和心包积气

在腹腔镜手术中较易出现气胸,气胸多与手术操作损伤膈肌或先天性膈肌缺损有关,但也有并不存在上述问题而仍然发生气胸的实例,气体通过完好的膈肌进入胸腔的机制目前尚不清楚。也可能人工气腹过程中患者原来患有肺气肿肺大疱破裂导致气胸;头颈部皮下气肿也可能弥散入胸膜腔、纵隔内或者心包形成气胸、纵隔积气或者心包积气。人工气腹过程中,气体也可能经胸主动脉、食管裂孔通过膈脚进入纵隔导致纵隔积气。

气胸表现:气道压升高,不明原因的低氧血症,无法解释的低血压,CVP上升,听诊患侧呼吸音减弱或者无法听到,X线辅助检查可以看到患侧肺压缩。一旦术中发现气胸形成,应当立即停止气腹,行患侧胸腔穿刺抽气或者胸腔闭式引流,如果患者生命体征平稳,可以继续实施手术。如果手术结束发现气胸,解除气腹后胸腔内 CO_2 会很快被吸收,如果气体不多,可以严密观察下保守治疗。

纵隔或心包积气表现:清醒患者常感胸闷不适,憋气,胸骨压痛,甚至呼吸困难或发绀,血压下降,颈静脉怒张,心浊音界缩小或消失,X线胸片可以发现纵隔两旁有透明带。单纯的纵隔、心包积气如果对循环系统影响不大,则不需特殊治疗,可使之自行吸收。如果症状较严重,则需要穿刺抽气或切开减压。

(四)血管损伤、胃肠损伤、泌尿系统损伤

妇科腹腔镜手术过程中由于各种原因导致腹腔镜器械意外接触、牵拉腹腔内脏器,导致腹腔内血管、组织器官的损伤。此类损失多由于术者在手术开始置入 Trocar 或人工气腹针时不慎引起,也可能是由于术者使用器械方法不当或对组织分辨不清便贸然操作导致的。伤及大血管后可发生危及生命的大出血,伤及内脏器官可引起一系列严重后果,应当予以重视。

(五)气体栓塞

气体栓塞是人工气腹腹腔镜手术时最严重的并发症之一,妇科宫腔镜手术时的发病率也较高。气体栓塞的主要原因是高压 CO_2 气体经破损静脉血管进入循环系统所致,此时往往伴有穿刺部位出血或手术操作部位出血。出现气栓必须具备三大条件:①有较大的破裂静脉血管裂口暴露在气体中。②静脉破裂口周围有气体存在且气体压力较高。③大量气体主动或者被动地快速进入血管内。

1.形成气体栓塞的途径可能

(1)开始手术建立人工气腹时气腹针不慎置入患者静脉内导致大量气体直接进入血管内。

(2)手术过程中在分离器官周围组织时撕裂了静脉。

(3)手术操作导致腹腔内脏器损伤,气体进入腹腔内脏器血管。

(4)既往有腹腔内手术史患者,手术过程中实施腹腔内粘连松解时撕裂粘连带内血管,气体进入血管内。

2.临床症状与体征

由于气体栓塞的气体量、栓塞部位以及栓塞后时间不同,临床表现也各异,主要症状表现在心血管系统、呼吸系统和中枢神经系统。

(1)静脉气体栓塞的症状:主要表现为头晕、心慌气短、胸痛、急性呼吸困难、持续咳嗽、发绀、血压下降等;常见体征有气促、发绀、肺部湿啰音或哮鸣音、心动过速,心前区听到"磨轮音(mill-wheel)"是典型的临床特征,但一般属于晚期征象,持续时间也很短,多数不到 5 分钟,只有不到半数的患者才有该项体征;常规监测可能发现的特点:PETCO₂ 可能会出现一过性急剧升高,随

后急剧下降；心电图出现非特异性的 ST 段和 T 波改变及右心室劳损的特点，患者可以出现心律失常，甚至是心搏骤停。临床上气体栓塞患者的症状体征多数是不典型的，并非都能表现出来。

（2）反常气体栓塞：临床上发现气体栓塞时气体可以进入左心房和左心室进而出现在体循环动脉系统内，引起动脉气体栓塞，称反常气体栓塞。其原因可能有：①右心内气体由于压力过高可能导致卵圆孔开放而使气体进入左心。②急性大量气体进入静脉后，大量气体跨过毛细血管网进入肺静脉而到达左心。③气体通过肺内动静脉分流通路直接进入左心。进入体循环动脉的气体可能会导致全身各处器官气体栓塞，引起器官缺血梗塞，最容易受累的器官是心脏和脑，因为只有脑和心脏对缺氧最为敏感。

3.气体栓塞的诊断

气体栓塞的诊断极其困难，临床上发现时多数已经处于晚期，需要立即抢救。临床上根据术中是否存在静脉气体栓子来源的高危因素、肺栓塞的临床表现、相关的监测手段等综合判断，可得出气体栓塞的诊断。术中突发呼吸困难、心律失常、意识丧失、不明原因的低血压、肺水肿和动脉氧饱和度下降，特别是 PETCO$_2$ 迅速下降时，应充分考虑气体栓塞的可能。经食管超声心动图（TEE）能直接监测发现心房、心室存在的气体，而从中心静脉导管中抽出泡沫性血液则是栓塞的明确证据。TEE 被认为是诊断术中气体栓塞的金标准，证实了许多疑为气栓的病例。但 TEE 设备昂贵、操作复杂，不便于在临床普及。而 PETCO$_2$ 则可在日常麻醉中常规使用，对提示或证实肺栓塞的存在具有高度的可靠性和实用性。获得静脉内存在气体的确切证据是确诊气体栓塞的必要条件，但是未发现静脉内存在气体也不能排除发生过气体栓塞，因为气体尤其是溶解度较高的 CO$_2$ 在体内分布后很快被组织吸收，但是气体栓塞后的一系列病理改变却仍然存在。临床上诊断气体栓塞不能迟疑，一旦怀疑某些表现有可能是气体栓塞引起的，就要及早诊断并作出处理决定，以便提高抢救成功率。

临床上各种监测气体栓塞的手段敏感性不同：①高敏感的监测方法有 TEE、心前多普勒超声和经颅多普勒超声可以检测到静脉内尚未引起临床症状的少量气体，肺动脉压监测也是比较敏感的指标，肺动脉压升高可能是静脉气体栓塞首先引起的病理改变。②PETCO$_2$ 是中等敏感的指标，气体栓塞使患者肺循环血量急剧下降，PETCO$_2$ 也急剧下降，这在尚未出现心搏骤停前就会表现出来，但是 PETCO$_2$ 监测并没有特异性，因为休克患者、肺部疾病、术中突然大量失血致低血压都可能引起 PETCO$_2$ 下降，这种情况使麻醉医师难以确定诊断。③心电图、血压、SpO$_2$、心前区听诊以及主观观察患者变化等监测手段发现气体栓塞的敏感性和特异性都很低，依靠这些手段发现患者异常时，气体栓塞已经极其严重，需要立即实施抢救措施。

4.气体栓塞的预防与处理

预防措施包括：①加强责任心，避免腔镜设备装配错误或排气不彻底；手术操作时谨慎小心，避免粗心操作导致器械损伤腹腔内组织、血管；严格控制 IAP，防止高压气体通过受损血管大量进入静脉；手术操作时按常规操作，避免损伤腹腔内血管。②术中维持麻醉平稳，要做到患者术中不能突然运动，以防引起意外损伤腹腔内脏器、血管，加强术中监测，警惕可能引起气栓的高危手术、麻醉或穿刺操作的影响，并作好处理预案。③一旦发现气体栓塞的症状时，如 PETCO$_2$ 降低、不明原因低血压、呼吸困难等，应及时排查并积极妥善处理。

及时处理对气栓的预后有明显影响。小范围、病情轻的栓塞经积极处理后可自行好转，反之则会遗留神经系统后遗症，甚至导致死亡。由于没有特效的抢救方法，故应采取综合的治疗措施，包括以下几方面。

(1)找出栓塞的原因,立即采取措施阻止气体栓子继续进入体内。停止手术、排尽腹腔内 CO_2 气体,患者左侧卧位或头低位,将栓子局限在右心房或心房与腔静脉的接合处,减少气栓进入肺循环的机会,若有中心静脉导管可经此将气体抽出,但是能够从中心静脉导管抽出气体的成功率是很低的。

(2)对症治疗:吸氧、镇静、控制呼吸,解痉平喘,抗休克、抗心律失常,心力衰竭时给予快速的洋地黄制剂,心律失常给予抗心律失常药物,积极补液,避免血压降低,但需注意不应输液过度,以免导致或加重肺水肿。应用正性肌力药物、强心药物和血管活性药物,如多巴胺、肾上腺素等。使用呼吸末正压通气,以改善氧合状况,纠正缺氧。

(3)抗凝及溶栓治疗。抗凝:肝素 5 000 单位加入 5‰葡萄糖液 100 mL 中静脉滴注,每 4 小时 1 次。亦可选用东菱克栓酸或速避凝等。口服药有噻氯匹定、华法林等。溶栓治疗:链激酶 50 万单位加入 5‰葡萄糖液 100 mL 中,30 分钟内静脉滴毕,此后每小时 10 万单位持续滴注 24 小时;或尿激酶 4 万单位 24 小时内滴毕或每天 2 万单位,连用 10~20 天。

(4)及时采取高压氧治疗:可以减少气体栓子的体积,从而缓解病情,减轻栓塞后并发症,即便对病情较差,甚至气体栓塞较久的病例也应考虑高压氧治疗的可能性。

(5)手术治疗:适用于溶栓或血管加压素治疗仍持续休克者。

(卢树昭)

第三节 宫腔镜手术的麻醉

一、宫腔镜手术的特点

宫腔镜检查是采用膨宫介质扩张宫腔,通过纤维导光束和透镜将冷光源经宫腔镜导入宫腔内,直视下观察宫颈管、宫颈内口、宫内膜及输卵管开口,以便针对病变组织直观准确取材并送病理检查,同时也可在直视下行宫腔内的手术治疗。目前比较广泛应用的宫腔镜为电视宫腔镜,经摄像装置把宫腔内图像直接显示在电视屏幕上观看,使宫腔镜检查更方便。

(一)检查适应证

检查适应证:①异常子宫出血的诊断。②宫腔粘连的诊断。③节育环的定位及取出。④评估超声检查的异常宫腔回声及占位性病变。⑤评估异常的子宫输卵管造影(HSG)宫腔内病变。⑥检查原因不明不孕的宫内因素。

(二)治疗适应证

治疗适应证:①子宫内膜息肉。②子宫黏膜下肌瘤。③宫腔粘连分离。④子宫纵隔切除。⑤子宫内异物的取出。

(三)操作技术及适用范围

宫腔镜有两种基本操作技术接触镜和广角镜,分别取决于镜头的焦距。接触镜通常不需扩张宫颈和宫腔,供诊断用,检查简便但视野有限,亦不需麻醉和监测,可在门诊实施。广角宫腔镜应用复杂精细的设备,通过被扩张的宫颈并需使用膨胀宫腔的膨宫介质,视野满意,便于镜检诊断及手术治疗,因扩张宫颈及宫腔以及手术治疗,都需麻醉和监测。

宫腔镜有直的硬镜和纤维光学可弯软镜,前者有镜鞘带有小孔供膨胀宫腔的膨宫介质或灌流液流通,硬镜主要管道可容手术器械通过,如剪刀、活检钳、手术镜以及滚动式电切刀等。纤维光镜外径细,适用于诊断及活组织检查,尤适用于非住院患者的诊断应用。

二、宫腔镜麻醉处理

宫腔镜手术刺激仅限于宫颈扩张及宫内操作。感觉神经支配前者属 $S_{2\sim4}$,后者属 $T_{10}\sim L_2$。

麻醉选择取决于:①诊断镜或手术治疗镜用光学纤维镜或是硬镜。②是否为住院患者。③患者的精神心理状态能否合作,患者的麻醉要求。④手术医师的要求和熟练程度。

麻醉可分别选择全身麻醉、区域麻醉(脊髓麻醉、硬膜外麻醉或由手术医师行宫颈旁阻滞)。区域麻醉最大的优点是一旦发生 TURP 综合征和穿孔时便于患者提供主述症状并监测其特有的体征,尤其是稀释性低钠血症时可能发生的意识改变,硬膜外麻醉和宫颈旁阻滞适用于非住院患者,对中老年患者可选择脊髓麻醉,脊髓麻醉后头痛发生率低于青年女性,脊髓麻醉阻滞效果完善,阻滞速度优于硬膜外麻醉。

宫腔镜麻醉和监测一如常规,但更重要的是基于麻醉医师应知晓宫腔镜手术可能发生的不良反应(如 TURP 综合征)和手术操作的并发症,通过分析监测生理参数及其变化,为尽早诊治提供依据,并为手术医师对并发症的进一步手术处理(如腹腔镜手术诊治内出血,必要的剖腹探查等)提供更好的麻醉支持和生理保障。

术中应监测与评估体液平衡情况,有主张在膨宫液中加入乙醇,监测呼出气中乙醇浓度可提示膨宫液吸收程度。对泌尿科应用5%葡萄糖为冲洗液或进行妇科宫腔镜检查时用膨宫液的患者,术中输液仅用平衡液,定时快速测定血糖浓度(one touch 血糖测定仪),遇血糖升高提示冲洗液或膨宫液吸收,继而测定床边快速生化(I-stat 生化测定仪),测定血液电解质,可早期检出稀释性低钠血症,为防治急性水中毒提供可靠诊断依据。

宫腔镜手术一般耗时不长,被认为是普通手术,而忽视正确安放手术体位——截石位。长时间截石位时膝关节小腿固定不妥可致腓骨小头受压使腓总神经麻痹,术后并发足下垂,妥善的体位安置避免组织受压亦应作为麻醉全面监测项目之一。

新型的宫腔镜已采用高亮度纤维冷光源,通过微型摄像头将宫腔图像借助电视屏幕显示。手术关键是为了宫腔镜能窥视宫腔,常需扩张宫颈,同时应用气体(CO_2)或液体作膨宫介质扩张宫腔。随之在术中可能引发有关不良反应和严重并发症。麻醉人员对此应有所认识,除麻醉处理外应进行相应的监测,以行应急治疗。

三、宫腔镜的并发症

(一)损伤

(1)过度牵拉和扩张宫颈可致宫颈损伤或出血。

(2)子宫穿孔:诊断性宫腔镜手术子宫穿孔率为4%,美国妇科腹腔镜医师协会近期报道,宫腔镜手术子宫穿孔率为13%。严重的子宫粘连、瘢痕子宫、子宫过度前倾或后屈、宫颈手术后、萎缩子宫、哺乳期子宫均易发生子宫穿孔。有时子宫穿孔未能察觉,继续手术操作,可能导致严重的肠管损伤。穿孔都发生在子宫底部。同时应用腹腔镜监测可减少穿孔的发生。一旦发生穿孔,应停止操作,退出器械,估计穿孔的情况,仔细观察腹痛及阴道出血。5 mm 的检查镜穿孔无明显的后遗症,而宫腔镜手术时穿孔,则需考虑开腹或腹腔镜检查。近年来使用的电凝器或激光器所致的穿孔,更应特别小心。宫腔电切手术时,通过热能传导可能损伤附着于子宫表面的肠管,或者电凝器穿孔进入腹腔,灼伤肠管、输尿管和膀胱。宫腔镜电切手术时,同时用腹腔镜监测,可协助排开肠管,确认膀胱空虚,减少并发症的发生。宫腔镜下输卵管插管可能损伤子宫角部,CO_2 气体膨宫可致输卵管积水破裂,气体进入阔韧带形成气肿。

(二)出血

宫腔镜检术后一般有少量阴道出血,多在 1 周内消失。宫腔镜手术可因切割过深、宫缩不良或术中止血不彻底导致出血多,可用电凝器止血,也可用 Foly 导管压迫 6~8 小时止血。

(三)感染

感染发生率低。掌握好适应证和禁忌证,术前和术后适当应用抗生素,严格消毒器械,可以避免感染的发生。

1.膨宫引起的并发症

膨宫液过度吸收是膨宫常见的并发症,多发生于宫腔镜手术,与膨宫压力过高、子宫内膜损伤面积较大有关。膨宫时的压力维持在 13.3 kPa(100 mmHg)即可,过高的压力无益于视野清晰,反而促使液体经静脉或经输卵管流入腹腔被大量吸收。手术时间长,也容易导致过度吸收,导致血容量过多及低钠血症,引起全身一系列症状,严重者可致死亡。用 CO_2 做膨宫介质,若充气速度过快,可引起静脉气体栓塞,可能导致严重的并发症甚至死亡。目前采用专用的充气装置,充气速度控制在 100 mL/min,避免了并发症的发生。CO_2 膨宫引起术后肩痛,系 CO_2 刺激膈肌所致。

2.变态反应

个别患者对右旋糖酐过敏,引起哮喘、皮疹等症状。

(卢树昭)

第四节　辅助生殖手术的麻醉

辅助生殖手术主要有输卵管造口术、输卵管粘连松解术、输卵管吻合术、输卵管宫腔移植术和体外受精胚胎移植术,现将五种手术分述如下。

一、输卵管造口术

输卵管造口术适合于输卵管伞端梗阻(亦称输卵管积水)的患者。

(一)经腹输卵管造口术的操作要点

于耻骨联合上正中切口,长 8 cm 左右,逐层切开腹壁。开腹后先仔细探查了解盆腔脏器情况,如子宫大小、有无畸形、有无肌瘤、与周围有无粘连等。了解双侧输卵管伞端是否可见,或已形成盲端,或有积水,周围有无粘连,输卵管粗细是否正常,弹性如何,有无局部增生、屈曲或结节等。了解卵巢的大小、硬度、与输卵管有无粘连等。如输卵管周围有粘连,先分离粘连,使输卵管和卵巢恢复正常位置。分离粘连时以锐性分离较好,可减少损伤。在输卵管伞闭锁端的扩大部最菲薄处用纤维细电刀或显微解剖刀作"十"字形或"米"字形切开。然后用 6 号平头针或细硅胶管自切口处插入,缓缓注入生理盐水,再进一步检查明确输卵管全段通畅情况,注入方法同输卵管吻合术。将切开之黏膜瓣外翻,用7-0尼龙线将外翻之伞端缝呈"花瓣状"。由于管腔较大,一般不需保留支架,术后宜早期通液。对粘连较重者,使用支架可预防新的粘连形成。

输卵管壶腹部造口术,由于伞端破坏严重或伞端被完全切除,近端输卵管正常,不能作伞部造口时,可切除病变部分,在壶腹部造口,但成功率很低。根据壶腹部病损的程度采取不同的手术方法,壶腹部长度超过3 cm者,于盲端处将输卵管的浆膜层作一环形切开,用小剪刀将远端作环形或斜至露出正常黏膜为止,插入导管通液检查,近侧段输卵管将膜作间断缝合,形成新口。如伞部及壶腹部外侧段全部闭锁,则切除瘢痕,在壶腹部接近卵巢侧作一斜切口,黏膜外翻缝合,将开口固定于卵巢上。造口完毕再作一次输卵管通液同时注入预防粘连的药物,生理盐水冲洗腹腔,腹腔内放置液体同输卵管吻合术,缝合腹壁各层,手术结束。

(二)腹腔镜下输卵管造口术的操作要点

(1)切口:脐皱褶下缘,腹壁最薄,容易穿刺,术后不留瘢痕,一般在脐缘下1 cm处做一小切口;病情复杂或需要运用腹腔镜附件协助操作手术时,可于耻骨联合上3~5 cm避开膀胱,或于左下腹部或右下腹部切第二、第三个小口,达筋膜。

(2)进入腹腔后的操作:如有粘连,应首先分离之。经宫颈加压注入亚甲蓝(美蓝)液,使输卵管远端膨胀。分离出盲端,仔细辨认伞端的细小开口痕迹,有时可见少许亚甲蓝液流出,有时伞端消失仅见膨胀的壶腹部积水。用尖头电凝器在伞端开口痕迹处作1~2 cm长的凝固区带。然后用钩形剪或微形剪顺输卵管纵轴方向,剪开输卵管壁,可见亚甲蓝流出。以无损伤抓钳插入壶腹部,反复开张闭合,使输卵管壁在切口处向外翻卷。用内缝针将向外翻卷的输卵管黏膜近1/3处间断缝合在浆膜层上。最后将透明质酸钠于缝针及开口处涂抹一薄层,以防粘连,手术结束。

二、输卵管粘连松解术

(一)经腹输卵管粘连松解术的操作要点

手术切口同输卵管造口术。手术时将输卵管周围特别是伞端的粘连分离,使输卵管保持伸直游离的状态,以免过分弯曲形成输卵管妊娠或不孕。手术时可用剪刀或手术刀行锐性分离,分离后创面必须用浆膜层包好,操作须细致,以免再次形成粘连。

(二)腹腔镜下输卵管粘连松解术的操作要点

切口同腹腔镜下输卵管造口术。先将粘连两端的器官分开或用分离棒将粘连带挑起选择无血管区用电凝剪剪断或用单极电凝器分离。如粘连带较厚或内有小血管时,可用鳄鱼嘴钳夹持,施行内凝后剪断,也可用鳄鱼嘴钳行双极电凝后剪断之。仔细检查断端无出血即可结束手术。

三、输卵管吻合术

(一)经腹输卵管吻合术手术的操作要点

切口同输卵管造口术。进入腹腔后进行下列操作。

(1)检查其周围有无粘连,影响范围,伞端外观是否正常。如有粘连应用剪刀实行锐性分离。

(2)检查闭锁近端、远端情况,切除闭锁处,用两手指夹着子宫下部宫颈处,经宫底刺入7号针头,注入稀释美蓝液,可清楚见到输卵管近侧阻塞部位,在其近侧2~3 cm处垂直切断管腔;在瘢痕远端稍外处垂直切断,将两者之间瘢痕组织充分切除。向远端口注入生理盐水,证实输卵管远端通畅。并在镜下检查新切口创面有无瘢痕或纤维组织;肌层、黏膜是否正常、止血。这种经宫底注射亚甲蓝液法较经宫颈插造影器方便且可保持无菌。

（3）吻合输卵管。

（4）亚甲蓝通液检查输卵管通畅程度。

（二）腹腔镜下输卵管吻合术的操作要点

（1）患者取膀胱截石位，下腹壁行四点穿刺：第 1 穿刺点在脐部置入腹腔镜，在直视下于耻骨上部置入 3 个 5 mm 腹腔镜穿刺套管，其一位于正中线，分别在其两侧 5 cm 处各置一腹腔镜穿刺套管。经宫颈置入能进行亚甲蓝通液的举宫器。

（2）检查输卵管走向，辨认绝育处输卵管断端，分离粘连。

（3）在原结扎部位下方输卵管系膜处注射血管收缩剂以减少术中出血。可用 1 U 垂体加压素加入 10 mL 生理盐水或乳酸林格液中，分别浸润输卵管近侧或远端附着的输卵管系膜。

（4）切除阻塞的输卵管。

（5）检查输卵管是否通畅。

（6）吻合输卵管。

（7）亚甲蓝通液检查输卵管通畅程度。通过子宫腔注入亚甲蓝液，如吻合成功，可见亚甲蓝液自输卵管伞端流出。

四、输卵管宫腔移植术

输卵管宫腔移植术适用于输卵管腐蚀粘堵术需复通者。输卵管宫腔移植的操作步骤主要为以下几点。

（1）切除输卵管峡部阻塞部分。

（2）试通剩余输卵管检查是否通畅。在近端管口两侧边（3 点、9 点处）剪开约 5 mm 长度，将前、后壁各缝肠线，用 17 mm 圆孔铰刀在近子宫角子宫后壁上钻通肌壁，然后将已缝好的肠线 4 个线头自孔的上、下壁穿出，穿出部位距孔缘 3～5 mm 各自打结，移植的输卵管引入并固定在子宫腔顶部两侧。用肠线将输卵管浆膜层固定于子宫浆膜层。子宫上部两侧后壁打洞的优点是使输卵管伞部与卵巢间距接近。

（3）不论哪种部位吻合，完成吻合术后，应再次向宫腔内注入美蓝液，注液时手指捏紧子宫颈上部，检查吻合口有无渗漏，美蓝液有无经伞端流出。如一切正常，注入 32％低分子右旋糖酐（70）20 mL 及异丙嗪 25 mg，以防粘连和过敏。

五、体外受精-胚胎移植术

体外受精-胚胎移植术（In vitro fertilization and embryo transfer，IVF-ET）是指从女性体内吸取卵子，于体外培养后，加入经处理过的精子，待卵子受精后，发育成 2～8 细胞周期，再植入子宫内，发育成胎儿，分娩。因为这项技术的最早阶段是在培养皿中进行，故俗称试管婴儿。宫腔内人工受精（intrauterine insemination，IUI）是最简单的人工助孕技术，是指在女性排卵期，将处理过的精子直接注入女性子宫腔内，达到受孕目的。体外受精胚胎移植术主要步骤为取卵、体外授精和胚胎移植，其中部分患者在取卵或胚胎移植时，由于不能忍受操作疼痛，需要在麻醉下进行。现就取卵及胚胎移植两大步骤简述如下。

（一）取卵

在注射 HCG 后 34～36 小时之间进行取卵，若继续推迟有可能在取卵时已自然排卵或者在手术操作过程中容易造成一些卵泡自行破裂。

(二)取卵方式

(1)超声引导下经阴道取卵在阴道超声探头引导下,经阴道穿刺抽吸卵泡取卵。目前阴道超声取卵已取代腹腔镜成为最常用的取卵方式。取卵时患者采取截石体位,用生理盐水冲洗阴道或先用含碘液冲洗,然后用生理盐水冲洗。阴道超声探头外套无菌无毒乳胶套,配穿刺架与专用穿刺针,在超声穿刺线引导下从穹隆部进针,尽量不经宫颈、膀胱与子宫,依次穿刺抽吸两侧卵巢的卵泡,抽吸负压为 15 kPa,待一个卵泡抽吸干净后再进入第 2 个卵泡,每次进针可穿刺多个卵泡,但要注意不要伤及周围脏器与血管。

(2)在阴道超声取卵术出现之前,腹腔镜下卵泡穿刺抽吸术曾经是最主要的取卵手段,腹腔镜取卵术成功与否与盆腔状态有关,至少 50％的卵巢表面可以由腹腔镜暴露直视才能保证顺利抽吸卵泡。因此,对于那些可疑盆腔粘连的患者,体外受精及胚胎移植之前要先进行一次腹腔镜检查,明确盆腔情况和估计腹腔镜取卵的可行性。目前,腹腔镜取卵主要用在输卵管内配子移植术和受精卵输卵管内转移等助孕治疗中,另外,当卵巢被粘连固定在较高位置经阴道穿刺无法达到时仍可借助腹腔镜取卵。

(3)开腹取卵目前很少使用,仅在有其他指征需要开腹时可同时取卵。

(三)胚胎移植的方法

胚胎宫腔内移植:指将受精卵或胚胎转移至于宫腔内,经子宫颈宫腔内移植是最常用的胚胎移植方法。

移植前嘱患者排空大小便,移植时一般采取膀胱截石位,前位子宫患者采用膝胸卧位移植,暴露宫颈后用蘸有培养液的棉球清洁宫颈,并用长棉签拭去宫颈管内的黏液,必要时先用一根试验移植管探清宫腔方向。目前多选用带外套管的有弹性的无创伤软移植管,确保抽吸胚胎后顺利移入宫腔。

六、辅助生殖手术的麻醉特点

妇女不育手术均为育龄妇女,全身状况一般良好,术前按常规作好麻醉前准备即可。麻醉方式可选择连续硬膜外阻滞或腰硬联合麻醉,对精神过于紧张的患者或腹腔镜下手术的患者可选用全身麻醉。施行椎管内麻醉的患者,如手术时间过长,患者无法耐受手术体位时,可考虑适当镇静,以确保患者的安静,以免影响手术操作。

体外受精胚胎移植术最关键的步骤之一是取卵。超声引导下经阴道取卵虽然部分患者可在局麻下完成,但局麻有时难以保证患者完全无痛,所以目前已有不少生殖中心为了完全消除患者取卵时的疼痛,采用全身麻醉或硬膜外阻滞下取卵。其中以丙泊酚复合芬太尼最为简便有效,上述两种麻醉方法均不影响总取卵数、受精、卵裂、移植胚胎分级、种植率、流产率等,但与硬膜外阻滞相比,丙泊酚复合芬太尼麻醉具有操作简单和耗时短的优点,可作为取卵的常规麻醉方法。哌替啶和氧化亚氮也可用于减轻患者取卵时的痛苦。胚胎移植一般不需全身麻醉。

(卢树昭)

第十二章

产科麻醉

第一节　正常分娩的麻醉

分娩疼痛是人类最常见的疼痛，亦是大部分妇女一生中所遭遇的最剧烈的疼痛。有统计资料表明约80%的初产妇认为分娩时宫缩痛难以忍受，同时因疼痛而烦躁、大声喊叫、影响休息可增加体力消耗，并影响子宫收缩，易造成产妇衰竭、难产，此外部分产妇因担心剧烈疼痛而选择剖宫产，从而使剖宫产率增加。从1847年英国医师John Snow用氯仿为Victoria女王实施第1例分娩镇痛以来，临床上进行了各种方法和药物的研究，如全身给予镇静或镇痛药物、全身麻醉法、局部神经阻滞法和椎管内间断推注镇痛法等。但由于镇痛效果不确定、方法较繁琐，易产生产妇低血压和对胎儿呼吸抑制等不良反应，因此未能在临床推广应用。随着患者自控镇痛和新药罗哌卡因的临床应用，大大减少了分娩镇痛对产妇、胎儿及分娩过程的不良影响，提高了分娩镇痛的有效性和安全性，使分娩疼痛治疗进入了一个新时代。分娩镇痛越来越受到产科医师、麻醉医师及患者的高度重视，成为临床重要的疼痛治疗手段。

选择分娩的镇痛方式应以患者状态、产程以及设备条件为依据，椎管内麻醉是较为理想的一种方法，其目的是在分娩时提供充分的镇痛，而尽可能减少运动阻滞。使用低浓度局麻药物可达到这一目的，复合阿片类药物时局麻药物浓度可进一步降低而仍能提供完善镇痛。

一、相关问题

（一）分娩生理

1.分娩动因的内在机制

分娩的发生、发展及完成由胎盘-胎儿分泌的一系列激素和细胞因子所决定，如前列腺素（特别是PGE_2）、皮质醇、雌/孕激素、缩宫素以及细胞因子等，各种激素和细胞因子的分泌在妊娠末期即明显增加，分娩临产后迅速达到高峰，使子宫产生强烈的有规律的收缩，导致了分娩的发生。

2.分娩动因的外在表现

从分娩动因的外在表现看，分娩的发生是由于子宫强烈的有规律收缩，在各种辅助肌肉的配合下，使胎儿排出体外。

3.分娩的分期

分娩全过程是从有规律宫缩开始至胎儿胎盘娩出时为止，共分为3个产程。第一产程：从间歇5～6分钟的规律宫缩开始,到子宫颈口开全。初产妇需 11～12 小时,经产妇需 6～8 小时;第二产程:从子宫颈口开全到胎儿娩出,初产妇需 1～2 小时;第三产程:从胎儿娩出至胎盘娩出,需 5～15 分钟,不超过 30 分钟。

(二)分娩的疼痛路径

在决定采用哪种镇痛方法之前,了解分娩的疼痛路径很重要。国际疼痛研究协会将疼痛定义为"一种与确切或潜在组织损伤有关的不愉快的感觉和情感体验"。产妇对疼痛的理解是一个包括了外周和中枢机制的动态过程。有许多因素影响妇女在分娩过程中所体验的疼痛程度,包括心理准备,分娩过程中的情感支持,过去的经验,患者对生产过程的期望、缩宫素、胎位异常(例如枕后位)可能也会促使早期的分娩痛更剧烈。然而,毫无疑问的是对于大多数妇女,分娩和剧烈的疼痛是相伴的,并且往往超出预料。

第一产程痛主要由于子宫收缩,子宫下段和宫颈进行性扩张引起,信号经内脏神经的 c 和 A_δ 纤维传至 T_{10}～L_1 脊神经,形成典型的"内脏痛",同时邻近盆腔脏器,神经受牵拉和压迫产生牵扯痛。因此,第一产程痛特点为疼痛范围弥散不定,产妇对疼痛部位和性质诉说不清。

第二产程自宫口开全至胎儿娩出,其痛源于先露部对盆腔组织的压迫及对骨盆出口及下产道(包括会阴部)的扩张、牵扯、撕裂等,疼痛冲动经阴部神经传入 $S_{2\sim4}$ 脊髓节段构成典型的"躯体痛",第二产程特点为刀割样剧烈疼痛、疼痛部位明确集中在阴道、直肠和会阴部。

第三产程自胎儿娩出到胎盘娩出,一般痛觉已显著减轻。

因此,要消除子宫收缩引起的疼痛需阻滞 T_{10}～L_1;而要消除宫颈和盆底组织的疼痛则需阻滞 S_2～S_4 节段。分娩疼痛的强度通常与产妇的痛阈和分娩次数等因素有关。

(三)分娩镇痛的目的及必要性

(1)可显著减轻或消除孕妇的分娩痛,最大程度地减少孕妇的痛苦。

(2)给孕妇提供人性化的医疗服务,这是社会生活发展的必然要求。

(3)帮助孕妇树立自然分娩的信心,提高自然分娩率。

(4)阻滞交感神经,理论上还可扩张胎盘血管,增加胎儿血供;减轻或消除疼痛所导致的过度通气及其带来的对母婴各方面的不良影响,消除疼痛给孕妇带来的不适,孕妇可适当进食、休息,为分娩作好充分的准备。

(四)分娩镇痛对母婴安全性的影响

分娩镇痛在近十几年来经过不断改进和更新,很多国家已在临床上大规模推广应用。实践证明,只要规范操作,严格管理,对孕妇是一种安全可靠的镇痛方法。

大量研究证明,分娩镇痛对胎儿或新生儿是比较安全的,对胎儿没有明显的不利影响。常用的监测及评价胎儿或新生儿的方法有胎心、脐动静脉血气分析、子宫胎盘血流速率检测、Apgar评分、NACS 评分等指标,还没有发现分娩镇痛对上述指标造成严重影响。局麻药(罗哌卡因、丁哌卡因)都有微量通过胎盘进入胎儿体内,但对胎儿没有明显不利影响;而阿片类药一般都可迅速通过胎盘,大剂量反复应用时对胎儿有一定的抑制作用。从目前来看,芬太尼等是目前最为安全的阿片类药,分娩镇痛常用的芬太尼浓度一般仅为 $1\sim2\ \mu g/mL$,对胎儿没有明显的不利影响。

(五)分娩镇痛对分娩的影响

分娩镇痛对分娩过程和母婴后果的影响是麻醉科和产科医护人员所共同关注的问题。硬膜外镇痛广泛用于分娩镇痛是在 20 世纪,目前在英国大约 20%、在美国 58% 的产妇采用硬膜外分娩镇痛。很多学者对分娩镇痛模式(主要是椎管内麻醉)对母婴的影响,尤其是分娩过程,进行了评价。

1.对分娩内在机制的影响

分娩的发生、发展及完成由胎盘-胎儿分泌的一系列激素和细胞因子所决定,如前列腺素(特别是 PGE_2)、皮质醇(Cortisol)、雌/孕激素、缩宫素以及细胞因子等,各种激素和细胞因子的分泌在妊娠末期即明显增加,使子宫产生强烈的有规律的收缩,导致了分娩的发生。"胎盘-胎儿"是一个相对独立的系统,决定着分娩的发生、发展及完成。有研究证明,分娩镇痛没有影响"胎盘-胎儿"这一相对独立的系统中各种激素的分泌,因此,对分娩的内在机制无不良影响。

2.对产程以及分娩方式的影响

准确地评价椎管内麻醉分娩镇痛对产程和剖宫产率的影响非常困难,因为要求分娩镇痛的产妇可能存在一些增加分娩不良后果的特征,如入院时属于分娩早期或胎头高浮、骨盆出口偏小、胎儿较大、初产妇等,这些特征因素可能会增加产程延长、器械助产、剖宫产以及其他不良后果(背痛、发热、会阴损伤、胎儿窘迫等)。一些回顾性研究结果认为,椎管内阻滞分娩镇痛与剖宫产率增高有关。但近期的前瞻性研究结果及循证医学的系统评价认为采用椎管内麻醉进行分娩镇痛可能增加了阴道助产率、延长产程、增加产妇发热和新生儿感染的发生率,但不增加剖宫产率。

分娩镇痛(主要以硬膜外镇痛为例)可能从以下几个方面对产程和分娩方式造成影响:①影响子宫收缩。分娩时子宫的收缩主要由胎盘各种组织分泌的各种子宫收缩激素决定,另外,交感神经也参与调节子宫的收缩。有学者的研究证明,硬膜外镇痛没有影响子宫收缩激素的分泌,但由于阻滞交感神经而造成子宫收缩一过性减弱。②腹肌和隔肌等辅助肌肉收缩力减弱及减弱程度与局麻药浓度及麻醉阻滞平面相关。③使肛提肌和盆底肌肉的收缩减弱,使胎头俯屈和内旋转受到妨碍。④分娩时产妇主动用力的愿望减弱。

3.其他

有研究发现,椎管内阻滞分娩镇痛可能增加产妇发热与新生儿感染的发生率。一些临床观察发现椎管内阻滞镇痛的产妇体温升高达 38 ℃以上。椎管内阻滞镇痛是否增加产妇和新生儿感染尚有待研究。接受镇痛者产程可能更长,导致感染的可能性增加,也可能存在体温调节功能的改变以及产程中高代谢以及热量再分布等原因。

二、孕妇准备

(一)镇痛前评估及检查

1.产妇的病史和体检

重点应放在详细了解和麻醉有关的产科病史和仔细检查气道。如果选择区域性麻醉镇痛,应进行必要的背部和脊柱检查。为保障产妇和新生儿的安全以及产妇生产的顺利,麻醉医师应与产科和儿科医师,针对每个患者的具体情况进行讨论。此外,注意了解有无高血压、糖尿病等妊娠合并症。

2.禁食情况

在待产期间,适当饮用液体饮料可使患者减少口渴、提神、补充能量以及增加舒适感,但不是所有的饮料都可以饮用,这里指的是无渣的液体饮料,也就是国内所说的清流食,譬如:清水、无渣的水果汁、汽水、清茶和不加牛奶的咖啡等。产妇饮用的液体种类比饮用的液体容量更有临床意义。饮用液体应因人而异,如产妇有下列情况应适当限制液体的饮用:胃肠动力失调(如肥胖症、糖尿病、胃食管反流等情况)、困难气道、有需手术分娩的可能性(如胎儿健康情况不明、产程进展缓慢等情况)。

3.增加凝血功能检查

是否应对每个产妇做血小板检查,曾经有过争议。现认为对健康的产妇不需要常规做血小板的检查,但对患有能改变血小板浓度疾病(譬如妊娠高血压)的患者应做血小板检查。因此,临床决策应根据每个患者的具体情况而定。

(二)术前用药

(1)不建议常规术前用药(如阿托品,心率的增加可增加产妇的耗氧)。

(2)妊高症患者降压药持续至术前。

(三)术前准备

麻醉机和复苏用品,包括新生儿复苏用品及抢救药品。胎儿娩出时应有新生儿医师协助治疗。监测方面,除了常规监测以外,关于胎儿心率的监测,在美国,对妊娠超过 20 周的产妇实施区域阻滞麻醉前后,都应由专业人员监测胎儿的心率。

三、常用方法及优缺点

许多局部麻醉技术用于分娩时既提供理想的镇痛效果,同时对母亲和胎儿的不良影响又很小。与静脉和吸入麻醉技术相比,局部麻醉可控性更强,更有效,抑制效应更少。最常用的局部麻醉技术是椎管内麻醉镇痛,尤其是硬膜外镇痛。较少用的有腰交感神经阻滞。有时产科医师也使用宫颈旁麻醉、阴部麻醉、局部会阴浸润麻醉技术。每一种技术都有其优点和缺点,须根据设备条件、患者情况及麻醉医师的经验等选择采用。

(一)椎管内麻醉

1.蛛网膜下腔阻滞

穿刺点以 $L_{3\sim4}$ 为宜,可以采用坐位或侧卧位下实施。对于肥胖的产妇,坐位是蛛网膜下腔穿刺的最佳体位。蛛网膜下腔注入小剂量阿片类药物,可以迅速达到镇痛效果。例如 $10\sim20\ \mu g$ 芬太尼或 $3\sim6\ \mu g$ 舒芬太尼,可以立即缓解产妇产程中疼痛。蛛网膜下腔阻滞的优点是起效快,阻滞效果完善,缺点是镇痛时间不易控制,不能任意延长镇痛时间,而且术后头痛的发生率较高,因此目前在临床上应用较少。

2.硬膜外阻滞

硬膜外阻滞是最为常用的分娩镇痛方法,其优点为镇痛效果好,麻醉平面和血压较容易控制,对母婴安全可靠。其缺点为起效缓慢。

有一点穿刺和两点穿刺置管两种。一点穿刺置管法:穿刺 $L_{3\sim4}$ 或 $L_{4\sim5}$ 间隙,向头置管 3 cm。两点穿刺法一般选用 $L_{1\sim2}$ 穿刺,向头置管 3 cm,和 $L_{4\sim5}$ 穿刺,向尾置管 3 cm,上管阻滞 $T_{10}\sim L_2$ 脊神经,下管阻滞 $S_{2\sim4}$ 脊神经,常用 1%利多卡因或 0.25%罗哌卡因,在胎儿监测仪和宫内压测定仪的监护下,产妇进入第一产程先经上管注药,一次 4 mL,以解除宫缩痛。于第一产程后半期置管注药,一次 $3\sim4$ mL(含1:20万肾上腺素),根据产痛情况与阻滞平面可重复用药。只要用药得当,麻醉平面不超过 T_{10},对宫缩可无影响。两点穿刺法对初产妇和子宫强直收缩、疼痛剧烈的产妇尤为适用,用于先兆子痫产妇还兼有降血压和防抽搐功效,但局麻药中禁加肾上腺素。分娩镇痛禁用于原发和继发宫缩无力,产程进展缓慢,以及存在仰卧位低血压综合征的产妇。两点穿刺法用于第二产程时,因腹直肌和提肛肌松弛,产妇往往屏气无力,由此可引起第二产程延长,或需产钳助产。因此,在镇痛过程中应严格控制麻醉平面不超过 T_{10},密切观察产程进展、宫缩强度、产妇血压和胎心等,以便掌握给药时间、用药剂量和必要的相应处理。

硬膜外分娩镇痛常用的局麻药物为罗哌卡因和丁哌卡因,常复合应用阿片类药如芬太尼、舒芬太尼等。常用的药物浓度为 $0.075\%\sim0.125\%$ 罗哌卡因(丁哌卡因)$+1\sim2\ \mu g/mL$ 芬太尼。常用的硬膜外分娩镇痛方法有连续硬膜外镇痛(CIEA)和孕妇自控硬膜外镇痛(PCEA),其中 PCEA 是目前最为常用的硬膜外镇痛方法。具体方法为:穿刺点选择 $L_{3\sim4}$ 或 $L_{2\sim3}$,穿刺成功后给 1.0% 利多卡因 $3\sim5\ mL$ 作为试验量,观察 5 分钟无异常接电脑泵,首剂设为 $8\sim10\ mL$,每小时量设定量 $6\sim8\ mL$,PCA 量设定为 $3\sim5\ mL$,锁定时间为 $10\sim15$ 分钟。PCA 可由孕妇或助产士给药,胎儿娩出后可给予 2% 利多卡因以消除会阴缝合的疼痛。其优点为镇痛效果满意,对运动神经影响轻,而且减轻了麻醉医师的工作量,又可个体化用药。其缺点为镇痛作用起效较慢。

PCEA 让患者自己用药来控制镇痛程度,而很少需要麻醉医师干涉,运动阻滞也轻,泵控可获得更广泛的药物扩散范围,较浅的麻醉也减少了产妇低血压的发生率。PCEA 使用局麻药的总量减少,提供更符合产妇需要的药物剂量,与标准硬膜外镇痛技术相比产妇的满意度增加。PCEA 是目前最有效的分娩镇痛方法,如果配合适当的产科处理,硬膜外镇痛技术可以达到令人满意的低钳助产率和剖宫产率,让患者享受到无痛分娩的经历。

3.蛛网膜下腔-硬膜外联合阻滞(CSE)

1984 年首次报道 CSE 用于剖宫产,现在已经迅速推广。近十几年来,CSE 在产科的应用越来越多。CSE 结合了腰麻和硬膜外的特点,起效快并且肌肉松弛良好,和腰麻相比可较好地控制麻醉平面并可任意延长麻醉时间;由于可以随时追加药物,因而可以使用小剂量局麻药,这样可以减少蛛网膜下腔阻滞平面过高和低血压的发生;还可提供术后镇痛。此外,现在 CSE 的穿刺器械有了很大的改进。例如普遍使用管内针技术,从而使针芯更细,减弱了硬膜的损伤程度,同时避免了和皮肤的直接接触,减少了感染的机会;笔尖式针芯、针孔侧置使针芯不似传统的斜面式腰麻针那样切开硬脊膜,而是分开硬脊膜,对硬脊膜的损伤更小、且更容易愈合,明显减少了脑脊液的外漏等。正是由于这些方法和技术上的改进,使 CSE 的并发症发生率大大降低。

具体方法:硬膜外穿刺成功后,用特制细针芯刺穿硬膜,见有脑脊液流出,推入小剂量镇痛药($15\sim20\ \mu g$ 芬太尼或 $3\sim6\ \mu g$ 舒芬太尼 $+1.5\sim2.5\ mg$ 罗哌卡因或丁哌卡因),然后从硬膜外置管保留,至孕妇自感疼痛时再从硬膜外给低浓度局麻药($0.075\%\sim0.125\%$ 罗哌卡因 $+1\sim2\ \mu g/mL$ 芬太尼或 $0.1\ \mu g/mL$ 舒芬太尼)。用 CSE 行分娩镇痛结合了腰麻和硬膜外的优点,先从蛛网膜下腔少量给药以快速起效,需要时再从硬膜外持续给药,可任意延长镇痛时间。该方法镇痛效果迅速、确切,对运动神经影响小,由于蛛网膜下腔给药量极少($1.5\sim2.5\ mg$ 罗哌卡因或丁哌卡因),因此对呼吸循环的影响小。其缺点为有一定的不良反应,如芬太尼注入蛛网膜下腔可导致一定程度的瘙痒,存在一定的感染风险,其头痛发生率是否增高还存在争论,有研究认为由于穿刺器械的改进,头痛以及感染的发生率极低,和硬膜外相比并没有明显差别。

4.可行走式分娩镇痛(AEA)

可行走式分娩镇痛是根据孕妇的运动能力来定义的。它是指在给孕妇提供满意的镇痛的同时充分保留孕妇的运动能力,在分娩的第一产程,孕妇可自如的行走,并可适量进食,充分休息,对孕妇非常方便。AEA 对运动神经的影响轻微,最大限度地保留了辅助肌肉在分娩中的作用,减轻硬膜外阻滞对分娩的影响。而且孕妇在行走时,胎儿的重力作用可能会加速分娩,曾有研究报道可行走式分娩镇痛可以缩短产程。因此,目前应用越来越广泛。AEA 包括两种方法,原理基本相似。①患者自控硬膜外镇痛:是目前最为流行的方法,一般采用 0.075%～0.1%罗哌卡因＋1～2 μg/mL 芬太尼,镇痛效果确切,对母亲胎儿影响小。研究证明,罗哌卡因的量大于0.1%则有可能影响孕妇运动能力,小于 0.075%则有可能镇痛效果不满意,一般以 0.1%罗哌卡因＋1～2 μg/mL芬太尼为佳(PCEA)。②腰麻-硬膜外联合阻滞(CSE):方法已如上述。其特点为蛛网膜下腔局麻药药量极少(1.5～2 mg 罗哌卡因或丁哌卡因),芬太尼药量 15～20 μg,硬膜外用量同上。

5.骶管阻滞

主要用于第二产程以消除会阴痛。缺点为用药量大;穿刺置管易损伤血管或误入蛛网膜下腔,发生局麻药中毒者较多;麻醉平面过高可能影响宫缩频率和强度。此外,因盆底肌肉麻痹而无排便感,不能及时使用腹压,延长第二产程。故一直未能广泛应用。

(二)全身麻醉

在分娩过程中,可使用亚麻醉浓度的吸入或静脉麻醉药来缓解产程中疼痛。这种疼痛缓解技术不能与临床普遍使用的全麻相混淆,后者可以产生意识模糊和保护性喉反射丧失。这种技术可以作为椎管内麻醉的辅助用药或者用于无法应用局部麻醉的产妇;可以间断性(在子宫收缩过程)或者连续性的给药。产妇可以自行给药,但是必须同时有一名医护人员在场来保证足够的意识水平和正确的使用仪器。

1.静脉给药分娩镇痛

麻醉性镇痛药(如吗啡、哌替啶、芬太尼等)及镇静药(如地西泮、氯丙嗪、异丙嗪等)在产科的应用时间较长,使用也较为普遍。须注意,二者都极易透过胎盘,且对胎儿产生一定的抑制。静脉全麻药应用较多的是氯胺酮。作为一种 NMDA 受体拮抗剂,氯胺酮可引起分离麻醉,早在1968 年就已用于产科,具有催产、消除阵痛增强子宫肌张力和收缩力的作用,对新生儿无抑制,偶可引起新生儿肌张力增强和激动不安。

根据 Fick 定律,目前常用于产科的全麻药经胎盘转运至胎儿体内均是时间依赖性与剂量依赖性的,提示在全麻下用药剂量越大,母/脐静脉血药浓度越高,分娩时间越长,母/脐静脉血药浓度越接近而对胎儿影响越大。因此应强调低浓度、短时间使用。值得注意的是,研究表明不少临产妇禁食 8～24 小时后胃内仍有不少固体内容物,因此所有产科患者围麻醉期均应按饱胃处理,尤其是对于准备使用亚麻醉剂量的全麻药物的产妇,采用积极措施防治反流和误吸。①间断给药法:是指根据患者的需要,每隔一段较长的时间(60～90 分钟)将大剂量阿片类镇痛药从静脉给予,这种方法容易使母体、胎儿血药浓度急剧升高,造成呼吸抑制等不良反应的发生。②静脉自控镇痛(PCIA)其基本方法和硬膜外自控镇痛(PCEA)相似,先给一定量首剂,再静脉持续给予维持量,同时设置患者自控给予 bolus 量和锁定时间,这些都由电脑泵控制。可根据患者的需要自己给药,提高了镇痛的满意率,同时使母体和胎儿的血药浓度平稳,并减少了药物的需要量,采用 PCA 给药也体现了个体化给药的原则。PCIA 所用的药物仍以阿片类为主,一般为哌替啶(度冷丁)或者芬太尼,由于新出现的药物雷米芬太尼代谢快,蓄积量少,对胎儿的影响可能较小,其应用正在受到重视。

尽管静脉镇痛分娩的方法有了较大的改进,但所用传统的阿片类药仍存在较大不足:一是镇痛不完善,一般只有 2/3 左右的孕妇表示满意;二是阿片类药量偏大,对母婴的影响较大,无论是哌替啶还是芬太尼都可能引起胎儿呼吸的抑制、Apgar 评分、NACS 评分的改变,增加纳洛酮的使用率。有研究显示,新药瑞芬太尼用于 PCIA 有较为满意的镇痛效果,同时对胎儿无明显的不良反应,但也有研究者对此持谨慎态度。但对于孕妇有硬膜外阻滞禁忌证时,PCIA 也有应用的价值。

2.吸入给药分娩镇痛

氧化亚氮和氟类吸入麻醉药已被成功地应用于分娩的麻醉。氟类吸入麻醉药麻醉效果与氧化亚氮相当或更佳,但其应用由于可致困倦,气味难闻以及费用较高而受到限制。使用这类药物的最大风险就是意外的剂量过大导致的意识不清和保护性反射消失。此外,因多数采用半紧闭法给药,若产房没有换气系统,可能导致相关医护人员长期暴露在一个过高水平的吸入麻醉药的环境中。

(1)氧化亚氮:氧化亚氮吸入体内后显效快,30～60 秒即产生作用,停止吸入后数分钟作用消失。同时,氧化亚氮镇痛作用强而麻醉作用弱,质量分数为 30～50,亚麻醉质量分数>80 才有麻醉作用。这些药理学特点使氧化亚氮成为较理想的分娩镇痛药。氧化亚氮吸入分娩镇痛具有下列优点:①镇痛效果好,能缩短产程。②不影响分娩方式,不抑制胎儿呼吸和循环功能,不增加产后出血量,安全,无明显不良反应。③产妇始终保持清醒,能主动配合完成分娩。④显效快,作用消失也快,无蓄积作用。⑤有甜味,无呼吸道刺激性,产妇乐于接受,且使用方便。

氧化亚氮的镇痛效果与其间断吸入的时机和量有着重要的关系。由于氧化亚氮吸入后需30～60 秒方起效,而子宫收缩又先于产痛出现,故间断吸入镇痛至少要在子宫收缩前 50 秒时使用,这样才能使镇痛作用发生与产痛的出现在时相上同步。若在疼痛时才开始吸入,不但起不到镇痛效果,反而易于在间歇期进入嗜睡状态,并伴有不同程度的头晕、恶心。一般应在每次子宫收缩前 30～45 秒时,嘱产妇吸入较适宜,宫缩间歇期停止吸入,这样既能有效镇痛,又不至吸入过量,同时严密监测产程进展及胎心变化情况,观察产妇的意识是否清醒,发现有头晕、恶心现象,可暂停吸入氧化亚氮即可很快恢复正常。

使用时应注意产妇对氧化亚氮的敏感性和耐受力有个体差异,麻醉医师须随时了解镇痛效果和不良反应,如出现头晕、乏力、嗜睡或不合作情况,说明已过量,应及时减少吸入次数和深度,以确保安全有效。其次,因氧化亚氮的弥散性缺氧作用,对于缺血缺氧的心肌可能有害,加之长时间(>50 小时)吸入氧化亚氮对骨髓增生可能有不良反应,因此对心肺功能不全、血液病及妊娠子痫等产科并发症患者须慎用。

(2)氟烷类吸入麻醉药:氟烷类吸入麻醉药都易于通过胎盘,可引起与剂量相关的子宫收缩抑制,浅麻醉时对子宫抑制不明显,对胎儿也无明显影响;深麻醉对子宫有较强的抑制,容易引起子宫出血。多作为氧化亚氮的辅助药物,有比氧化亚氮更强的镇痛效果,于第二产程开始时间断吸入。0.2%～0.25%恩氟烷、异氟烷及地氟烷也被成功地应用于分娩的麻醉,效果似乎与氧化亚氮相当。

(三)其他技术

局部麻醉包括宫颈旁阻滞、阴部神经阻滞、椎旁腰交感神经阻滞、外阴及会阴部局部浸润麻醉等,只要掌握合理的局麻药用量,避免误注入血管,局部麻醉不影响宫缩和产程,不抑制胎儿,对母子都可较为安全,更适于合并心、肺、肾功能不全的产妇。但这些方法都存在镇痛效果不确切,患者满意度不高的问题。虽然产科医师仍旧将这类技术用于非产科手术,但是它在产科的应用因为引起胎心减慢、局麻药中毒、神经损伤和感染而受到限制。这种胎心减慢的病因学可能与子宫血流降低以及胎儿血中局麻药水平较高有关。常用药物为 0.5%利多卡因。

1.宫颈旁阻滞

宫颈旁阻滞是一种用于不想或不能接受神经根阻滞的孕妇的替代技术,是一种操作相对简单的阻滞,为第一产程提供镇痛,并且不会影响分娩的进程。其方法是通过子宫和子宫颈结合的侧后部,将局麻药注入子宫颈阴道侧穹隆黏膜下以阻滞穿过子宫颈中心的神经。因为这种阻滞不影响会阴部的躯体感觉纤维,所以不能缓解第二产程的疼痛,仅适于第一产程镇痛,可加快宫口扩张,缩短第一产程减轻疼痛。

2.阴部神经阻滞麻醉

会阴神经来源于较低位骶部神经根($S_{2~4}$),支配阴道下段、阴道外口和会阴部的感觉及会阴部肌肉的运动。经阴道途径容易阻滞该神经,在两侧骶棘韧带后注入局麻药。适于第二产程,在宫口开全后开始阻滞,可缩短第 2 产程。此法可为阴道分娩和低位产钳分娩提供满意的镇痛,但是在中位产钳分娩、阴道口损伤和宫腔探查时镇痛不足,而且阻滞的失败率较高。

3.其他

椎旁腰交感神经阻滞可用于阻止第一产程中由子宫产生的疼痛的传导。虽然这项阻滞技术实施困难,但与子宫颈旁阻滞相比,相关的并发症似乎要少得多。

四、注意事项

分娩结局受多方面因素的影响,包括镇痛药物种类及浓度的选择、镇痛实施的时机、分娩镇痛疗效的观察、分娩镇痛不良反应的防治、产妇对疼痛理解和对镇痛的要求、缩宫素的使用、产程中的积极管理以及产科医师对分娩过程的指导等。良好的分娩结局有赖于麻醉医师、产科医护人员以及产妇的密切配合。

(一)积极预防和处理分娩镇痛对产程的影响

1.积极地使用缩宫素

缩宫素是一种强烈的子宫收缩剂,早已在临床上常规使用。硬膜外分娩镇痛虽然可造成子宫收缩的一过性减弱,但完全可以用缩宫素来纠正。

2.降低局麻药的浓度

复合一定量的阿片类药物如芬太尼,可使局麻药物浓度大幅度降低,目前所用的局麻药浓度一般为0.075%~0.100%罗哌卡因或丁哌卡因,镇痛效果满意,患者可以自如行走,对运动神经影响轻微,对患者各种辅助肌肉几乎没有影响。

3.积极的产程管理

其管理措施包括:积极的宫颈检查,早期破膜,缩宫素的使用以及对难产严格的诊断标准。通过积极的产程管理可明显降低分娩镇痛对产程的影响。研究证明,通过这些方法的采用,硬膜外镇痛对分娩的影响是可以消除的,实验组和对照组的产程和分娩方式没有明显差别。

(二)积极预防和处理分娩镇痛的相关并发症

1.硬脊膜穿刺后的头痛

硬脊膜穿刺后头痛的病理生理主要有两个方面:颅内压降低与代偿性脑血管扩张。硬脊膜穿刺后头痛的临床过程并非都表现为自限性,亦并非都表现为良性,患者常主诉体位性头痛,有的可出现外展神经麻痹、听觉障碍和硬脊膜下出血。目前治疗多采用硬膜外填充和保守治疗。研究证据支持延迟填充,即在硬脊膜穿刺 24 小时后进行。

2.麻醉期间低血压

椎管内麻醉,尤其是蛛网膜下腔阻滞,对孕妇循环系统影响较大,诸多学者应用多种液体(胶体液、晶体液)、不同液体量(10~30 mL/L)和各种血管加压药物试图解决这一问题,但是并不能完全消除低血压的发生。麻醉之前一定要开放静脉通道,如果时间允许,尽可能在麻醉前迅速预防性扩容,同时准备好常用的升压药品。产妇最好采用左侧倾斜30°体位。液体预扩容能防止产科手术中低血压,不管使用何种液体预扩容,均必须有足够的量(最好是1 000~1 500 mL晶体液进行中度水化),才能显著增加心排血量,以有效地防止椎管内麻醉时的低血压。液体预扩容可达到增加血容量,降低低血压发生率的目的,早期、积极地应用药物处理低血压,麻黄碱有防治产科低血压的效果,研究认为单次5~10 mg剂量麻黄碱对于液体预扩容的剖宫产者小剂量蛛网膜下腔麻醉时可起到预防低血压的作用。如果持续低血压,应立即手术分娩。

3.产后腰背痛

产后腰背痛较常见发生率为15%~30%,主要原因为产妇负荷减轻、产妇体重增加和分娩后骨盆韧带及腹部肌肉还处于松弛状态。椎管内麻醉是否引起产后腰背痛目前还没有定论,但穿刺点局部不适在椎管内麻醉中常见。

4.神经损伤

近年来发现,由于神经损伤并发症引起的医疗纠纷较多,分析其原因有以下几种:①操作损伤,以感觉障碍为主,大多数患者数周内缓解,神经根损伤,有典型根痛症状,很少有运动障碍;与穿刺点棘突的平面一致,而脊髓损伤为剧痛,偶伴意识障碍。②脊髓前动脉栓塞,前侧角受损(缺血坏死)表现,以运动功能障碍为主的神经症状,因可能有严重低血压,局麻药中肾上腺素浓度过高,血管变(糖尿病)。③粘连性蛛网膜炎,注药错误或消毒液、滑石粉等误入蛛网膜下腔造成。④血肿压迫。凝血功能障碍,产妇的血管丰富易穿破出血造成血肿。

5.反流及误吸

产科麻醉中,产妇反流及误吸的发生率相当高。产妇发生误吸性肺炎的主要危险因素有四个:①胃内充满酸性内容物,尤其是在急诊产科手术患者。②腹内压或胃内压增加。③食管道下端括约肌(LES)的屏障压下降。④食管上端括约肌的保护机制丧失或实施环状软骨压迫操作延迟。产妇胃肠运动减弱和胃排空延长,因此术前禁食禁饮应相应延长。

降低产妇酸误吸危险性的主要措施包括:①降低产妇的胃液量和酸度,除进行胃内容物抽吸外,尚可采取药理学措施。②尽量避免产科患者使用全身麻醉,采用可维持母体意识清醒的其他麻醉方法。③对母体的呼吸道进行合理的评估,即使是急诊手术亦应如此。④提高紧急和择期气管插管(或通气)失败处理的水平。⑤气管插管操作中采用压迫环状软骨操作。

6.仰卧位低血压综合征

孕妇仰卧位时,子宫压迫下腔静脉及腹主动脉,静脉回心血量显著减少,心排血量降低,血压明显降低。这时应将子宫移向左侧,或将手术台往左侧倾斜。注意在硬膜外注药后血压急剧降低,用麻黄碱效果不理想或血压回升后又很快下降应考虑仰卧位低血压综合征。将子宫移向左侧是防治仰卧位综合征最有效的办法。

(刘会文)

第二节 剖宫产的麻醉

近年来,国内剖宫产率显著增高(25%~50%),剖宫产麻醉是产科麻醉的主要组成部分。麻醉医师既要保证母婴安全,又要满足手术要求、减少手术刺激引起的有害反应和术后并发症,这是剖宫产手术麻醉的基本原则。剖宫产麻醉的特点:其手术与其他专科手术比较相对简单、时间短小,如果不出现并发症则恢复较顺利,但由于麻醉医师面对的是产妇特殊的病理生理改变以及孕妇、胎儿的双重安危,不恰当的麻醉处理可导致严重的甚至致死性的后果,因此,剖宫产手术对麻醉的要求很高,对围麻醉期的每一个环节都必须予以高度的重视,如采用的技术方法和药物在使用前应反复权衡,避免或减少使用可能透过胎盘屏障的药物,麻醉方法的选择应力求做到个体化。

剖宫产麻醉要点:①麻醉医师应有足够的经验和预防、处理并发症的能力与条件,以最大限度保证母婴安全。②在妊娠期间孕妇的病理生理发生了一系列明显的变化,必须针对这些变化考虑麻醉处理,做好紧急处理失血、栓塞、呼吸循环骤停等严重并发症的应对措施。③一些妊娠并发症如先兆子痫、子痫、产前与产后出血等增加了麻醉风险,麻醉医师应拓宽知识面,能事先考虑到并有效处理围生期的各种问题。因此,作好剖宫产麻醉的关键是必须通晓产妇的病理生理改变,掌握各种麻醉技术,了解麻醉药物对胎儿的影响,合理选择麻醉方法,并注重围术期麻醉医师、产科医师、及相关人员及时有效的沟通与协作,这样才能最大限度地保证母婴安全。

一、择期剖宫产麻醉

(一)麻醉特点

目前,造成择期剖宫产率升高的原因是多方面的。

(1)选择性剖宫产比率的上升是使剖宫产率增高的原因之一。国外把以社会因素为指征的剖宫产称为选择性剖宫产,即指母体无合并症,缺乏明显的医学指征而患者积极要求的剖宫产。

(2)母婴有异常者,为了确保母婴安全,临床工作中常常放宽了剖宫产的指征,如:①头位难产,包括:骨盆狭窄、畸形、头盆不称、巨大胎儿、胎头位置异常等。②瘢痕子宫。③胎位异常,包括:臀位、横位等。④中重度妊娠高血压综合征。⑤前置胎盘。⑥妊娠合并症。

(3)剖宫产手术技术和麻醉安全性的提高,使剖宫产率有了不断上升的趋势。

其麻醉特点为:①麻醉医师、产科医师、患者三方都有充足的准备时间,利于术前准备,包括满意的禁食水,良好的术前评估、合理的麻醉选择等。②没有发动宫缩的产妇剖宫产后易出现宫缩乏力,应备好促进子宫收缩的药物及做好补液、输血的准备。

(二)麻醉前准备及注意事项

麻醉医师必须深刻地认识到产科麻醉的风险,高度的警惕性与合理的防范措施可确保产科麻醉的安全。

1.术前评估

麻醉医师应全面了解孕产妇有关病史,包括既往史、药物过敏史、实验室检查结果,同时在麻醉前产科医师应监测胎心,预测手术的紧迫程度及胎儿的风险,并同麻醉医师积极沟通母胎的情况,产妇是否合并有严重并发症,如妊娠高血压综合征、先兆子痫、心肝肾功能不良等,并了解术前多科会诊结果、术前用药的效果以指导术中用药,对凝血功能障碍或估计有大出血的产妇应做好补充血容量和纠正凝血障碍的各种准备。麻醉前必须评估凝血功能状态,对凝血功能的评估以及麻醉方法的选择可能是年轻麻醉医师的难点。许多行剖宫产的产妇往往合并凝血功能异常,如妊娠期高血压疾病、子痫、HELLP 综合征(妊娠高血压综合征患者并发溶血、肝酶升高和血小板减少,称为 HELLP 综合征)、预防性抗凝治疗等。评估凝血功能的方法包括实验室检查及临床观察是否有出血倾向的表现,其中实验室检查方法主要有:出血时间(BT)、凝血酶原时间(PT)、部分凝血酶原激活时间(APTT)、血小板计数(PC)、国际标准化比率(PT-INR)、血栓弹性图描记法等。只有通过对多种检查结果的综合分析,才能全面评估产妇的凝血功能情况。产妇的血小板由于高凝状态的耗损往往较低,美国麻醉学会(ASA)曾建议血小板$<100\times10^9$/L 的产妇尽量避免椎管内麻醉而选择全身麻醉。但国内学者认为血小板$<50\times10^9$/L 或出血时间>12 分钟应禁忌椎管内麻醉。血小板在$(50\sim100)\times10^9$/L 之间且出血时间接近正常者应属相对禁忌,预计全麻插管困难者可谨慎选用椎管内麻醉,但需注意操作轻柔。另外,如果各项凝血功能的实验室检查结果都正常而且临床上无任何易出血倾向表现者,只要血小板$>50\times10^9$/L,也可谨慎选用椎管内麻醉。当然,麻醉方法的选择还与麻醉医师的熟练程度密切相关。

2.术前禁食禁饮

由于产妇胃排空延迟、不完全,对于择期剖宫产产妇必须禁食固体食物 6~8 小时,对于无并发症的产妇在麻醉前 2 小时可以进清液体。由于产妇糖耐量下降,考虑到胎儿的糖供应,术前可补充适量的 5% 葡萄糖液。

3.术前用药

目前,剖宫产术前镇静药的应用并不常见,但对于某些具有合并症的产妇,如:先兆子痫或其他原因引起的癫痫样发作、抽搐等,必须给予镇静剂加以控制。对于合并精神亢奋、焦虑过度的产妇在耐心劝解效果不良时可以在严密监测母胎情况下静脉注射咪达唑仑 1.0~2.5 mg。

对于可以选择椎管内麻醉的产妇,不常规给予抗酸剂,选择全麻的产妇为了降低胃内容物的酸度,可在麻醉前给予抗酸剂,临床常用 H_2 受体拮抗剂,如西咪替丁、雷米替丁以减少胃酸的分泌,需要注意的是 H_2 受体拮抗剂不能影响胃内容物本来的酸度,需在麻醉前 2 小时前应用才有效。或者术前 30 分钟内口服枸橼酸钠液 30 mL,效果更佳。

对于易恶心、呕吐的产妇可以麻醉前静脉注射 5-HT 受体拮抗剂如格拉司琼、恩丹西酮等,以预防术中各种原因导致的恶心、呕吐,减少反流、误吸的发生率。

4.麻醉方法的选择及准备

择期剖宫产术的麻醉选择主要取决于产妇的情况,大多数可以选择椎管内麻醉,包括硬膜外麻醉,蛛网膜下腔麻醉或腰麻-硬膜外联合麻醉。对于椎管内麻醉有禁忌证或合并精神病不能合作的患者,可选择全身麻醉。

麻醉前,麻醉医师必须亲自检查麻醉机、氧气、吸引器、产妇及新生儿的急救设备、药物,以便随时取用。根据术前的评估状况,向巡台护士口头医嘱患者所需的套管针型号及穿刺部位,以便输血、补液。备好各项监测手段,包括血压、心电图、脉搏氧饱和度。对于心肺功能障碍、凝血功能障碍等高危产妇应进行有创监测,动态观察动脉压及中心静脉压,以指导术中容量补充,并可以及时进行血气分析,合理调节产妇的内环境稳态。

5.术前知情同意

麻醉医师经过认真的术前评估后,拟定麻醉方案,向产妇简述麻醉过程,以征得其信任与配合,并客观地向患者及其家属交待麻醉风险,以获得理解与同意并签写麻醉同意书。对于选择性剖宫产者,要特别注意意外情况的告知,如麻醉的严重并发症,围生期大出血等。

6.关于预防性扩容

剖宫产麻醉大多数选择椎管内麻醉,椎管内麻醉后,由于交感神经阻滞,血管扩张,相对血容量不足而引起低血压;加之产妇仰卧位时下腔静脉受压,使回心血量下降而发生仰卧位低血压综合征。产妇低血压又会导致子宫血流量下降,引起胎儿缺氧,所以为了减少椎管内麻醉所致低血压的发生,在实施椎管内麻醉前进行预防性扩容治疗是十分必要的。

(1)晶体液的选择:生理盐水虽为等张液,但除含钠离子和氯离子外不含其他电解质,且氯离子含量高于血浆,大量输入可造成高钠血症和高氯血症,现已被乳酸钠林格液取代。

乳酸钠林格液:林格液是在生理盐水的基础上增加了 Ca^{2+}、K^+ 等电解质,属等张溶液。乳酸钠林格液在此基础上又增加了乳酸钠 28 mmol/L,更接近于细胞外液的组成,但为低 Na^+、低渗液。乳酸钠林格液又称为平衡盐溶液,主要用于补充细胞外液容量。输入后在血管内存留时间很短,且还有稀释血液,对红细胞的解聚作用,妊娠末期,产妇自身血容量增多,常合并有稀释性血细胞降低,因此,椎管内麻醉引起的低血压不能完全通过乳酸钠林格液来纠正,相反,大量输注可以降低携氧能力,使剖宫产后肺水肿与外周水肿的危险性增加。

葡萄糖液:葡萄糖液是临床上常用的不含电解质的晶体液,然而,麻醉与手术期间由于应激反应会使血糖增高,若术中输入葡萄糖液,产妇和胎儿都可能发生高血糖,并且出现相关的不良反应,可降低脐动静脉血的 pH 和胎儿的血氧饱和度,出现新生儿反应性低血糖和大脑缺血引起的神经系统功能损伤。因此,剖宫产术中基本不用葡萄糖液扩容。

(2)胶体液的应用:剖宫产麻醉前应用胶体液主要是预防低血压,在 Ueyama 的研究中用晶体液(乳酸林格液)与胶体液(中分子羟乙基淀粉)做了扩容效应的比较:当快速输注 1 500 mL 晶体液后 30 分钟,仅 28% 的输注量留在血管内,只增加血容量 8%,而心排血量无显著变化。当输注胶体液(贺斯,HES)后,100% 留在血管腔内,输入 500 mL 和 1 000 mL 胶体液可分别增加心排血量 15% 和 43%,同时降低腰麻引起的低血压发生率达到 17% 和 58%。这一研究结果表明若想有效降低低血压的发生率,预防性扩容必须足量到使心排血量增加,选择胶体液可以达到事半功倍的效果。

在剖宫产术中目前常用的胶体液有羟乙基淀粉(贺斯和万汶)、琥珀酰明胶(佳乐施)。临床一般选择晶体液与胶体液的容量比为 2∶1 至 3∶1 之间,既可有效减少低血压的发生,对产妇和新生儿又不会带来任何不良影响,但研究显示明胶的类变态反应发生率较羟乙基淀粉明显增高。

7.围术期的用药

(1)术前应用地塞米松:择期剖宫产,尤其是选择性剖宫产,多数是在产程未发动、无宫缩情况下进行,容易引起新生儿湿肺等并发症,应用地塞米松预防可减少并发症的发生。地塞米松为糖皮质激素类药物,能刺激肺表面活性物质基因的转录,上调肺表面活性物质 mRNA(SPmRNA)的表达,并维持其稳定性,从而增加肺表面活性物质产生。此外应用地塞米松可以增加 SPmRN A 的水平,提高肺泡 II 型细胞对表面活性物质激动剂如 ATP 的敏感性,且随地塞米松浓度升高敏感性升高。另外它还可通过多种途径促进肺成熟,如通过增加肺组织抗氧化酶活性,增加肺组织抗氧化损伤的能力,上调肺内皮型一氧化氮合成酶表达,增加上皮细胞钠离子通道活性等。而且静脉注射地塞米松有预防恶心、呕吐的作用,研究显示,此作用的最低有效剂量为 5 mg。

(2)预防性应用葡萄糖酸钙:妊娠时子宫肌组织尤其是子宫体胎盘附着部的肌细胞变肥大,胞浆内充满具有收缩活性的肌动蛋白和肌球蛋白,进入肌内的钙离子与肌动蛋白、肌球蛋白的结合,引起子宫收缩与缩复,对宫壁上的血管起压迫结扎止血作用,同时由于肌肉缩复使血管迂回曲折、血流阻滞,有利血栓形成血窦关闭。另外钙离子是凝血因子Ⅳ,在多个凝血环节上起促凝血作用。尤其是对于术前没发动宫缩但要行选择性剖宫产的患者,由于术后部分患者子宫平滑肌细胞不能及时收缩致产后出血量增多。有研究报道,妊娠晚期选择性剖宫产术前静脉滴注葡萄糖酸钙能有效预防产后出血、降低产后出血发生率。

(3)预防性应用抗生素:关于预防性应用抗生素问题一直有争议,提倡应用者认为,正常孕妇阴道和宫颈内存在着大量细菌,各种菌群保持着相对稳定性,当剖宫产时子宫切口的创伤,手术干扰和出血等可使机体免疫抵抗力下降,为阴道内细菌上行入侵和繁殖创造了机会。细菌一旦入侵后即大量繁殖,其倍增时间为 15~20 分钟。因此选择性剖宫产术后感染实为阴道内潜在病原菌的内源性感染。鉴于选择性剖宫产术前患者并无感染存在,抗生素的使用完全是预防手术创伤而引起的感染,故抗生素应在细菌污染或入侵组织前后很短时间内达到局部组织。术前30 分钟应用抗生素能把大量的细菌消灭在手术前,当手术时药效在血液中已达到高峰。但麻醉医师须了解抗生素与麻醉药物的关系,避免围术期药物的相互作用对母婴安全造成影响。

总之,应高度重视剖宫产麻醉的术前评估与准备工作,产科医师、接产护士、麻醉医师必须训练有素,各负其责并能积极配合,从而避免人为因素、设备因素等造成严重并发症。

(三)麻醉方法的选择

择期剖宫产最常用的麻醉方法为椎管内麻醉(腰麻、连续硬膜外麻醉、腰麻-硬膜外联合麻醉)和全身麻醉,只有在极特殊的情况下,选用局部浸润麻醉,每种麻醉方法都有其优缺点,麻醉方法的选择应根据产妇的身体状况、预计剖宫产手术时间、麻醉医师对麻醉技术的熟练程度等来决定。尽可能做到因人施麻,在保证母婴安全的前提下个体化地选择麻醉方法、麻醉药物的种类和剂量。

(四)椎管内麻醉

因具有镇痛完善、肌松满意、便于术后镇痛、对胎儿影响小等特点,适用于大多数择期剖宫产手术患者。

1.连续硬膜外阻滞(continuous epidural anesthesia,CEA)

(1)连续硬膜外阻滞的特点:①硬膜外阻滞在剖宫产术中镇痛效果可靠,麻醉平面易于控制,一般不超过 T_6。②局麻药起效缓慢,血压下降缓慢易于调节,仰卧位低血压综合征的发生率明显低于蛛网膜下腔阻滞。③并发症少,便于术后镇痛。④对母婴不良影响小,由于阻滞区的血管扩张,动静脉阻力下降,可减轻心脏前后负荷,对心功能不全的产妇有利;区域阻滞后可增加脐血流而不增加其血管阻力,对胎儿有利。⑤与全麻相比降低了静脉血栓的发生率。

(2)连续硬膜外阻滞的方法:硬膜外隙穿刺采取左侧卧位(或右侧),常用的 CEA 有两种。①一点法:$L_{1~2}$ 或 $L_{2~3}$ 穿刺置管的连续硬膜外麻醉,麻醉平面上界控制在 $T_{6~8}$。优点:减少多点穿刺所造成的穿刺损伤;不足之处在于麻醉诱导潜伏期较长,延长了胎儿娩出时间,对急需娩出胎儿者不利。②两点法:$T_{12}~L_1$,$L_{2~3}$ 或 $L_{3~4}$ 穿刺分别向头尾侧置管进行双管持续硬膜外麻醉。优点在于用药量小,阻滞作用出现快于一点法,但 $L_{2~3}$ 或 $L_{3~4}$ 易置管困难,可在备好急救药品、静脉通路的前提下行 $T_{12} \sim L_1$ 穿刺向头侧置管，$L_{2 \sim 3}$ 或 $L_{3 \sim 4}$ 不置管，单次推入适量局麻药，平卧后了解麻醉平面情况后于 $T_{12} \sim L_1$ 再注入适量局麻药。其优点是用药量小，麻醉阻滞作用出现快，无置管困难发生。通过大样本的临床研究显示：硬膜外导管置入的顺畅程度、注入试验量以后导管内是否有回流均与硬膜外麻醉效果有显著的相关性。

（3）常用局麻药的选择：由于酰胺类局麻药渗透性强，作用时间较长，不良反应较少，普遍用于产科麻醉。我国目前最常用的局麻药为利多卡因、丁哌卡因、罗哌卡因。①利多卡因：为酰胺类中效局麻药。剖宫产硬膜外阻滞常用 1.5% ～ 2.0% 溶液，起效时间平均 5～7 分钟，达到完善的节段扩散需 15～20 分钟，时效可维持 30～40 分钟，试验量后应分次注药，总量因身高、肥胖程度不同而应有所差异。可与丁哌卡因或罗哌卡因合用，增强麻醉效果、延长麻醉时间。1.73% 碳酸利多卡因制剂，渗透性强，起效快于盐酸利多卡因，适于产科硬膜外麻醉，但其维持时间亦短于盐酸利多卡因。②丁哌卡因：为酰胺类长效局麻药。0.5% 以上浓度腹部肌松尚可，起效时间约18 分钟，镇痛作用时间比利多卡因长 2～3 倍，由于其与母体血浆蛋白的结合度高于利多卡因等因素，相比之下丁哌卡因不易透过胎盘屏障，对新生儿无明显的抑制作用，但丁哌卡因的心脏毒性较强，一旦入血会出现循环虚脱，若出现严重的室性心律失常或心搏骤停，复苏非常困难。因此剖宫产硬膜外麻醉时很少单独使用丁哌卡因，可与利多卡因合用，增强麻醉效果，减少毒性反应。③罗哌卡因：是一种新型的长效酰胺类局麻药，神经阻滞效能大于利多卡因，小于丁哌卡因。起效时间 5～15 分钟，作用时间与丁哌卡因相似，感觉阻滞时间可达 4～6 小时，与丁哌卡因相当浓度、相同容量对比，罗哌卡因起效快、麻醉平面扩散广、运动阻滞作用消退快、感觉阻滞消退慢、肌松效果略弱，但神经毒性、心脏毒性均小于丁哌卡因。在剖宫产硬膜外麻醉中其常用浓度为0.50% ～ 0.75% 的溶液，总量不超过 150 mg，可与盐酸利多卡因合用，但不可以与碳酸利多卡因合用（避免结晶物的产生）。

2. 常见并发症及处理

（1）低血压：硬膜外阻滞后引起交感神经阻滞，其所支配的外周静脉扩张，导致血容量相对不足，易发生低血压；如平面高达 $T_{1 \sim 5}$ 时则阻滞心交感神经，迷走神经相对亢进，出现心动过缓，分钟心排血量下降，进一步引起血压下降；有 90% 临产妇在仰卧位时下腔静脉被子宫压迫，使回心血量减少，即出现仰卧位低血压综合征，表现为血压降低、心动过速或过缓、并伴恶心、呕吐、大汗。如不及时处理，重者会虚脱和晕厥，甚至意识消失。持续低血压将影响产妇肾与子宫胎盘的灌注，对母胎都会带来不良影响，应高度重视，积极防治。

预防性的扩容会减低硬膜外麻醉下低血压的发生率；由于子宫压迫下腔静脉，其回流受限，下肢静脉血通过椎管内和椎旁丛及奇静脉等回流至上腔静脉，使椎管内静脉扩张，硬膜外间隙相对变窄，因此临产妇硬膜外腔局麻药的容量应少于非产妇，且应根据身高、体重做到个体化，少量分次注入直到满意的阻滞平面可降低低血压的发生率；产妇在硬膜外穿刺后向左倾斜 30° 体位可避免仰卧位低血压综合征的发生。在扩容的基础上如血压下降大于基础值的 20%，可使用血管活性药物，目前常用静脉注射麻黄碱 5～10 mg，但研究显示，麻黄碱在维持血流动力学稳定的同时却减少了子宫胎盘的血流。2007 年 ASA 产科麻醉的指南中指出对于不存在心动过缓的患者可以优先使用去氧肾上腺素（0.1 mg/次），因为它可以改善胎儿的基础酸状态。如出现心动过缓，可静脉注射阿托品 0.3～0.5 mg。麻醉中除连续监测心率血压外，产妇应持续面罩吸氧。

（2）恶心呕吐：硬膜外麻醉下剖宫产时的恶心、呕吐主要源于血压骤降，脑供氧减少，兴奋呕吐中枢；其次，迷走神经功能亢进，胃肠蠕动增加也增加了此并发症的风险。

处理上应首先测定麻醉平面和确定是否有血压降低,并采取相应措施;其次,暂停手术,以减少迷走神经刺激,一般多能收到良好效果。若不能控制呕吐,可考虑使用止吐药氟哌啶,甲氧氯普胺(胃复安)或5-HT₃受体拮抗剂恩丹西酮、格拉司琼、阿扎司琼、托烷司琼等。

(3)呼吸抑制:硬膜外麻醉下剖宫产时的呼吸抑制多数是由于局麻药误入蛛网膜下腔,或局麻药相对容量过大,使药物扩散广泛引起,由此导致麻醉平面过高,胸段脊神经阻滞,引起肋间神经麻痹、呼吸抑制,表现为胸式呼吸减弱,腹式呼吸增强,严重时产妇潮气量不足,咳嗽无力,不能发声,甚至发绀。

因此,再次强调注入局麻药时应少量多次给予到满意平面,严密观察心率、血压变化及麻醉平面的扩散范围,能及时避免此并发症的发生。一旦出现呼吸困难处理原则同全脊麻,应迅速面罩辅助或控制通气,直至肋间肌张力恢复为止,必要时行气管内插管机械通气。同时静脉注射血管活性药来维持循环的稳定。

(4)寒战:与其他手术相比,剖宫产产妇的寒战发生率较高,可高达62%。其机制可能为:①妊娠晚期基础代谢率增高,循环加快,阻滞区血管扩张散热增加。②在胎儿娩出后,因腹内压骤降,使内脏血管扩张而散热增多。③羊水和出血带走了大量的热量。④注射缩宫素后,血管扩张等因素而使寒战更为易发。寒战使产妇耗氧量增加,引起产妇不适,重者可导致胎儿宫内窘迫。目前,尚未发现决定寒战反应的特定解剖学结构或生理药理作用部位,可能是神经内分泌及运动等系统共同调节寒战的发生、发展过程。

建议椎管内麻醉下剖宫产产妇应采取保温措施,维持适当的室温,尽可能使用温液体输注,最大程度地减少产妇寒战的发生。寒战发生后,应当常规面罩吸氧,避免因产妇缺氧而导致胎儿宫内窒息的发生,并且及时采取有效的治疗措施。有研究表明,μ受体激动剂对术后寒战有一定的治疗效应,其中镇痛剂量的哌替啶具有独特的抗寒战效应;有研究证实硬膜外麻醉前静脉注射1 mg/kg曲马多可防治剖宫产产妇的寒战,而曲马多的镇静作用较弱且极少透过胎盘,对新生儿基本上无影响,现已有静脉注射曲马多施行分娩镇痛的报道。

(5)硬膜外阻滞不充分:剖宫产麻醉在置管时发生异常感觉及阻滞效果不全的发生率显著高于一般人及同龄女性,当硬膜外麻醉后,阻滞范围达不到手术要求,产妇有痛感,肌松不良,牵拉反应明显,其原因有:硬膜外导管位置不良:包括进入椎间孔、偏于一侧、弯曲等;产妇进行过多次硬膜外阻滞致间隙出现粘连,使局麻药扩散受阻;局麻药的浓度与容量不足。

对于局麻药的浓度与容量不足,可追加局麻药量,静脉使用阿片类药最好在胎儿娩出后给予。Milon等发现,硬膜外使用1 μg/kg或0.1 mg芬太尼,可以使产妇疼痛有所改善,芬太尼剂量<100 μg时对母婴未见不良影响。如经以上处理后产妇仍感觉疼痛时可视母胎状况改换间隙重新穿刺或改成蛛网膜下腔阻滞或全麻完成手术。

(6)局麻药中毒:临产产妇由于下腔静脉受压、回流受限,硬膜外间隙内静脉血管怒张,穿刺针与导管易误入血管,一旦局麻药注入血管后会引发全身毒性反应。早期神经系统表现为头晕、耳鸣、舌麻、多语;心血管系统表现为心率加快、血压增高;呼吸系统表现为深或快速呼吸。血浆内局麻药浓度达到一定水平会出现面肌颤动、抽搐、意识丧失、深昏迷;心血管毒性反应:血压下降、心率减慢、心律失常甚至心脏停搏。

硬膜外穿刺置管后、给药前应常规回抽注射器,看有无血液回流;给局麻药开始就密切观察产妇以早期发现中毒反应。一旦可疑毒性反应立即停止给药,面罩吸氧的同时注意观察产妇或试验性的再次给予并观察产妇的反应,如确定为全身毒性反应,应拔管重新穿刺。若没有及时发现,出现抽搐与惊厥应立即面罩加压给氧,静脉注入硫喷妥钠、咪达唑仑或地西泮中止抽搐与惊厥。同时边准备心肺复苏边继续行剖宫产术立刻终止妊娠,并做好新生儿复苏准备。

(7)全脊麻:全脊麻是硬膜外麻醉中最严重的并发症,若大量局麻药误入蛛网膜下腔,可迅速麻痹全部脊神经与脑神经,使循环与呼吸中枢迅速衰竭,若处理不及时则为产妇致死的主要原因。临床表现为注药后,出现迅速广泛的感觉与运动神经阻滞,意识丧失、呼吸衰竭、循环衰竭。

预防措施:麻醉医师熟练操作技巧,按常规细心操作,以免刺破硬膜,一旦穿破可向上改换间隙,但需注意注入局麻药用量减少,必要时改全麻完成手术。同时要求规范的操作程序,如试验剂量 3～5 mL 后的细心观察,置管、给药前的常规回抽,以及少量间断注药。

处理原则:一旦发现全脊髓麻醉,应当立即按照心肺脑复苏(CPCR)程序实施抢救处理,维持产妇呼吸及循环功能的稳定,若能维持稳定对产妇及胎儿没有明显不利影响。争取同时实施剖宫产术,尽快终止妊娠娩出胎儿。如果心搏骤停发生,施救者最多有 4～5 分钟来决定是否可以通过基本生命支持和进一步心脏生命支持干预使心脏复跳。娩出胎儿可能通过缓解对主动脉、腔静脉的压迫来改善心肺复苏产妇的效果。

3.腰麻

(1)腰麻的特点:①起效快,肌松良好,效果确切。②与硬膜外阻滞相比,用药量小,对母胎的药物毒性作用小。

(2)腰麻的方法:左侧(或右侧)卧位,选择 $L_{3～4}$ 为穿刺部位。

(3)常用局麻药及浓度的选择。①轻比重液:0.125％丁哌卡因 7.5～10 mg(6～8 mL),0.125％罗哌卡因 7.5～10 mg(6～8 mL)。②等比重液:5％丁哌卡因≤10 mg,0.5％罗哌卡因≤10 mg。③重比重液:0.75％丁哌卡因 2 mL(15 mg)＋10％葡萄糖 1 mL＝3 mL,注药 1.0～1.5 mL(5～7.5 mg),0.75％罗哌卡因 2 mL(15 mg)＋10％葡萄糖 1 mL＝3 mL,注药 2～2.5 mL(10～12.5 mg),临床中轻比重与重比重液常用。

(4)常见并发症及处理。①头痛:是腰麻常见的并发症,由于脑脊液通过硬脊膜穿刺孔不断丢失,使脑脊液压力降低、脑血管扩张所致。腰麻后头痛与很多因素有关:穿刺针的直径、穿刺方法以及局麻药中加入辅助剂的种类均会影响到头痛的发生率,如加入葡萄糖可使头痛发生率增高,而加入芬太尼(10 μg)头痛发生率则降低。典型的症状为直立位头痛,而平卧后则好转。疼痛多为枕部、顶部,偶尔也伴有耳鸣、畏光。预防措施:尽可能采用细穿刺针(25 G、26 G 或 27 G)以减轻此并发症;新型笔尖式穿刺针较斜面式穿刺针占有优势;直入法引起的脑脊液漏出多于旁入法,所以直入法引起的头痛发生率也高于旁入法。治疗方法主要有:去枕平卧;充分扩容,避免应用高渗液体,使脑脊液生成量多于漏出量,其压力可逐渐恢复正常;静脉或口服咖啡因可以收缩脑血管,从而用于治疗腰麻后头痛;硬膜外持续输注生理盐水(15～25 mL/h)也可用于治疗腰麻后头痛;硬膜外充填血(blood patch)法,经上述保守治疗后仍无效,可使用硬膜外充填血疗法。80％～85％脊麻后头痛患者,5 天内可自愈。②低血压:单纯腰麻后并发低血压的发生率高于硬膜外阻滞,其机制与处理原则同前所述,麻醉前进行预扩容,麻醉后调整患者的体位可能改善静脉回流,从而增加心排血量,防止低血压。进行扩容和调整体位后血压仍不升,应使用血管加压药,麻黄碱是最常用的药物,它兼有 α 及 β 受体兴奋作用,可收缩动脉血管以升高血压,也能加快心率,一次常用量为 5～10 mg。③平面过广:腰麻中任何患者都可能出现平面过广,通常出现于脊麻诱导后不久。平面过广的症状和体征包括:恐惧、忧虑、恶心、呕吐、低血压、呼吸困难甚至呼吸暂停、意识不清,治疗包括给氧、辅助呼吸及维持循环稳定。④穿刺损伤:比较少见。在同一部位多次腰穿容易损伤,尤其当进针方向偏外侧时,可刺伤脊神经根。脊神经被刺伤后表现为1根或2根脊神经根炎的症状。⑤化学或细菌性污染:局麻药被细菌、清洁剂或其他化学物质污染可引起神经损伤。用清洁剂或消毒液清洗脊麻针头,可导致无菌性脑膜炎。使用一次性脊麻用具既可避免无菌性脑膜炎,也可避免细菌性脑膜炎。而且局麻药的抽取、配制应注意无菌原则。⑥马尾综合征:通常用于腰麻的局麻药无神经损伤作用,但是目前临床有腰麻后截瘫的报道。表现为脊麻后下肢感觉及运动功能长时间不恢复,神经系统检查发现鞍骶神经受累、大便失禁及尿道括约肌麻痹,恢复异常缓慢。

由于腰麻的并发症多且严重,近年来单独腰麻应用得较少。

4.连续腰麻

随着微导管技术的出现,使得连续腰麻成为可能。连续腰麻的优点主要是使传统的腰麻时间任意延长;但是连续腰麻不仅操作不方便,而且导管置入蛛网膜下腔较费时、腰麻后头痛的发生率也随之增加,目前在临床上还很少应用。

5.腰麻-硬膜外联合麻醉(CSEA)

(1)腰麻-硬膜外联合麻醉的特点:CSEA是近年来逐渐受欢迎的一种新型麻醉技术,其优点:①起效快、肌松满意、阻滞效果好、镇痛作用完善。②麻醉药用量小,降低了药物对母体和胎儿的不良影响。③可控性好,灵活性强,可任意延长麻醉时间,并可提供术后镇痛。④笔尖式穿刺针对组织损伤小,脑脊液外漏少,头痛发生率低。

(2)腰麻-硬膜外联合麻醉的方法:常用的CSEA有两种。①单点法(针内针法):左侧(或右侧)卧位,选择$L_{3\sim4}$进行穿刺,穿刺针进入硬膜外隙后,将腰麻针经硬膜外针内腔向前推进直到出现穿破硬脊膜的落空感,拔出腰麻针芯,见脑脊液流出,将局麻药注入蛛网膜下腔,然后拔出腰麻针,再经硬膜外针置入导管。其不足之处是当发生置管困难时,可能在置管时其麻醉固定于一侧或放弃置管则会出现麻醉平面不够。②双点法:常用$T_{12}\sim L_1$间隙行硬膜外穿刺置管,$L_{3\sim4}$间隙进行腰麻。优点在于麻醉平面易控性好,硬膜外穿刺和腰穿不在同一椎间隙,减少硬膜外注入的局麻药进入蛛网膜下腔的量及导管进入蛛网膜下腔的机会。

(3)常用局麻药及浓度选择:常用局麻药的比重、浓度与药量同腰麻所述。

(4)腰麻-硬膜外联合麻醉在临床应用中的地位及注意事项:①由于其阻滞快速、肌松完善等特点,使CSEA优于CEA,尤其在紧急剖宫产时。②由于其头痛发生率、局麻药的用量、低血压发生率均低于SA,使CSEA的临床应用多于SA。③CSEA在临床中应用的比例越来越高,但应注意硬膜外导管可经腰麻针穿破的硬脊膜孔误入蛛网膜下腔,硬膜外给药进行补充阻滞范围或进行术后镇痛时均应先注入试验量。④鉴于CSEA的患者有截瘫等神经损伤的发生率,建议选择$L_{3\sim4}$间隙实施腰穿。

(五)全身麻醉

1.全麻的特点

剖宫产全身麻醉最大的优点是诱导迅速,低血压发生率低,能保持良好的通气,便于产妇气道和循环的管理。其次,全身麻醉效果确切、能完全消除产妇的紧张恐惧感、产生理想的肌松等都是区域麻醉无法比拟的,尤其适用于精神高度紧张与椎管内麻醉有禁忌的产妇。其不足在于母体容易呕吐或反流而致误吸,甚至死亡。此外,全麻的操作管理较为复杂,要求麻醉者有较全面的技术水平和设备条件,麻醉用药不当或维持过深有造成新生儿呼吸循环抑制的危险。

在我国,全麻在产科剖宫产术中应用不多,但近几年随着重症产妇的增多,为确保产妇与胎儿的安全,在全麻比例上升的同时,全麻的质量也逐渐在提高。

择期剖宫产采用全身麻醉的适应证:①凝血功能障碍者。②某些特殊心脏病患者,因心脏疾病不能耐受急性交感神经阻滞,如肥厚型心肌病,法洛四联症,单心室,Eisen-menger 综合征,二尖瓣狭窄,扩张型心肌病等。③严重脊柱畸形者。④背部皮肤炎症等不宜行椎管内麻醉者。⑤拒绝区域麻醉者。

全身麻醉对胎儿的影响主要通过 3 条途径。

(1)全麻药物对胎儿的直接作用:目前所用的全麻药物几乎都会对胎儿产生不同程度的抑制作用,其中镇静、镇痛药的作用最明显。决定全麻药物对胎儿影响程度的关键因素除了用药种类和剂量外,主要是麻醉诱导至胎儿娩出时间(I-D Intervals)的长度。Datta 等认为,全麻下 I-D 时间＞8 分钟时就极有可能发生低 Apgar 评分,因此,应尽量缩短麻醉诱导至胎儿娩出时间,提高手术者的操作水平以缩短切皮至胎儿娩出时间,使全麻对胎儿的影响降到最低点。

(2)全麻引起的血流动力学变化特别是子宫胎盘血流的改变对胎儿氧供的影响:在全麻时,尽管低血压发生率较低,但也应该意识到 90% 的临产产妇平卧时子宫都会对腹主动脉、下腔静脉造成压迫,在手术前应考虑到体位的问题,避免仰卧位低血压综合征的发生,减少血管活性药物的使用,因为这些药物虽然可以维持血流动力学的稳定但是他们却减少了子宫胎盘的血流。

(3)全麻过程中通气、换气情况的改变所致的酸碱变化及心排血量的变化对胎儿的影响:因产妇的氧耗量增加,功能残气量减少,氧储备量下降,在麻醉诱导前先用面罩吸纯氧或深吸气 5 分钟,以避免产妇及胎儿低氧血症的发生。而且在全麻中应维持动脉二氧化碳分压在 4.3～4.5 kPa(32～34 mmHg),在胎儿娩出前避免过分过度通气,因由此产生的碱血症会使胎盘和脐带的血流变迟缓,并使母体的氧离曲线左移,减少氧的释放,影响母体向胎儿的氧转运。

2.麻醉方法

产妇进入手术室后,采取左侧卧位或垫高右侧臀部 30°,使之稍向左侧倾斜。连续监测血压、心电图、脉搏血氧饱和度,开放静脉通路,准备吸引器,选择偏细的气管导管(ID 6.5～7.0 mm)、软导丝、粗吸痰管及合适的喉镜,作好困难插管的准备。同时手术医师进行消毒、铺巾等工作准备,开始诱导前,充分吸氧去氮 3～5 分钟。静脉快速诱导,硫喷妥钠(4～6 mg/kg)或丙泊酚(1.0～2.0 mg/kg)、氯琥珀胆碱(1.0～1.5 mg/kg)静脉注射,待产妇意识消失后由助手进行环状软骨压迫(用拇指和中指固定环状软骨,示指进行压迫),待咽喉肌松弛后放置喉镜行气管内插管。证实导管位置正确并使气管导管套囊充气后才可松开环状软骨压迫,此法可有效减少呕吐的发生。麻醉维持在胎儿娩出前后有所不同,胎儿娩出前需要浅麻醉,为满足产妇与胎儿的氧供可以吸入 1:1 的氧气和氧化亚氮,并辅以适量吸入麻醉药(恩氟烷、异氟烷、七氟烷),以不超过 1% 为佳,肌松剂选用非去极化类(罗库溴铵、维库溴铵、顺阿曲库铵),这些药通过胎盘量少。阿片类药对胎儿异常敏感,宜取出胎儿,断脐后应用以及时加深麻醉。娩出胎儿后静脉注射芬太尼(100 μg)或舒芬太尼(10 μg),同时氧化亚氮浓度可增至 70%。手术结束前 5～10 分钟停用吸入药,用高流量氧"冲洗"肺泡以加速苏醒。待产妇吞咽反射,呛咳反射和神志完全恢复后才可以拔除气管内导管。

总之,剖宫产全麻应注意的环节有:①仔细选择全麻药物及剂量。②有效防治仰卧位低血压综合征。③断脐前避免过度通气,以防止子宫动脉收缩后继发胎盘血流降低,对胎儿造成不利影响。④认真选择全麻诱导时机(待消毒,铺巾等手术准备就绪后再诱导),以尽力缩短 ID 时间。通过注意各环节,全麻对胎儿的抑制是有可以避免的。

3.全身麻醉的并发症及处理

(1)插管困难:由于足月妊娠后产妇毛细血管充血,体内水分潴留,致舌、口底及咽喉等部位水肿;另一方面脂肪堆积于乳房及面部。这些产妇特有的病生理特点使困难气管插管的发生率大为提高。产妇困难插管的发生率约为0.8%,较一般人群高10倍,Mallampati气道评分Ⅳ级和上颌前突被认为是产妇困难气道的最大危险因素。产妇死亡病例中有10%没有进行适当的气道评估,随着椎管内麻醉比例的增加,产妇总的病死率有所下降,但全麻病死率几乎没有改变。1979—1990年的一项麻醉相关的产妇死亡的研究显示,因气道问题死亡占全麻死亡的73%。问题在于:没有足够时间评估气道;意料外的气道水肿;急诊手术;操作者水平所限;对插管后位置确认不够重视等。对策:根据实际情况尽可能全面的评估气道;除常规备齐各型导管、吸引器械等设施外,可能尚需备气道食管联合导管、喉罩等气道应急设施,并作好困难插管的人员等准备,当气管插管失败后,使用面罩正压通气,或能使口咽通畅的仪器保证通气,如果仍不能通气或不能使患者清醒,那么就应该实施紧急气管切开了。

(2)反流误吸:反流误吸也是全麻产妇死亡的主要原因之一,急诊手术和困难插管时更容易出现。不做预防处理时,误吸综合征的发生率为0.064%。在美国,大多数医院碱化胃液已作为术前常规。尽管没有一个药物能杜绝反流,但30 mL的非颗粒抗酸剂可显著降低反流后的风险。H_2受体阻滞剂(如雷尼替丁)虽能碱化胃液但不能立即起效,需提前2小时服用,其余对策包括:术前严格禁食水;麻醉前肌内注射阿托品0.5 mg;快速诱导插管时先给小剂量非去极化型肌松药如维库溴铵1mg以消除琥珀胆碱引起的肌颤,避免胃内压的显著升高;诱导期避免过度正压通气,并施行环状软骨压迫闭锁食管;给予5-HT受体拮抗剂如格拉司琼预防呕吐。

(3)术中知晓:术中知晓是产科全身麻醉关注的另一个问题,部分全麻剖宫产者主诉术中做梦或能回忆起术中的声音,但全麻剖宫产术中知晓的确切发生率目前尚无统计。术中知晓并不一定导致显性记忆,但即便是在没有显性记忆的情况下,隐性记忆也可产生不良影响,甚至是创伤后应激反应综合征(PTSD)。有研究发现,单纯50%的氧化亚氮(笑气)并不能提供足够的麻醉深度,术中知晓的发生率可高达26%。有学者对3 000例孕妇辅以低浓度的强效挥发性麻醉药(如0.5%的氟烷、0.75%的异氟烷或1%的恩氟烷或七氟烷),可使知晓发生率降至0.9%,同时不增加新生儿抑制。娩出后适当增加笑气和挥发性麻醉药的浓度,给予阿片类或苯二氮䓬类药物以维持足够的麻醉深度也可降低知晓的发生率。

(4)新生儿抑制:除某些产前急症外,很多原因都可导致新生儿抑制,已证实,臀位和I-D时间延长是导致全麻下剖宫产新生儿抑制和窒息的重要因素。有研究显示,全麻和椎管内麻醉下行择期剖宫产时,新生儿酸碱状态、Apgar评分、血浆β内啡肽水平、术后24小时和7天行为学均无明显差异,但全麻下ID时间与1分钟Apgar评分存在显著相关。ID时间<8分钟,对新生儿的抑制作用有限;ID时间延长,可减少Apgar评分,但只要防止产妇低氧和过度通气、主动脉压迫和低血压或是控制ID时间<3分钟,新生儿的酸碱状态可不受影响。

(5)宫缩乏力:挥发性吸入麻醉药呈浓度相关性抑制宫缩,这在娩出前是有益的,但术后可能导致出血。有人分别用0.5MAC的异氟烷和8 mg/(kg·d)丙泊酚持续输注维持麻醉(两组都合用67%N_2O和33%O_2),结果异氟烷组产妇宫缩不良比例较高。如果能将挥发性吸入麻醉药浓度控制在0.8~1.0MAC以下,子宫仍能对缩宫素有良好的反应。氧化亚氮对子宫张力无直接影响。氯胺酮对宫缩的影响各家报道不一。

(6)产妇死亡和胎儿死亡:尽管全麻下剖宫产的相对危险度较高,但考虑到全麻在高危剖宫产术中的地位,全麻剖宫产母婴病死率高居不下也不足为奇。美国麻醉护士协会(AANA)对1990—1996年有关产科麻醉的内部资料进行回顾:新生儿死亡和产妇死亡是最常见的严重并发症,分别占27%和22%,产妇死亡病例中有89%是在全麻下实施剖宫产的,不能及时有效控制气道是导致产妇死亡最主要原因。

二、紧急剖宫产麻醉

紧急剖宫产是指分娩过程中母体或胎儿出现异常紧急情况需快速结束分娩而进行的手术,是产科抢救母胎生命的有效措施之一。常见原因为胎儿宫内窘迫、前置胎盘、胎盘早剥、脐带脱垂、忽略性横位、肩难产、子宫先兆破裂、产时子痫等,以急性胎儿宫内窘迫因素手术者为多见。由于手术是非常时刻临时决定的,以最快的速度结束产程、减少手术并发症、降低新生儿窒息率、保证母婴安全,高质量地完成手术是最终目的。故急诊剖宫产麻醉的选择非常重要。

紧急剖宫产时通常选择全麻,或静脉麻醉辅助下的局麻,也可通过原先行分娩镇痛的硬膜外导管施行硬膜外麻醉。美国妇产科学会(ACOG)指出,对于因胎心出现不确定节律变化而行剖宫产者,不必要将椎管内麻醉作为禁忌,腰麻-硬膜外联合麻醉使麻醉诱导时间缩短,镇痛及肌松作用完全,内脏牵拉反应少,避免了应用镇静镇痛药对胎儿造成的不良影响,减少新生儿窒息和手术后并发症,提高了剖宫产抢救胎儿的成功率,对减少手术后并发症起到很大的作用,是多数胎儿宫内窘迫可选择的麻醉方式。而且如果事先已置入硬膜外导管,通过给予速效的局麻药足以应付大多数紧急情况。如遇到子宫破裂、脐带脱垂伴显著心动过缓和产前大出血致休克等情况仍需实施全麻。

注意要点:①对急诊或子痫昏迷患者需行全麻时,宜按饱胃处理,留置胃管抽吸,尽可能排空胃内容物。术前给予 H_2 受体阻滞药,如甲氰咪胍以减少胃液分泌量和提高胃液的 pH,给予5-HT受体拮抗剂如格拉司琼预防呕吐。②快速诱导插管时先给小剂量非去极化型肌松药以消除琥珀胆碱引起的肌颤,避免胃内压的显著升高,插管时施行环状软骨压迫闭锁食管,以防反流误吸。③常规备好应对困难气道的器具如:小号气管导管、管芯、喉罩、纤支镜等。④由于氯胺酮的全身麻醉效应及其固有的交感神经兴奋作用,故对妊娠高血压综合征、有精神病史或饱胃产妇禁用,以免发生脑血管意外、呕吐误吸等严重后果。

三、特殊剖宫产麻醉

(一)多胎妊娠

一次妊娠有两个或两个以上的胎儿,称为多胎妊娠。多胎妊娠属高危妊娠,与单胎妊娠相比较,具有妊娠并发症发生率高,病情严重等特点,并易导致胎儿生长受限,低体重儿发生率高,其围产儿病死率是单胎妊娠的3~7倍,随着辅助生育技术的提高和广泛开展,多胎妊娠发生率近年来有上升趋势,故如何做好多胎妊娠的分娩期处理十分重要。而多胎妊娠的分娩方式选择又与新生儿窒息密切相关,所以选择正确的分娩方式尤为重要。分娩方式对新生儿的影响:研究表明,第一胎儿出生后新生儿评分在剖宫产与阴道分娩两组间并无差异,而第二、三胎经阴道分娩组新生儿窒息率显著高于剖宫产组。因此,对于手术前已明确胎位不正、胎儿较大、产道狭窄或阴道顺产可能性不大的多胎妊娠以及前置胎盘、妊娠高血压综合征、瘢痕子宫及有母体并发症的产妇等应以剖宫产为宜。

1.多胎妊娠,妊娠期和分娩期的病理生理变化

(1)心肺功能易受损:多胎患者,宫底高,可引起腹腔和胸腔脏器受压,心肺功能受到影响,血流异常分布。胎儿取出后腹压骤减,受压的腹部脏器静脉扩张,双下肢血流增加,循环血容量不足引起血压下降;或胎儿取出后腹压骤减使下肢淤血回流,血压上升加重心力衰竭。因此在取胎儿时严密观察血压、心率、呼吸的变化,进行补液和使用缩血管药或扩血管药维持循环稳定。

(2)易并发妊娠高血压综合征:由于子宫腔过大,子宫胎盘循环受阻造成胎盘缺氧,如合并羊水过多,使胎盘缺血更甚,更易发生妊娠高血压综合征,比单胎妊娠明显增多,发生时间更早,而且严重并发症如胎盘早剥、肺水肿、心力衰竭多见。

(3)易并发贫血:多胎妊娠孕妇为供给多个胎儿生长发育,从母体中摄取的铁、叶酸等营养物质的量就更多,容易引起缺铁性贫血和巨幼红细胞性贫血;另外,多胎妊娠孕妇的血容量平均增加 50%~60%,较单胎妊娠血容量增加 10%,致使血浆稀释,血红蛋白和血细胞比容低、贫血发生程度严重,使胎儿发育受限。贫血不及时纠正,母体易发贫血性心脏病。

(4)易并发早产:多胎妊娠子宫过度膨胀,宫腔内压力增高,易发生胎膜早破,常不能维持到足月,早产儿及低体重儿是围产儿死亡的最主要因素,也是多胎妊娠最常见的并发症之一。

(5)易并发产后出血:多胎妊娠由于子宫腔容积增大,压力增高,子宫平滑肌纤维持续过度伸展导致其失去正常收缩功能,且多胎妊娠有较多的产前并发症。妊娠高血压综合征者因子宫肌层水肿,及长期使用硫酸镁解痉易引起宫缩乏力导致产后出血。此外,多胎妊娠子宫肌纤维缺血缺氧、贫血和凝血功能的变化、胎盘附着面大,使其更容易发生产后出血。准备好常用的缩宫剂:如缩宫素、卡孕栓等,以及母婴急救物品、药品;术中建立两条静脉通道,做好输血、输液的准备。

2.多胎妊娠的麻醉处理要点

(1)重视术前准备:合并心力衰竭者一般需经内科强心、利尿、扩血管、营养心肌等综合治疗以改善心功能。妊娠高血压综合征轻、中度者一般不予处理,重度者给硫酸镁等解痉控制血压,以提高麻醉和手术耐受性。

(2)椎管内麻醉是首选方法:因其止痛效果可靠,麻醉平面和血压较易控制。宫缩痛可获解除,对胎儿呼吸循环几乎无抑制。

(3)充分给氧:妊娠晚期由于多胎子宫过度膨胀,膈肌上抬可出现呼吸困难等压迫症状。贫血发生率达 40%,还有严重并发症如心力衰竭。氧疗能提高动脉血氧分压,对孕妇和胎儿均有利,故应常规面罩吸氧。

(4)合适体位:仰卧位时手术床应左倾 20°~30°角,以防仰卧位低血压综合征的发生。有报道 90%产妇于临产期取平卧位时出现仰卧位低血压综合征。多胎妊娠发生率更高。

(5)加强术中监护:常规监测心电图、血压、脉搏血氧饱和度、尿量,维持术中生命体征平稳。血压过低、心率过缓者,给麻黄碱、阿托品等心血管活性药。心力衰竭、妊娠高血压综合征者,随着硬膜外麻醉起效,血管扩张,血压一般会有所下降,只有少数患者才需降压处理。注意补液输血速度,特别是重度妊娠高血压综合征者,往往已使用大量镇静解痉药及降压利尿药,注意预防术中、术后循环衰竭的发生。

(6)促进子宫收缩减少产时出血:多胎妊娠剖宫产中最常见并发症是产后出血,主要原因是子宫收缩力差。子宫肌层注射缩宫素 10 U,静脉滴注缩宫素 20 U,多能获得理想的宫缩力量,促进子宫收缩减少产后出血。

(7)重视新生儿急救处理:由于双胎妊娠子宫过度膨胀,发生早产可能性明显增加,平均孕期

260天,有一半胎儿体重<2 500 g。多胎妊娠的新生儿中低体重儿,早产儿比例多,应做好新生儿抢救保暖准备,尽快清除呼吸道异物。重度窒息者尽早气管插管,及时建立有效通气。心率过缓者同时胸外心脏按摩,并注射血管活性药物和纠酸药品等。

(8)术后镇痛:适当的术后镇痛可缓解高血压,心力衰竭,有利于产妇康复。

(二)畸形子宫

畸形子宫类型有双子宫、纵隔子宫、双角子宫、单角子宫、弓形子宫等。畸形子宫合并妊娠后,在分娩时可发生产程延长,胎儿猝死以及胎盘滞留等。为挽救胎儿,畸形子宫妊娠的分娩方式多采用剖宫产。但就麻醉而言,无特殊处理,一般采用椎管内麻醉均可满足手术。

(三)宫内死胎

指与孕期无关,胎儿在完全排出或取出前死亡。尽管围生期病死率下降,宫内死胎的发生率一直持续在0.32%,宫内死胎稽留可引起严重的并发症——"死胎综合征",这会引起潜在的、渐进的凝血障碍,纤维蛋白原浓度下降<120 mg/dL,血小板减少<100 000/μL,aPTT延长大多在纤维蛋白原浓度下降<100 mg/dL时才出现。凝血障碍发生率(10%~20%)首先取决于死胎稽留的时间:在宫内胎儿死亡最初10天内这种并发症很少出现,时间若超过5周,25%~40%的病例预计发生凝血障碍病。因为从胎儿死亡到开始治疗的时间大多不明,确诊死胎后,为排除凝血障碍的诊断必须立即进行全套凝血检查:纤维蛋白原浓度、抗凝血酶Ⅲ浓度、血小板计数、aPTT、凝血活酶值以及D-二聚体。对血管内凝血因子消耗有诊断意义的是纤维蛋白原浓度下降至120 mg/dL以下,抗凝血酶Ⅲ的明显下降,血小板减少至100 000/μL以下,aPTT延长以及D-2聚体浓度升高。治疗应在止血能力降低时(如纤维蛋白原<100/dL),及时给予新鲜冰冻血浆,给予浓缩血小板的绝对适应证是血小板降至20 000/μl以下。凝血障碍严重者均采用全麻完成手术。

(四)产妇脊柱畸形

产妇脊柱畸形,伴随不同程度的胸腔容量减小,加上妊娠中晚期膈肌上抬,严重者可出现肺纤维化、肺不张、肺血管闭塞或弯曲等,引起肺活量降低和肺循环阻力增加,导致肺动脉高压和肺源性心脏病。如发生肺部感染,更增加通气困难,易致心肺功能不全。此外,妊娠期血容量比非孕时血容量增加约35%,至孕32~34周达高峰,每次心排血量亦增加20%~30%,心脏负荷明显加重。因此脊柱畸形合并妊娠常引起呼吸衰竭、循环衰竭,严重者威胁母儿生命。脊柱畸形孕妇对自然分娩的耐受力极低,一旦胎儿成熟,应择期行剖宫产终止妊娠,以孕36~37周为宜。临床麻醉医师应依据脊柱畸形部位、严重程度以及自身的麻醉技术水平来选择麻醉方式。

(刘会文)

第三节　早产的麻醉

早产是指妊娠满28周至不满37足周间分娩者。在围生期死亡中约有75%与早产有关。

一、病因学

与早产发生相关的因素有:①最常见的是下生殖道、泌尿道感染。②胎膜早破、绒毛膜羊膜炎,30%～40%早产与此有关。③子宫膨胀过度及胎盘因素:如羊水过多、多胎妊娠、前置胎盘及胎盘早剥等。④妊娠合并症与并发症:如先兆子痫、妊娠期肝内胆汁淤积症(intrahepatic cholestasis of pregnancy,ICP)、妊娠合并严重贫血、心脏病、慢性肾炎等。⑤子宫畸形:如纵隔子宫、双角子宫等。⑥宫颈内口松弛。⑦吸烟、酗酒。

二、病理生理学

早产儿死亡的原因多为缺氧、颅内出血、呼吸窘迫综合征等。病理基础有:①早产儿的呼吸中枢和肺发育不全,毛细血管通透性高,易出现肺透明膜病等导致呼吸窘迫综合征。②早产儿的颅骨钙化不全,硬脑膜脆弱,脑血流调节功能不完善,因此容易出现产时窒息、脑出血等,尤其是在缺氧情况下,早产儿颅内压升高,易加重肺出血,硬肿症及颅内出血,最终导致死亡。因此选择合适的分娩方式或积极采取围生期的处理措施,力求产程平顺可降低围生期早产儿的病死率。大量研究证实:在阴道分娩过程中恰当的镇痛与麻醉可降低围生期新生儿的病死率;剖宫产由于缩短了取胎时间,并避免早产儿在产道下降时的颅骨变形而可能出现的脑静脉窦破裂及大血管撕裂也降低了早产儿的病死率。

三、围生期处理

(一)抑制宫缩药物的使用

1.β₂ 肾上腺素受体激动剂

能激动子宫平滑肌中的 β₂ 受体,抑制子宫平滑肌收缩,减少子宫的活动。目前常用药物有利托君和沙丁胺醇。

2.硫酸镁

镁离子直接作用于子宫平滑肌细胞,拮抗钙离子对子宫收缩的活性,抑制子宫收缩。

3.钙通道阻滞剂

一类能选择性地减少慢通道的 Ca^{2+} 内流,从而干扰细胞内 Ca^{2+} 浓度而影响细胞功能的药物,能抑制子宫收缩。

4.前列腺素合成酶抑制剂

前列腺素有刺激子宫收缩及软化宫颈的作用。前列腺素合成酶抑制剂可抑制前列腺素合成酶的合成或前列腺素的释放以抑制宫缩。

(二)预防新生儿呼吸窘迫综合征

对妊娠 35 周前的早产,应用肾上腺糖皮质激素 24 小时后至 7 天内,能促进胎儿肺成熟,明显降低新生儿呼吸窘迫综合征的发生率。

四、麻醉与镇痛要点

未成熟胎儿较到期新生儿更容易受产科镇痛与麻醉药物的影响。增强早产儿对药物敏感性的相关因素有:更少的药物结合蛋白;更高水平的胆红素,可以和药物竞争与蛋白的结合;由于血-脑脊液屏障发育不完善更多的药物进入中枢神经系统;体水多而脂肪含量低;代谢和清除药物能力低。

尽管早产儿有如上的这些缺陷,但事实上并不像想象的那么严重,在选择麻醉药物和技术时,考虑药物对新生儿的作用远没有预防窒息对胎儿的损伤重要。对于经阴道分娩者,硬膜外阻滞能消除产妇的下推感,松弛产道和会阴部;对于剖宫产分娩者应根据病情的紧急程度、母儿的状况、母亲的意愿等选择麻醉方式。

术中管理　麻醉医师应该注意:产科医师为阻止早产经常术前应用多种药物抑制子宫活动,已报道了许多由此引发的母体并发症:低血压、低血钾、高血糖、心肌缺血、肺水肿和死亡。因此,术前应用了 β_2-肾上腺素受体激动剂者硬膜外阻滞时应减少一次用药量以防止产妇血压大幅度下降;术前存在心动过速、低血压和低血钾时全身麻醉会增加低血压发生的危险性;紧急扩容需小心以防发生肺水肿;避免应用氟烷(心律失常)、泮库溴胺(心动过速);在非急诊条件下,从安胎停止到麻醉至少应延迟 3 小时以便 β 交感作用消退;尽管血清钾降低,但是细胞内钾浓度常是正常的,因此一般不需补钾。

五、对早产的患者,做好新生儿复苏的准备

Apgar 评分在 5 分以下者即为复苏的适应证,在 3 分以下为新生儿重度窒息,新生儿的复苏以保持呼吸道通畅和使肺膨胀为首要,吸痰一定要充分,同时要注意保暖,因为温暖的环境(32～34 ℃)对新生儿的复苏最为有利。抗酸治疗常采用脐静脉给予 5％NaHCO$_3$ 10 mL。人工呼吸,在徒手复苏无效时,应立即喉镜直视下清理呼吸道,并气管插管,动作要轻柔,以纯氧控制呼吸,频率为 30～40 次/min,同时行心外按压。复苏时纳洛酮的应用:有研究发现 1 分钟 Apgar 评分与脑脊液 β 内啡肽呈高度负相关,窒息新生儿脐血 β 内啡肽浓度升高,可引起新生儿肺功能障碍,由于纳洛酮与非特异性吗啡受体结合,成为竞争性吗啡抑制剂,使吗啡样物质 β 内啡肽失活而起到治疗作用,可消除因 β 内啡肽升高所致的一系列生物效应。再者纳洛酮还可拮抗因麻醉性镇痛药引起的呼吸抑制。复苏时建议采用心前区皮下注射纳洛酮 0.4 mg。

(刘会文)

第十三章

骨 科 麻 醉

第一节　关节置换手术的麻醉

人工关节的材料和工艺越来越先进,接受人工关节置换的患者也越来越多。此类手术确实使患者解除了疼痛,改善了关节活动功能,提高了生活质量。人工关节置换手术的不断发展给麻醉带来了新的课题,提出了更高的要求,因为该类患者往往有许多特殊的方面,对此麻醉医师需要有较深的认识,做好充分的术前准备,严密的术中监测和良好管理以及术后并发症的防治工作。

一、关节置换手术麻醉的特殊问题

(一)气管插管困难和气道管理困难

类风湿性关节炎和强直性脊柱炎的患者常有全身多个关节受累,前者可累及寰枢关节、环杓关节及颞下颌关节等,可使寰枢关节脱位、声带活动受限、声门狭窄、呼吸困难及张口困难等;后者主要累及脊柱周围的结缔组织,使其发生骨化,脊柱强直呈板块状,颈屈曲前倾不能后仰,颞下颌关节强直不能张口。患者平卧时常呈"元宝状",去枕头仍保持前屈,如果头部着床,下身会翘起。这两种患者行气管插管非常困难,因为声门完全不能暴露,且患者骨质疏松,有的患者还有寰枢关节半脱位,如果插管用力不当可造成颈椎骨折,反复插管会造成喉头水肿和咽喉部黏膜损伤、出血,气道管理更加困难。一些患者合并有肺纤维化病变,胸壁僵硬,致肺顺应性下降,通气和弥散能力均降低,可致 SpO_2 下降。对此类患者,麻醉医师在术前访视时,如估计气管插管会有困难者,应事先准备好纤维支气管镜以便帮助插管。合并肺部感染致呼吸道分泌物增多,且易发生支气管痉挛,给呼吸道的管理更增加了难度。

(二)骨黏合剂

为了提高人工关节的稳定性,避免松动和松动引起的疼痛,利于患者早期活动和功能恢复,在人工关节置换手术中常需应用骨黏合剂(骨水泥),通常是在骨髓腔内填入骨水泥,再将人工假体插入。骨黏合剂为一高分子聚合物,又称丙烯酸类黏合剂,包括聚甲基丙烯酸甲酯粉剂和甲基丙烯酸甲酯液态单体两种成分,使用时将粉剂和液态单体混合成面团状,然后置入髓腔,自凝成固体而起作用。在聚合过程中可引起产热反应,温度可高达 $80\sim90$ ℃,这一产热反应使骨水泥更牢固。单体具有挥发性,易燃,有刺激性气味和毒性,因此,房间内空气流通要好。未被聚合的单体对皮肤有刺激和毒性,可被局部组织吸收引起"骨水泥综合征"。单体被吸收后大约3分钟

达峰值血液浓度,在血中达到一定浓度后可致血管扩张并对心脏有直接毒性,体循环阻力下降,组织释放血栓素致血小板聚集,肺微血栓形成,因而患者可感胸闷、心悸,心电图可显示有心肌损害和心律失常(包括传导阻滞和窦性停搏),还可有肺分流增加而致低氧血症、肺动脉高压、低血压及心排血量减少等。单体进入血液后可以从患者的呼气中闻到刺激性气味。肺脏是单体的清除器官,清除速度很快,故一般不会受到损害,只有当单体的量达到全髋关置换时所释放的单体量的 35 倍以上时,肺功能才会受到损害。因此,对肺功能而言,骨水泥的使用一般是安全的。为减少单体的吸收量,混合物必须做充分搅拌。

除单体吸收引起的对心脏、血管和肺脏的毒性反应外,当骨黏合剂填入骨髓腔后,髓腔内压急剧上升,使得髓腔内容物包括脂肪、空气微栓子及骨髓颗粒进入肺循环,引起肺栓塞,致肺血管收缩,肺循环阻力增加和通气灌流比例失调,导致肺分流增加、心排血量减少和低氧血症。为了减少髓腔内压上升所致的并发症,用骨水泥枪高压冲洗以去除碎屑,从底层开始分层填满髓腔,这可使空气从髓腔内逸出以减少空气栓塞的发病率,也可从下位的骨皮质钻孔,并插入塑料管以解除髓内压的上升。

对骨黏合剂使用时对心肺可能造成的影响,必须高度重视,采取预防措施。应当在用骨水泥时严密监测 PaO_2、$PaCO_2$、$P_{ET}CO_2$、SpO_2、血压、心律及心电图等。补足血容量,必要时给予升压药,保证气道通畅,并予充分吸氧。下肢关节置换的手术,在松止血带时,要注意松止血带后所致的局部单体吸收,骨髓、空气微栓子或脂肪栓等进入肺循环而引起的心血管反应,甚至有可能出现心搏骤停的意外。

(三)止血带

四肢手术一般都需在止血带下进行,以达到术野无血的目的。但是止血带使用不当时也会出现一些并发症。

(四)激素的应用

1.概述

行人工关节置换的患者常因其原发病而长期服用激素,因此,可有肾上腺皮质萎缩和功能减退,在围术期如不及时补充皮质激素,会造成急性肾上腺皮质功能不全(危象)。对此类患者应详细询问服用激素的时间、剂量和停用时间,必要时做 ACTH 试验检查肾上腺皮质功能。对考虑可能发生肾上腺皮质功能不全的患者,可在术前补充激素,可提前 3 天起口服泼尼松,5 mg,每天 3 次,或于术前一日上午和下午各肌内注射醋酸可的松 100 mg,在诱导之前及术后给予氢化可的松 100 mg 静脉滴注。

2.急性肾上腺皮质功能不全的判定

如果麻醉和手术中出现下列情况,则应考虑发生了急性肾上腺皮质功能不全。

(1)原因不明的低血压休克,脉搏增快,指、趾颜面苍白。

(2)在补充血容量后仍持续低血压,甚至对升压药物也不敏感。

(3)不明原因的高热或低体温。

(4)全麻患者苏醒异常。

(5)异常出汗、口渴。

(6)血清钾升高或钠、氯降低。

(7)肾区痛(腰疼)和胀感、蛋白尿。

(8)在上述症状的同时,可出现精神不安或神志淡漠,继而昏迷。

3.处理

如果考虑为肾上腺皮质功能不全,立即给予氢化可的松 100 mg 静脉推注,然后用氢化可的松 200 mg 静脉滴注。

(五)深静脉血栓和肺栓塞

骨关节手术有许多患者为长期卧床或老年人,静脉血流瘀滞,而手术创伤或肿瘤又使凝血功能改变,皆为静脉血栓的高危因素,在手术操作时有可能致深静脉血栓进入循环。长骨干骨折患者有发生脂肪栓塞的危险性,使用骨水泥时有可能发生空气栓塞。对麻醉医师来说,对术中发生的肺栓塞有足够的警惕非常重要,因为术中肺栓塞发病极其凶险,患者死亡率高,而且容易与其他原因引起的心搏骤停相混淆。因此,术中应密切观察手术操作步骤及患者的反应,严密监测心率、血压、SpO_2、$P_{ET}CO_2$ 等。心前区或经食管超声心动对肺栓塞诊断有一定帮助。如果患者术中突然出现不明原因的气促、胸骨后疼痛、$P_{ET}CO_2$ 下降、PaO_2 下降、肺动脉高压、血压下降而用缩血管药纠正效果不好等表现时,应考虑有肺栓塞的可能。

为了预防和及时发现因静脉血栓脱落而致肺栓塞,术中须维持血流动力学稳定,补充适当的血容量,并在放骨水泥和松止血带时需严密监测生命体征的变化。

对严重肺栓塞的治疗是进行有效的呼吸支持及循环衰竭的纠正与维持。主要方法包括吸氧、镇痛、纠正心力衰竭和心律失常及抗休克。空气栓塞时,应立即置患者于左侧卧头低位,使空气滞留于右心房内,防止气栓阻塞肺动脉及肺毛细血管,也可通过经上肢或颈内静脉插入右心导管来抽吸右心内空气。对血栓性肺栓塞,如无应用抗凝药的禁忌,可用肝素抗凝治疗,或给予链激酶、尿激酶进行溶栓治疗。高压氧舱可促进气体尽快吸收并改善症状。

二、术前准备及麻醉选择与管理

虽然有许多青壮年患者需行关节置换手术,但以老年人多见。老年人常伴有各系统器官的功能减退和许多并存疾病,致围术期和麻醉中并发症增多,其死亡率也比年轻人为高。术前需对高龄患者并存的疾病及麻醉的危险因素进行正确评估,对并存疾病应给予积极的治疗。如对于高血压和冠心病患者,术前应给予有效的控制血压及改善心肌缺血,维持心肌氧供需平衡,以减少围术期心脑血管的并发症;慢性气管炎患者应积极治疗,训练深呼吸及咳嗽,以减少术后肺部感染。老年人心肺肝肾功能减退,药物代谢慢,诱导和术中用药应尽量选用短效、代谢快及对循环影响小的药物,如用依托咪酯诱导,以异氟醚、七氟醚、地氟醚等吸入麻醉药为主维持麻醉,尽量减少静脉用药。

(一)术前准备

1.麻醉前访视与病情估计

关节置换的患者,老年人较多,他们常合并有心血管疾病、肺部疾病、高血压及糖尿病等。类风湿性关节炎和强直性脊柱炎患者累及心脏瓣膜、心包及心脏传导系统者,须详细检查及对症处理。术前一定要了解高血压的程度,是否规律用药(抗高血压药可用至手术日早晨),是否累及其他器官,有无合并心功能不全。对合并房室传导阻滞和病态窦房结综合征的患者应详细询问病史,必要时安置临时起搏器。慢性肺疾病患者,要注意有无合并肺部感染,术前需做肺功能和血气检查。类风湿性关节炎和强直性脊柱炎要检查脊柱活动受限程度,判断气管插管是否困难,胸廓活动受限的程度如何。合并糖尿病的患者,要详细询问病史,服药的类型,检测术前血糖和尿糖值,必要时给予短效胰岛素控制血糖。有服用激素病史的患者,应根据服药史及术前的临床表现、化验结果决定围术期是否需要补充激素。

2.麻醉前用药

一般患者术前常规用药,有严重的循环和呼吸功能障碍的患者,镇静药或镇痛药慎用或不用。有肾上腺皮质功能不全倾向的患者,诱导前给予氢化可的松 100 mg,加入 100 mL 液体中滴注。

3.术前备血

估计术中出血较多的患者,术前要准备好充足的血源。为了节约血源和防止血源性疾病传播和输血并发症,可采用术中血液回收技术或术前备自体血在术中使用。血红蛋白在 10 g 或红细胞比积在 30% 以下,不宜采集自体血。最后一次采血至少在术前 72 小时前,以允许血容量的恢复。拟做纤维支气管镜引导气管插管时,要准备好必备用品,如喷雾器、支气管镜等。

4.维持气道困难的预测与气管插管困难的评估

对类风湿性关节炎和强直性脊柱炎影响到颈椎寰枢关节、颞下颌关节致头不能后仰和/或张口困难的患者,应当仔细检查,估计气管插管的难易程度,以决定麻醉诱导和插管方式。目前,预测气道困难的方法很多,现介绍几种方法。

(1)张口度:是指最大张口时上下门牙间的距离,正常应≥3 指(患者的示指、中指和无名指并拢),2~3 指,有插管困难的可能,<2 指,插管困难。不能张口或张口受限的患者,多置入喉镜困难,即使能够置入喉镜,声门暴露也不佳,因此可造成插管困难。

(2)甲颏间距:是指患者颈部后仰至最大限度时,甲状软骨切迹至下颏间的距离,以此间距来预测插管的难度。甲颏间距≥3 指(患者的示、中及无名指),插管无困难,在 2~3 指间,插管可能有困难,但可在喉镜暴露下插管;<2 指,则无法用喉镜暴露下插管。

(3)颈部活动度:是指仰卧位下做最大限度仰颈,上门牙前端至枕骨粗隆的连线与身体纵轴相交的角度,正常值>90°;<80° 为颈部活动受限,直接喉镜下插管可能遇到困难。

(4)寰枕关节伸展度:当颈部向前中度屈曲(25°~35°),而头部后仰,寰枕关节伸展最佳。口、咽和喉三条轴线最接近为一直线(亦称"嗅花位"或称 Magill 位),在此位置,舌遮住咽部较少,喉镜上提舌根所需用力也较小。寰枕关节正常时,可以伸展 35°。寰枕关节伸展度检查方法:患者端坐,两眼向前平视,上牙的咬颌面与地面平行,然后患者尽力头后仰,伸展寰枕关节,测量上牙咬颌面旋转的角度。上牙旋转角度可用量角器准确地测量,也可用目测法进行估计分级:1 级为寰枕关节伸展度无降低;2 级为降低 1/3;3 级为降低 2/3;4 级为完全降低。

(二)麻醉方法的选择

1.腰麻和硬膜外麻醉

只要患者无明显的腰麻或硬膜外麻醉禁忌证及强直性脊柱炎导致椎间隙骨化而使穿刺困难,都可选用腰麻或硬膜外麻醉,近年来在腰麻或硬膜外麻醉下进行了大量的髋、膝关节置换手术,包括>80 岁的高龄患者,均取得了良好效果。而且有研究表明选用腰麻和硬膜外麻醉对下肢关节置换手术有如下优点。

(1)深静脉血栓率发生率降低,因硬膜外麻醉引起的交感神经阻滞导致下肢动静脉扩张,血流灌注增加。

(2)血压和 CVP 轻度降低,可减少手术野出血。

(3)可减轻机体应激反应,从而减轻患者因应激反应所引起的心肺负荷增加和血小板激活导致的高凝状态等。

(4)局麻药可降低血小板在微血管伤后的聚集和黏附能力,对血栓形成不利。

(5)可通过硬膜外导管行术后椎管内镇痛。

2.全身麻醉

对有严重心肺并发症的患者、硬膜外或腰麻穿刺困难者以及其他禁忌证的患者,宜采用气管插管全身麻醉。

(1)注意要点:①选用对心血管功能影响小的诱导和维持药物。②尽量选用中短效肌松药,术中严密监测生命体征,术后严格掌握拔管指征。③强直性脊柱炎等气管插管困难者,应在纤维支气管镜帮助下插管,以免造成不必要的插管损伤;必要时可行控制性降压,以减少出血。

总之,在满足手术要求和保证患者安全的前提条件下,根据患者的病情,手术的范围,设备条件和麻醉医师自身的经验与技术条件来决定麻醉方法。

(2)全麻诱导:对年老体弱者,全麻诱导时给药速度要慢,并密切观察患者的反应,如心血管反应、药物变态反应等。常用静脉药物及其诱导剂量如下。①异丙酚:成人 2~2.5 mg/kg,在30 秒内给完,年老体弱者宜减量和减慢给药速度。②咪达唑仑:未用术前药的患者:<55 岁,0.3~0.35 mg/kg;>55 岁,0.30 mg/kg,ASA Ⅲ~Ⅳ级,0.2~0.25 mg/kg。已用术前药的患者,适当减量。③依托咪酯:0.2~0.6 mg/kg,常用量 0.3 mg/kg,小儿、老弱、重危患者应减量,注药时间在 30 秒以上。④硫喷妥钠:4~8 mg/kg,常用量 6 mg/kg。⑤常用肌松药及插管剂量:琥珀胆碱 1~2 mg/kg;泮库溴铵 0.10~0.15 mg/kg;维库溴铵 0.08~0.10 mg/kg,哌库溴铵 0.1 mg/kg。

(3)麻醉维持:一般用静吸复合全麻,特别是以异氟醚、七氟醚为主的静吸复合全麻,对患者心血管功能抑制小,苏醒快,是理想的麻醉维持方法,因此,尽量减少静脉用药,而以吸入麻醉为主。

(4)预知气道困难患者的插管处理:预知气道困难的患者,应根据患者情况选择插管方式,切忌粗暴强行插管,特别是有颈椎半脱位,骨质疏松,全身脱钙的患者。气管插管技术的选择如下。①直接喉镜:一般插管无困难的患者,可快速诱导、直接喉镜下气管插管。估计可能有困难,不宜快速诱导,而应咽喉表面麻醉和环甲膜穿刺气管内表面麻醉或强化麻醉下行清醒气管插管。②盲探经鼻插管:用于插管困难的患者。患者清醒,多采用头部后仰、肩部垫高的体位,并可根据管口外气流的强弱进行适当的头位调整,气流最大时,表明导管正对声门,待患者吸气时将导管送入气管内。③纤维光导喉镜引导气管插管患者有明显困难插管指征时,应直接选择在纤维支气管镜帮助下插管;喉罩:有条件者可选用喉罩处理气道困难和插管困难。

(三)术中麻醉管理

(1)术中严密监测患者的生命体征,维持循环功能的稳定和充分供氧。监测包括血压、心率、ECG、SpO_2、$P_{ET}CO_2$ 等项目。

(2)对术前有冠心病或可疑冠心病的患者,应予充分给氧,以保证心肌的氧供需平衡。

(3)硬膜外麻醉要注意掌握好阻滞平面,特别是用止血带的患者,如果阻滞范围不够,时间长则会使患者不易耐受。

(4)对老年或高血压患者,局麻药用量要酌减,掌握少量分次注药原则,防止阻滞平面过广导致血压过低,要及时补充血容量。

(5)注意体位摆放,避免皮肤压伤,搬动体位要轻柔,要注意保持患者的体温。

(6)在一些重要步骤如体位变动、放骨水泥、松止血带前要补足血容量,密切观察这些步骤对机体的影响并做好记录。

(7)体液平衡很重要,既要补足禁食禁水及手术中的丢失,满足生理需要量,又要注意不可过多过快而造成肺水肿。

(8)心血功能代偿差的患者,在总量控制的前提下,胶体液比例可适当加大,可用血定安、海脉素、中分子羟乙基淀粉及血浆等。

术中失血量要精确计算,给予适量补充,备有自体血的患者需要输血时,先输自体血,有条件者可采用自体血回收技术回收术中失血。

(四)特殊手术的麻醉

1.强直性脊柱炎和类风湿关节炎患者的麻醉

(1)病情估计:术前患者访视应注意如下事项。①了解病情进展情况,是否合并心脏瓣膜、传导系统、心包等病变,应作心电图检查及判断心功能分级。②判断胸廓活动受限情况,决定是否作肺功能和血气检查。③了解颈、腰椎有无强直,颈活动度及张口度,依此考虑诱导和气管插管以何种方式进行。④水电解质平衡情况,是否有脱钙。⑤是否有激素服用史,服用时间长短,剂量,何时停用,考虑是否用激素准备。⑥术前用药剂量宜小,呼吸受限者术前可免用镇静镇痛药,入室后再酌情给予。

(2)麻醉方式和术中管理:此类患者的腰麻和硬膜外麻醉穿刺常有困难,而且硬脊膜与蛛网膜常有粘连,易误入蛛网膜下腔,且椎管硬化,容积变小,硬膜外隙很窄,剂量不易掌握,过大致平面意外升高,有时又因硬膜外腔有粘连致局麻药扩散差,麻醉效果不好,追加镇静药又顾虑呼吸和循环抑制,颇为棘手。因此,从患者安全出发,一般采用全麻更为合适。全麻可根据患者颈部活动度和张口程度决定诱导和插管方式。估计有困难者,行清醒经鼻盲探气管插管。对脊柱前屈>60°、颈屈曲>20°患者,行快速诱导全麻是危险的。此外,反复不成功的插管可发生咽喉软组织损伤、出血、水肿,以致气道难以保持通畅,而出现缺氧、CO_2 蓄积,甚至心搏骤停等严重后果。因此,行纤维支气管镜引导下气管插管是安全可靠的方式。如果条件不具备,可考虑逆行插管术,也可考虑使用喉罩。

有近期或长期服用激素病史者,诱导前给予 100 mg 氢化可的松溶于 100 mL 液体中,输入后开始诱导。全麻忌过深,因此类患者对麻醉药耐量低,用药量应减少,尤其是静脉麻醉药。术中充分供氧,避免低氧血症,并注意液体量和失血量的补充。颈椎强直者,术后需完全清醒后再拔管。

2.髋关节置换手术的麻醉

人工髋关节置换手术的主要问题是患者多为老年人,长期卧床的强直性脊柱炎、类风湿性关节炎及创伤骨折患者,手术创伤大,失血多,易发生骨黏合剂综合征及肺栓塞。

术前访视患者时,要注意其全身并发症及重要脏器功能情况,如高血压、心脏病、慢性阻塞性肺疾病、糖尿病等,术前应控制血压,改善心肺功能,控制血糖。术前应检查心肺功能。要询问过敏史,服药史,服用激素史等。长期卧床患者要注意心血管代偿功能和警惕深静脉血栓和肺栓塞的危险。术前需准备充分的血源,如备自体血。术前用药需选用对呼吸和循环无抑制的药物。

麻醉方式可根据患者情况和麻醉条件及麻醉医师自身经验来决定。有的医院多采用腰麻或硬膜外麻醉。

当手术截除股骨头颈部,扩大股骨髓腔和修整髋臼时,出血较多。为减少大量输血的并发症,减少输血性疾病的危险可采用一些措施。

(1)术前备自体血。

（2）术中失血回收。

（3）术前进行血液稀释。

（4）术中控制性降压。

（5）注意体位摆放，避免静脉回流不畅而增加出血。

（6）术前、术中用抑肽酶可减少出血。

在用骨黏合剂时应警惕骨水泥综合征的发生，充分供氧，保持血容量正常，减浅麻醉，必要时给予升压药。同时要警惕脂肪栓塞综合征，以防意外发生。

3.膝关节置换手术的麻醉

膝关节置换手术主要注意松止血带后呼吸血压的变化、骨水泥问题及术后镇痛。膝关节手术一般用止血带减少出血，但要注意由此带来的并发症。少数高血压，心脏病患者在驱血充气后可产生高血压，甚至心衰。在松止血带时可产生"止血带休克"及肺栓塞综合征。在双膝关节同时置换时，要先放松一侧后，观察生命体征的变化，使循环对血液重新分布有一个代偿的时间，再放另一侧止血带。

膝关节置换手术后疼痛可能比髋关节置换手术后更明显，可行各种方法的术后镇痛，有利于早期活动和功能锻炼。

（白雪峰）

第二节　脊柱手术的麻醉

一、脊柱急症手术

（一）概述

随着汽车的逐渐普及，交通事故也在上升，它是造成脊柱创伤的主要原因之一，另一主要原因是工伤事故。脊柱创伤最常见的是脊柱骨折、椎体脱位和脊髓损伤。脊柱创伤后常因骨折、脱位、血肿导致脊髓损伤，一旦出现脊髓损伤，后果极为严重，可致终身残疾，甚至死亡。据统计脊髓损伤的发病率为$(8.1\sim16.6)/100$万人，其中80%的患者年龄在$11\sim30$岁。因此，对此类患者的早期诊断和早期治疗至关重要。

（二）麻醉应考虑的问题

1.脊髓损伤可以给其他器官带来严重的影响

麻醉医师对脊髓损伤的病理生理改变应有充分认识，以利正确的麻醉选择和合理的麻醉管理，减少继发损伤和围术期可能发生的并发症。

2.应兼顾伴发伤

脊柱损伤常合并其他脏器的损伤，麻醉过程中应全面考虑，尤其是伴有颅脑胸腹严重损伤者。

3.困难气道

颈椎损伤后，尤其是高位颈椎伤患者常伴有呼吸和循环问题，其中气道处理是最棘手的问题，全身麻醉选择何种气管插管方式方可最大限度地减少或避免因头颈部伸曲活动可能带来的加重脊髓损伤情况,是麻醉医师需必须考虑的至关重要的问题。高位脊髓伤患者可出现气管反射异常,系交感与副交感神经平衡失调所致,表现刺激气管时易出现心动过缓,如并存缺氧,可致心搏骤停,因此,对该类患者在吸痰时要特别小心。

(三)麻醉用药选择

1.麻醉选择

大部分脊柱损伤需行椎管减压和/或内固定手术,手术本身较复杂,而且组织常有充血水肿,术中出血较多。另外,硬脊膜外和蛛网膜下腔阻滞麻醉均因穿刺及维持平面方面有一定的困难,体位变动也常列为禁忌,如伴有脊髓损伤,病情常较复杂,术中常有呼吸及循环不稳等情况发生,故一般均应采取气管插管全身麻醉。

鉴于脊髓损伤有较高的发病率,并常有复合损伤,特别是颈段和/或上胸段损伤者,麻醉手术的危险性较大,任何的操作技术都有可能产生不良后果,甚至加重原发损伤,故在诊断之始及至麻醉后手术期间,对此类患者,麻醉医师均应仔细观察处理,特别是对那些身体其他部位合并有致命创伤的患者犹然。

麻醉选择足够深的全身麻醉和神经阻滞麻醉均可有效的预防副交感神经的过度反射,消除这一过度反射是血流动力学稳定的基础;仔细的决定麻醉药用量和认真细致注意血容量的变化并加以处理是血流动力学稳定的重要因素。

2.麻醉用药

脊髓损伤后,由于肌纤维失去神经支配致使接头外肌膜胆碱能受体增加,这些异常的受体遍布肌膜表面,产生对去极化肌松药的超敏感现象,注入琥珀胆碱后会产生肌肉同步去极化,大量的细胞内钾转移到细胞外,从而大量的钾进入血液循环,产生严重的高血钾,易发生心搏骤停。一般脊髓损伤后 6 个月内不宜使用琥珀胆碱,均应选用非去极化肌松药。鉴于脊髓损伤的病理生理改变,在选择麻醉前用药时应慎用或不用有抑制呼吸功能和可导致睡眠后呼吸暂停的药物。麻醉诱导时宜选用依托醚酯、咪达唑仑等对循环影响较小的药物,并注意用药剂量及给药速度,同时准备好多巴胺及阿托品等药物。各种吸入和非吸入麻醉药虽然对脊髓损伤并无治疗作用,但氟烷、芬太尼、笑气和蛛网膜下腔使用的利多卡因均能延长从脊髓缺血到脊髓损伤的时间,这种保护作用的可能机制如下。

(1)抑制了脊髓代谢。

(2)对脊髓血流的影响。

(3)内源性儿茶酚胺的改变。

(4)阿片受体活性的改变。

(5)与继发损伤的介质如前列腺素相互作用的结果。

麻醉维持多采用静吸复合的方法。

(四)麻醉操作和管理

1.麻醉操作

脊柱骨折可为单纯损伤和/或合并其他部位的损伤,在脊髓损伤的急性期任何操作都可能加重或造成新的脊髓损伤。麻醉医师术前应仔细检查、轻微操作。需要强调的是麻醉诱导插管时,不应为了插管方便而随意伸曲头颈部,应尽量使头部保持在中位,以免造成脊髓的进一步损伤。另外,在体位变动时同样要非常小心。

2.麻醉管理

脊柱骨折常可合并其他部位的损伤,尤其对其他部位的致命损伤如闭合性颅脑损伤等须及时诊断和处理,若有休克须鉴别是失血性休克还是脊髓休克,这是合理安全麻醉的基础。

(1)术中监测:脊柱创伤患者病情复杂,故术中应加强对该类患者中枢、循环、呼吸、肾功能、电解质及酸碱平衡的综合的动态监测,以便及时发现并予以相应的处理,只有这样才能提高创伤患者的救治成功率。其实,对该类患者的监护不应只局限于术中,而是在整个围术期均应加强监护,唯此才能降低死亡率。

(2)呼吸管理:术中应根据血气指标选择合适的通气参数,以维持正常的酸碱平衡和适当的脊髓灌注压是至关重要的。动物实验表明高或低碳酸血症均对脊髓功能恢复不利,但创伤后低碳酸血症比高碳酸血症对组织的危害小,一般维持 $PaCO_2$ 4.7~5.3 kPa(35~40 mmHg)为宜,如合并闭合性颅脑损伤,伴有颅内压增高 $PaCO_2$ 应维持在较低水平 3.3~4.0 kPa(25~30 mmHg)为佳。如围术期出现突发不能解释的低氧血症及二氧化碳分压升高,应考虑有肺栓塞、肺水肿或急化呼吸窘迫综合征的可能,缓慢进展的或突发的肺顺应性下降,预示有肺水肿的发生,常表现为肺间质水肿,肺部听诊时湿啰音可不清楚。机械通气时可加用呼气末正压通气。对高位脊髓损伤患者,术后拔除气管导管时应特别慎重,最好保留气管导管直至呼吸循环稳定后再拔,如估计短时间内呼吸功能不能稳定者,可做气管切开,以便于气道管理。

(3)循环管理:对脊柱创伤伴有休克的患者,首先应分清是失血性休克还是脊髓休克,以便作出正确处理。前者以补充血容量为主,而对脊髓休克者可采用适当补液和 α-受体兴奋药(去氧肾上腺素或多巴胺)治疗,且不可盲目补液,特别是四肢瘫痪的患者已存在心功能不全和血管张力的改变,在此基础上如再过量输液,增加循环负荷可导致心力衰竭及肺水肿。其次脊髓损伤患者麻醉时既不可过浅致高血压,也不可过深致低血压。麻醉诱导时常出现低血压,尤其体位变动时可出现严重的低血压,甚至心搏骤停,多见于脊髓高位损伤者。为预防脊髓损伤的自主神经反射引起的心血管并发症,应选择相应的血管活性药物治疗。对脊髓损伤早期出现的严重高血压可选用直接作用到小动脉的硝普钠,α-受体阻滞剂(酚妥拉明);对抗心律失常可用 β-受体阻滞剂、利多卡因和艾司洛尔(Esmolol)等药,对窦性心动过缓、室性逸搏可选用阿托品对抗;也可适当加深麻醉来预防和治疗脊髓损伤患者的自主神经反射亢进。对慢性脊髓损伤合并贫血和营养不良的患者,麻醉时应注意补充红细胞和血浆,必要时可输清蛋白。

在脊髓休克期间,一般是脊髓损伤后的 3 天至 6 周,为维持血流动力学的稳定和防止肺水肿,监测 CVP 和肺动脉楔压(PAWP),尤其是 PAWP 不仅可直接监测心肺功能,而且还能估计分流量。

(4)体位:脊柱创伤患者伴有呼吸及循环不稳等情况,而手术大多采取俯卧位,必须注意胸腹垫物对呼吸循环和静脉回流的影响,同时还应注意眼或颌面部软组织压伤及肢体因摆放不妥所带来的损伤等。另外,应注意体位变动时可能发生的血流动力学剧变。

3.术中输血补液

术中应详细记录出入量,输液不可过量,并注意晶胶体比例,一般维持尿量在25~30 mL/h,必要时可予以利尿。已有许多研究表明围术期的高血糖可加重对脊髓神经功能的损害作用,因此,术中一般不补充葡萄糖。根据患者术前的血色素和出血情况而决定是否输血。

(五)颈椎损伤的气道处理

对颈椎损伤患者的进展性创伤生命支持(ATLS)方案已由美国创伤学会提出,方案如下:

①无自主呼吸又未行 X 线检查者,如施行经口插管失败,应改行气管切开。②有自主呼吸,经 X 经排除颈椎损伤可采用经口插管,如有颈椎损伤,应施行经鼻盲探插管,若不成功再经口或造口插管。③虽有自主呼吸,但无时间行 X 线检查施行经鼻盲探插管,若不成功再行经口或造口插管。

ATLS 方案有它的局限性,到目前为止对颈椎损伤的呼吸道处理尚无权威性和可行性的方案。对麻醉医师来说重要的是意识到气道处理与颈椎进一步损伤有密切关系的同时,采用麻醉医师最为娴熟的插管技术,具体患者具体对待,把不因行气管插管而带来副损伤或使病变加重作为指导原则。必要时可借助纤维支气管镜引导插管。颈椎制动是治疗可疑颈椎损伤的首要问题,所以,任何操作时均应保持颈椎处于相对固定的脊柱轴线位置。

1.各种气道处理方法对颈椎损伤的影响

常用的气管插管的方法有经口、经鼻及纤维支气管镜引导插管 3 种。其他插管方法,如逆行插管、环甲膜切开插管及 Bullard 喉镜下插管等目前仍较少应用。

(1)经口插管:颈椎损伤多发生在 $C_{3\sim7}$,健康志愿者在放射线监测下可见,取标准喉镜插管体位时,可引起颈椎的曲度改变,其中尤以 $C_{3\sim4}$ 的改变更为明显。

(2)经鼻气管插管:虽然在发达国家施行经鼻盲探插管以控制患者的气道已经比较普及,但对存在自主呼吸的颈椎损伤患者,仍无有力证据表明采用这种插管技术是安全的,原因在于:①插管时间较长。②如表面麻醉不充分,患者在插管过程中常有呛咳,从而导致颈椎活动,可能加重脊髓损伤。③易造成咽喉部黏膜损伤和呕吐误吸而致气道的进一步不畅;插管时心血管反应较大,易出现心血管方面意外情况。

有学者对大量颈椎创伤合并脊髓损伤的患者采用全身麻醉,快速诱导经鼻或口插管的方法收到良好的临床效果。在此,要强调的是插管操作必须由有经验的麻醉医师来完成,而不应由实习生或不熟练的进修生来操作。

(3)纤维支气管镜引导下插管:纤维支气管镜是一种可弯曲的细管,远端带有光源,操作者可通过光源看到远端的情况,并可调节使其能顺利通过声门。与气管插管同时使用时,先将气管导管套在纤维支气管镜外面,再将纤维支气管镜经鼻插至咽喉部,调节光源使其通过声门,然后再将气管导管顺着纤维支气管镜送入气管内。纤维支气管镜插管和经鼻盲探插管比较,具有试插次数明显减少,完成插管迅速,可保持头颈部固定不动,并发症少等优点,纤维支气管镜插管的成功率几乎可达 100%,比经鼻盲探明显增高,且插管的咳嗽躁动发生率低。

2.颈椎损伤患者气管插管方式的选择

如上所述,为了减少脊柱创伤后的继发损伤,选用何种插管方法是比较困难的,但有一点是肯定的,有条件者首选纤维支气管镜插管引导下插管;其次,要判断患者的插管条件,如属困难插管,千万别勉强,可借助纤维支气管镜插管或行气管切开。另外,要选麻醉者最熟练的插管方法插管。只有这样才能将插管可能带来的并发症降到最低。

二、择期类手术

(一)概述

脊柱外科发展很快,尤其最近十来年,新的手术方法不断涌现,许多国际上普遍使用的脊柱外科手术及内固定方法,在国内也已逐渐推广使用,开展脊柱外科新手术的医院也越来越多,在这方面做得较好的是上海长征医院,已有手术患者 8 000 多例,手术方法及内固定材料等方面基本上与国际接轨。脊柱外科手术大多比较精细和复杂，而且一旦发生脊髓神经损伤，将造成患者的严重损害，甚至残废。因此，在手术前做好充分准备，选择恰当的手术方案及麻醉方法，以确保麻醉和手术的顺利进行显得尤为重要。

（二）脊柱择期手术的特点

脊柱外科手术同胸腹和颅脑手术相比，虽然对重要脏器的直接影响较小，但仍有其特点，麻醉和手术医师对此应有足够的认识，以保证患者围术期的安全。

1.病情差异较大

脊柱手术及接受手术的患者是千变万化和参差不齐的，患者可以是健壮的，也可以是伴有多系统疾病的，年龄从婴儿到老年；疾病种类繁多，既有先天性疾病，如先天性脊柱侧凸，又有后天性疾病，如脊柱的退行性变；既可以是颈椎病，也可以是骶尾部肿瘤等。手术方法多种多样，既可以经前方、侧前方减压，也可以经后路减压，有的需要内固定，有的则不需要，即使是同一种疾病，由于严重程度不等，其治疗方法也可完全两样。因此，麻醉医师术前应该准确了解病情及手术方式，以便采取恰当的麻醉方法，保证手术顺利地进行。

2.手术体位对麻醉的要求

脊柱外科手术患者的正确体位可以减少术中出血，易于手术野的暴露和预防体位相关的损伤。根据脊柱手术进路的不同，常采取不同的体位，仰卧位和侧卧位对循环和呼吸功能影响不大，麻醉管理也相对较为简单。当采用俯卧位时可造成胸部和腹部活动受限，胸廓受压可引起限制性通气障碍，使潮气量减少，如果麻醉深度掌握不好使呼吸中枢受到抑制，患者则有缺氧的危险；而腹部受压可导致静脉回流障碍，使静脉血逆流至椎静脉丛，加重术中出血。另外，如果头部位置过低或颈部过分扭曲等都可造成颈内静脉回流障碍，而致球结膜水肿甚至脑水肿。因此，俯卧位时应取锁骨和髂骨为支撑点，尽量使胸腹部与手术台之间保持一定空隙，同样要将头部放在合适的位置上，最好使用软的带钢丝的气管导管，这样可以避免气管导管打折和牙垫可能造成的搁伤。较长时间的手术，建议采用气管内麻醉。如果采用区域阻滞麻醉，则应加强呼吸和循环功能的监测，特别是无创血氧饱和度的监测，以便及时发现患者的氧合情况。患者良好体位的获得要靠手术医师、麻醉医师和手术护士的一起努力。

3.充分认识出血量大

脊柱手术，由于部位特殊，止血常较困难，尤其是骶尾部的恶性肿瘤手术，失血量常可达数千毫升，因此术前必须备好血源，术中要正确估计失血量，及时补充血浆成分或者全血。估计术中有可能发生大量失血时，为减少大量输血带来的一些并发症，有时可采取血液稀释、自体输血及血液回收技术，也可采用术中控制性降压，但这些措施可使麻醉管理更加复杂，麻醉医师在术前应该有足够的认识，并做好必要的准备，以减少其相关的并发症。

（三）术前麻醉访视和病情估计

1.术前麻醉访视

（1）思想工作：通过麻醉前访视应尽量减少患者术前的焦虑和不安情绪，力争做到减轻或消除对手术和麻醉的顾虑和紧张，使患者在心理和生理上均能较好地耐受手术。麻醉医师术前还应向患者及其家属交代病情，说明手术的目的和大致程序，拟采用的麻醉方式，以减少患者及其家属的顾虑。对于情绪过度紧张的患者手术前晚可给予适量的镇静药，如地西泮 $5\sim10\ mg$，以保证患者睡眠充足。

（2）病史回顾：详细询问病史，包括常规资料（如身高、体重、血压、内外科疾病、相关系统回顾、用药情况、过敏史、本人或家族中的麻醉或手术的意外情况、异常或过分出血史）和气道情况估计，以便正确诊断和评价患者的疾病严重程度以及全身状况，选择适当的麻醉方法以保证手术得以顺利进行。虽然脊柱手术的术后并发症和死亡率都较低，但也应同样重视术前的准备工作，包括病史采集工作。特别是对于脊柱畸形手术患者，要注意畸形或症状出现的时间及进展情况，畸形对其他器官和系统功能的影响，特别要注意是否有呼吸和循环系统并发症，如心悸、气短、咳嗽和咳痰。

（3）体格检查：对于麻醉医师来说，在进行体格检查时，除了对脊柱进行详细的检查外，对患者进行系统的全身状况的检查也非常重要，特别是跟麻醉相关项目的检查，如气管插管困难程度的判断及腰麻、硬膜外穿刺部位有无畸形和感染等，以便为麻醉方式的选择做好准备。另外，对脊柱侧凸的患者，要注意心、肺的物理检查。

（4）了解实验室检查和其他检查情况：麻醉医师在术前访视时，对已做的各项实验室检查和其他检查情况应作详细了解，必要时可做一些补充检查。对于要施行脊柱手术的患者，国内除了要进行血、尿常规和肝、肾功能、凝血功能、电解质检查等以外，还应进行心电图检查。如疑有心功能异常的患者，术前可做超声心动图检查，有助于对心功能的进一步评价，从而估计对手术的耐受性。但近年来国外的趋势是在许多患者中已减少了一些常规检查，术前实验室检查、胸片、心电图和 B 超等应根据患者的年龄、健康情况及手术的大小而定，对健康人的筛选试验如表 13-1 所示。

表 13-1　手术、麻醉前常规检查

年龄（岁）	胸片	ECG	血液化验
＜40	－	－	
40～59	－	＋	肌酐、血糖
≥60	＋	＋	肌酐、血糖及全血常规

2.病情估计

在评价患者对麻醉和手术的耐受性时，首先要注意的是患者的心肺功能状态。在脊柱手术中，脊柱侧凸对患者的心肺功能影响最大，因此，严重脊柱侧凸和胸廓畸形的患者术前对心肺功能的估计特别重要，由于心肺可以直接受到影响，如机械性肺损害或者作为一些综合征（如马方综合征，它可有二尖瓣脱垂、主动脉根部扩张和主动脉瓣关闭不全）的一部分而受到影响，可表现为气体交换功能的障碍，肺活量、肺总量和功能残气量常减少，机体内环境处于相对缺氧状态，术中和术后易出现缺氧、呼吸困难甚至呼吸衰竭，因此术前应进行血气分析和肺功能测定，以评价患者的肺功能状态，这对判断其能否耐受手术和预后有重要意义。一般肺功能检查显示轻度损害的患者，只要在术中加强监护一般可耐受麻醉和手术，对中度以上损害的患者，则应在术前根据病因采取针对性的处理。另外，根据病史情况，必要时应行彩色超声心动图检查及心功能测定。

一般认为脊柱侧凸程度越重，则影响越大，预后也越差。任何原因导致的胸部脊柱侧凸，均有可能导致呼吸和循环衰竭。据报道许多这种病例在 45 岁以前死亡，而在尸检中右心室肥厚并肺动脉高压的发生率很高。特发性脊柱侧凸常于学龄前后起病，如得不到正确治疗，其病死率可比一般人群高 2 倍，其原因可能是由于胸廓畸形使肺血管床的发育受到影响，单位肺组织的血管数量比正常人少，从而导致血管阻力的增加。另外由于胸廓畸形使肺泡被压迫，肺泡的容量变小,导致通气血流比率异常,使肺血管收缩,最后导致肺动脉高压。术前心电图检查 P 波大于 2.5 mm 示右房增大,如果 V_1 和 V_2 导联上 R 波大于 S 波,则提示有右心室肥厚,这些患者对麻醉的耐受性降低,在围术期应注意避免缺氧和增加右心室负荷。

对于脊柱畸形的患者,还应注意是否同时患有神经肌肉疾患,如脊髓空洞症、肌营养不良、运动失调等,这些疾患将影响麻醉药的体内代谢过程。

有些脊柱手术患者,由于病变本身造成截瘫,患者长期卧床,活动少,加上胃肠道功能紊乱,常发生营养不良,降低对麻醉和手术的耐受力。对这类患者术前应鼓励其进食,必要时可以采取鼻饲或静脉高营养,以尽可能改善其营养状况。高位截瘫患者易合并呼吸道和泌尿道感染,术前应积极处理,另外,截瘫患者由于瘫痪部位血管舒缩功能障碍,变动体位时易出现直立性低血压,应引起麻醉医师注意。部分患者可合并有水、电解质和酸碱平衡紊乱,也必须在术前予以纠正。长期卧床患者因血流缓慢和血液浓缩可引起下肢深静脉血栓形成,活动或输液时可引起血栓脱落,一旦造成肺动脉栓塞可产生致命性后果,围术期前后应引起重视并予以妥善处理。

(四)麻醉方法的选择和术中监测

1.麻醉方法的选择

以前,脊柱手术通常选用局部浸润麻醉,由于麻醉效果常不理想,术中患者常有疼痛感觉,因此,近年来已逐渐被全身麻醉和连续硬膜外麻醉所取代。腰段简单的脊柱手术可以选用连续硬膜外麻醉,但如果手术时间较长,患者一般不易耐受,必须给予辅助用药,而后者可以抑制呼吸中枢,有发生缺氧的危险,处于俯卧位时又不易建立人工通气,一旦发生危险抢救起来也非常困难,因此对于时间较长的脊柱手术。只要条件允许,应尽量采用气管内麻醉。对于高位颈椎手术或俯卧位手术者应选择带加强钢丝的软气管导管做经鼻插管,前者可避免经口插管时放置牙垫而影响手术操作,后者是为便于固定和头部的摆放而气管导管不打折。

大部分脊柱手术的患者术前可以给予苯巴比妥钠 0.1 g、阿托品 0.5 mg 肌内注射,使患者达到一定程度的镇静。如果使用区域阻滞麻醉,术前也可以只使用镇静药,特殊病例,可根据情况适当调整术前用药。

2.术中监测

术中监测是保证患者安全及手术顺利进行的必不可少的措施,血压、心电图、SpO_2 以及呼吸功能(呼吸频率、潮气量等)的监测应列为常规,有条件的可监测 $P_{ET}CO_2$。

在脊柱畸形矫正术及脊柱肿瘤等手术时,由于创面大,失血多,加上采用俯卧位时,无创血压的监测可能更困难,因此在有条件的情况下,应行桡动脉穿刺直接测压,如有必要还应行 CVP 的监测,以便指导输血和输液,对术前有心脏疾病者或老年人可放置漂浮导管,监测心功能及血管阻力等情况。在行控制性降压时 ABP 和 CVP 的监测更是十分必要。

在行唤醒试验前,应了解肌松的程度,可用加速度仪进行监测,如果 T_4/T_1 恢复到 0.7 以上,此时可行唤醒试验。如果用周围神经刺激器进行监测,则 4 个成串刺激均应出现,否则在唤醒前应先拮抗非去极化肌松药。目前有的医院已用体表诱发电位等方法来监测脊髓功能。

(五)常见脊柱手术的麻醉

脊柱外科手术种类很多,其麻醉方法也各有其特点,以下仅介绍几种复杂且较常见手术的麻醉处理。

1.脊柱畸形矫正术的麻醉

脊柱畸形的种类很多,病因也非常复杂,其手术方式也不相同,其麻醉方法虽不完全相同,但一般均采用气管内麻醉,下面以脊柱侧凸畸形矫正的麻醉为例作详细介绍。

(1)术前常规心肺功能检查:特发性脊柱侧凸是危害青少年和儿童健康的常见病,可影响胸廓和肺的发育,使胸肺顺应性降低,肺活量减少,甚至可引起肺不张和肺动脉高压,进而影响右心,导致右心肥大和右心衰竭。限制性通气障碍和肺动脉高压所导致的肺心病是严重脊柱侧凸患者的主要死因。因此,术前除做常规检查外,必要时应做心肺功能检查。

(2)备血与输血:脊柱侧凸矫形手术涉及脊柱的范围很广,有时可超过10个节段,有的需经前路开胸、开腹或胸腹联合切口手术,有的经后路手术,即使经后路手术,没有大血管,但因切口长,手术创伤大,尤其是骨创面出血多,常可达2 000~3 000 mL,甚至更多,发生休克的可能性很大,术前必须做好输血的准备。估计术中的失血量,一般备血1 500~2 000 mL。近年来,不少学者主张采用自体输血法,即在术前采集患者的血液,在术中回输给患者自己。一般在术前2~3周的时间内,可采血1 000 mL左右,但应注意使患者的血红蛋白水平保持在100 g/L以上,血浆总蛋白在60 g/L左右。另外,可采用血液回收技术,回收术中的失血,经血液回收机处理后回输给患者,一般患者术中不需再输异体血。采用这两种方法可明显减少异体输血反应和并发症。

(3)麻醉选择:脊柱侧凸手术一般选择全身麻醉,经前路开胸手术者,必要时可插双腔气管导管,术中可行单肺通气,按双腔管麻醉管理;经后路手术者,可选择带加强钢丝的气管导管经鼻插管,并妥善固定气管导管,以防止术中导管脱落。诱导用药可使用芬太尼1~2 μg/kg、异丙酚1.5~2.0 mg/kg和维库溴铵0.1 mg/kg。也可用硫喷妥钠6~8 mg/kg和其他肌松药,但对截瘫患者或先天性畸形的患者使用琥珀胆碱时,易引起高钾(从而有可能导致心室颤动甚至心搏骤停)或发生恶性高热,应特别注意。对全身情况较差或心功能受损的患者也可以选择依托咪酯0.1~0.3 mg/kg。麻醉的维持有几种不同的方式:吸入麻醉(如安氟醚、异氟醚或地氟醚+笑气+氧气)+非去极化肌松药,中长效的肌松药的使用在临近唤醒试验时应特别注意,最好在临近唤醒试验1小时左右停用,以免影响唤醒试验。静脉麻醉(如静脉普鲁卡因复合麻醉和静脉吸入复合麻醉),各种麻醉药的组合方式很多,一般认为以吸入麻醉为佳,因为使用吸入麻醉时麻醉深度容易控制,有利于术中做唤醒试验。

(4)控制性降压的应用:由于脊柱侧凸手术切口长,创伤大,手术时间长,术中出血较多,为减少大量异体输血的不良反应,可在术中采用控制性降压术。但应掌握好适应证,对于心功能不全、明显低氧血症或高碳酸血症的患者,不要使用控制性降压,以免发生危险。用于控制性降压的措施有加深麻醉(加大吸入麻醉药浓度)和给血管扩张药(如 α-受体阻滞药、血管平滑肌扩张药或钙通道阻滞剂)等,但因高浓度的吸入麻醉药影响唤醒试验,且部分患者的血压也不易得到良好控制,所以临床上最常用的药物是血管平滑肌扩张药(硝普钠和硝酸甘油)及钙通道阻滞剂(佩尔地平)。控制性降压时健康状况良好的患者可较长时间耐受8.0~9.3 kPa(60~70 mmHg)的平均动脉压(MAP)水平,但对血管硬化、高血压和老年患者则应注意降压程度不要超过原来血压水平的30%~40%,并要及时补充血容量。

(5)术中脊髓功能的监测:在脊柱侧凸矫形手术中,既要最大限度地矫正脊柱畸形,又要避免医源性脊髓功能损伤。因此,在术中进行脊髓功能监测以便术中尽可能早地发现各种脊髓功能受损情况并使其恢复是必需的。其方法有唤醒试验和其他神经功能监测。唤醒试验多年来在临床广泛应用,因其不需要特殊的仪器和设备,使用起来也较为简单,但是受麻醉深度的影响较大,且只有在脊髓神经损伤后才能做出反应,对术后迟发性神经损伤不能做出判断,正因为唤醒试验具有上述缺点,有许多新的脊髓功能监测方法用于临床,这些方法各有其优缺点,下面仅作简要的介绍。

1)唤醒试验:即在脊柱畸形矫正后,如放置好 TSRH 支架后,麻醉医师停用麻醉药,并使患者迅速苏醒后,令其活动足部,观察有无因矫形手术时过度牵拉或内固定器械放置不当而致脊髓损伤而出现的下肢神经并发症甚至是截瘫。要做好唤醒试验,首先在术前要把唤醒试验的详细过程向患者解释清楚,以取得配合。其次,手术医师应在做唤醒试验前30分钟通知麻醉医师,以便让麻醉医师开始停止静脉麻醉药的输注和麻醉药的吸入。如使用了非去极化肌松药,应使用加速度仪或周围神经刺激器以及其他方法了解肌肉松弛的程度,如果肌松没有恢复,应在唤醒试验前5分钟左右使用阿托品和新斯的明拮抗。唤醒时,先让患者活动其手指,表示患者已能被唤醒,然后再让患者活动其双脚或脚趾,确认双下肢活动正常后,立即加深麻醉。如有双手指令动作,而无双足指令动作,应视为异常,有脊髓损伤可能,应重新调整矫形的程度,然后再行唤醒试验,如长时间无指令动作,应手术探查。在减浅麻醉过程中,患者的血压会逐渐升高,心率也会逐渐增快,因此手术和麻醉医师应尽量配合好,缩短唤醒试验的时间。有报道以地氟醚、笑气和小剂量阿曲库铵维持麻醉时,其唤醒试验的时间平均只有 8.4 分钟,可明显缩短应激反应时间。另外,唤醒试验时应防止气管导管及静脉留置针脱出。目前神经生理监测(SEP 和 MEP)正在逐渐取代唤醒试验。

2)体表诱发电位(SEP):是应用神经电生理方法,采用脉冲电刺激周围神经的感觉支,而将记录电极放置在刺激电极近端的周围神经上或放置在外科操作远端的脊髓表面或其他位置,连接在具有叠加功能的肌电图上,接受和记录电位变化。刺激电极常置于胫后神经,颈段手术时可用正中神经。SEP 记录电极可置于硬脊膜外(SSEP)或头皮(皮层体表诱发电位,CSEP),其他还有硬膜下记录、棘突记录及皮肤记录等。测定 CSEP 值,很多因素可影响测定结果,SSEP 受麻醉药的影响比 CSEP 小,得到的 SEP 的图形稳定且质量好。CSEP 是在电极无法置于硬膜外或硬膜下时的选择,如严重畸形时。CSEP 的监测结果可能只反映了脊髓后束的活动。应用 SEP 做脊髓功能监测时,需在手术对脊髓造成影响前导出标准电位,再将手术过程中得到的电位与其进行比较,根据振幅和潜伏期的变化来判断脊髓的功能。振幅反映脊髓电位的强度,潜伏期反映传导速度,两者结合起来可作为判断脊髓功能的重要测量标志。通常以第一个向下的波峰称第一阳性波,第一个向上的波峰称为第一阴性波,依此类推。目前多数人以第一阴性波峰作为测量振幅和潜伏期的标准。在脊柱外科手术中,脊髓体表诱发电位 SSEP 波幅偶然减少30%~50%时,与临床后遗症无关,总波幅减少 50%或者一个阴性波峰完全消失才提示有脊髓损伤。皮层体感诱发电位 CSEP 若完全消失,则脊髓完全性损伤的可能性极大;若可记录到异常的 CSEP,则提示脊髓上传的神经纤维功能尚存在或部分存在,并可依据潜伏期延长的多少及波幅下降的幅度判断脊髓受损伤的严重程度;脊柱畸形及肿瘤等无神经症状者,CSEP 可正常或仅有波幅降低,若伴有神经症状,则可见潜伏期延长及波幅降低约为正常的1/2,此时提示脊柱畸形对脊髓产生压迫或牵拉,手术中应仔细操作;手术中牵拉脊髓后,若潜伏期延长大于 12.5 毫秒或波幅低于正常 1/2,10 分钟后仍未恢复至术前水平,则术后将出现皮肤感觉异常及二便障碍或加重原发损伤。影响 CSEP 的因素有:麻醉过深、高碳酸血症、低氧血症、低血压和低体温等,SSEP 则不易受上述因素影响。

3)运动诱发电位(MEP):在脊髓功能障碍中,感觉和运动功能常同时受损。SEP 仅能监测脊髓中上传通道活动,而不能对运动通道进行监测。有报道 SEP 没有任何变化,但患者术后发生运动功能障碍。动物实验表明,用 MEP 观察脊髓损害比 SEP 更敏感,且运动通道刺激反应与脊髓损害相关。MEP 监测时,刺激可用电或磁,经颅、皮质或脊柱,记录可在肌肉、周围神经或脊柱。MEP 永久地消失与术后神经损害有关,波幅和潜伏期的变化并不一定提示神经功能损害。MEP 监测时受全麻和肌肉松弛药的影响比 SEP 大,MEP 波幅随刺激强度的变化而变化。高强度电刺激引起肌肉收缩难以被患者接受,临床上取得成功的 MEP 较困难,尤其是在没有正常基础记录的患者。因头皮刺激可引起疼痛,故使运动诱发电位的术前应用受到限制。Barker 等用经颅磁刺激诱发 MEP(tcMEP)监测,具有安全可靠、不产生疼痛并可用于清醒状态的优点,更便于手术前后对照观察。MEP 和 SEP 反应各自脊髓通道功能状态,理论上可互补用于临床脊髓功能监测,然而联合应用 SEP 和 MEP 还需要更多的临床研究。在脊柱外科手术中,各种监测脊髓功能的方法都有其优缺点,需正确掌握使用方法,仔细分析所得结果。一旦脊髓监测证实有脊髓损伤,应立即取出内固定器械及采取其他措施,取出器械的时间与术后神经损害恢复直接相关,有人认为若脊髓损伤后 3 小时取出内固定物,则脊髓功能难以在短期内恢复。术中脊髓功能损伤可分为直接损伤和间接损伤,其最终结果都引起脊髓微循环的改变。动物实验发现 MEP 潜伏期延长或波形消失是运动通道缺血的显著标志。但仅通过特殊诱发电位精确预测脊髓缺血、评价神经损害还有困难。

2.颈椎手术的麻醉

常见的颈椎外科疾病有颈椎病、颈椎间盘突出症、后纵韧带骨化、颈椎管狭窄症及颈椎肿瘤等,多数经非手术治疗可使症状减轻或明显好转,甚至痊愈。但对经非手术治疗无效且症状严重的患者可选择手术治疗,以期痊愈、减轻症状或防止症状的进一步发展。由于在颈髓周围进行手术,有危及患者生命安全或者造成患者严重残废的可能,故麻醉和手术应全面考虑,慎重对待。

(1)颈椎手术的麻醉选择:颈椎手术的常见方法有经前路减压植骨内固定、单纯后路减压或加内固定等,根据不同的入路,麻醉方式也有所不同。后路手术可选用局部浸润麻醉,但手术时间较长者,患者常难以坚持,而且局麻效果常不够确切,故应宜选择气管内插管全身麻醉为佳。前路手术较少采用局部浸润麻醉,主要采用颈神经深、浅丛阻滞,这种方法较为简单,且患者术中处于清醒状态,有利于与术者合作,但颈前路手术中常需牵拉气管,患者有不舒服感觉,这是颈丛阻滞难以达到的,因此,近年来颈前路手术已逐渐被气管内插管全麻所取代。上海长征医院骨科在全麻下行颈椎手术已有数千例,取得了良好的效果。

在行颈前路手术时需将气管和食管推向对侧,方可显露椎体前缘,故在术前常需做气管、食管推移训练,即让患者用自己的 2~4 指插入手术侧(常选右侧)的气管、食管和血管神经鞘之间,持续地向非手术侧(左侧)推移。这种动作易刺激气管引起干咳,术中反复牵拉还易引起气管黏膜、喉头水肿,以至患者术后常有喉咙痛及声音嘶哑,麻醉医师在选择和实施麻醉时应注意到这一点,并向患者解释。

(2)局部浸润麻醉:常选用 0.5%~1% 的普鲁卡因,成人一次最大剂量 1.0 g,也可选用 0.25%~0.5% 的利多卡因,一次最大剂量不超过 500 mg,两者都可加或不加肾上腺素。一般使用 24~25G 皮内注射针沿手术切口分层注射。先行皮内浸润麻醉,于切口上下两端之间推注 5~6 mL,然后行皮下及颈阔肌浸润麻醉,可沿切口向皮下及颈阔肌推注局麻药 4~8 mL,切开颈阔肌后,可用 0.3% 的丁卡因涂布至术野表面直至椎体前方,总量一般不超过 2 mL。到达横突后,可用 1% 的普鲁卡因 8 mL 行横突局部封闭。行浸润麻醉注药时宜加压,以使局麻药与神经末梢广泛接触,增强麻醉效果。到达肌膜下或骨膜等神经末梢分布较多的地方时,应加大局麻药的剂量,在有较大神经通过的地方,可使用浓度较高的局麻药行局部浸润。须注意的是每次注药前都应回抽,以防止局麻药注入血管内,并且每次注药总量不要超过极量。

(3)颈神经深、浅丛阻滞:多采用2%利多卡因和0.3%的丁卡因等量混合液10~20 mL,也可以采用2%的利多卡因和0.5%的丁哌卡因等量混合液10~20 mL,一般不需加入肾上腺素。

因颈前路手术一般选择右侧切口,故麻醉也以右侧为主,必要时对侧可行颈浅丛阻滞。麻醉穿刺定位如下:患者自然仰卧,头偏向对侧,先找到胸锁乳突肌后缘中点,在其下方加压即可显示出颈外静脉,两者交叉处下方即颈神经浅丛经过处,相当于第4及第5颈椎横突处,选定此处为穿刺点,第4颈椎横突,常为颈神经深丛阻滞点。穿刺时穿刺针先经皮丘垂直于皮肤刺入,当针头自颈外静脉内侧穿过颈浅筋膜时,此时可有落空感,即可推注局麻药4~6 mL,然后在颈浅筋膜深处寻找横突,若穿刺针碰到有坚实的骨质感,而进针深度又在2~3 cm,此时退针2 mm使针尖退至横突骨膜表面,可再推药3~4 mL以阻滞颈神经深丛。每次推药前均应回抽,确定无回血和脑脊液后再推药。如有必要,对侧也可行颈浅丛阻滞。

(4)气管内插管全身麻醉:颈椎手术时全麻药物的选择没有什么特殊要求,但是在麻醉诱导特别是插管时应注意切勿使颈部向后过伸,以防止引起脊髓过伸性损伤。最好在术前测试患者的颈部后伸活动的最大限度。颈前路手术时,为方便行气管、食管推移应首选经鼻气管内插管麻醉。颈椎病患者常有颈髓受压而伴有心率减慢,诱导时常需先给予阿托品以提升心率,另外,术中牵拉气管时也引起心率减慢,需加以处理。还有前路手术时,反复或过度牵拉气管有可能引起气管黏膜和喉头水肿,如果术毕过早拔除气管导管,有可能引起呼吸困难,而此时再行紧急气管插管也比较困难。其预防措施如下:①术前向对侧退松气管。②术中给予地塞米松20 mg,一方面可以预防和减轻因气管插管和术中牵拉气管可能造成的气管黏膜和喉头水肿,另一方面可预防和减轻手术可能造成的脊髓水肿。③术后待患者完全清醒后,度过喉头水肿的高峰期时拔除气管导管。

3.脊柱肿瘤手术的麻醉

脊柱肿瘤在临床上并不少见,一般分为原发性和转移性两大类,临床上脊柱肿瘤以转移性为多见,而其中又以恶性肿瘤占多数,故及时发现及时治疗十分重要。过去对脊柱恶性肿瘤,特别是转移性肿瘤多不主张手术治疗,现在随着脊柱内固定技术的发展和肿瘤化疗的进步,手术治疗可以治越、部分治越或缓解疼痛而使部分患者生活质量明显提高。

(1)术前病情估计和准备:脊柱良性肿瘤病程长,发展慢,一般无全身症状,局部疼痛也较轻微。恶性肿瘤的病程则较短,发展快,可伴随有低热、盗汗、消瘦、贫血、食欲减退等症状,局部疼痛也较明显,并可出现肌力减弱、下肢麻木和感觉减退,脊柱活动也受限。无论良性或恶性肿瘤,随着病程的进展,椎骨破坏的加重,常造成椎体病理性压缩骨折或肿瘤侵入椎管,压迫或浸润脊髓或神经根,引起四肢或肋间神经的放射痛,出现大小便困难。颈胸椎部位的肿瘤晚期还引起病变平面以下部位的截瘫和大小便失禁。由于脊柱的部位深,而脊柱肿瘤的早期症状多无特殊性且体征也不明显,因此拟行手术治疗的患者病程常已有一段时间,多呈慢性消耗病容,部分患者呈恶病质状态。化验检查会发现贫血、低蛋白血症、血沉增快等。术前除应积极进行检查,还应加强支持治疗,纠正贫血和低蛋白血症等异常情况,提高患者对手术和麻醉的耐受力。

脊柱肿瘤的手术包括瘤体切除和椎体重建术,手术创伤大,失血多,尤其是骶骨肿瘤切除术,由于骶椎为骨盆后壁,血液循环十分丰富,止血也很困难,失血可达数千毫升甚至更多,故术前须根据拟手术范围备足血源,为减少术中出血可于术前行DSA检查,并栓塞肿瘤供血动脉。

(2)麻醉选择和实施:脊柱肿瘤手术一般选择气管内插管全身麻醉,较小的肿瘤可以选择连续硬膜外麻醉。估计术中出血可能较多时,应行深静脉穿刺和有创动脉侧压,可以在术中施行控制性降压术,骶尾部巨大肿瘤患者术中可先行一侧髂内动脉结扎。

全身麻醉一般采用静吸复合方式,药物的选择根据患者的情况而定。如果患者的一般情况好,ASA分级在Ⅰ~Ⅱ级,麻醉药物的选择没有什么特殊要求,但如果患者的全身情况较差,则应选择对心血管功能抑制作用较小的药物,如静脉麻醉药可选择依托咪酯,吸入麻醉药可选择异氟醚,而且麻醉诱导时药物剂量要适当,注药速度不要过快。对行骶骨全切除术或次全切除术的患者,术中可实施轻度低温和控制性降压术,一方面降低患者的代谢和氧需求量,另一方面可减少失血量,从而减少大量输入异体血所带来的并发症。

4.胸椎疾病手术麻醉

胸椎疾病以后纵韧带骨化症和椎体肿瘤为多见,而肿瘤又以转移性为多见。前者常需经后路减压或加内固定术,一般采用行经鼻气管插管全身麻醉,后者常需经前路开胸行肿瘤切除减压内固定术,也采用全身麻醉,必要时需插双腔气管导管,术中可行单肺通气,以便于手术操作,此时麻醉维持不宜用笑气,以免造成术中 SpO_2 难以维持。术中出血常较多,需做深静脉穿刺,以便术中快速输血输液用。开胸患者需放置胸腔引流管,麻醉苏醒拔管前应充分吸痰,然后进行鼓肺,使萎陷的肺泡重新张开,并尽可能排除胸膜腔内残余气体。

5.脊柱结核手术的麻醉

脊柱结核为一种继发性病变,95%继发于肺结核。脊柱结核发病年龄以10岁以下儿童最多,其次是11~30岁的青少年,30岁以后则明显减少。发病部位以腰椎最多,其次是胸椎,而其中99%是椎体结核。

(1)麻醉前病情估计:脊柱结核多继发于全身其他脏器结核,所以患者的一般情况较差,多合并有营养不良,如合并有截瘫,则全身情况更差,可出现心肺功能减退。患者可有血容量不足,呼吸功能障碍以及水、电解质平衡紊乱。因此,术前应加强支持治疗,纠正生理紊乱。对消瘦和贫血患者,除了积极进行支持治疗外,应在术前适当予以输血,以纠正贫血。合并截瘫者围术期要积极预防和治疗压疮、尿路感染和肺炎。术前尤其要注意的是应仔细检查其他器官如肺、淋巴结或其他部位有无结核病变,若其他部位结核病变处于活动期,则应先进行抗结核治疗,然后择期行手术治疗。

一般脊柱结核患者手术前均应进行抗结核治疗。长期使用抗结核药治疗的患者,应注意其肝功能情况,如肝功能差,应于术前3天开始肌内注射维生素 K_3,每天 5 mg。

(2)麻醉的选择和实施:脊柱结核常见的手术方式有病灶清除术、病灶清除脊髓减压术、脊柱融合术和脊柱畸形矫正术。手术宜在全身麻醉下进行,由于脊柱结核患者全身情况较差,因此,对麻醉和手术的耐受力也较差,全身麻醉一般选择静吸复合麻醉,并选择对心血管系统影响较小的麻醉药物,如依托咪酯而不选择硫喷妥钠和异丙酚。麻醉过程中应注意即时补充血容量。颈椎结核可合并咽后壁脓肿,施行病灶清除的径路。①经颈前路切口:可选用局麻或全麻下进行手术。②经口腔径路:适用于高位颈椎结核,采用全身麻醉加经鼻气管插管或气管切开,术中和术后要注意呼吸管理,必要时可暂保留气管导管。

6.腰椎手术的麻醉

腰椎常见疾病有腰椎间盘突出症、腰椎管狭窄及腰椎滑脱等。椎间盘突出可发生在脊柱的各个节段,但以腰部椎间盘突出为多见,而且常为 L_5/S_1 节段。由于椎间盘的纤维环破裂和髓核组织突出,压迫和刺激神经根可引起一系列症状和体征。

椎间盘突出症一般经过保守治疗大部分患者的症状可减轻或消失,只有极少数患者须手术治疗。常规手术方法是经后路椎间盘摘除术。近年来出现了显微椎间盘摘除术和经皮椎间盘摘除术等方法,麻醉医师应根据不同的手术方式来选择适当的麻醉方法。行前路椎间盘手术时可选择气管内插管全麻或连续硬膜外麻醉,其他手术方式可选择全身麻醉、连续硬膜外麻醉、腰麻或局部麻醉。连续硬膜外麻醉和局麻对患者的全身影响小,术后恢复也较快,但有时麻醉可能不完全,在暴露和分离神经根时须行神经根封闭,而采用俯卧位时如果手术时间较长患者常不能很好耐受,须加用适量的镇静安定药或静脉麻醉药。腰椎管狭窄的手术方式为后路减压术,可采用连续硬膜外麻醉或全身麻醉。腰椎滑脱常伴有椎间盘突出或椎管狭窄,术式常为经后路椎管减压加椎体复位内固定,由于手术比较大,而且时间也较长,故一般首选气管插管全身麻醉。

(白雪峰)

第三节　恶性骨肿瘤手术的麻醉

过去,人们认为患有恶性骨肿瘤的患者,实施手术意味着必然会截肢,从而给患者及家属带来巨大的心理恐惧,并给患者日后的生活和行动带来极大的不便。今天,随着辅助治疗方式如放疗、化疗,以及骨科技术水平的提高,在切除恶性骨肿瘤的同时,更注重保留患者的肢体或骨盆的功能,如肢体恶性骨肿瘤切除、瘤细胞灭活再移植术和半骨盆肿瘤切除、肿瘤细胞灭活再移植术,或者在切除恶性骨肿瘤后,实施假体植入,这种假体可以是整块类似长骨干型的假体植入,也可以是简单的部分假体植入。大部分假体均采用金属合金假体,部分假体则采用骨水泥与金属杆的再塑体。从而大大改善了患者的肢体功能与生活质量,同时患者的存活率并没有因此而降低。对于软组织肿瘤,则根据肿瘤组织的恶性特点,采用局部或局部扩大切除,而对于脊椎的原发或转移瘤以及骶骨瘤,多采用瘤细胞刮除术,如果瘤细胞刮除损害了脊柱的稳定性,则还需实施椎体内固定术。

恶性骨肿瘤手术由过去简单的手术操作,向提高患者术后生活质量发展,在过去被视为手术禁区的部位开展高难度手术,以及手术所引起的巨大创伤与大量出血对患者生命造成的威胁,这些都给麻醉的实施与管理带来了很多的困难。麻醉医师在实施每一例恶性骨肿瘤手术前应有充分的准备并对术中可能出现的各种问题做出充分的估计和提出相应的处理措施。

恶性骨肿瘤患者,由于术前已存在的血液高凝状态,使得术中因大量输血而导致的凝血功能紊乱以及使其诊断与治疗复杂化。在恶性骨肿瘤手术中,70％以上的患者均需输血,部分手术如骶骨与半骨盆部位的恶性骨肿瘤手术,由于出血迅猛且止血困难,常常因大量出血导致严重的失血性休克,即使输血输液充分,顽固性低血压也在所难免,从而给麻醉医师在持久性低血压期间对全身脏器的保护提出了新的挑战。

针对恶性骨肿瘤手术的这一特点,应加强患者的术前准备和对术中易发生凝血功能障碍或DIC的高危患者的筛选以及术中采用适当深度的麻醉以降低巨大的外科创伤所引起的应激反应。使用控制性降压技术,特别是新型钙通道阻滞药尼卡地平控制性降压用于恶性骨肿瘤手术,不但能减少术中的出血量,而且还具有全身脏器特别是心肾的保护作用,以及抑制血小板聚集和血栓素(TXA₂)分泌的特点,将其用于易发生失血性休克的恶性骨肿瘤患者有其特殊的适应证。

一、恶性骨肿瘤的病理生理特点及其全身影响

恶性骨肿瘤的患者因局部包块及疼痛,甚至发生病理性骨折才去求治。难以忍受的疼痛常常驱使患者使用大量的镇痛药,其中包括阿片类的镇痛药,这些镇痛药长期使用,患者可产生耐受性或成瘾性。外科手术治疗是解决患者病痛的有效措施。短期使用大量镇痛药,会导致患者的神志恍惚,正常的饮食习惯紊乱,摄水及摄食减少,导致身体的过度消耗及体液负平衡,部分患者在术前可有明显的发热现象,体温可超过 39 ℃,常常给麻醉的实施带来许多困难,因此,可增加麻醉药的毒性反应以及对循环系统的严重干扰。另外,长期服用阿片类的镇痛药,增加了患者对此类药物的耐受性,从而使实施手术时所使用的阿片类药物和其他麻醉药的用量增加,因此会造成患者在术毕时的拔管困难。不论是原发性的脊椎恶性骨肿瘤或转移瘤,均会造成患者的活动困难,一些患者甚至有神经系统的功能障碍,此类患者由于长期卧床,会导致全身血管张力的下降以及疼痛导致的长期摄水不足,在实施全麻或部位麻醉时,应注意由于严重的低血压可导致循环衰竭,以及由于原发肿瘤和并存的骨转移瘤所致的全身应激力下降,使术中循环紊乱(低血压、心律失常、止血带休克等)的发生率增加。

恶性骨肿瘤的全身转移,以肺部转移为多见,这种转移大多为周围性,初期对患者的肺功能及氧合功能不会造成多大影响。一旦发生肺转移,实施开胸手术切除转移的肺叶,可以改善患者的生活质量并提高患者的近期存活率。

最近的研究发现,肿瘤患者,特别是实体肿瘤如恶性骨肿瘤和白血病,患者血浆中的组织因子有明显升高,组织因子作为一种凝血系统的启动剂,它的表达将导致凝血酶的产生和纤维蛋白形成,从而导致血液的内稳态异常以及凝血系统紊乱,使得患者的凝血系统术前就处于高凝状态,以及外科创伤性治疗与大量出血,极易导致术中 DIC 的发生。

高钙血症多见于骨转移癌,其发生的机制并不是由于癌灶对骨质的破坏,而是由原发癌所分泌的类甲状旁腺激素介质所介导的。伴有高钙血症的骨转移癌,多由乳癌所致,当疼痛性骨损害导致患者活动能力减低时,高钙血症可能发生较早或加重。如果患者应用阿片类强止痛药消除癌性疼痛,患者可因不能活动、呕吐或脱水等,进一步加重高钙血症。高钙血症的结果是骨质的吸收增加,使全身的骨质疏松,导致术中肿瘤切除后植入假体困难;而且由于在高钙血症下,受血液 pH 的影响,钙离子极易在肾小管内沉积,导致潜在的肾功能损害,进而影响经肾代谢和排泄的麻醉药,易引起麻醉药的作用延迟。

二、恶性骨肿瘤手术麻醉的特殊问题

(一)恶性骨肿瘤手术的特点

(1)创伤大、出血多、出血迅猛且失血性休克发生率高是恶性骨肿瘤手术的最大特点。创伤大,组织损伤严重是恶性骨肿瘤手术一大特点。由于恶性骨肿瘤的好发部位大多在富含肌肉、血管及神经的骨骼,切除癌瘤常常需剥离和切断骨骼部位的肌肉,导致大量的软组织和小血管的严重损伤;特别是需要实施恶性骨肿瘤切除、瘤细胞灭活再移植术,这种手术常常需将大块骨骼从肌肉、血管及神经组织中剥离出来,并将肿瘤组织从该骨骼上剔除,在特制的溶液中浸泡以灭活残余的肿瘤细胞,然后再将骨骼植入原来部位。因此这种损伤不但造成大量肌肉和小血管的撕裂,而且耗时长,使得机体在长时间内处于过高的应激状态下,导致凝血系统、神经内分泌系统和

循环系统的严重失调。进而引发一系列的术中及术后并发症。

(2)出血量大、迅猛且失血性休克发生率高是恶性骨肿瘤手术的又一特点。据北京医科大学人民医院麻醉科近两年对 100 余例恶性骨肿瘤以及软组织肿瘤手术的不完全统计,术中输血率高达 70% 以上。出血量多的恶性骨肿瘤手术依次为:骶骨恶性肿瘤刮除术,半骨盆肿瘤切除,脊椎肿瘤刮除术以及股骨、肱骨部位的恶性骨肿瘤切除等。这些手术的出血量一般均在 2 000 mL 以上,特别是骶骨恶性肿瘤刮除术,出血量可高达 4 000 mL 以上,最多的可高达 10 000 mL 以上,而且这种手术的出血迅猛,在肿瘤刮除时,常在短短的 5 分钟内,出血量可达 2 000～4 000 mL,造成严重的低血压,大部分患者的平均动脉压可降至 4.0 kPa(30 mmHg),如果不及时、快速大量输血和补充体液,由于较长时间的低血压,导致全身脏器低灌注,进而造成脏器功能损害甚至衰竭。

(二)凝血功能障碍与 DIC 的发生

恶性骨肿瘤手术中易出现凝血功能障碍和 DIC 的发生,造成严重的大范围的组织细胞缺血、缺氧性损害。因此,DIC 不仅是术中的严重并发症,而且是多系统器官功能衰竭的重要发病环节。这是麻醉医师在围术期要非常重视的一个问题。

(1)癌瘤所致的凝血功能障碍:许多肿瘤包括恶性骨肿瘤,由于细胞内含有大量类似组织凝血活酶物质,当受到术前化疗药物、放射治疗或手术治疗的影响时,细胞常被破坏而致此类物质释放入血循环,引起体内凝血系统激活。此外,恶性肿瘤晚期可并有各种感染,而感染本身又可通过许多途径促发 DIC。肿瘤侵犯血管系统引起内皮损伤,激活内源性凝血系统等,都可以使患者处于高凝状态。通过术前的血凝分析,可筛选出此类患者。

(2)手术创伤所致的凝血功能异常:由于恶性骨肿瘤手术本身对大量的肌肉及血管系统造成的严重创伤,导致广泛血管内皮损伤。使大量组织凝血活酶由损伤的细胞内质网释放入血循环并导致外源性凝血系统激活。手术损伤对血管完整性的破坏,使基膜的胶原纤维暴露,激活内源性凝血系统,同时损伤的内皮细胞也可释放组织凝血活酶而引起外源性凝血系统的反应。

手术及创伤时,机体出现反应性血小板增多和多种凝血因子含量增加,血液呈暂时性高凝状态,在手术后 1～3 天尤为明显。最近 Boisclair 等的研究表明,外科手术可使血液的凝血酶原片段(F_{1+2})和凝血因子IX激活肽的水平明显增加。因此认为,手术创伤可能也是血液处于高凝状态的原因之一,手术创伤越大,其所引起的血液内稳态失衡越严重。

如何减轻外科创伤所导致的血液高凝状态和凝血因子的消耗,保持手术期间血液内稳态稳定是麻醉医师所要解决的问题之一。

(3)大量失血、输血所造成的凝血功能异常:最近的研究表明,在癌瘤患者,外科手术创伤所致的大量失血是严重的血凝与抗凝系统紊乱并导致恶性凝血病性出血的主要因素。凝血病性出血最常见于急性大量失血的患者,临床表现为急性 DIC 早期的消耗性凝血病,有大量凝血因子消耗造成的凝血障碍,或者手术创伤后大量输入晶体液和库血所引起的血液稀释性凝血病,凝血因子浓度降低。急性大量失血严重损害了维持血液凝血系统的血小板成分,使血小板数目减少,凝聚力降低,这些因素均可促进广泛而严重出血倾向的发生。

由于恶性骨肿瘤手术出血迅猛所造成的血小板及凝血因子的丢失,以及急性大量失血时组织间液向血管内转移以补充血容量的丢失与大量输血补液后造成的凝血因子的稀释作用(输血量超过 4 000 mL 以上),使得临床上持续时间甚短的 DIC 的高凝血期之后,DIC 进入消耗性低凝血期或继发性纤溶亢进期,临床上出现广泛而严重的渗血或出血不止。骶骨恶性肿瘤患者发生 DIC 的临床表现只是到手术后期或近结束时,才发现手术部位广泛渗血和引流袋内血量的迅速增加及出血不止,此时查血凝分析,证实已发生了 DIC。这种患者出血量可高达 15 000 mL,连同术后出血,输血量可超过 20 000 mL。所以恶性骨肿瘤患者一旦出现 DIC,则病情极其凶险,应引起麻醉医师的高度警惕,要及时做出诊断和处理。

(三)术前放疗、化疗对机体的影响

术前予用恶性骨肿瘤的化疗药物包括阿霉素、长春新碱、环磷酰胺及甲氨蝶呤等,这些药物会对骨髓、心肺、肝、肾功能造成不同程度的毒性损害,使心肺储备能力低下,肝肾功能欠佳。由于术前使用化疗药常常对麻醉药的代谢造成影响,而导致麻醉药的使用超量以及麻醉药作用延迟的机会增加。

阿霉素在使用早期即可出现各种心律失常,积累量大时可致心肌损害,产生严重的心肌病变,导致充血性心力衰竭,它所引起的急性心脏毒性的主要表现为 ECG 急性改变,如非特异性 ST-T 改变、QRS 低电压、房性或室性期前收缩,发生率超过 30%,与剂量相关,大多数为暂时性、可逆性;也可引起亚急性心脏毒性,表现为心肌炎和心包炎,多于用药后数天或数周后发生。慢性心脏毒性的表现为渐近性心肌细胞损伤、心肌病变,最终可发展为充血性心力衰竭,给麻醉的实施与管理带来很大困难。而长春新碱主要引起骨髓抑制、白细胞及血小板减少,另外该药还具有中枢和外周神经系统毒性作用,最早的征象是外周感觉异常,继而发展为肌无力和/或四肢麻痹。术前化疗后出现心脑毒性的患者,吸入麻醉药可能对心肌收缩力的抑制更加严重,术中应注意患者心功能的保护,选用对心功能抑制轻的麻醉药,并合理选用肌松药。

环磷酰胺经过肝脏转化后才具有抗癌活性,较长时间用药后对肝脏会产生一定影响。因此术前使用此类药物的患者,可能对麻醉药或镇静镇痛药特别敏感,麻醉过程中即使应用常规剂量也可能发生严重反应,所以术前用药及术中用药要减量,以确保患者的安全。另外,它可引起慢性肺炎伴进行性肺纤维性变,应充分估计呼吸功能减损的程度。

许多抗癌药化疗后会导致患者的血清胆碱酯酶的活性减低,恶性骨肿瘤患者也不例外。因此,对术前使用化疗的患者,麻醉中慎用去极化肌松药。由于环磷酰胺和甲氨蝶呤经肾排泄。有引起肾毒性的可能,所以非去极化肌松药最好选择不经肾脏排泄的药物,即使选择,其用量也需减量,以防止其作用延迟影响术毕拔管。

几乎所有的化疗药物都具有骨髓抑制作用,因此,可加重癌瘤患者原已存在的血液不良情况。化疗后,血小板减少出现较早,于用药后 6～7 天即可发生;白细胞减少的出现则更早,可于用药后 4～6 小时发生。其常见的血液学障碍包括 DIC、纤维蛋白溶解及血小板功能障碍。DIC 出现于癌肿晚期,特别易见于肝转移患者,血小板功能障碍可因化疗药物引起,但也可能是骨髓癌肿伴发的原发性改变,大多数出血是化疗药物引起骨髓消融导致血小板减少的继发结果。

术前化疗药的消化道反应常常造成患者食欲下降与腹泻,导致患者的抵抗力下降和水电平衡紊乱,在术前应给予足够的重视并应及时纠治。

放疗可使血小板生成减少,特别是有活力的骨髓包括在照射野之内时。另外,术前放疗虽然使肿瘤的体积缩小和瘤细胞的活性减弱,但是照射时放射性损伤造成照射野内组织的纤维性粘连、毛细血管增生和脆性增加,将会增加手术的出血量以及止血困难,还会造成术后伤口的愈合延迟。麻醉医师术前应了解放疗的部位、照射野的大小以及照射量。

胸椎部位原发性或转移性恶性骨肿瘤,常常会因术前胸部的放射治疗导致急性放射性肺损伤(80%),这种肺损伤尽管较少出现症状,但却会使肺的储备功能下降,肺间质血管内皮细胞的

通透性改变,术中易发生低氧血症、肺水增多以及术后的肺感染率上升。麻醉医师应注意对此类患者呼吸的监测,同时应给予抗生素预防肺部及伤口感染。

总之,术前接受化疗或放疗的恶性骨肿瘤患者,面临化疗药物的代谢毒性和细胞破坏,器官结构及其功能可能已受变性损害。麻醉医师必须注意化疗药物与麻醉药之间的相互不良影响,围术期尽量避免重要器官的再损害和生命器官的保护。

(四)大量输血与体液补充

手术期间急性大量失血是恶性骨肿瘤手术的特点之一。术中急性大量失血后必然有细胞外液(ECF)的转移和丢失,此时机体有一个代偿过程,中等量失血时 ECF 能以每 10 分钟 500 mL 的速度转移到血管内以补充有效的循环容量而不产生休克症状。此外恶性骨肿瘤手术的严重、大面积的组织损伤使大量的功能性 ECF 转移到"第三间隙",成为非功能性 ECF。由于 ECF 是毛细血管和细胞间运送氧气和养料的媒介,是维持细胞功能的保证,所以在大量输血的同时必须大量补充 ECF 的转移和第三间隙体液的丢失,尤其长时间、严重低血容量时应大量补充功能性细胞外液,是保证细胞功能的重要措施。因此,在急性大量失血时,则需输入平衡液和浓缩红细胞,或输入平衡液和胶体液与浓缩红细胞。在失血性休克或术中大出血时,输入平衡液与失血量的比例为 3:1。血容量丢失更多时,还需适当增加补液量。

(五)骨黏合剂(骨水泥)

(1)骨黏合剂的不良反应:由于骨黏合剂植入骨髓腔后,髓腔内压急剧升高,可使髓腔内容包括脂肪颗粒、骨髓颗粒和气体挤入静脉而到达肺循环,可导致肺栓塞;骨水泥经静脉吸收入血后会引起血管扩张和心肌抑制,导致低血压和心律失常。若肺栓塞和骨水泥造成心血管严重反应,轻者可导致肺内分流增加,心排血量减少和严重低血压以及低氧血症,重者可致心搏骤停,须提高警惕,采取预防措施。

(2)骨黏合剂与抗生素的联合使用:过去一直认为,抗生素与肌松药具有协同作用,可引起肌松作用延迟,影响患者术毕拔管。现骨科医师在实施假体植入时,通常在骨水泥中添加庆大霉素粉剂,以预防假体植入后髓腔感染和导致假体的松动。临床观察到这些患者虽然加用庆大霉素粉剂,而未发现有肌松药的作用延迟现象。其原因可能与加入骨水泥中的抗生素与骨质的接触面积较小,吸收入血的剂量很少,使得与肌松药的协同作用不甚明显,所以将庆大霉素粉剂加入骨黏合剂中是否安全,仍需进一步观察。

三、恶性骨肿瘤手术的麻醉

(一)麻醉前准备与麻醉前用药

1.麻醉前准备

恶性骨肿瘤患者术前疼痛并由此导致的体液和电解质紊乱,以及术前发热是部分患者的常见表现。此类患者,住院后应给予足够的镇痛药,必要时经静脉通路补液、输血,改善患者的全身状况。

估计术中出血量大的患者,术前需准备足够量的库血,一般骶骨瘤刮除术需准备 5 000～10 000 mL 血,半骨盆切除需准备 3 000～5 000 mL 血,股骨和肱骨恶性骨肿瘤切除并实施假体植入的手术需准备 2 000～4 000 mL血。椎体肿瘤切除需准备 2 000～3 000 mL 血。输血量超过 3 000～4 000 mL 的还应准备血小板、新鲜冷冻血浆(FFP)、纤维蛋白原以及凝血酶原复合物,以防凝血功能障碍,出现 DIC。

除常规的实验室检查外,血凝分析是恶性骨肿瘤患者的特殊检查,通过此项检查可筛选部分处于高凝血状态且有可能术中发生 DIC 的高危患者,以便为麻醉管理提供指导。

术前接受化疗和放疗的患者,应特别重视了解化疗或放疗是否已经引起生命器官毒性改变及改变程度,以便对器官采取保护性措施。对此类患者需行血常规和生化检查。如果发现血小板计数少于10×10^9/L,对术中出血量大的恶性骨肿瘤手术,术前需准备血小板;血色素低于 8 g/dL 的患者,术前需输入库血,使血色素至少达到 10 g/dL 或以上;若生化检查发现多项肝功能异常,应考虑化疗药对肝功能已造成损害,此类患者麻醉时,应尽量选择不经肝代谢的麻醉药,若使用应减少剂量。

至少开放两条或三条粗大周围静脉和中心静脉通路,以保证术中急性大量失血时快速加压输血和大量补液,维持有效循环血容量和血流动力学的稳定。三条开放静脉分别用于输血、输液和静脉给药,因为输血通路不能往血中加入任何药物和液体,以防溶血和产生不良反应。准备加压输血器和血液加温装置,以便快速加压输血和血液加温。

恶性骨肿瘤麻醉前,除准备常规的麻醉器械、监护仪器,还应准备微量泵、以持续输注药物。对出血量巨大、高龄以及全身应激性低下有可能发生心搏骤停的患者,还应做好心肺复苏的准备。

2.麻醉前用药

成人术前用药与其他全麻患者无异,但应注意患骨转移癌的患者,机体对术前用药的耐受性降低,因而术前用药应适当减量或只给东莨菪碱。因癌性疼痛不能平卧但应激力低下的患者,除给予东莨菪碱外,可肌内注射赖氨比林 0.9～1.8 g,以减轻患者麻醉前的痛苦。

部分患者特别是儿童,术前常常会体温升高,这可能与恶性骨肿瘤坏死、液化、瘤细胞释放毒性物质有关,以及患者心理性伤害导致下丘脑温度调节功能紊乱所致。对此类患者,术前可不用阿托品,只给东莨菪碱或给予解热镇痛药赖氨比林,一次肌内注射 10～25 mg/kg,成人 0.9～1.8 g肌内注射或静脉注射,以缓解癌性发热和疼痛。

(二)麻醉选择

1.肢体手术的麻醉选择

上肢恶性骨肿瘤手术,如果瘤体较小,臂丛阻滞是比较理想的麻醉方式。如果肿瘤体积较大或者肿瘤位于肩部且可能与深层组织粘连,选择全麻为宜。对于实施肿瘤切除、瘤细胞灭活再移植术,以及需要行假体植入的手术,应选择全麻。

实施部位麻醉,会减少术野的血液丢失。Modig 和 Karlstrom 测定不同麻醉方法对血液丢失的影响,发现硬膜外麻醉组的血液丢失量较机械通气组少 38%。有学者将这种血液丢失量的减少归结于较低的动脉压、较低的中心静脉压和外周静脉压,因此,使用硬膜外麻醉可减少患者的出血量,硬膜外麻醉对机体的生理干扰小,麻醉费用低,所以对手术范围不大、手术时间较短、出血量少的下肢恶性骨肿瘤手术,硬膜外麻醉是较佳的选择。

对于创伤大、耗时长而且出血量大或者需植入假体的下肢恶性骨肿瘤手术,考虑到止血带与骨黏合剂的并发症以及截肢或假体植入对患者造成的心理创伤和对患者循环和呼吸的管理,全麻应是较合理的选择,从麻醉方式与假体植入后的稳定性和术后深静脉血栓的发生率以及失血量的关系看,选择部位阻滞(硬膜外麻醉或脊麻)有其优点,而且与全麻相比,硬膜外麻醉在减轻机体的分解代谢和抑制机体应激反应方面,均优于全麻。基于这方面的考虑,采用全麻结合控制性降压或全麻复合硬膜外阻滞较为合理。

2.脊柱与骨盆恶性骨肿瘤手术的麻醉选择

骨盆和肩胛骨部位的恶性骨肿瘤手术,手术范围大,组织损伤严重,出血量和输血量都很多,为了便于循环管理和减少出血量,选择全麻加控制性降压是比较理想的麻醉方法;肩胛部位的恶性骨肿瘤手术,如果肿瘤侵犯胸壁,甚至侵入胸腔,此时为减轻开胸对呼吸和循环的生理影响,应加强呼吸、循环的监测与管理。

脊柱部位的恶性骨肿瘤包括椎体与骶骨的手术均应选择全麻并实行控制性降压。胸椎手术有可能损伤胸膜,造成气胸,应及时发现并做好呼吸管理。骶骨恶性肿瘤是出血最多的手术,应采用全身麻醉,可行一侧髂内动脉阻滞和控制性降压,以减少术中出血。

(三)麻醉的实施

1.硬膜外麻醉

下肢恶性骨肿瘤手术采用硬膜外麻醉及其管理和一般手术基本是一致的。但在实施时应注意以下问题:其一,硬膜外穿刺间隙的选择应考虑是否使用止血带,如使用止血带,麻醉阻滞范围应包括到 $T_{10} \sim S_5$,否则如穿刺间隙过低、麻醉平面若低于 T_{10} 或不到 S_5,会使止血带疼痛的发生率增加,导致患者术中不配合而影响手术的完成。对上止血带的患者,一般选择 $L_{1 \sim 2}$ 或 $L_{2 \sim 3}$,间隙,向上置管。其二,在松止血带后,有发生低血压的可能,对心肺功能正常的患者,这种低血压多为一过性,只需在松止血带前补足液体即可避免,但对高龄、恶病质以及心功能异常的患者,松止血带有导致严重低血压甚至发生止血带休克的可能,对此类患者,术前应准备好抢救药品,同时准备麻醉机和气管插管盘,并保证其处于可用状态。

硬膜外麻醉常选用的局麻药为 2% 盐酸利多卡因或碳酸利多卡因,后者起效快、作用强,可以选用,但应注意剂量。局麻药首次用量应根据患者的年龄、体质以及所要达到的麻醉平面而定,一般成人 15 mL 左右。以后每次给药,给首次剂量的一半即可,或根据患者对药物的反应做适当调整,既维持一定的麻醉平面与效果,又使血流动力学稳定。

2.全身麻醉

(1)麻醉诱导:恶性骨肿瘤患者的麻醉诱导与一般类型手术的麻醉诱导方法没有多少差异。但对于原发或转移的脊柱肿瘤和由于肢体的病理性骨折卧床较久,和由于肿瘤本身引起的剧烈疼痛使患者的交感神经系统处于亢进状态同时存在液体摄入不足的患者,前者由于卧床使患者全身血管的交感神经张力下降,后者则存在血管内容量的相对不足,这些患者在麻醉诱导时一定需选用对循环影响较轻的静脉麻醉药,如咪达唑仑(0.15 ~ 0.35 mg/kg)、依托咪酯(0.15 ~ 0.3 mg/kg)等,应坚持小量、分次、缓慢给药的原则,麻醉诱导时还要密切观察患者对药物的反应,否则会导致意外发生。阿片类镇痛药可能需要量较大,因为这类患者术前已使用过大量镇痛药,可能对此类药物已产生了耐受性,但考虑到术后的拔管问题,诱导时芬太尼用量为 2 ~ 5 μg/kg;肌松药最好选用非去极化类肌松药维库溴铵或派库溴铵(阿端)。

部分患者可由于癌性剧痛不能平卧,会给麻醉诱导带来一些麻烦,对此类患者,可先给镇静药,待其入睡后,可将患者放平,再给肌松药和镇痛药。

(2)麻醉维持:恶性骨肿瘤手术采用静吸复合麻醉是最佳选择,这种方法的益处在于减少单纯使用某一种麻醉药的剂量,同时减轻对心血管功能的抑制。因为大部分恶性骨肿瘤手术患者的应激力均较低,而且术中出血量也较大,单纯使用吸入麻醉维持或单纯静脉麻醉药维持,都会在产生有效的麻醉作用时对患者的循环功能造成明显抑制,不利于对患者循环功能的维护以及大量失血后低血压的防治。但对体质状况较好的患者,也可使用单纯吸入麻醉维持。吸入麻醉药对循环功能抑制的轻重依次为地氟醚、七氟醚、异氟醚、安氟醚，静脉麻醉药依次为依托咪酯、咪达唑仑、异丙酚等。为不影响术毕清醒与拔管，麻醉性镇痛药的用量应减少，如果患者术后要回 ICU，则麻醉性镇痛药的用量可增加，以保持麻醉的平稳。具体做法是经微量泵输注或间断多次推注静脉麻醉药，同时给予吸入麻醉药，并根据手术刺激的强度以及术中的出血情况调整麻醉药的用量。

考虑到巨大的手术创伤及大量输血引起的输血性免疫抑制，在切皮前给予抗生素可预防患者术中术后感染。是否给予地塞米松（氟美松），需根据手术创伤的大小及术中的输血量来决定，术中出血量大的恶性骨肿瘤手术，可预先给予地塞米松 10～20 mg，以预防输血引起的变态反应及由此导致的输血后低血压。

麻醉医师与骨科医师术中的密切配合是保证患者生命安全的重要措施，特别是出血量迅猛的恶性骨肿瘤手术，外科医师在切除或刮除肿瘤以前，必须告知麻醉医师，以便提前做好取血、输血的准备，同时加强对循环指标的监测。在刮除肿瘤过程中，如果循环指标变化剧烈，麻醉医师应及时告知外科医师，或暂停手术操作并压迫止血，或阻滞血管，待循环稳定后再继续手术。

（四）术中患者的管理

1.减少术中出血

（1）控制性降压：目前控制性降压是在全身麻醉状态下，并用血管扩张药达到控制性降低血压的方法。控制性降压确实可以减少手术失血量，有人认为减少约 50%，而且比术中血液稀释更为有效。硝酸酯类药物如硝普钠和硝酸甘油是目前最常用的降压药物，最近研究证明，这类药物在体内通过与半胱氨酸发生非酶促反应而生成的一氧化氮（NO）来发挥其扩张血管的作用。钙通道阻滞药，特别是第二代二羟吡啶类钙通道阻滞药如尼卡地平，对外周阻力血管具有高度亲和力（与维拉帕米相比，其对外周阻力血管与心肌作用的效能比为 11.1，而异搏定仅为 0.1），而且对心脏无变时性与变力性作用，停药后无血压反跳。因而近几年被用于急重症高血压的控制与控制性降压。钙通道阻滞药不但具有降压的特性，而且还具有脏器的保护作用，特别是对心肾的保护作用，用于有发生失血性休克可能以及术前有心肾功能障碍的患者，尤具有适应证。有学者将钙通道阻滞药尼卡地平用于 40 余例的恶性骨肿瘤手术，发现其降压迅速，可控性强，停药后没有血压的反跳现象；在部分患者，尽管遭受急性大量失血所致的严重低血压而引起全身脏器的低血流灌注，但术后这些患者均恢复良好，无脏器并发症。尼卡地平控制性降压的具体方法是，手术开始后，经中心静脉通路连续泵入，初始输注速率为 4～10 μg/（kg·min），当平均动脉压降至 8.0 kPa（60 mmHg）时，将输注速率降至 1～2 μg/（kg·min），或停用尼卡地平，以利于输血后血压恢复和重要脏器的保护。

应当强调，控制性降压时平均动脉压不应低于 7.3 kPa（55 mmHg），高血压患者的降压幅度（收缩压）不应超过降压前的 30%。同时应根据心电图、心率、脉压、中心静脉压、动脉压、失血量、尿量等监测做全面评估，来调节降压幅度。在满足手术要求的前提下尽可能维持较高水平的血压，不可一味追求低血压，而使血压失去控制，并注意防止降压速度过快，以便使机体有一个调整适应过程。降压过程中若发现心电图有心肌缺血性改变，应立即停止降压，并使血压提升，以保证患者安全。适当的麻醉深度和维持足够的血容量是保证控制性降压可控性及平稳的前提。

（2）血液稀释法：包括手术前血液稀释（等量血液稀释）与血液稀释性扩容。等量血液稀释是指在麻醉诱导完成后，经动脉或静脉系统放血，同时按一定比例输入晶体液和/或胶体液，其目的是降低 Hct 而不是血管内容量。待术中大出血控制后再将所采血液输还给患者。对术前心肺

功能正常的患者,放血量可按 10～15 mL/kg 或者以红细胞比容不低于 30％为标准,采血量也可参照以下公式:

采血量＝BV×(Hi-He)/Hdv

式中,BV＝患者血容量,Hi＝患者原来的 Hct,He＝要求达到的 Hct,Hdv＝Hi 和 He 的平均值。放血的速度以 5 分钟内不超过 200 mL 为宜。在放血的同时,若输入晶体液,可按 3∶1 的比例输入。若输入胶体液,可按 1∶1 的比例输入;或输入晶体液和胶体液,其比例为 2∶1,其效果可能更好。晶体液以平衡液为最佳选择,其电解质成分近似于血浆,输注后既可补充血容量,又可补充功能性细胞外液。胶体液宜选择新一代明胶溶液琥珀明胶,商品名血定安和尿联明胶,也称海脉素,商品名血代,两者是较理想的胶体溶液,已广泛应用于临床。琥珀明胶输注后,血胶体渗透压峰值可达 4.6 kPa(34.5 mmHg),血管内消除半衰期为4 小时,主要经肾小球滤过排出,输入后 24 小时大部分从尿中排出。琥珀明胶无剂量限制,对交叉配血、凝血机制和肾功能均无不良影响。大剂量(24 小时输 10～15 L)输入也不影响手术止血功能。尿联明胶扩容性能与琥珀明胶相似,唯其含钙离子、钾离子较高,应用时需加以注意。

血液稀释性扩容是指在麻醉诱导后,经静脉系统输入一定量的晶体液与胶体液(1∶1),使中心静脉压(CVP)达到正常值的高限(10～12 cmH_2O),提高全身血管内与细胞外液的容量,并可通过稀释血液,Hct 以不低于 0.3 为限,以减少失血时血液有形成分的丢失,从而增强机体在大量失血时抵御失血性休克的能力。在临床上使用这种方法,既减少了等量血液稀释法带来的许多麻烦,同时又简便易行。据北京医科大学人民医院麻醉科在有大量出血可能的恶性骨肿瘤手术患者使用此法,获得了有益的效果。

(3)充分止血:减少外科出血的有效方法是充分止血。但在出血量大且迅猛的恶性骨肿瘤手术,由于一部分患者的出血是来自于撕裂的肌肉小血管的渗血,另一部分患者的出血则是来自于肿瘤刮除时静脉丛的出血,因而给实施有效止血带来了很大困难。所以在实施出血量大的恶性骨肿瘤手术时,加快肿瘤切除或刮除的速度以及有效的压迫止血是减少恶性骨肿瘤手术时出血的最有效措施。对骶骨恶性肿瘤以及骨盆肿瘤的手术,切除或刮除肿瘤前,经盆腔内暂时阻滞一侧的髂内动脉,也是降低术野出血的有效方法。

(4)维持血流动力学稳定,防治失血性休克:术中应根据外科手术创伤的大小、部位以及出血量的多少对输血、输液的类型作出合理的选择,以保持血流动力学的稳定。对失血量≤20％,Hct＞35％的患者,只需输入平衡液即可,对失血量≤20％,Hct＜35％的患者,可在输入平衡液的同时,输入胶体液;对失血量超过 30％(1 500～2 500 mL)的患者,在输入平衡液与胶体液的同时,需输入浓缩红细胞与全血,平衡液与失血量的比例可按 3∶1 给予,输血后的最终目标至少应保持 Hct 在 30％,Hb 在 8 g/dL 以上,以保证全身组织有充分的氧供以及细胞功能的正常,为全身血流动力学的稳定提供保证。

另外,手术创伤导致大量功能性细胞外液进入新形成的急性分隔性水肿间隙,又称“第三间隙”,功能性细胞外液转为非功能性细胞外液,这部分细胞外液被封存起来,形成新的水肿区,因此,围术期必须考虑“第三间隙”体液丢失的补充。补充“第三间隙”丢失的体液宜用近似血浆电解质成分的平衡液,以保证机体内环境的稳定。严重手术、创伤的“第三间隙”体液丢失的补液量为 8 mL/(kg·h)或更多。

急性大量出血的恶性骨肿瘤手术,术中失血性休克在所难免,防治失血性休克是围术期的一项重要任务。治疗失血性休克的措施,一方面要快速加压输血、大量补液,另一方面要求骨科医师及时有效地止血。因为恶性骨肿瘤手术的台上止血只能是用纱垫或纱布压迫出血部位,常常给有效止血带来一定困难。如骶骨恶性肿瘤刮除术在几分钟之内出血量可达 2 000 mL 以上,使血压和 CVP 急剧下降,即使快速输血、输液也不能在短时间内输入这么多的容量,此时即使肿瘤仍未完全刮除,常常需让外科医师行局部压迫,暂停手术操作,待平均动脉压回升至 8.0 kPa 以上时再行刮除。由于出血量大,除大量的血纱布和血纱垫以及手术部位手术单以外,地上以及手术者的身上均是患者的血液,给对失血量的准确估计带来困难,往往估计的失血量均低于实际的出血量,因而在大量输血的过程中,应多次检测设备动脉血气、HB、Hct,以指导输血补液,使血色素不低于 8 g/dL 和 Hct 不低于 30% 为宜。

为了保证输血的有效及快速,除了麻醉前建立粗大静脉通路(三路外周静脉)以外,在大量出血前,应用加压输血器(进口)是行之有效的方法,因为此装置可将 200 mL 的血液在不到 1 分钟的时间内输入患者体内。在输血的同时,也必须输入晶体液及胶体液,以迅速补充丢失的血容量和细胞外液,以保持内环境的稳定和恢复血容量,提高血压,满足全身脏器的灌注。

当恶性骨肿瘤手术急性大量失血时,在快速大量输血和补液治疗过程中,要注意心脏功能评估,才能维持血流动力学的稳定。此时大部分患者 CVP 已恢复正常,而血压仍然较低,在此情况下,需考虑到心肌功能障碍的问题,其原因如下。

1)酸碱平衡失调:ACD 血库存 10～14 天,pH 可下降至 6.77,主要由于葡萄糖分解和红细胞代谢产生乳酸和丙酮酸所致,当大量快速输库血给严重低血压患者时,必将加重代谢性酸中毒。pH 的降低直接影响心肌有效收缩,所以当大量输血或存在长时间低血压、枸橼酸和乳酸代谢降低时,可用碱性药物来纠正酸中毒,并依血气分析调整剂量,以改善心肌功能。

2)高血钾症:恶性骨肿瘤手术急性大量失血定会导致失血性休克,休克可引起肾上腺皮质功能亢进,肝糖原分解增加,使钾离子从肝内释出,可使血钾增高。而库血保存 7 天后,血钾为 12 mmol/L,21 天可达 35 mmol/L,因此大量输入库血后,会引起高血钾的危险。高血钾可加重低血钙对心肌的抑制,引起心律失常,甚至心跳停搏。此时要密切监测血气、血电解质及 ECG 的变化。应适当补充钙剂,以恢复血钾钙的正常比例。或给予胰岛素、葡萄糖溶液治疗。近年来研究观察到大量输血后有 12% 的患者出现低血钾,这是因为机体对钾代谢能力很强,库血输入后血钾可迅速返回红细胞内,如患者有代谢性或呼吸性碱中毒,更可促进血清钾的下降,而出现低血钾。

3)枸橼酸中毒:枸橼酸中毒并不是枸橼酸本身引起的中毒,而是枸橼酸与血清游离钙结合,使血钙浓度下降,出现低血钙症体征:心肌乏力、低血压、脉压变窄、左室舒张末压及 CVP 升高,甚而心脏停搏。ECG 出现 Q-T 间期延长。正常机体对枸橼酸的代谢能力很强,枸橼酸入血后迅速被肝脏和肌肉代谢,少量分布至细胞外液,还有 20% 从尿排出,不会出现枸橼酸在体内的蓄积,同时机体还能有效地动员体内储存的钙以补充血钙的不足。大量输 ACD 血通常并不引起低钙血症的发生。但当大量输血后出现心肌抑制、低血压或 ECG 有低血钙表现时才给予补钙;恶性骨肿瘤急性大量失血需以 100 mL/min 的速度快速输血时,应同时补钙剂为妥,以维护心功能的稳定。

4)低体温:大量输入冷藏库血可引起体温的下降。体温低于 30% 时,容易造成心功能紊乱,可出现血压下降或心室纤颤、心动过缓甚至心跳停止。低温还使氧解离曲线左移,促进低血钙症和酸中毒,并对钾离子敏感性增加,易引起心律失常。因此大量输血时应通过输血管道加温的方法使输入血加温,避免上述并发症的发生。

2.术中维护凝血功能和 DIC 的防治

(1)术中凝血功能异常的预测与预防:恶性骨肿瘤患者,术前应把血凝分析作为常规检查项目,包括凝血酶原时间(PT)及其活动度(AT)、部分凝血酶原时间(APTT),纤维蛋白原(FIB)、纤维蛋白(原)降解产物(FDP),D-二聚体(D-dimer)以及血小板计数(BPC)等。通过这些检查来筛选术前已有凝血功能异常的患者或诊断术中 DIC 的发生。对术前已有凝血功能障碍或术中可能发生 DIC 的高危患者,术前应充分准备血小板、新鲜冷冻血浆(FFP)以及凝血酶原复合物和纤维蛋白原及凝血因子等。术中应维持适当的麻醉深度,以避免增加纤溶活性,同时应避免缺氧、酸中毒使微循环淤血而增加创面渗血。术中大量输入库血时,应输一定比例的新鲜血,输入库血要加温,为防止枸橼酸中毒致低血钙症,应补钙剂,或输注大量的晶体液或胶体液会导致血液过度稀释而引起的稀释性凝血病,此时,要补充浓缩红细胞和凝血因子,以维持血液的携氧能力和凝血功能,减少创面的广泛渗血和减轻组织缺氧。此外,应用具有降压作用同时对血小板聚集和血栓形成具有抑制作用的钙通道阻滞剂尼卡地平,以保护血液的凝血功能。及时纠正低血压和防治失血性休克。

(2)术中凝血功能异常或 DIC 的诊断与治疗:由于恶性骨肿瘤手术的出血量大,又大量输血、输液,导致严重的凝血因子和血小板的稀释,造成渗血增加,给凝血异常和 DIC 的临床诊断带来一定的困难。然而术中手术部位渗血不止,血不凝,注射部位或穿刺部位的持续渗血,首先应考虑 DIC 的可能;随之行血凝分析检查,若血小板计数低于 $100 \times 10^9/L$ 或进行性下降,PT(正常13 秒左右)延长 3 秒以上,FIB 低于1.5 g/L 或进行性下降,以及 FDP 高于 20 $\mu g/mL$(正常值 <6 $\mu g/mL$)即可诊断为 DIC。此时应及时去除病因,纠正诱发因素,积极治疗 DIC。输新鲜血,输注血小板、新鲜血浆、凝血酶原复合物或纤维蛋白原。大型手术中所发生的 DIC 应慎用肝素。

3.保护重要脏器,预防多系统器官衰竭

急性大量失血的恶性骨肿瘤手术,常常引起严重低血压,导致全身脏器低灌注。因此,低血压期间,全身重要脏器的保护是麻醉医师的又一项重要任务。

在急性大量失血过程中,迅速而有效的输血补液,及早纠正血容量的丢失和体液的补充,是防治持续性低血压和改善组织低灌注与缺氧状态的根本措施。

(1)利用新型钙通道阻滞药——尼卡地平控制性降压,在控制性降压的同时,该药还具有脏器的保护性药理作用,能增强脏器抵抗缺血能力,避免低血压期间的脏器损害。实践表明,这一措施可明显减轻低血压后的全身脏器损害以及并发症的发生。

(2)恶性骨肿瘤手术中通过等容血液稀释和血液稀释性预扩容以及失血后血液代偿性稀释,使血液黏滞性明显下降,红细胞在血液中保持混悬,不易发生聚集,使血液更容易通过微循环;血液稀释后血液黏度降低,使外周血管阻力下降,在同样灌注压力下,血流速度增加,有利于组织营养血流增加和代谢产物的排出,血流分布趋于均衡,便于组织对氧的摄取和利用。同时失血后血液稀释可以明显改善由于大量输入 2,3-DPG 含量低的库血,使氧解离曲线左移,血红蛋白和氧的亲和力增加而引起的严重组织缺氧现象。因此血液稀释后外周血管阻力降低,微循环血流增加,心排血量增加,组织氧摄取和利用增加,必然使组织器官的血流灌注得以改善。

(3)ACD 保存 5 天后即开始有血小板聚集物,保存 10 天后才形成纤维蛋白原-白细胞-血小板聚集物。这种聚集物可通过普通滤网于大量输血时进入患者血循环到达重要器官如脑、肺、肾等,影响其功能。最易受累的器官是肺,引起肺毛细血管阻塞和肺栓塞,进而导致肺功能不全或成人呼吸窘迫综合征(ARDS)。为避免或减少聚集物引起的重要器官功能障碍,于大量输血时使用微孔滤网，以阻止聚集物的滤过。

恶性骨肿瘤手术的严重创伤、大量失血、导致失血性休克，持续低血压，又大量输血，使肾血流灌注明显减少，并有肾小动脉的收缩，因而使肾小球滤过率减少，患者出现少尿。此时绝不要一开始即作为肾功能衰竭而限制补液来处理，通过中心静脉压和动脉血压监测，来判断血容量不足，应及时纠正低血容量、低血压以防止肾由功能性损害而转变为器质性病变。使平均动脉压在 6.7 kPa(50 mmHg) 以上时，肾实质血流可满足肾代谢需要，同时保持充分供氧和肾血管充分扩张，一般不致引起肾小球和肾小管上皮细胞永久性损害。只有当血容量确已补足而尿量仍不增加时才有使用利尿药的指征。因此必须警惕急性肾衰竭的发生。保护肾功能，预防肾缺血至关重要。积极预防脑损害，在恶性骨肿瘤手术急性大量失血时，如低血容量、低血压得不到及时纠正，持续时间过久，将会损害脑血管的自身调节功能，而出现脑缺血缺氧，为此，应选用降低脑代谢率的麻醉药，同时充分提供高浓度氧，以增加脑组织氧的摄取；亦可头部冰袋降温行脑保护。

（五）麻醉监测

1.呼吸监测

除常规的呼吸监测项目如气道压(Paw)、潮气量、分钟通气量、呼吸次数、吸入氧浓度以外，$P_{ET}CO_2$ 监测和麻醉气体监测对早期发现呼吸异常、合理追加肌松药以及较为准确地判断麻醉深度将起到重要作用。

2.血流动力学监测

对于手术损伤小、出血量不多的恶性骨肿瘤手术，监测 ECG、HR、无创血压(NIBP)以及 SpO_2 即可满足要求。对创伤范围广、出血量大、手术时间长、容量不易调控的恶性骨肿瘤手术，还需行有创的桡动脉测压、CVP 监测，以利于准确、及时反映血流动力学的变化。对术前患有心血管疾患特别是冠心病患者以及创伤巨大的恶性骨肿瘤手术，也可考虑经右颈内静脉插入 Swan-Ganz 漂浮导管，监测 PCWP、CO、CI、SV、SVI、SVRI、PVRI 以及 $S\bar{v}O_2$ 等监测，以便合理地对患者的血流动力学状态作出准确判断和给予正确的处理。

有创监测下，应将压力传感器正确放置在零点水平。平卧位患者，零点水平应在左侧腋中线与第四肋间的交叉点；侧卧位患者的零点水平则在胸骨右缘第四肋间。准确的零点放置与校准对保证数值的准确可靠十分重要。

3.凝血功能监测

凝血功能监测的主要项目是血凝分析，其中包括血小板计数、PT、APTT、FIB、FDP 等，通过血凝分析可以准确判断凝血功能异常和诊断 DIC，并对治疗起指导作用。

4.血气与血乳酸监测

血气与血乳酸监测对于易发生失血性休克的恶性骨肿瘤患者特别重要。因为血乳酸含量和血气结果不但可反映全身组织是否发生缺血性的无氧代谢、是否存在全身氧债，而且可以结合 CI、$S\bar{v}O_2$ 判断造成全身氧债的原因，依此拟订出合理治疗方案，并对治疗效果作出判断，以指导麻醉医师围术期对患者的处理。动脉血乳酸正常值为 0.3～1.5 mmol/dL，静脉血可稍高，为1.8 mmol/dL。

5.肾功能监测

尿量是反映肾血流灌注的重要指标，亦可反映生命器官的血流灌注的情况。围术期宜保持尿量不少于每小时 1.0 mL/kg。如果尿量少于每小时 0.5 mL/kg，提示有显著的低血容量或（和）低血压，而且组织器官灌流不足，或有显著体液负平衡存在。对于血压恢复正常、血容量已补足的患者,若尿量仍少,应考虑以下几方面原因:其一,由于术前患者的过度紧张,导致抗利尿激素分泌过多,导致肾小管对原尿的重吸收增多引起少尿。对此类患者,只需给予小量呋塞米5 mg(静脉推注),即可在10～15分钟后尿量有明显增加。其二,机械因素,骨科手术大多在不同的体位下进行,易造成尿管的压迫、打折,甚至尿管插入位置异常。所以在给予呋塞米以前,应首先检查尿管是否通畅,否则会因给予大量呋塞米后导致大量尿液潴留在膀胱内,引起逼尿肌麻痹。其三,尿量仍少,比重降低,则有可能已发生急性肾衰竭。

输液利尿试验:对少尿或无尿患者,静脉注射甘露醇12.5～25 g,3～5分钟内注完,如尿量增加到400 mL/h以上,表示肾功能良好,属于肾前性少尿;如无反应,可再静脉注射25 g甘露醇加呋塞米80 mg,如仍无反应,可考虑已有肾衰竭。

6.电解质监测

血钾和血钙是术中常用的电解质指标,特别是对于大量输血的恶性骨肿瘤手术,更是必不可少。虽然从理论上看,输入大量库存血易致高血钾,但临床观察发现,低血钾在大量输血后亦较为多见,因此在大量输血后,不可过于强调高血钾而忽视低血钾的存在,导致处理失误。输血后低血钙比较少见,但在短时间内大量快速输血,仍应注意到有发生低血钙的可能。应根据电解质的检测结果给予及时纠正与合理治疗。

(郑现霞)

第十四章

老年科麻醉

第一节　老年人的解剖生理

一、呼吸系统

(一)通气功能的改变

老年人呼吸中枢兴奋性较低,对高二氧化碳和低氧的通气反应能力下降,表现为潮气量增加不足,通气频率维持原水平,致每分通气量无明显增加。

老年人喉反射和咳嗽反射均较年轻人减弱,咽缩肌活力也不及年轻人敏锐,极易发生异物误吸、排痰困难,从而造成肺部感染和肺不张。

随着年龄的增长,胸壁的僵硬程度亦渐增加,肺胸顺应性下降,这主要是由于胸肋软骨关节钙化所致。此种僵硬在一定程度上限制肺的呼吸动作,而老年人呼吸肌萎缩,肌力弱于年轻人,最大通气时胸内正负压的变化幅度减少;呼气末膈肌变平,膈肌收缩时所能产生的张力较小,可见呼吸的机械效能降低。

大、小气道随着年龄的增长而顺应性增加,用力呼气时气道容易受压闭塞使残气量增加。30 岁以后,呼吸性细支气管和肺泡管进行性扩大,其变化类似于肺气肿。肺泡隔破坏,总的肺泡表面积下降,解剖无效腔和肺泡无效腔均进行性增加。

(二)换气功能的改变

老年人随着年龄的增长,实际肺泡数量减少,肺泡的弥散能力下降。由于随年龄增长肺弹性蛋白发生质量退化,肺的弹性回缩力进行性下降,肺闭合气量增加,通气/血流比例失调,气体交换率降低,动脉氧分压下降。

二、代谢及内分泌系统

内分泌系统中最重要的组成部分是下丘脑-垂体-肾上腺皮质轴和交感-肾上腺髓质轴。随着年龄的增长对这两个轴以及相关的激素水平产生一定程度的影响。

增龄老化使下丘脑中调控内分泌的多巴胺和去甲肾上腺素等生物胺含量减少,从而导致下丘脑调节神经内分泌功能减退。老年人下丘脑-垂体轴对负反馈调节的敏感性降低。肾上腺皮质和髓质细胞均随着增龄而减少,对促肾上腺皮质激素的反应性下降,使老年人免疫功能和应激性降低。

老年人甲状旁腺功能降低,甲状旁腺素(PTH)活性下降,Ca^{2+}吸收减少,转运减慢,容易引起骨质疏松。所有老年人糖耐量均降低,其原因可能为胰岛素抵抗或胰岛素功能不全。老年人基础代谢率明显下降,体温调节能力降低,在周围环境温度下降时,容易出现体温下降,在温热的环境下其外周血管扩张反应也减弱。

三、肾功能

增龄老化对肾的主要影响是肾组织萎缩、质量减轻,肾单位、肾小球数量平行下降,肾小管萎缩。增龄也使肾血管(肾动脉、肾小动脉)硬化,减少肾血流量而损害肾功能。

老年人肾小球滤过率(GFR)下降,血浆肌酐清除率约从 30 岁开始下降,65 岁以后降低的速度加快。由于老年人骨骼肌萎缩,体内肌酐生成减少,虽然尿中肌酐排出减少,但血清肌酐浓度仍可维持在正常范围。

老年人肾浓缩功能降低,遇到限制摄水量或因口渴感缺乏而摄入不足时可出现高钠血症;另一方面,应激反应所致血管加压素(ADH)过度分泌或某些药物影响水的排出,也使老年人有发生水中毒的危险。老年人肾功能的改变对血浆电解质的影响表现在肾对电解质的调节能力降低。老年人肾单位减少、每肾单位溶质负荷加重、肾素-血管紧张素-醛固酮系统反应迟钝(功能性低醛固酮症),使老年人易出现低钠血症。由于老年人 GFR 降低,对急性钠负荷过重也不能适应,可造成高钠血症。老年人肾素-血管紧张素-醛固酮反应迟钝,GFR 又明显下降,存在发生高钾血症的潜在危险;另一方面,由于去脂体重的减少降低了全身可交换钾的储备,又易于出现医源性低钾血症。老年人肾调节酸碱平衡的能力下降,有发生代谢性酸中毒的倾向。

四、胃肠功能

老年人胃肠功能和张力均下降,胃分泌酸能力降低,胃液 pH 增高,胃肠蠕动减弱,排空时间延长。又因胃肠道血供降低,对口服药物的吸收时间延长,尤其是脂溶性药物。

五、神经系统

(一)中枢神经系统

老年人脑组织出现一定程度的萎缩,脑沟增宽。脑脊液代偿性增加,增宽的脑沟为脑脊液所充填,称为低压性脑积水。脑组织的萎缩主要由于神经元的进行性减少所致。

随着年龄的增长,神经组织中与合成神经递质有关的酶如酪氨酸羟化酶、多巴脱羧酶、胆碱乙酰化酶等,在浓度和功能上均降低;同时破坏神经递质的酶如单胺氧化酶和儿茶酚-O-甲基转移酶活性增强。神经递质受体特别是多巴胺受体对神经递质分子的亲和力降低。这些变化使老年人中枢神经系统的重建和代偿能力较儿童和年轻人缓慢且不完全。

老年人脑组织萎缩的主要结果是脑血流量减少。老年人的脑血管自主调节功能一般仍能保持正常。但如果老年患者具有脑卒中和动脉粥样硬化的危险因素,则脑血管的舒缩反应性降低,特别是低氧不能使脑血流量增加。脊髓也同样经历着退行性改变的过程,神经元减少、神经胶质增生。

老年人由于以上解剖生理方面的改变,使其表现出某些神经功能的不全,例如,短程记忆能力降低,视、听、味、嗅等反应减弱,反应时间延长等,并可能出现精神行为异常。

（二）周围神经系统

随着年龄的增长,脊髓神经元减少,末梢神经纤维和神经细胞突触减少,外周神经节段脱髓鞘,运动神经和感觉神经传导速度减慢。

老年人各种感觉(如视觉、听觉、触觉、关节位置觉、外周痛觉等)的阈值均增高,可能与皮肤内的特殊感觉器官、周围神经系统和脊髓的退行性改变有关。

（三）自主神经功能

老年人自主神经系统同样也经历着退行性改变的过程,包括神经元丧失,神经纤维数量减少、传导减慢,受体和神经递质在数量和功能方面发生改变。

老年人血浆中儿茶酚胺特别是去甲肾上腺素的水平,无论在静息或运动时均高于年轻人2～4倍,但在临床上并无明显的相应表现,因为增龄使自主神经系统的终末靶器官、组织、细胞的应答性降低,称为"内源性β阻断"。

老年人压力反射、冷刺激的缩血管反应和体位改变后的心率反应均启动较慢,反应幅度较小,不能有效地稳定血压。

综上所述,人体衰老后脏器组织细胞减少,器官萎缩,功能减退,尤以肺、脑、内分泌等系统生理功能减退更为显著。

（张　珺）

第二节　老年人的麻醉特点

一、术前估计及麻醉前准备

老年人由于全身性生理功能降低,对麻醉和手术的耐受能力较差,并存其他疾病的发生率高,因而麻醉和手术的风险普遍高于青壮年患者。术前对患者的全身情况和重要器官功能进行检查;对其生理和病理状态作全面评估;对原发病和并存症积极治疗,使其在最佳生理状态下实施麻醉和手术,这是提高麻醉、手术成功率和安全性,降低术后并发症和病死率的重要环节。

术前估计包括患者的全身状况及心、肺、肝、肾等重要器官的功能,以及中枢神经系统和内分泌系统的改变。应详细了解患者的现在和过去病史,通过体格检查、实验室和影像检查,必要时增加一些特殊检查,对所获得的资料加以综合分析,一旦诊断明确,应及早对异常状态进行治疗。

老年人麻醉、手术的危险,主要与原发病的轻重,并存疾病的多少及其严重程度密切相关。在评估麻醉和手术的风险程度时,一般均需考虑患者、手术、麻醉三方面的危险因素,这些因素之间存在着辨证的消长关系,每一具体因素也存在着程度上的差别。一般情况下,危险因素越多、程度越重或其性质越严重则风险越大。

老年人由于衰老过程所带来的生理改变,虽然增加了手术和麻醉的风险,但其危险程度远不如其术前存在的并存症以及并存症发展加重的可能性。一般而言,外科患者的年龄越大,存在与年龄有关的疾病的概率就越高,其体格状态也就可能越差。老年患者术前的病情及体格状态与围术期的发病率有明确的相关性。对病情和体格情况的粗略评估一般采用美国麻醉学家(ASA)分级标准,就发病率和病死率的高低而言,4级＞3级＞2级和1级。老年外科患者常并

303

存有各种疾病,如高血压、冠心病、慢性呼吸系统疾病、慢性肾脏疾病、慢性肝脏疾病、代谢性疾病等。据统计,老年患者有 4 种以上疾病者约占 78%,有 6 种以上疾病者约占 38%,有 8 种以上疾病占 3%。这些疾病对老年人已经减退的各脏器系统的功能有广泛和/或严重的影响,将进一步损害重要器官的储备功能,增加麻醉和手术的危险。可见老年患者手术时的病情和体格情况是头一项重要的危险因素。其次,急症手术是另一个危险因素。与择期手术相比,急症手术的危险要增加 3～10 倍,其原因是多方面的,例如:急症手术各方面的条件要比正常情况下的择期手术差;术前评估和术前准备不足;急症情况本身的严重程度及其急性后果对老年患者所造成的影响等。感染和脓毒症则无疑会危及患者的生命。再者,手术部位和手术创伤大小也是决定围术期危险大小的一个重要因素。在老年人,手术部位浅表或创伤小的手术与体腔、颅内或创伤大的手术相比,其死亡的危险相差 10～20 倍。此外,老年人常服用多种药物,药物的不良反应常对老年人构成严重的威胁。

二、麻醉前用药

老年人对药物的反应性增高,对麻醉性镇痛药(如哌替啶、吗啡)的耐受性降低。因此,麻醉前用药剂量约比青年人减少 1/3～1/2。麻醉性镇痛药容易产生呼吸、循环抑制,导致呼吸频率减少、潮气量不足和低血压,除非麻醉前患者存在剧烈疼痛,一般情况下应尽量避免使用。老年人对镇静、催眠药的反应性也明显增高,易致意识丧失出现呼吸抑制,应减量慎重使用,一般宜用咪达唑仑 3～5 mg 肌内注射,少用巴比妥类药,也有主张麻醉前只需进行心理安慰,不必用镇静催眠药。老年人迷走神经张力明显增强,麻醉前给予阿托品有利于麻醉的实施和调整心率。如患者心率增快、有明显心肌缺血时应避免使用,可以东莨菪碱代之。然而东莨菪碱常出现的兴奋、谵妄,对老年人一般属于禁忌,应酌情慎用。

三、麻醉方法选择原则

老年人对药物的耐受性和需要量均降低,尤其对中枢性抑制药如全麻药、镇静催眠药及阿片类镇痛药均很敏感。其次老年人一般反应迟钝,应激能力较差,对于手术创伤带来的强烈刺激不能承受,其自主神经系统的自控能力不强,不能有效的稳定血压,甚或造成意外或诱发并存症突然恶化。因此,麻醉方法的选择首先应选用对生理干扰较少,麻醉停止后能迅速恢复生理功能的药物和方法。其次在麻醉、手术实施过程能有效地维持和调控机体处于生理或接近生理状态(包括呼吸、循环和内环境的稳定),并能满足手术操作的需要。再者还应实事求是地根据麻醉医师的工作条件、本身的技术水平和经验,加以综合考虑。事实上任何一种麻醉方法都没有绝对的安全性,对老年患者而言,也没有某种固定的麻醉方法是最好的。选择的关键在于对每种麻醉方法和所用药物的透彻了解,结合体格状况和病情加以比较,扬长避短,才有可能制定最佳的麻醉方案。实施时严密监测,细心观察,精心调控,即使十分复杂、危重的患者,往往也能取得较满意的结果。

四、常用的麻醉方法

(一)局部麻醉

局部浸润麻醉对老年患者最大的好处是意识保持清醒,对全身生理功能干扰极少,麻醉后机体功能恢复迅速。但老年人对局麻药的耐量降低,使用时应减少剂量,采用最低有效浓度,避免局麻药中毒。常用于体表短小手术和门诊小手术。

(二)神经(丛、干)阻滞

神经(丛、干)阻滞常用于颈部手术的颈神经丛阻滞,用于上肢手术的臂神经丛阻滞,其优点与局麻相似。要达到麻醉安全、有效,防止并发症发生,关键在于技术熟练、穿刺、注药准确,局麻药的剂量要比青年人减少。

(三)椎管内麻醉

椎管内麻醉对循环和呼吸容易产生抑制,而老年人的代偿调节能力差,特别是高平面和广范围的阻滞,容易出现明显的低血压,因此阻滞的平面最好控制在 T_8 以下,以不超过 T_6 为宜。麻醉平面越高,对呼吸、循环的影响越大。

1.硬膜外阻滞(硬膜外麻醉)

老年人的硬膜外间隙随增龄而变窄,容积减少;椎间孔闭缩,局麻药向椎旁间隙扩散减少。因而老年人对局麻药的需要量普遍减少,其实际需要量与患者的体格、年龄、手术部位、阻滞范围密切相关。通常 65 岁以上,体格衰弱或者病情较重的老年患者,多属小剂量范围(首次剂量<6 mL,即获得 6~8 节段的阻滞范围),注药前先开放静脉输液,平卧后注入 2~3 mL 试验剂量,然后酌情分次小量追加,直至获得所需的阻滞平面。老年人脊椎韧带钙化和纤维性退变,常使硬膜外穿刺、置管操作困难,遇棘上韧带钙化直入法难以成功时,改用旁入法往往顺利达到目的。老年人施行硬膜外麻醉应用哌替啶、芬太尼、氟哌利多、地西泮等辅助药物时,剂量宜小,为青壮年的 1/3~1/2。遇麻醉效果不佳时,切忌盲目增加辅助用药,慎用氯胺酮,以免招致心血管意外事件。常规给予患者鼻导管吸氧(必要时予以面罩加压吸氧)有助于维持较高的动脉血氧分压,防止缺氧的发生。

对体格状况及心肺功能较好的老年患者,腹部(上腹部包括胃、胆管等)及其以下手术,在国内仍广泛采用连续硬膜外麻醉,一般认为是安全的。上胸段和颈部硬膜外麻醉用于心肺功能明显衰退的老年患者应格外慎重。当手术需要麻醉范围较广,如腹、会阴部同时操作,一点硬膜外阻滞往往难以满足手术要求,采用两点硬外膜阻滞(腰骶段和下胸段)能取得较理想的效果,但需注意两点不要同时给药,防止单位时间内局麻药量过大引起中毒。

2.蛛网膜下腔阻滞(脊麻)

脊麻的阻滞效果确切完善,低位脊麻(T_{12} 以下)对循环、呼吸影响较轻,适用于下肢、肛门、会阴部手术。由于老年人对脊麻敏感性增高,麻醉作用起效快,阻滞平面扩散广,麻醉作用时间延长。因此用药剂量应酌减 1/3~1/2,如做鞍麻注入丁哌卡因 5 mg 行肛门、会阴部手术或做低位脊麻注入丁哌卡因 7.5 mg 行下肢手术,均可获得良好的麻醉效果。近年来引进的连续脊麻,可小剂量分次注药,提高了脊麻的安全性,扩大了手术范围,降低了腰麻后头痛等并发症,用于老年人 T_8 以下手术是安全可靠的。

3.脊麻-硬膜外联合麻醉

脊麻-硬膜外联合麻醉具有起效快,作用完全,在作用时间和阻滞范围均较脊麻或硬膜外阻滞单独应用者优。可用于老年人腹、会阴联合手术,髋关节及下肢手术。

(四)全身麻醉

目前国内全身麻醉的应用日益增加,对老年患者全身情况较差,心肺功能严重受损以及并存症复杂的,普遍采用全身麻醉,上腹部手术一般认为全身麻醉较椎管内麻醉更为安全。为减轻心脏负荷,改善冠脉血流,或者为了减少全麻用药量,减轻全身麻醉药对机体的不良影响,采用全身麻醉与神经阻滞或硬膜外阻滞联合应用,取得良好效果,只要掌握得当,麻醉药物剂量相宜,麻醉和手术过程一般均较平稳。

1.麻醉诱导

应力求平稳,减轻气管插管时的心血管应激反应,同时防止麻醉药用量过大引起严重的循环抑制和缺氧。常用的诱导全麻药、镇静药,如芬太尼、阿芬太尼、咪达唑仑等,老年人对此类药物的敏感性增高,对依托咪酯、丙泊酚等需要量较青壮年减少20%～40%,又由于个体差异大、静脉用量很难准确掌握,故一般先从小剂量开始,逐渐加大用量。也可采用静脉麻醉药与吸入麻醉药复合,相互协同减少各自的用量。肌松药剂量适当加大有利于气管插管。防止插管时心血管反应的方法很多,完善的咽喉、气管内表面麻醉对减轻插管时心血管反应作用肯定,对快诱导或慢诱导均有利。有高血压病史,特别是术前高血压未得到较好控制的老年患者,全麻诱导可致血压剧升,心率加速,除避免浅麻醉外,要及时给予降压药预防和治疗,β受体阻滞剂可改善心肌缺血,也是常用的措施。老年患者多存在血容量不足、自主神经调控能力降低,全麻后体位的改变容易引起剧烈的血压波动,应高度警惕。

2.麻醉维持

麻醉维持要求各生命体征处于生理或接近生理状态,注意维护重要器官功能,麻醉深浅要适应手术操作,及时控制由于手术创伤引起的过度刺激。一般而言,老年患者麻醉维持不宜太深,但过浅的麻醉会出现镇痛不全和术中知晓,应予避免。目前常用的全麻药,如异氟烷、氧化亚氮、芬太尼、丙泊酚等。肌肉松弛药如维库溴铵、阿曲库铵等用于老年患者是安全的,但剂量需减少。在给药方法上要特别注意其可控性,吸入麻醉的控制相对较容易,用于老年人麻醉维持是可取的。静脉麻醉药使用微泵持续控制给药,较单次或多次推注给药易于控制也较安全,吸入麻醉与静脉麻醉复合则更为灵活。呼吸管理在全麻维持中特别重要,老年患者对缺氧耐受能力差,保持呼吸道通畅,保证足够的通气量和氧供,避免缺氧和二氧化碳蓄积,这是时刻需要关注的。但过度通气对老年人也是不利的,可以招致冠脉痉挛、心肌缺血,如不及时纠正可能造成严重后果。全麻维持平稳,除与上述因素有关外,维护水、电解质平衡与内环境的稳定也很重要。

术毕苏醒期:老年人由于对麻醉药物的敏感性增高、代谢降低,术毕苏醒延迟或呼吸恢复不满意者较多见,最好进入苏醒室继续观察和呼吸支持,尤其是并存高血压、冠心病等心血管疾病者和肺功能不全者,待其自然地完全苏醒比较安全。在患者完全清醒后拔除气管时要切实减轻或消除拔管时的心血管反应,以免出现心血管意外。对老年患者拮抗药包括肌松药和麻醉性镇痛药的拮抗药使用必须慎重。

总之,术毕苏醒期,除维持呼吸、循环功能稳定外,还应防治患者在复苏过程呕吐、误吸,以及谵妄、躁动等精神症状。

五、常见并发症及处理

(一)呼吸系统

呼吸系统常见有呼吸抑制和呼吸道梗阻。非全身麻醉呼吸抑制在术中可见于椎管内麻醉,也偶见于颈神经丛阻滞,其原因与阻滞范围过高、过宽及麻醉辅助药物使用过多有关。全麻期间全麻药剂量过大引起术后呼吸抑制,多为镇痛药与肌松药残留体内所致,均可通过面罩给氧或做加压辅助呼吸得以改善。舌后坠或口腔分泌物过多引起的呼吸道梗阻,如能及时发现不难处理,用手法托起下颌、放置口咽通气道并清除口腔分泌物,梗阻即可解除。下呼吸道梗阻可因误吸或气管、支气管分泌物过多、过稠造成。肺泡破裂或手术时大量脓液、血液涌入气管所致的呼吸道梗阻，病情往往紧急危重。气道反应性增高的患者容易诱发支气管痉挛致呼吸道梗阻。上述并发症的处理，在加压给氧解痉的同时，应尽快清除呼吸道的分泌物或异物。

呼吸抑制和呼吸道梗阻均可导致通气量不足和缺氧。老年人呼吸储备功能不全，易致急性呼吸衰竭。肺部感染，常是术后导致死亡的重要并发症。

全麻术后不宜过早拔除气管导管，应待患者完全清醒后经鼻导管给氧 $SpO_2 > 94\%$，呼吸频率与潮气量正常或接近正常，此时拔管才安全。术后尽早喉咽喷雾治疗，积极排痰，预防感染。

导致呼吸抑制、通气量不足、缺氧的原因除麻醉因素外，电解质紊乱（如缺钙等）、胸腹伤口的疼痛或包扎过紧、腹部膨隆、膈肌上抬等影响患者的正常呼吸动作，造成通气不足，也并不罕见。

(二)循环系统

老年人心功能储备降低、血管硬化，如术前已并存高血压、冠心病、心律失常和心肌缺血等，则术中和/或术后很难使循环维持稳定。应强调术前对并存症的积极治疗，这是预防并发症的最好措施。

在麻醉手术期间出现的高血压，通常均与麻醉过浅、麻醉阻滞平面不够、手术刺激过强、自主神经阻滞不完善密切相关，适当加深麻醉，或给予血管扩张药一般均可控制。必要时静脉注射硝酸甘油或中、短效的降压药。伴有心率增快者，可选用β受体阻滞剂艾司洛尔、美托洛尔等。术毕苏醒期及术后早期出现的高血压，可因伤口疼痛、气管内吸引等因素引起，可用小剂量降压药控制，术后有效的镇痛技术也十分有效。长时间的低血压，除与血容量不足密切相关外，电解质紊乱、酸碱失衡对心功能的抑制，肾上腺皮质功能低下应激能力削弱均应给予考虑并作相应的处理，如及时补充血容量，纠正电解质、酸碱紊乱，适当给予肾上腺皮质激素等。

六、术中术后的监测与管理

老年外科患者的术中监测、管理与一般所遵循的原则是一致的，应根据病情的轻重、手术的繁简和创伤的大小、麻醉和手术对患者生理功能的影响等来考虑，但应特别注意老年患者的特点。老年患者各个系统都有与年龄有关的衰老的改变，又有疾病所引起的病理生理变化，各脏器功能之间的平衡非常脆弱。因此，除常用的基本监测项目外，应根据老年人的特点有所侧重或加强，这样有助于及早发现问题，及早调节处理以维持脏器功能之间的均势。例如，老年患者有冠心病和高血压，心电图电极的安放应能适时显示 ST 段的变化，以便能及时处理可能出现的心肌缺血；呼气末二氧化碳张力或浓度的监测，有助于及时发现、避免低二氧化碳血症以防冠状动脉的收缩和痉挛。对于有阻塞性和/或限制性通气功能障碍的老年患者，除监测一般的通气功能指标、血氧饱和度、呼气末二氧化碳张力之外，可能需要定时进行血气分析、连续监测呼吸系统顺应性的动态变化，以指导呼吸管理。老年患者的用药和药物间相互作用的情况比较复杂，而老年人对这种复杂的药物环境的反应比较多变和较难预测。全身麻醉时，神经肌肉传导功能监测和心血管方面监测的作用和重要性有所增强。老年人调节和维持恒定体温的能力很差，术中进行体温监测和处理十分必要。至于一些其他的监测项目可视情况而定。

在术中除根据监测数据、波形及对患者的直接观察进行处理外，还应注意防范一些在老年人比较容易出现的并发症，如皮肤、软组织易出现受压所致的缺血性损伤；由于骨质疏松，搬动体位不当可致医源性损伤；泪腺分泌减少，保护眼睛更为重要等。

在术后，尤其是术后早期，一些必要的监测仍应继续进行。应当警惕，呼吸功能不全和低氧血症是老年患者术后早期死亡的重要原因。对于术后估计需进行呼吸功能支持的患者,应给予一段时间的机械通气支持,不要急于拔管,应在达到所需的拔管标准后才能予以拔除。拔管后继续注意保持呼吸道通畅,并充分供氧。对于在拔管后出现严重呼吸抑制者,除给予相应拮抗药物外,应注意及早重新做气管内插管(或置入喉罩、气管-食管联合导管)辅助呼吸,切勿丧失抢救时机。对于一般老年手术患者,针对其氧合能力的降低,术后吸氧的时间不应<24小时。

术后应注意维持循环功能的稳定。包括维持合适的血容量、维护和支持心功能、保持内环境的稳定等。老年人常有冠心病和高血压,要注意维持心肌供与氧需之间的平衡,避免一些引起心肌缺血的因素,如高血压、心动过速、疼痛、贫血、寒战等。过高的血压容易引起脑血管意外,适当的镇痛也有助于减少呼吸并发症。必要时应合理使用心血管活性药物。

老年人较易出现麻醉后苏醒延迟、兴奋、谵妄等异常表现。苏醒延迟往往是药物的残余作用或麻醉过程有某种程度的低氧。术后的谵妄、定向力障碍等中枢神经系统症状则可能与代谢因素有关,如水中毒、低钠血症、低血糖症、高血糖症、低氧血症、低温、高二氧化碳血症等,应注意分析原因处理,还应警惕出现脑血管意外的可能性。

其他如感染的预防、合理的营养支持等,都是术后应该注意的。

(张 珺)

第三节 老年人的麻醉前评估与准备

老年患者术前恰当的评估与准备对患者顺利度过围术期、减少或避免并发症具有重要意义。目前医疗模式及实际医疗行为中还存在诸多问题,这方面工作远远不够,导致围术期并发症增多,严重影响患者的康复。术前评估需全面了解病情,包括将行手术治疗的疾病和并存疾病、各系统的功能状态、精神状态和营养状况以及目前使用药物对围术期可能产生的影响等。术前制定并执行麻醉的各项准备措施,以期充分治疗并存疾病,改善各系统功能,力求在预定麻醉和手术时重要脏器功能稳定,从而预防或减少麻醉和手术的并发症,提高手术成功率和安全性。

一、神经系统

老年患者神经系统的评估十分重要,但易遭忽视。恰当的评估首先是理解老年相关的神经生理、解剖方面的变化及由此带来的对麻醉的影响。老年人随着年龄增加,脑进行性萎缩,脑功能减退。脑功能减退源于神经元数量的减少和神经元密度的降低。神经元的减少和功能丧失具有选择性,那些具有高度特殊功能的神经元亚群,特别是与合成神经递质有关的神经元,随着年龄的增长而遭受很大程度的耗损。在神经元数量减少的同时神经递质和受体也减少。如皮层5-羟色胺和受体、局部乙酰胆碱和乙酰胆碱受体、黑质和纹状体中多巴胺水平和纹状体中多巴胺受体数目减少。这些受体、递质与麻醉药物作用位点密切相关。因此,围术期麻醉相关药物的需要量、耐受性、效应等会发生许多变化,麻醉期间需认真、细致考虑,以避免不良反应。

老年骨科患者术前常合并神经系统疾病,如曾罹患卒中、帕金森病、老年痴呆等。70岁以上的老年人常受到卒中的影响,年龄大于55岁后每增加10岁卒中的风险增加一倍。65~75岁之间的发生率为2‰~3‰,以后每增加5岁发生率翻一番,85岁以上的发生率约为30‰。60~

69 岁之间帕金森病的发病率最高,约为 5%。因此,充分评估疾病严重程度及带来的种种不良影响将有助于围术期准备和风险评估。有脑梗病史的患者需充分了解其发生时间、治疗情况、恢复程度以及与手术关系。近期脑梗者择期手术时机目前仍无定论,但围术期发生再梗死的风险很大,宜积极防治。同样,有脑出血病史的患者围术期再次发生脑出血的风险较大,围术期医师、患者、家属等要有充分的准备,积极采取预防措施,努力避免再出血。

当患者罹患帕金森症时需对其病史如发病时间、进展情况、治疗措施、效果等有详细的了解。帕金森症症状严重者可产生限制性通气障碍和阵发性膈肌痉挛。伴随自主神经功能障碍者表现为呼吸道分泌增多、直立性低血压等。患者常用治疗药物如左旋多巴,可透过血-脑屏障,经多巴脱羧酶转化为多巴胺,可引起心肌应激性增加而导致快速性心律失常,改变周围血管活力和排钠增多而致血容量减少,应引起注意。术前帕金森症治疗用药在围术期应继续使用,如果停药 5~12 小时可使症状复发或加重。

近年资料显示:老年性痴呆发病率呈上升趋势,65 岁以上老年性痴呆的发生率约为 2.5%,75 岁以上则为 14%。这些患者需行骨科手术时,不管是实施局部麻醉还是全身麻醉都可能遇到种种问题。因此,术前需了解病程和严重程度,是否用药等情况。由于痴呆患者无法正常交流,正确采集病史尤为重要,除了向其家属了解外,须进行充分的术前检查,以便准确评估。

正是由于老年人神经系统的退化,使得手术麻醉后更容易发生认知功能障碍。据研究资料显示,相同的手术和麻醉,老年人术后短期和长期的认知功能障碍的发生率要远远高于正常成人。认知功能障碍是多因素作用的结果,目前还没有有效的治疗措施,主要以预防为主。临床研究显示多种干预措施如维持循环的稳定、保持合适的麻醉深度、预防血栓的形成等具有一定的作用。

二、循环系统

老年患者术前常存在不同程度心血管功能的减退,许多患者合并心血管疾病,如高血压、冠心病、糖尿病、大血管病等,使得维持循环稳定性的能力下降。随着年龄的增加,心血管系统显著的变化包括血管壁变得僵硬和交感神经活性增加,并由此导致一系列的变化。如体循环阻力增加导致血压升高,尤以收缩压升高最为明显,长期持续高血压易导致左心室肥厚。静脉壁的僵硬导致静脉容量调节作用的减退,血流动力学更易受到容量的影响。如果血管壁的僵硬严重,还可影响心室舒张期的充盈,导致左室舒张末容积下降。进一步可影响左心房和肺血管。关于老年人心排血量和每搏量的变化,目前仍有争议。有报道称年龄每增加 10 岁可减少 5%。静息状态下,老年人的心率与年轻人并无很大差异。但是最快心率、射血分数、氧的输送能力等均下降。

老年骨科手术多为外伤、跌倒导致骨折,急性期常会加重对循环功能的影响。如疼痛导致血压增高、心率增快、心律失常等,诱发或加重心肌缺血、心力衰竭等。术前合理评估并做好准备对围术期循环调控、降低围术期循环并发症具有重要意义。循环功能的评估主要依赖病史、生活质量、术前检查、治疗情况等综合评定。目前临床上有多种方法评估循环功能,但各种方法侧重点不同,宜相互结合,综合评定。基本的评估是采用纽约心脏病学会(NYHA)四级分类法评定心功能,它是根据患者活动能力和耐受性评估或估计心脏病的严重程度。Ⅰ、Ⅱ级患者进行一般麻醉和手术安全性应有保障,Ⅲ级患者经术前准备与积极治疗使心功能获得改善,增加安全性,Ⅳ级患者麻醉和手术的危险性很大。

围术期循环并发症发生风险常以心脏危险指数(cardiac risk index,CRI)来评定。Goldman

等将患者术前各项相关危险因素与手术期发生心脏并发症及结局上相联系起来,提出多因素心脏危险指数共计 9 项,累计 53 分。计分 0～5 相当于心功能 Ⅰ级;6～12 分为 Ⅱ级;13～15 分为 Ⅲ级;＞26 分相当于 Ⅳ级。将心功能分级与 CRI 联合评估可有更大的预示价值。

高血压、冠心病等老年常见的并发症可增加围术期循环并发症风险。恰当的处理可有效降低这样的风险。如并存充血性心力衰竭失代偿,严重心律失常,重度瓣膜疾病和急性心肌梗死等疾病,对患者威胁大,应取消或延期手术。

(一)高血压

若非急症手术,高血压患者术前均需经一段时间的内科治疗,使血压控制于接近正常水平,有助于减少围术期心、脑、肾等脏器损害的发生率。通常术前老年人控制于 18.7/12.0 kPa(140/90 mmHg)水平即可。测量患者术前静息基础血压对围术期血压的控制目标具有参考意义。一般认为降压不宜过快过低。通常,抗高血压治疗应持续到麻醉前,突然停用降压药可能导致心肌梗死、心力衰竭和脑血管意外等。术前还必须了解患者所用的抗高血压药物的种类和剂量,这些药物可能与麻醉药有相互作用。

(二)冠心病

冠心病是老年人麻醉中常见的并存病,70 岁以上可超过 50%。近期心肌梗死患者围术期可能发生再梗死,3 个月内为 5.7%,3～6 个月内为 2%～3%。这样的患者术前恰当评估和合理处理显得至关重要。临床使用的治疗药物主要有 β-受体阻滞药,硝酸盐、钙通道拮抗剂等。目标是控制心率和血压,纠正心律失常,防治心肌缺血或冠脉血管痉挛,保持患者安静等。

三、呼吸系统

老年患者随年龄增长呼吸功能均减退,特别是呼吸储备和气体交换功能下降。胸壁僵硬、呼吸肌力变弱、肺弹性回缩力下降和闭合气量增加是造成老年人呼吸功能降低的主要原因。肺活量的减少主要是由于余气量的增加,两者的增减幅度平均约每年 20 mL。至 80 岁时肺活量降低 20%～25%。老年人最大呼气流速约降低 30%,第 1 秒用力呼气量(FEV$_1$)平均约每年减少 30 mL。到 70～80 岁时 FEV$_1$ 约降低 30%。另外,老年人对高二氧化碳和低氧的通气反应均降低,潮气量增加不足,而通气频率仍维持原水平,致每分通气量无明显增加。

老年患者骨科术后肺部并发症发生率颇高,如术前并存肺部疾病者可高达 70%。麻醉前评估重点查找危险因素,积极做好麻醉前准备。麻醉前准备的目标是改善呼吸功能,提高心肺代偿功能,使患者对手术和麻醉的耐受良好。重点是控制呼吸道感染,解除支气管痉挛,并进行呼吸锻炼,后者宜在肺部疾病缓解期进行。

呼吸系统功能的评估依赖病史和呼吸功能检查。对合并肺部疾病,应进行肺功能和血气分析检查。

(一)慢性阻塞性肺病(chronicobstructivepulmonarydisease,COPD)

对 COPD 患者,麻醉前宜使用支气管扩张剂喷雾治疗,以减少围术期支气管痉挛或哮喘发作。解除支气管痉挛首选 β$_2$-受体激动剂,如沙丁胺醇、特布他林、氯喘等。抗胆碱能药如溴化异丙托品吸入剂,尤其适用于老年支气管痉挛患者。氨茶碱为治疗支气管痉挛的二线药物。糖皮质激素可减轻气道黏膜水肿,抑制或减少支气管收缩介质的释放,适用于严重的 COPD 或哮喘患者,是围术期治疗支气管痉挛的一线药物。急性发作时,静脉注射氢化可的松 100 mg 每 8 小时一次,直至术后 1～2 天。以后改用口服泼尼松 40～60 mg/d。为预防肺部感染,术前 3 天常规用抗生素。近期急性呼吸道感染易诱发支气管痉挛,应积极治疗待症状消失 2～3 周后手术。急诊或亚急诊患者宜在手术同时积极控制感染,并对可能出现的呼吸并发症有充分准备,积极干预。

(二)限制性肺疾病

这类患者呼气速率较好,咳嗽排痰能力尚可,对手术麻醉耐受力相对较好。神经肌肉疾病和胸壁疾病影响呼吸和咳嗽能力时可增加麻醉风险。如肺活量低于预计值的 50%,最大吸气压低于 15 cmH$_2$O,最大通气量低于预计值 45%,PaCO$_2$＞6.0 kPa(45 mmHg)时,则术后发生肺不张、呼吸功能不全和呼吸机脱机困难等概率较大。术前准备主要是控制感染,解除支气管痉挛,指导患者呼吸锻炼,促进气道分泌物的排出,纠正营养不良等,以改善全身情况和呼吸功能。

四、肝肾功能

随着年龄增加,肝脏的质量减少。老年人肝血流量随着增龄而减少,如 65 岁比 25 岁时下降近 40%～50%。肝代谢药物的能力也下降。目前肝功能检查指标多为肝损害指标,并不能对药物代谢能力作出准确评估。使用麻醉及相关药物时要充分考虑这一因素。已有肝损害时,应积极治疗。未做准备,肝功能可进一步恶化,甚至诱发肝功能衰竭。因此,术前要重视肝功能检查、评估及处理。

老年人均存在肾功能减退,80 岁时肾实质可减少 30%,减少的部分主要是肾皮质和功能性肾小球数目减少。肾血流约每十岁减少 10%。随着年龄增加,肌酐清除率逐渐下降,但正常情况下,老年人血清肌酐水平基本能保持正常。因此,血清肌酐值并不能很好地反映老年人肾功能状况。

肾功能的改变还会发生电解质的变化以及尿的浓缩和稀释异常。老年人肾储钠功能降低,如果摄入不足,就会出现血钠逐渐降低,有发生脱水和低血钠的可能。尿的浓缩和稀释功能减弱,使得对体内液体量的调节功能降低,限水时可能导致机体缺水。

五、血清蛋白浓度与机体脂肪比例的改变

正常老人的血清蛋白总量并不减少,但清蛋白与球蛋白的比值降低。由于血循环中清蛋白浓度减少,药物与蛋白的结合作用下降,使更多的药物以游离形式进入中枢神经系统产生作用。因而与蛋白质结合率高的静脉麻醉药必须减量。

不少人进入老年期就逐渐肥胖,肥胖者常并存动脉硬化、高血压、糖尿病及缺血性心脏病。脂肪的增加加重了心脏负担,也影响呼吸,容易发生麻醉意外。同时,由于脂肪增加,增大了脂溶性药物的分布容积。贮存于脂肪内的麻醉药进入循环的时间延长,因而麻醉药物的作用时间也延长。

六、其他麻醉相关的术前评估

老年患者骨、关节退行性变化,颈椎活动度明显减小,常增加气管插管的难度,术前要仔细检查,做好困难插管的准备。特殊体位的手术,如俯卧位下脊柱手术,确保呼吸道通畅的准备工作要充分。

老年人营养情况、术前饮食、活动能力、卧床时间等与术后转归密切相关,术前应积极准备。术前营养支持、鼓励饮食、保证一定活动等对康复有促进意义。骨折而卧床休息的患者,由于疼

痛、应激等导致惧怕活动、饮食不佳等,如果不予恰当的支持疗法,往往导致容量不足,严重的导致水电、酸碱失衡,应积极防治。长期卧床者要注意围术期静脉血栓形成与脱落,导致不同程度肺栓塞。

(张 珺)

第四节 老年人的麻醉管理

一、麻醉不同阶段管理重点

(一)麻醉诱导期

老年患者由于前述的诸多原因,平稳的麻醉诱导需精心选择麻醉用药、用药速度及剂量;恰当的循环容量评估与处理;适当应用心血管活性药。老年人对许多麻醉药物的敏感性增高,如依托咪酯、丙泊酚等需要量较青壮年减少20%。有些骨科手术有可能存在隐性失血,如骨盆骨折、转子下骨折等,给予正常剂量的丙泊酚可能导致血压的急剧下降。但并非麻醉药越少对患者就越有利,如果减少麻醉用药,达不到麻醉效果,对患者更不利。关键还是恰当评估,合理应用。由于老年人个体差异大、病情有差异,麻醉药需求量很难准确掌握,宜从小剂量开始,逐渐加大用量。麻醉诱导速度宜慢不宜快。血流动力学变化有时与麻醉深度并不一致,应适当应用心血管活性药。血容量相对或绝对不足是老年患者麻醉诱导期血压骤降的常见的、重要的原因。麻醉诱导前适当的液体治疗是必需的。如在麻醉诱导前给予人工胶体液(5~10 mL/kg)能显著改善麻醉诱导期血流动力学。

有高血压病史,特别是术前高血压未得到较好控制的老年患者,气管插管等操作可致血压剧升,心率加速,需积极预防和及时处理。除了需要合适的麻醉深度外,可选择应用α或β-受体阻滞剂,钙通道拮抗剂或硝酸酯类等心血管活性药,以控制血压的剧烈变化,同时还可改善心肌缺血。

(二)麻醉维持

麻醉维持的重点是调节麻醉深度与控制手术应激水平所需麻醉深度相适应。麻醉维持要求各生命体征尽量处于生理或接近生理状态,注意维护重要器官功能。麻醉深浅要适应手术操作,及时控制由于手术创伤引起的强应激反应。目前常用的全麻药,如芬太尼、丙泊酚、异氟烷、氧化亚氮等和肌肉松弛药如维库溴铵、阿曲库铵等用于老年患者剂量均需减少。麻醉维持期多采用静吸复合麻醉。吸入麻醉控制容易,术后影响小,有些吸入麻醉药有心肌保护作用,是老年患者良好的麻醉选择。静脉麻醉药宜使用微泵持续给药。要达到平稳的麻醉,除上述因素外,维护水、电解质平衡与内环境的稳定也很重要。随着年龄的增加吸入麻醉药 MAC 降低,苏醒时的MAC 也呈类似的变化。

(三)麻醉复苏期

老年患者在麻醉恢复期处理恰当与否对各种并发症防治、促进康复有重要意义。恢复期处理难度有时超过麻醉诱导期和麻醉维持期。当恢复期处理医师为非该手术的麻醉者时,有时对患者既往病情了解不全面、术中麻醉处理情况不甚了解给恢复期处理带来困难,有时麻醉"意外"

发生在恢复期。老年骨科手术患者恢复期面临诸多特殊问题,如气管导管拔管时机掌握、疼痛的恰当处理、肌松恢复程度的判断、神志恢复程度、血流动力学不稳定的处理、血容量判断与液体治疗、呼吸功能恢复、躁动预防与处理等。因此,要重视恢复期的处理。

在无周围神经阻滞或椎管内神经阻滞作为术后镇痛时,恢复期疼痛处理显得十分重要。疼痛往往是引起恢复期躁动、血压升高、心率增快、呼吸急促等的重要原因,宜给予适量麻醉性镇痛药。恢复期应用麻醉性镇痛药时要注意对呼吸、循环、神志等影响,需加强监测。不恰当处理反而引起苏醒延迟。

恢复期肌松恢复水平的评估对拔管时机的掌握有重要意义。老年人对肌松药耐量显著降低,蓄积作用较为明显,个体差异大,凭经验判断易入误区,宜依靠肌松监测仪评估。无条件作肌松监测时,要根据上肢握力、抬头试验等粗略评估结合自主呼吸时潮气量、呼吸频率、是否有呼吸困难、循环不稳表现等综合评估。

老年患者恢复期发生心率增快、血压增高、心肌缺血等心血管事件比例较高,危害极大,宜积极分析原因、排除诱因并积极对症处理。并存高血压、冠心病等心血管疾病者和肺功能不全者正确处理尤显重要。常见原因为疼痛、气管导管、导尿管、吸引呼吸道分泌物等刺激,有时为肌松药残余作用下费力呼吸所致。在无拔管条件的情况时宜给予短效镇静、镇痛药,继续支持或辅助通气,避免勉强拔管。尽管近年有学者推荐在一定麻醉或镇静水平下拔管,但掌握不当会招致更严重的并发症,需谨慎采用。恢复期心率增快、血压升高可适当应用心血管活性药,如短效 α、β-受体阻滞剂、硝酸酯类血管扩张剂、钙通道拮抗剂等。

恢复期躁动也是老年患者恢复期常见并发症,发生机制仍不十分清楚,无特效治疗方法。处理原则是去除病因,解除诱发因素和对症治疗,在原因未明确之前,主要是加强防护,避免发生意外伤害或严重并发症。若原因较为明确,应立即予以消除。神志欠清时的不良刺激是躁动最常见原因。如气管内吸引、导尿管等刺激常诱发患者不安。后者目前仍无良方,可考虑用丙泊酚镇静 1～2 小时。有时需要适当使用拮抗剂及催醒药。

二、循环管理

老年人麻醉期间循环管理是麻醉管理重点和难点。麻醉期间循环不稳定原因主要有 3 种:患者罹患心血管疾病、麻醉药物和麻醉操作对循环影响以及手术操作和手术失血等。老年骨科手术这 3 方面因素均存在,在整个围术期均需加强循环管理。

老年患者循环功能的衰退及罹患循环系统疾病,是围术期循环不稳定的主要病理基础。麻醉医师必须熟悉有关病变的病理生理基础,才能正确管理麻醉。针对不同病理生理变化选择合适方法处理。老年手术患者最常见心血管疾病是原发性高血压,大约一半手术患者有高血压病史。高血压严重程度、病程、治疗情况、效果等都影响围术期血流动力学的变化。尽管对高血压防治作了巨大努力,得到系统治疗的患者仍是少数。抗高血压药物种类较多,许多患者接受联合治疗,治疗效果不一。药物对围术期影响仍有许多不明之处。导致即使正规治疗的患者围术期也有相当高比例患者循环不稳。因此,高血压患者麻醉当以合适的麻醉深度、积极合理使用心血管活性药物方能确保循环稳定。

罹患冠心病的老年手术患者围术期循环管理重点是控制心率、维持血压稳定,确保心肌氧供需平衡。术中应根据心电图的表现如 S-T 段分析,判断心肌氧供需状态。但是须注意部分患者,术前存在心肌肥厚,冠状动脉狭窄病变明显,侧支循环发育丰富,此类患者如心率慢、血压低,则可能因侧支循环供血不足,而使心肌缺血加重。对此类患者如将血压、心率维持于稍高水平,反而可能有助于改善心肌氧供。因此,在保证血压、心率平稳的基础上,以 S-T 段分析的趋势变化指导麻醉管理,应成为冠状动脉病变患者麻醉的常规。

慢性心衰患者接受骨科手术越来越多,这些患者围术期处理稍有不当会导致心衰加重,甚至导致循环衰竭。围术期处理重点是调节左右心室前后负荷,权衡强心、利尿、扩血管三者关系与效果。这类患者液体治疗尤显重要。围术期宜加强动态监测,经常评估,及时调整用药方能顺利度过围术期。

麻醉药对循环均有不同程度的影响,在老年患者尤为明显。但只要细心用药,加强监测,能避免严重循环扰乱。通常老年患者麻醉药的需求量均减少,且麻醉需要量及反应变异大。因此,麻醉用量必须个体化。丙泊酚可引起低血压,尤其是术前血容量不足、体质衰弱的老年患者,但只要小剂量($<1.0\ mg/kg$),缓慢给药,必要时应用适量心血管活性药,对于老年患者仍是比较理想的药物。依托咪酯对循环功能抑制较轻,以往曾推荐其用于心功能不稳定、高血压等患者,虽用药后血压、心率无明显改变,但常用诱导剂量不足以抑制气管插管反应,气管插管后血压骤升、心动过速等发生率较高,目前临床应用渐少。

吸入麻醉药能安全用于老年骨科手术中。氧化亚氮对循环的影响较小,作为麻醉一部分,能减少其他麻醉药用量。强效吸入麻醉药如异氟烷、七氟烷等在高浓度时对循环有抑制作用,老年患者应当避免高浓度使用。

麻醉期间循环管理中要注意麻醉操作对循环的影响。正如前述控制气管插管带来的循环影响是麻醉诱导期的重点。椎管内麻醉期间循环管理重点与全麻有诸多不同,应区别对待。联合麻醉时更应认真评估麻醉对循环的影响。

老年患者围术期常常需适当应用心血管活性药调控循环状况。麻醉期间使用心血管药物的目的有三:①治疗麻醉期间突发的心血管变化和意外事件如心搏骤停、各类心律失常、牵拉内脏引起的神经反射等。②预防可能发生的心血管变化,如蛛网膜下腔阻滞引起的低血压等。③与其他治疗措施联合使用,以支持循环功能稳定。

麻醉期间使用心血管药物的原则是:①熟悉和掌握各类药物的药理作用、用药剂量、给药方式、药物不良反应以及药物的相互作用。②根据监测结果,针对不同的循环变化进行治疗,如 SVR 下降,选择 α_1 受体兴奋药(如去氧肾上腺素等);SVR 升高,则选用血管扩张药(硝普钠等)。③用药后,应继续观察疗效,必要时可考虑联合用药,或改换其他药物,并注意药物可能引起的不良反应。对强效的肾上腺素能受体药,为控制用药剂量,防止循环波动,或因突然中断给药,应使用静脉输注泵或滴注泵,前者可减少输液总量,后者易于调节。在使用心血管药物过程中,应针对引起循环变化的病因进行积极治疗,同时不容忽视其他疗法(如液体治疗,呼吸管理等)。

三、呼吸管理

无论是否并存肺部疾病,老年患者围术期呼吸管理对预后有重要意义。呼吸管理目标是保证有效的通气、避免缺氧和二氧化碳蓄积。管理重点是建立并维持良好的呼吸道、维持足够的通气、积极预防呼吸意外、及时发现并处理呼吸异常。

非全身麻醉下施行老年骨科手术期间的呼吸管理十分重要但常被忽视。由于局部麻醉、周围神经阻滞和椎管内麻醉等并不抑制呼吸中枢,神经阻滞效果确切时对呼吸的影响很小,故常被忽视。但是,老年患者术前常并存呼吸疾病、呼吸功能降低或代偿能力的下降、围术期镇静镇痛药物的应用、体位对呼吸功能的影响等常带来许多呼吸问题。术中注意观察呼吸运动幅度、频率，尤其在应用镇静、镇痛药时。老年人对镇静、镇痛药敏感，个体间药效差距大，只有谨慎用药、加强监测才能避免或及时发现药物不良反应，并及时处理。区域阻滞效果不佳时应用辅助药物时要充分考虑对呼吸影响，宜确保呼吸道通畅，如果有困难应及时建立人工气道。通气不足时需辅助通气，必要时支持通气。放置口咽通气道、喉罩、气管插管等，要根据麻醉效果、手术大小、时间、应用麻醉辅助药物种类、剂量等综合考虑后选择合适的人工气道。老年人即使应用很小剂量的镇静、镇痛药，也会出现舌后坠、抑制呼吸中枢，导致呼吸道梗阻、通气不足，出现缺氧、二氧化碳蓄积，应积极防治。舌后坠时宜放置口咽通气道。喉罩的置入并辅助或支持通气能解决多数患者术中呼吸问题。喉罩置入困难或不适宜时宜行气管插管。药物导致呼吸抑制时需辅助或支持通气。椎管内麻醉下施行骨科手术时注意麻醉阻滞平面过广对呼吸的影响，这种情况常有循环问题，应该同时处理。

有些老年骨科手术特别是需在俯卧位下施行的脊柱手术宜在全身麻醉下进行。一般体位下老年骨科手术全身麻醉期间呼吸管理并无特殊，在保证呼吸道通畅、麻醉机工作正常、呼吸潮气量、呼吸频率设定合适等情况下，能维持有效通气。多数脊柱手术需在俯卧位下施行，术中呼吸问题是麻醉管理重点。建立通畅、牢靠的气道是前提。虽然有许多喉罩应用于俯卧位的报道和成功应用的经验，但多数手术宜用耐压的加强型气管导管建立人工气道。俯卧位下呼吸参数的设定与仰卧位时稍有区别，管理重点是对气道压的监测。气道压显著变化需及时查出原因并及时处理。常见原因是导管连接脱落或导管打折等，只要及时发现通常容易处理。俯卧位下气管导管意外拔出是极其危险的，应积极预防。一旦发生应迅速置入喉罩。宜选择 PROSeal 型喉罩。不能有效置入或无条件置入时宜迅速适度改变体位下控制呼吸并积极重新气管插管。

四、液体管理

麻醉期间维持有效循环血容量对老年骨科手术更具意义。一方面由于老年患者的生理变化以及代偿功能的下降，容量负荷的安全范围较小，易出现过荷或过少，直接影响循环状况。另一方面骨科手术通常伴有失血，而且失血量有时不易评估。因此，对每一具体病例术中液体补充究竟多少为合适，确是麻醉医师所面临的一个实际问题。

(一)液体治疗量的控制

需要补充的血容量可根据丢失的液体量或失血量进行初步估计。老年人可有肺动脉高压、PCWP 异常，易于发生循环容量超负荷。因此，输液速度因仔细调节，虽容量不足，也不能在短时间内快速滴入大量液体。在液体输注的过程中，应密切观察循环功能的变化，并根据各项监测指标的结果，及时调整输入的速度、容量和液体类别。血压和尿量是临床上监测循环容量的两个主要指标，也是液体治疗重要依据。尿量维持在每小时 0.5～1 mL/kg，说明重要器官灌注良好。中心静脉压(CVP)虽不能反映血容量，但可以反映心室负荷。监测 CVP 简单易行，对患者创伤小，老年患者应为常规的监测项目。因受正压通气的影响，测定的 CVP 值高于实际值，所以 CVP 要求维持在正常值的上限(12 cmH$_2$O 左右)。在右室顺应性下降，舒张功能减退，或三尖瓣功能异常时，CVP 不能正确反映 RVEDV。单一心室功能减退和 PVR 升高时，CVP 也不能反映左室前负荷。因此，对于重症患者，左心室功能减退和肺血管疾病患者，应同时监测肺毛细血管楔压(PCWP)。PCWP 和 CVP 同样不能监测循环血容量，但可以反映左室舒张末压力(LVEDP)、回心血量、左室功能，以及后两者的关系。

(二)液体种类的选择

补充循环血量时,应首先输入适量晶体液,以补偿丢失的组织间液和保护肾功能。复方氯化钠液的电解质含量接近细胞外液,并有助于改善心脏功能,应为首选。此外,乳酸阴离子(28 mEq/L)可以被肝脏转化为碳酸氢根,有利于纠正机体低灌注状态的代谢性酸中毒。晶体液的缺点为需要量大,并降低血浆胶体渗透压,所以应同时输入适量的胶体液以维持正常的胶体渗透压。临床上难以测定渗透压,可以根据尿量、血压、CVP的变化关系进行判断。如果尿量已达到或超过每小时 1 mL/kg,血压能维持于正常范围(或稍偏低),而 CVP 或 PCWP 仍低于正常时,说明此时的胶体渗透压下降,需补充一定量的胶体,才能维持有效的循环血容量。目前临床提供各种人工胶体液,在围术期液体治疗中占重要地位,但如何合理应用还有较多争论。胶体液有其优点和缺点。不同胶体液的扩容效果、维持时间、可能不良反应有较大差异。如 500 mL 的10%羟乙基淀粉可以达到 3 000 mL 的乳酸林格液的扩容效果,但是大量胶体液会降低氧的携带能力。在胶体液中,不同分子量、不同取代级的羟乙基淀粉(HES)保留在血浆中起扩容作用有较大差异。术中 10%～20%失血、失液量宜使用人工胶体液治疗。由于麻醉药物、麻醉方法引起容量相对不足是否用或部分用人工胶体液充填问题仍有争论。对于老年骨科手术宜适度应用并加强监测,以防容量过荷。老年骨科手术常面临输血问题。围术期输血真正目的仅是提供组织正常的氧供,常规标准要求 Hb＞8 g/dL。美国麻醉医师学会(ASA)临床输血指导:当血红蛋白超10 g/dL主张不输血;当血红蛋白低于 6 g/dL 主张输血,特别是有急性贫血时。如果血红蛋白介于6～10 g/dL 时是否需要红细胞输注,就要根据患者是否会发生氧合不足的并发症而决定。2005 年中国输血协会临床输血技术规范有关手术及创伤输血指南中指出,浓缩红细胞主要用于需要提高血液携氧能力的患者。当血红蛋白＞100 g/L,可以不输浓缩红细胞。血红蛋白＜70 g/L,应考虑输注。血红蛋白在 70～100 g/L,根据患者的贫血程度、心肺代偿功能、有无代谢率增高以及年龄等因素决定。急性大量血液丢失患者,或患者存在持续活动性出血,估计失血量超过自身血容量的 30%时应当输全血。因此,对于老年骨科手术患者输血要充分考虑并存疾病。

输血也存在许多问题。其一是输血反应,通常 3%的输血病例发生输血反应,包括发热、变态反应、急性溶血性输血反应、迟发性溶血性输血反应。其二,可能发生其他并发症:稀释性凝血障碍、肝炎、其他感染性疾病、枸橼酸中毒、酸碱失衡、体温过低等。出血很多的骨科手术病例经输血、输液的处理后,手术创面仍明显渗血,其原因常为稀释性低凝状态,丧失了大量的凝血成分。需补充有凝血成分的血制品:新鲜冷冻血浆(FFP)、冷沉淀、浓缩血小板等。

(张 珺)

第五节 老年人上肢手术的麻醉

一、麻醉前评估和准备

上肢手术包括上臂、前臂、手、肘、腕关节部位的手术。一般臂神经丛阻滞可满足所有上肢手术需要,部分复杂手术或有神经阻滞禁忌证的患者,也可选用气管内全麻或其他麻醉方法。与其他手术患者麻醉一样,术前也要求对患者伴发疾病、全身状况及手术特殊性作全面了解,有利于麻醉方法的正确选择及术中麻醉管理。

(一)麻醉前准备

1.禁食、禁饮

单纯上肢择期手术患者,术前一般情况都能调节基本正常,术前应按要求时间禁食、禁饮。急诊手术麻醉患者要尤为注意,如严重外伤患者,机体所处于的应激状态,会在很大程度上影响胃肠的蠕动,延缓胃的排空。禁食、禁饮时间应按最后进食水到受伤这段时间计算。即便距最后进食水时间 6～8 小时,仍应按"饱胃"对待。

2.外科并发症

上肢手术中相当一部分是急诊创伤患者。除了解上肢手术部位、范围外,术前访视患者还应详细了解是否存在其他部位的骨折、脏器的损伤。特别是对于急诊、多发伤的手术患者,这点更不容忽视。同时为明确诊断,确保麻醉安全,要进行必要的相应检查,如胸部 X 线摄片了解有无气胸、血胸、气管移位、纵隔移位、肋骨骨折等;颈椎正、侧位片可显示有无颈椎骨折、错位和脊髓受压或受损情况;头颅 CT 可显示有无颅内出血、颅底骨折等;为了解内脏情况,腹部 B 超常不可缺少。

3.内科疾病

上肢手术患者尤其是老年患者,术前常常合并有一种或多种程度不等的内科疾病,重点是心血管系统、呼吸系统和内分泌系统。这些患者术前内科疾病的诊治情况优劣,对麻醉风险和手术效果影响很大。

(1)心血管系统疾病:合并心血管系统疾病如高血压、冠心病的老年患者因外伤所致上肢骨折行切开复位内固定术,是上肢常见手术。术前要充分估计心功能状况,对耐受手术能力做出正确评估。手术麻醉前应将血压控制在较满意的水平,长期服用降压药患者,手术当天不应停药。严重窦性心动过缓的患者,手术前要有安装临时起搏器或进行食管调搏准备。

(2)呼吸系统病:老年患者常合并慢性呼吸系统疾病如慢性支气管炎、COPD 等,肺功能代偿能力差。颈或臂神经丛阻滞对胸廓腹肌运动的影响在这些患者当中更明显,麻醉选择要慎重。术前认真听诊双侧呼吸音和胸部 X 线摄片,作为神经阻滞后患者呼吸功能出现异常时的对照,很有必要。术前呼吸功能严重减退的老年患者或合并严重肺损伤的患者,必须接受复杂的上肢手术时,若选择气管内麻醉,应考虑术后呼吸机的正确使用。

(3)内分泌系统疾病:常见的是糖尿病、甲亢,此类患者除应术前将血糖和基础代谢率控制在正常范围内,做好围麻醉期血糖监测外,还要积极防备患者在手术、麻醉应激状态下可能发生的各种危象。

4.出血量评估

动静脉离断或创面大量渗出血的上肢严重创伤患者,若出血过多可导致休克。患者往往会表现为面色苍白、心动过速、严重低血压、四肢厥冷、烦躁不安或昏迷、无尿或少尿等,中心静脉压明显低于正常。休克病程的发生发展,取决于血液丢失的速度和失血量,若快速失血超过体内总血量的 20% 左右,即可引起休克。

手术、麻醉前正确的估计出血量极为重要。一般而言,单纯的上肢中度损伤,失血量为 500 mL左右,重度损伤为 1 000 mL。若累及其他部位如盆骨、股骨及腹腔内脏器损伤,则失血量更大。根据生命体征变化情况,也可对失血量所占体内总血容量的百分比进行粗略评估,如:

生命体征无明显变化时,失血量一般小于10%;有血压降低、心率增快、尿量减少、神志淡漠等表现时,失血>30%;若血压测不到,心率明显增快,中心静脉压明显降低,已有昏迷呼吸困难、无尿等症状时,失血量应在50%以上,需紧急抢救。

5.神经功能评估

上肢损伤或手术期间往往合并臂神经丛或其神经分支的损伤,术前、术中应该及时了解和判定神经功能和受损情况,这是选择正确麻醉方法的需要,客观评估手术效果的需要,也是避免手术麻醉后不必要的医疗纠纷的需要。

(二)术前用药

手术麻醉前一般常规给予镇静及抗胆碱药,即便是简单的上肢矫形手术也不例外。剧烈疼痛的创伤(断指、断肢)患者急诊手术前,若无禁忌证,可适量给予镇痛药(如成人肌内注射吗啡10 mg)。对于术前已发生失血性休克、意识障碍的患者,不用或慎用镇静药物。

(三)常规麻醉器具的检查

麻醉前应对常规的麻醉设备和器具如麻醉机、监护仪、吸引器、气管插管器具进行细致检查。即便实施简单的神经阻滞或MAC,也必须备有急救器材和急救药品。

(四)特殊设备的准备

单纯凭借神经体表定位和寻找"异感"行颈或臂神经丛神经阻滞,有时会导致神经阻滞不全,甚至麻醉失败。利用神经刺激器、超声仪定位,增加许多客观指征,有助于神经阻滞定位准确性的极大提高。

例如,传统的神经阻滞定位客观指标主要取决于神经体表解剖位置和"异感"两大因素。由于患者个体性差异大(解剖异常),受影响因素多,即便麻醉医师有丰富的临床经验,有时也难免有"误判"情况。20世纪80年代由Meyer等推广用于临床的神经刺激器,使得被阻滞的神经定位更为直观。其原理是凭借刺激器产生单个刺激波,刺激周围神经干,诱发该神经的运动分支所支配的肌纤维收缩,并以此定位被阻滞神经。主要操作步骤:①神经刺激仪穿刺针皮肤进针位置大致与传统法神经阻滞时定位相同。②进针后穿刺针接刺激仪,以2 mA为初始电流,以确定1 cm内是否有神经。③调节穿刺针方向、深度,逐渐降低刺激器电流(初始电流),探测到最小电流(0.5～1.0 mA)引起最大肌颤的点,为最接近神经的位置,即神经阻滞点。④固定穿刺针,除去针芯,回抽无血、空气、脑脊液后注入少量麻醉药,肌颤反应减弱或消失,表示定位准确,阻滞有效。⑤若在注药过程中,出现更强烈的肌颤时,表明刺激针已触及神经或进入神经内,要及时需调整穿刺针方向。⑥可经穿刺针套管置入专用导管,进行长时间持续性神经阻滞,同时术后也可保留此导管,行术后镇痛。

二、麻醉选择

上肢手术多采用区域神经阻滞麻醉,根据不同手术部位,选择不同神经阻滞(入路)方法。对于合并全身多发损伤,长时、复杂手术或双侧上肢同时手术者,可选用气管内麻醉或其他复合麻醉方法如神经阻滞与静脉麻醉联合应用。肩部深层组织由 C_5、C_6 脊神经支配,单独经肌间沟臂丛阻滞也可满足肩关节手术,若切口延到腋窝可补充皮下局部麻醉药浸润。肘部手术可采用肌间沟或腋路臂丛神经阻滞。局部麻醉药碱化后作肌间沟臂丛阻滞有利于药物扩散。采用腋路臂丛神经阻滞应同时在腋下阻滞 $T_{1～2}$ 支配的肋间臂内侧皮神经,以使麻醉效果完善。手和前臂内侧为 $C_{7～8}$ 和 T_1 支配,肌间沟法有时阻滞不全,最好采用经腋路臂丛神经阻滞。长时间手术可用持续经腋路臂丛神经阻滞或采用长效局部麻醉药如丁哌卡因或罗哌卡因。双上肢同时手术的患者可选用全身麻醉或颈胸段硬膜外阻滞。颈胸段硬膜外穿刺技术和术中管理要求很高,一旦平面扩散过广,容易出现呼吸、循环抑制,故必须慎用。穿刺点选 $C_7 \sim T_1$ 或 $T_{1 \sim 2}$ 间隙,局部麻醉药浓度需降低,一般用利多卡因 1％～1.5％或 0.25％丁哌卡因/罗哌卡因,先注入 2～3 mL 试验剂量后,再分次注入全量。

(一)腋路臂神经丛阻滞

腋路臂神经丛阻滞又称腋窝内接近法,是将局麻药液注入腋窝臂神经丛鞘内,达到阻滞支配上肢的臂神经丛目的。

1.操作方法

腋路臂神经丛阻滞是临床很常用的区域神经阻滞方法。由于神经鞘内包裹有腋动脉,当穿刺针进入鞘内,针尾能随动脉搏动而跳动(即所谓的"搏动法"),临床上常以此来定位欲阻滞的神经丛。具体操作方法如下:①患者仰卧位头偏向对侧,患侧肩胛下垫一薄枕,上肢外展 90°屈肘,外旋前臂,手背贴床靠近头或将患肢手掌枕于头下,作行军礼状。②以示指在二头肌与喙肱肌之间的沟内摸到腋动脉,然后逐渐向头部方向移动。大约在胸大肌下缘可扪及腋动脉搏动消失点,略往后退为搏动最强点,可在此作皮丘。③左手示指、中指固定动脉,右手持 22 G 3～5 cm 长针刺入皮肤,针尖朝向锁骨中点,并与动脉呈 10°～20°角缓慢进针。突破腋动脉鞘时可有明显减压(脱空)感,但儿童不明显。④继续进针 1.0～1.5 cm,此时松开持针手指,可见针尾随动脉搏动而摆动,若患者有异感则更加明确,但不必刻意寻找异感。⑤固定针头,回抽无血后,注入局麻药20～30 mL。注意留最后的 2～3 mL 在退针过程中注入皮下,以便阻滞肋间臂神经。⑥用力揉压注射区域,可促进局麻药沿神经鞘扩散,完善镇痛效果。⑦腋窝处臂神经丛较浅,穿刺过深往往失败。提高穿刺准确率或成功率,对成年患者可采用"三面"接近法,即在腋动脉的左右两边,并穿过腋动脉基底部分别做穿刺,注入局麻药总量应小于 30 mL。⑧穿刺时若将肘关节略抬高,使手臂外旋,可使穿刺激针更易接近桡神经,提高镇痛效果。⑨由于上臂外展,腋鞘被肱骨头压迫,局麻药不易上行扩散,常阻滞不到肌皮神经。弥补方法可在注药时于上臂绑一止血带压迫腋鞘远端,注药完毕后即回收上肢,贴于躯干旁,以利药液上行扩散,阻滞肌皮神经后前臂外侧的皮肤感觉消失。

2.腋路阻滞法的优缺点

(1)优点:①臂神经丛位置浅表,腋动脉搏动明显,定点简便易行;②一般不会导致气胸,膈神经、迷走神经或喉返神经不受影响;③不会出现霍纳(Horner)综合征;④无误入椎管内之危险。

(2)缺点:①肩关节、上肢活动受限或腋窝有炎症、肿痛的患者不适用;②误入血管的可能性或概率较其他方法高;③臂神经丛在腋鞘内的分支较多且较分散,故阻滞不易完善;④通常桡神经或(和)肌皮神经阻滞效果较差,需加大药物量(容积)。

(二)尺神经阻滞

1.神经解剖

尺神经来自 $C_8 \sim T_1$ 脊神经根前支组成的臂神经丛下干。后者主支形成内侧束,在腋动脉内侧分出尺神经,沿胸小肌下缘、上臂内侧肱二头肌与三头肌间隔下行,在上臂中部穿出间隔,再沿三头肌头侧头前行至肘部,继续下行于内上髁与鹰嘴间沟。此处尺神经最浅表,皮下可触知。然后在尺侧屈腕肌二头之间进入前臂,再下至腕部,位于尺侧屈腕肌及屈指深肌之间,在掌横韧带处也很浅表,最后在尺动脉内侧进入手掌,分布于尺侧手掌及手背、小指、无名指掌侧的一半及无名指与中指背侧的一部分皮肤。

2.体表标志

有两处重要的尺神经体表标志须熟悉,这也是临床常用的尺神经阻滞点。①尺神经沟:前臂屈至 90°,显露肱骨内上髁与尺骨鹰嘴间沟,即尺神经沟。此处可触及尺神经,按压时患者前臂多有酸胀、麻木感。②尺侧屈腕肌肌腱:尺骨茎突水平尺侧屈腕肌肌腱外侧(桡侧)为尺神经经过腕部所在。

3.阻滞方法

虽然肘部和腕部尺神经位置都很浅表,但与邻近组织解剖结构的关系还是各有特点,神经阻滞定位和操作方法略有差异。

(1)肘部尺神经阻滞:①患者弯曲肘关节 90°,先触及肱骨内上髁和鹰嘴部的尺神经痛点。②以拇指、示指固定尺神经,于尺神经沟下缘部位作皮丘,以 22 G 3～5 cm 长针刺入尺神经沟内。③穿刺针与神经平行沿神经沟向近心端推进,深达 0.7～2.5 cm 时,常可出现向小指放射的异感,即可注入局麻药混合液 5～10 mL。

(2)腕部尺神经阻滞:①腕部尺神经浅表,嘱患者手掌向上握拳,在尺骨茎突平面可显示尺侧屈腕肌肌腱。②通过尺骨茎突画一横线与该肌腱桡侧缘相交,即为穿刺点。③穿刺点先用 6 G 针头作一皮丘,然后再 22 G 3.5 cm 针从皮丘垂直刺入,出现异感即可注入局麻药 5 mL。④若无异感,可以在肌腱尺侧穿刺,或针在原位刺入尺侧屈腕肌下面,进针 0.5 cm 可直接注入局麻药混合液。

4.注意事项

(1)尺神经损伤:多与穿刺直接损伤尺神经有关。穿刺时要求动作轻柔,穿刺针要细。穿刺时不要强求寻找异感,以免损伤尺神经。由于该神经浅表,通常定点较准确,故即使在无异感情况下,局部注射局麻药也可达到良好的治疗效果。

(2)血管损伤:多见于尺动脉刺破引起局部血肿。如将局麻药误入血管则可造成局麻药中毒。

(3)临床应用:临床上很少单独采用尺神经阻滞,常常是与其他神经复合阻滞(如桡神经、正中神经)以获得局部区域满意的镇痛效果,或对臂神经丛阻滞不完善的补充。

(张　珺)

第六节　老年人下肢手术的麻醉

一、下肢手术的术前评估和准备

下肢矫形手术种类较多,患者年龄跨度比较大。手术前的病情评估和准备对围术期的安全十分重要。手术前要了解患者的一般状况,有无高血压、冠心病等合并疾病,手术部位与难易程度、预计失血量等。

(一)年龄

行下肢矫形骨科手术的高龄患者较多。高龄患者即使各器官功能正常,术前各项检查大致正常,围术期也存在潜在的危险,应引起足够的重视。矫形骨科患者术中往往会有骨水泥反应和止血带反应。高龄患者的各器官储备功能下降,对低容量,贫血的耐受降低,因此围术期容易发生心肌缺血,心律失常,甚至心肌梗死,顽固性低血压等。对于高龄患者,应详细访视患者询问有无高血压、冠心病病史,包括服用药物史,查看各种化验检查结果,以便对病情作出全面评估。

(二)呼吸系统

老龄患者往往肺-胸顺应性显著降低,肺活量及有效肺交换量减少,呼吸储备功能减退,最大通气量下降,残气量和通气阻力增加,对缺氧及高 CO_2 的刺激不敏感。术前访视时要详细询问是否有慢性阻塞性或限制性通气障碍疾病。如慢性支气管炎、肺气肿、哮喘、肥胖、脊柱侧弯、胸廓畸形等。要了解是否患者有无慢性缺氧、高碳酸血症、继发性红细胞增多症等。根据患者的一般情况、物理检查及病史决定是否需要检查血气、肺功能等。以评估围术期呼吸系统的风险。

(三)循环系统

对循环系统功能的评估是术前准备的重要环节。下肢矫形骨科的患者大部分是 60 岁以上的老年患者,多合并高血压冠心病、脑血管疾病、慢性阻塞性肺病、糖尿病等。术前要认真评估其心功能。必要时需要做超声心动图、24 小时动态心电图、动态血压等检查。根据患者的身体状况、客观检查结果、手术方式以及其他综合评估来决定术前准备是否充分。麻醉前应制定详尽的麻醉方案,包括麻醉前用药、麻醉方法选择、麻醉药物选择、术中可能发生的问题及并发症防治等。此外,下肢矫形骨科患者术前多因疼痛而活动受限或长期卧床,术前循环血容量往往不足,术前需补液治疗。

(四)手术难易程度

术前应该了解拟行手术的难易程度,预计手术时间。某些手术如全髋关节翻修术则很难预计手术时间的长短,术前应与手术医师充分沟通,以制定最佳的麻醉管理方案。

(五)预计出血量

矫形骨科的术中出血量往往难以准确估计。对于预计出血量可能大于 800 mL 的手术,术前要充分备血。术中应及时监测出血量、Hb 及 Hct 等。有条件医院应该做术中自体血回收。对于髋关节手术,尤其是髋关节翻修术,术中可能出血很多,术前要根据患者的身体状况和血常规检查结果,评价患者的最大耐受出血量。

(六)抗凝药物的使用

为了减少围术期下肢深静脉血栓形成的发生率,许多下肢矫形手术,尤其是膝和髋关节置换手术,往往在术前就使用抗凝药,目前最常用的是低分子肝素(LMWH),低分子肝素不宜与其他抗凝药或抗血小板药合用。最后一次使用低分子肝素 12 小时以后方可行椎管内麻醉,一般术后拔除硬膜外导管 10 小时后再给低分子肝素。如果使用低分子肝素的剂量较大或者使用时间较长,建议拔出硬膜外导管 24 小时后再用低分子肝素。

(七)合并疾病

矫形骨科患者中老龄甚至高龄患者占相当比例,此类患者往往合并呼吸、心血管或其他系统的全身性疾病。常见的有高血压、冠心病、慢性阻塞性肺疾病、糖尿病、类风湿性关节炎等。麻醉医师应了解老龄患者各器官功能及相关疾病的病理生理变化。对于术前合并疾病可能导致的麻醉管理困难应有充分的认识和准备。

(八)气道的评估

不管是全麻还是非全麻患者,麻醉医师在术前访视患者时都应该对患者的气道进行评估,以了解术中控制气道的难易程度。某些患者,如强直性脊柱炎患者,患者的颈椎活动度甚至开口都严重受限。对于预计困难插管的患者,术前应认真制定麻醉方案,包括全麻诱导与气管插管方式,备好处理困难气道的设备,如喉罩、纤维支气管镜、视可尼喉镜等。

二、下肢手术的麻醉选择

绝大多数下肢手术可在蛛网膜下腔阻滞、硬膜外阻滞或蛛网膜下腔-硬膜外联合阻滞下完成,也可采用神经阻滞或神经阻滞与全身麻醉联合应用的方法。关节镜常常是门诊手术,有时可采用股神经阻滞联合关节内注射局麻药的方法。单纯足部手术可采用踝关节处阻滞或坐骨神经。由于踝部深层结构几乎均为坐骨神经分支支配,因此采用坐骨神经阻滞可以满足踝关节手术麻醉和术后镇痛要求,需要在大腿上止血带的手术必须同时做股神经和股外侧皮神经阻滞。下肢手术应用硬膜外阻滞时,须注意以下几点:下肢神经主要来源于腰、骶神经丛,为使下肢麻醉完善,应保证腰、骶神经丛良好阻滞。骶神经阻滞不全时,大腿后侧和会阴部仍有痛觉。如果使用止血带,麻醉阻滞范围需包括到 $T_{10} \sim L_5$。老年人或高血压患者局部麻醉的用量酌减,老年人髋部手术,有时仅注入试验量 5 mL 即可获得 T_{10} 以下麻醉。因此对老年人必须掌握小量分次注药原则,防止阻滞平面过广导致低血压。有人推荐下肢手术试行单侧硬膜外阻滞,使麻醉局限于患侧,可望取得良好效果。蛛网膜下腔阻滞适用于下肢手术,与硬膜外阻滞比较,优点为作用出现快,肌肉松弛满意,缺点为麻醉有效时间受麻醉药性能所限,如普鲁卡因仅能维持 1 小时,只适用于短小手术。目前重比重丁哌卡因溶液(0.5%溶液 2~3 mL 加葡萄糖),可维持 4 小时以上,但麻醉平面的固定时间较长,20~30 分钟。蛛网膜下腔阻滞用于下肢手术,要慎防麻醉平面过广,特别是对老年人或高血压患者须慎用。

(一)麻醉方法

下肢手术的患者术前身体的一般状况及手术的复杂程度差异很大,各种麻醉方法如椎管内麻醉、全麻、外周神经阻滞等均可用于下肢手术。年轻的膝交叉韧带损伤的患者在椎管内麻醉下能很好地完成手术。而合并心肺脑多器官并发症拟行全髋关节置换的患者则明显增加了麻醉的方法及用药的选择、术中的麻醉管理难度。麻醉选择、用药、术中麻醉管理应因人而异。全身麻醉并不一定优于区域麻醉。全身麻醉可增加老年患者术后认知功能障碍、下肢深静脉血栓、围术期心脑血管并发症的发生率。但全身麻醉对术中循环、呼吸则更具有可控性。目前对于复杂的大手术多选择全身麻醉。外周神经阻滞对身体的内环境干扰较少,围术期并发症的发生率较全麻为少,但外周神经阻滞后出现的外周神经并发症和后遗症却较全麻多。因此选择麻醉方法和药物时应根据患者身体情况、年龄和并存疾病的严重程度、手术的复杂程度而定。

1.椎管内麻醉(腰麻、硬膜外麻醉、腰-硬联合麻醉)

一般来说椎管内麻醉可适用于所有的下肢矫形手术。但由于患者术前的身体状况千差万别,某些患者可能无法行椎管内麻醉,如腰椎内固定术后、严重强直性脊柱炎患者,对这部分患者只能行全身麻醉或外周神经阻滞。对某些合并严重心肺疾病的患者,外周神经阻滞可能是一种更好的选择。大多数下肢手术在椎管内麻醉下就能很好完成手术。常用药物有利多卡因、丁哌卡因、罗哌卡因。利多卡因起效快,但作用时间短。丁哌卡因和罗哌卡因都是长效局麻药,罗哌卡因因具有较丁哌卡因心脏毒性低,以及"感觉运动分离"等特点而广泛用于矫形手术。

椎管内麻醉的绝对禁忌证:穿刺部位皮肤感染;有全身感染表现(如菌血症、脓毒血症);凝血功能障碍;颅内高压症。相对禁忌证:穿刺部位附近感染;低血容量;中枢神经系统疾病;慢性腰背痛。

做椎管内麻醉时术前详细询问病史也很重要。尤其是了解术前抗凝药的使用情况。穿刺操作动作宜轻柔。老年患者椎间隙往往难以确定,可先用细注射针试探后再行硬膜外穿刺。对于韧带明显钙化的患者可行旁正中入路硬膜外穿刺。穿刺确有困难时应及时改变麻醉方法。盲目反复穿刺会增加硬膜外血肿和术后严重腰背痛的发生率。

腰-硬联合麻醉结合了腰麻和硬膜外麻醉各自的优点,特别适用于下肢矫形骨科患者。因有硬膜外麻醉药物追加,腰麻剂量宜小,可用罗哌卡因 10 mg、7.5 mg 甚至 5 mg。老年患者腰麻药用量应酌情减少。并视阻滞平面扩散情况及血流动力学的反应适时追加硬膜外用药。腰硬联合麻醉既保留了腰麻的起效迅速的优势,又能较好地维持循环系统的稳定。

留置硬膜外导管行术后镇痛时,一定要与手术医师协调好术后是否使用抗凝药及使用时间,术后镇痛期间最好不用抗凝药,以免发生硬膜外血肿。

2.外周神经阻滞

近年来,外周神经阻滞技术得到了快速的发展,其临床应用也越来越受到重视。在神经刺激器问世之前,外周神经阻滞时麻醉医师多靠患者述说异感来定位,有时神经阻滞效果并非令人满意。因此,异感定位法用于外周神经阻滞在临床上日趋减少。外周神经刺激器辅助定位技术能明显提高外周神经阻滞的成功率,减少神经阻滞并发症,安全性大为提高,在临床应用上得到普及。对于肢体矫形手术,外周神经阻滞仍不失为一种主要麻醉方式,外周神经阻滞可复合静脉镇静或浅全身麻醉,亦可单独在外周神经阻滞下完成手术。与全身麻醉比较,该麻醉方法对循环系统和呼吸系统等的影响较小,对于心肺功能较差难以耐受全麻的患者则为一种较好的麻醉选择。在肢体矫形骨科手术中,应用外周神经阻滞置管技术还能为患者提供很好的术后镇痛。

外周神经阻滞的不良反应不常见主要有局麻药中毒、外周神经损伤以及与穿刺有关的并发症等。

支配下肢的神经主要来自腰神经丛和骶神经丛。腰丛由 T_{12} 前支的一部分,$L_{1\sim3}$ 前支和 L_4 前支的一部分组成。腰丛上端的三支神经是髂腹下神经(L_1)、髂腹股沟神经(L_1)和生殖股神经,这三支神经向前穿过腹肌,支配髋部和腹股沟区皮肤;腰神经丛下端的三支神经为股外侧皮神经($L_{2\sim3}$)、股神经($L_{2\sim4}$)和闭孔神经($L_{2\sim4}$)。骶丛由腰骶干(L_4 的余下部分及 L5 前支合成)及骶尾神经前支组成,重要分支有臀上神经($L_4\sim S_1$)、臀下神经($L_5\sim S_2$)、阴部神经($S_2\sim_4$)、坐骨神经($L_4\sim S_3$)及股后皮神经。下肢神经支配为:大腿外侧为股外侧皮神经,前面为股神经,内侧为闭孔神经和生殖股神经,后侧为骶神经的小分支;除前内侧小部分由股神经分出的隐神经支配,小腿和足绝大部分由坐骨神经支配。

下肢手术中常用的外周神经阻滞主要有腰神经丛阻滞、坐骨神经阻滞和股神经阻滞。

(1)腰神经丛阻滞:又名腰大肌间隙阻滞。腰丛上端的三支神经是髂腹下神经、髂腹股沟神经和生殖股神经,这三支神经向前穿过腹肌,支配髋部和腹股沟区皮肤;腰神经丛下端的三支神经为股外侧皮神经、股神经和闭孔神经,分别支配大腿外侧,前面和内侧的皮肤。腰神经出椎间孔后位于腰大肌后内方的筋膜间隙中,腰大肌间隙前壁为腰大肌,后壁为第 1～5 腰椎横突、横突间肌与横突间韧带,外侧为起自腰椎横突上的腰大肌纤维及腰方肌,内侧是第 1～5 腰椎体、椎间盘外侧面及起自此面的腰大肌纤维。腰大肌间隙上界平第 12 肋,向下沿腰骶干至骨盆的骶前间隙。其中有腰动静脉、腰神经前支及由其组成的腰丛。将局麻药注入腰大肌间隙以阻滞腰丛,称为腰大肌间隙腰丛阻滞。

适应证：腰神经丛阻滞复合近端坐骨神经阻滞可完成髋部远端整个小腿的手术（如全膝关节置换等）。留置导管可行术后镇痛，效果良好。

穿刺方法：患者侧卧位，L_4 棘突向尾侧 3 cm，旁开 5 cm 处为穿刺点或髂嵴连线中点旁开 4 cm 为穿刺点。穿刺针经皮垂直刺入，初始刺激电流 1.0 mA，缓慢匀速进针，引出股四头肌肌颤（髌骨跳动）后，调小电流至 $0.3\sim0.4$ mA 仍有股四头肌肌颤时，表明定位准确。固定好针的位置，注入局麻药 30 mL（常用0.4%罗哌卡因）。在进针过程中，如触及 L_4 或 L_5 横突，将针尖滑过横突上缘或下缘，再前进约 1 cm 后常可引出股四头肌肌颤（有时可有落空感）。如取髂嵴连线中点旁开4 cm 为穿刺点，穿刺针不可向头侧倾斜角度太大，进针不宜太深，尽量避免朝内侧方向穿刺。腰神经丛阻滞时偶尔会发生双侧阻滞，肾被膜下血肿，腰大肌间隙血肿（穿破血管），局部感染等并发症。禁忌证：穿刺部位感染，凝血功能障碍，脊柱前突，脊柱裂等。

（2）坐骨神经阻滞：坐骨神经发自骶丛，由 L_4、L_5，$S_1\sim S_3$ 神经根前支组成。从梨状肌下缘的坐骨神经大孔出骨盆，然后经股骨大转子和坐骨结节之间进入下肢的后面。继续沿大腿后面走行到腘窝位置，分为胫神经和腓总神经。坐骨神经支配膝以下整个小腿和足的感觉（除小腿和足的内侧面）。

适应证：坐骨神经阻滞可用于膝以下的下肢手术。单独阻滞即可满足除小腿和足内侧面以外的所有膝以下的手术。坐骨神经阻滞与腰丛或股神经阻滞联合，可为下肢手术提供满意的阻滞效果，连续置管亦可用于术后镇痛。

穿刺方法：患者侧卧位，患肢在上，下肢伸直，患肢屈髋130°，屈膝90°。定位髂后上棘与股骨大转子并连线，在此连线的中点做垂直线，此垂直线上距离髂后上棘与股骨大转子连线 5 cm 处即为穿刺点。此点也应该是股骨大转子与骶裂孔连线中点，后一种定位方法可作为修正方法，使穿刺点定位更加准确。穿刺针经皮垂直刺入，初始刺激电流 1.0 mA，缓慢匀速进针，引出坐骨神经支配肌肉收缩（如腓肠肌收缩、足的背伸、跖屈等）后，调小电流至 $0.3\sim0.5$ mA 仍有相应肌肉肌颤时，稳定针的位置，注入局麻药 20 mL（常用 0.4%罗哌卡因）。

（3）股神经阻滞：股神经是腰丛最大分支，位于腰大肌与髂肌之间下行到髂筋膜后面，在髂腰肌前面和股动脉外侧，经过腹股沟韧带的下方进入大腿前面。在腹股沟韧带附近股神经分成若干束，在股三角区又合为前组和后组，前组支配大腿前面沿缝匠肌的皮肤，后组支配股四头肌、膝关节及内侧韧带，并分出隐神经伴随着大隐静脉下行于腓肠肌内侧，支配小腿内侧及内踝部皮肤。

适应证：股神经阻滞联合坐骨神经阻滞可为下肢手术提供满意的麻醉。股神经留置导管可为膝关节置换等手术提供良好的术后镇痛。

穿刺方法：在腹股沟韧带下面扪及股动脉搏动，于股动脉外侧 $1.5\sim2$ cm，相当于耻骨联合顶点水平处做标记为穿刺点。股神经表浅，进针 $1\sim2$ cm 即可引出其支配的股四头肌收缩（所谓"髌骨跳动"），减少电流至 $0.3\sim0.5$ mA 时仍可见股四头肌收缩收缩时，注入局麻药 $15\sim30$ mL（常用 0.4%罗哌卡因）。有文献报道在此部位注入较大容量的局麻药可同时阻滞股外侧皮神经和闭孔神经，称为"三合一"阻滞，但临床上使用结果证明，给予较大容量局麻药时能同时阻滞股外侧皮神经和闭孔神经的概率并不高。

3.全身麻醉

（1）气管内插管：对于某些复杂的手术，如全髋关节翻修术，复杂的全膝关节置换手术，双侧关节同时置换等，选择全麻更利于术中对呼吸和循环的调控。全麻气管内插管可以很好地控制气道,提供良好的通气与氧合,增加患者对术中低血压,非致命性肺栓塞等的耐受性。全麻诱导力求平稳,保持血流动力学的稳定。麻醉方法的选择可以是吸入麻醉、全凭静脉麻醉或静吸复合麻醉。全麻复合椎管内麻醉或外周神经阻滞是近年来应用较为广泛的麻醉方法。具体的实施应根据麻醉医师的具体临床经验、患者的身体状况、手术需要等而定。

(2)喉罩(LaryngealMaskAirway,LMA)是由英国医师 Brain 于 1981 年根据解剖成人咽喉结构所研制的一种人工气道,是一种介于面罩和气管导管之间的通气道。被普遍用于非气管内插管全麻手术中呼吸道的管理,麻醉期间可保留自主呼吸也可行正压通气,并可用于某些困难气道的处理。插入 LMA 后对心血管系统的影响较直接喉镜下气管内插管的影响要小。拔出喉罩患者苏醒后往往无咽部疼痛等不适感。置入后可以保留患者的自主呼吸,是否需要给予肌肉松弛剂,并行控制呼吸则应根据手术时间及 LMA 操作经验而定。操作不熟练或 LMA 置入后位置不理想,呼吸道密闭性差则禁用控制呼吸。麻醉维持可吸入 $O_2/N_2O/$异氟烷等,合用适当剂量麻醉性镇痛药。2 小时以内的矫形手术(如单侧膝关节置换)可以选择喉罩下全麻或者喉罩复合外周神经阻滞/椎管内麻醉。长时间的手术则不宜选择使用喉罩。

(二)下肢常见手术的麻醉选择

1.髋关节手术(包括股骨颈、股骨头手术)

髋关节矫形手术的目的是解除疼痛,重建关节功能,提高生活质量。支配髋关节的神经包括闭孔神经(来自 $L_2\sim L_4$ 脊神经的前根)、臀上神经(来自 $L_4\sim L_5$ 脊神经的后根)、臀下神经(来自 $L_5\sim S_1$ 脊神经的后根)、股神经(来自 $L_2\sim L_4$ 脊神经的后根)及坐骨神经(来自 $L_4\sim S_3$ 脊神经根)。外周神经阻滞(腰丛阻滞复合坐骨神经阻滞)可以为人工股骨头置换等手术提供满意的阻滞镇痛。但对于全髋关节置换手术,单纯的外周神经阻滞则很难达到满意的阻滞效果,宜选择椎管内麻醉或全身麻醉。复合麻醉是一种比较好的选择,外周神经阻滞或椎管内麻醉复合全身麻醉能明显提高全身麻醉术中循环系统的稳定性,减少吸入和静脉全麻药的用量。

大多数患者因骨性关节炎、股骨头坏死或类风湿性关节炎而行髋关节置换。骨性关节炎是一种老年退行性疾病。其病变涉及多关节,但膝髋关节病变严重,可能与肥胖等原因导致关节面反复磨损有关。类风湿性关节炎的病变性质与骨性关节炎不同,是一种免疫介导的全身疾病,在关节上表现为慢性的反复的滑膜病变。患者术前可能有潜在的心肌炎、冠状动脉疾病、传导系统障碍、心脏瓣膜纤维化、肺间质纤维化、贫血、血小板功能下降(服用阿司匹林)、肾上腺功能不足(长期服用激素)、免疫系统功能下降等。术前要系统的评价心肺功能。必要时应该做 24 小时动态心电图、超声心动图、踏板实验、肺功能等非常规检查。类风湿性关节炎多并发其他小关节如腕关节、指间关节的变形,麻醉时的各种穿刺可能难度较大。

类风湿性关节炎患者合并寰枢椎半脱位时,气管内插管操作风险甚大,动作粗暴有可能导致齿突进入枕骨大孔而压迫脊髓和脑干。对于比较严重的类风湿性关节炎患者术前应拍颈椎的侧位屈伸位 X 线片以明确是否存在寰枢椎半脱位。如果寰枢椎不稳定性超过 5 mm,气管内插管时就要保持颈部的稳定,不能过伸。如果颞颌关节受累可能导致张口度减少,严重时只能经鼻插入气管内导管。声嘶或吸气喘鸣意味着可能存在环杓关节炎而导致声门开合受限。对这类患者,应选择较细的气管导管,同时要警惕拔管后有呼吸道梗阻的可能。

许多类风湿性关节炎和一些非类风湿性关节炎患者往往长期服用非甾体消炎药(NSAIDs)。这类患者有潜在的消化系统出血危险以及血小板功能下降等,但 COX-2 抑制剂仍不失作为骨科手术围术期的重要辅助用药,能明显改善围术期的镇痛效果,且不明显增加术中出血及椎管内血肿的发生。

全髋关节置换(totalhipreplacement,THR)手术的主要步骤包括摆体位(多数为侧卧位)、打开髋关节囊将髋关节脱位、切除股骨头、置入髋臼假体(用或不用骨水泥)、置入股骨端假体(用或不用骨水泥)。手术过程中的主要危险包括骨水泥反应、出血、静脉血栓、肺栓塞等。病情有时变化迅速、凶险,术中应该行有创动脉连续测压。骨水泥反应往往在置入股骨端假体时出现,此时应密切监测循环的变化,提高动脉氧分压。手术医师在置入股骨端假体时应该通知麻醉医师,用专用的骨水泥置入枪减轻骨水泥置入后的髓腔压力,置入前应该充分冲洗(最好用专用的高压冲洗枪)。对于高危患者,尽量使用非水泥型假体。

深静脉血栓形成乃至肺栓塞为髋关节置换手术中和术后的严重并发症。椎管内麻醉和外周神经阻滞能减少深静脉血栓和肺栓塞的发生率。此类手术尽可能采用椎管内麻醉或外周神经阻滞,或者在此基础上复合全麻。在施行椎管内麻醉时要考虑围术期抗凝药的使用情况,以减少硬膜外血肿的发生率。

髋关节翻修手术呈逐年上升趋势。该类手术术中出血较多,时间较长。术中应该加强循环监测,最好做有创动脉压及中心静脉压监测,以便及时监测血压和容量的变化。术中可根据患者病情做控制性降压以减少出血量。术中自体血回收是减少库存血用量,减少血源性传染病的有效措施。术中维持体温正常也有助于减少术中出血。

2.膝关节手术

(1)膝关节镜手术:关节镜技术是矫形外科手术中具有代表性的微创技术。许多手术可以在微创下进行,手术对关节功能的影响很小。多数患者可当天手术,当天出院。该类手术的患者大都比较年轻,也有少数全身状况较差的老年患者。

关节镜手术对视野要求很高,使用止血带可创造无血视野的条件,多数患者可以在联合麻醉下完成手术。亦可用喉罩全麻。此外,下肢外周神经阻滞下也能完成该类手术,如腰丛复合坐骨神经阻滞、股神经复合坐骨神经阻滞等。但外周神经阻滞时患者对止血带的耐受性较差。如果手术时间超过1小时,则需辅助静脉麻醉药物以减轻止血带反应。止血带使用超过1.5小时时,应警惕止血带不良反应。

完善的术后镇痛对关节镜患者术后膝关节功能恢复很有帮助。传统的阿片类药物镇痛方法已不适应该类手术的要求。可应用外周神经留置导管技术行术后镇痛,应用0.25%的罗哌卡因经股神经置管连续给药可取得良好的术后镇痛效果,也可以在手术结束时关节腔内注射局麻药(15～30 mL 0.25%～0.5%丁哌卡因或罗哌卡因加1∶200 000肾上腺素),能提供术后早期几小时的镇痛。

(2)全膝关节置换手术:该类手术患者的病情与全髋关节置换的患者相似,大都是骨性关节炎患者,往往合并高血压,糖尿病,类风湿性关节炎等全身系统的疾病。该类手术均在仰卧位下完成。术中由于使用止血带出血不多,对于耐受性较好的患者可以用局部麻醉(椎管内麻醉或外周神经阻滞)辅以镇静下完成手术。部分患者也可能有骨水泥反应,但与全髋关节置换比较发生率明显减少。松止血带时血压往往会下降,此时应加快输液或给予少量血管活性药物(如麻黄碱5～10 mg,静脉滴注)。如果同时有下肢栓子脱落进入循环系统,血压会有剧烈波动反应,出现严重的低氧血症,重则危及生命。行双侧膝关节置换时,应做有创连续动脉测压,有条件单位应做肺动脉压监测,以便早期发现肺栓塞。

膝关节置换手术后疼痛较重。良好的术后镇痛有助于术后早期功能锻炼,减轻关节粘连,促进关节功能的恢复。理论上硬膜外术后镇痛效果比较好。但硬膜外镇痛的潜在危险较多,如硬膜外腔血肿,感染等。股神经或腰丛置管技术能为全膝置换提供满意的术后镇痛效果,同时风险较小。如股神经留置导管术后镇痛初始剂量为 0.25％罗哌卡因 20 mL,置换以 5 mL/h 持续输注镇痛,效果满意。罗哌卡因具有"感觉运动分离"的特点,即患者能在无痛情况下进行关节功能恢复锻炼。

(3)足及踝关节手术:绝大部分该类手术可在外周神经阻滞或椎管内麻醉下完成。为了减少患者的止血带反应外周神经阻滞时,可以复合应用镇静药。喉罩可以提供更好的呼吸道管理。先天性马蹄内翻足是常见的足部矫形手术,这类患者有可能合并脊柱裂或隐性脊柱裂。对这类患者行腰丛阻滞时要警惕双侧阻滞甚至全脊麻的发生。术前需认真查体及阅读脊柱的 X 线片,麻醉中要有常规监测,注入局麻药时要注意回吸有无脑脊液。

足及踝关节手术术后疼痛较剧烈。传统的静脉镇痛方法往往用药量较大,且镇痛效果并非令人满意。对于此类手术,单次坐骨神经阻滞就能提供长达 24 小时的术后镇痛,坐骨神经留置导管连续给药更能取得满意的术后镇痛效果。

（张　珺）

第十五章

五官科麻醉

第一节　眼科手术的麻醉

成年人外眼手术一般均可在局麻下完成。斜视矫正术和眼睑成形术是常见的外眼手术,需行全麻,对于合作的大龄儿童可在镇静止痛和局麻下施行。

一、斜视矫正术

现认为斜视患者接受手术的年龄越早越好。通常手术时间均在1个小时内。气管插管或喉罩通气,静吸复合全麻或全凭静脉麻醉均可。在呼吸道管理有保障的情况下,也可选用氯胺酮间断静脉注射,不做气管内插管或喉罩通气。采用氯胺酮辅以利多卡因或丙泊酚则可获得更平稳的效果。实施此类手术的麻醉需注意以下问题:①斜视患者可合并其他先天性疾病。②斜视矫正术由于牵拉眼肌,特别是内直肌时易引起眼心反射,术前应用足量阿托品有预防作用。术中监测心电图,一旦发生严重的心动过缓或心律失常,应暂停手术并作相应处理。③施行眼肌手术的患者发生恶性高热的比例大。如术中出现心动过速,呼吸频率加快,呼气末 CO_2 分压增高,但不能用麻醉浅解释者,应测体温。对于体温上升迅速,于15分钟内增高 0.5 ℃ 以上者,必须警惕恶性高热。④眼肌手术后易发生恶心呕吐,是由于眼胃反射所致,氟哌利多和甲氧氯普胺有预防作用。

术后通常不需要眼罩,因此要限制手臂运动或用夹板固定,患者虽然清醒,但因眼部肿胀或眼药膏影响而造成视力不佳,使其很烦躁。斜视术后疼痛轻微,特别是小的儿童,通常非麻醉性镇痛药或可待因 1.0~1.5 mg/kg 口服可以缓解不适。眼肌手术的术后恶心呕吐的发生率较其他眼部手术为高,在个别因长时间呕吐不能离院的患儿,要制止这一并发症的发生。采取的措施有,避免术前用麻醉性镇痛剂,麻醉前使用抗呕吐药。氟哌利多是很有效的抗呕吐药,术前 0.4 mg/kg 口服还可起到镇静的作用。

二、眼外伤

眼睛是人体组织中最精密的器官,但同时又相当脆弱。其他部位的外伤可以直接或间接地波及眼,例如颅脑外伤。另一方面眼外伤患者又常合并其他部位损伤,尤其是颌面部外伤。

随着科学技术进步,有关眼外伤的观点和治疗在不断改进,治疗效果取得了明显的进步。医师们已经不满足于单纯保存眼球，而是争取进一步恢复视力。20 世纪 80 年代以来最重要的技术进步是早期控制感染、显微手术的普及和玻璃体切割术的临床应用。这些技术进步使眼外伤急诊手术较以前更为精细和多样。麻醉科专业技术的发展与之相结合，促进了整体治疗水平的提高。

眼外伤急诊手术依手术大小，手术是否进入眼球，其麻醉处理有一定差异。局部麻醉以表面麻醉、结膜下浸润、球后麻醉、球周麻醉较常用。常用药为 0.25%～0.5% 布比卡因、2% 利多卡因。球后阻滞注意不可加用肾上腺素，因为视网膜中央动脉为一终末动脉，痉挛后会引起视网膜缺血而损害视力，尤其对于青光眼已成管状视野患者会使视力突然丧失。复杂的眼外伤手术刺激强，单纯局麻止痛不全，在局麻完善的基础上镇静止痛术可获得较满意效果。对于局麻和镇静止痛术难以完成的手术及不合作的患者均选择全身麻醉。简单的浅表外伤手术可采用以氯胺酮为主的静脉麻醉。

(一)眼外伤合并上呼吸道感染的麻醉处理

眼科急诊手术以眼外伤最常见。发病突然，病情急。为使创伤得到及时处理，减少继发感染，宜及早手术。然而据统计，眼外伤合并上呼吸道感染者占半数以上。其中 5 岁以下的儿童及转诊待手术时间 1 天以上者，合并上呼吸道感染者达 80%。其原因如下。

(1)小儿全身免疫功能和呼吸道局部免疫功能不足，1 岁时 IgA 仅为成人的 5%，IgG 与呼吸道分泌的其他抗微生物物质也较成人低。而眼外伤可致机体暂时性免疫抑制，使患儿更易发生呼吸道感染。

(2)小儿呼吸系统发育尚不完全，鼻道狭窄，缺乏鼻毛，局部黏膜的屏障作用弱。气管、支气管黏膜腺体分泌不足，表面干燥，影响纤毛运动，分泌物清除困难，使呼吸道感染容易发生。

(3)眼部伤口未及时处理而发生感染。病原菌随分泌物从鼻泪管流入眼部引发上呼吸道感染。

国外一组报告认为合并上呼吸道感染的小儿若行气管内麻醉，呼吸道并发症比不行插管者高 11 倍。在麻醉期间出现与呼吸道有关的异常情况者要比呼吸道无感染者多 2～7 倍。婴幼儿由于气管内径增生速度快于支气管和细支气管，当上呼吸道感染使黏膜充血肿胀容易发生气道梗阻。为了早期处理控制感染，手术不宜拖延，要综合眼局部和全身的情况决定麻醉时机。此类患儿麻醉前用药阿托品不宜减量，剂量 0.02 mg/kg 肌内注射或静脉注射。麻醉诱导力求平顺，避免患儿哭闹。术中注意气道管理，及时清除分泌物，避免频繁吞咽。若行气管内麻醉，术后应在恢复室或病房看护，不宜早离院。

(二)饱胃患者的麻醉处理

眼外伤急诊与其他外伤急诊一样，患者多为饱胃。全麻诱导前至少禁食 6 小时，禁饮 4 小时，而创伤、疼痛、焦虑、孕妇胃排空时间还要延长。眼外伤急诊患者多未禁食，如病情许可，可延迟数小时再行全麻手术。即便如此，仍不能保证胃内容全部排空。而婴幼儿禁食时间不宜过长，否则易发生酮症。全麻诱导仍要注意防呕吐和误吸。呕吐还可使眼压增高，对眼球穿通伤合并眼球内容物脱出病例极其危险。

饱胃患者麻醉行快速诱导气管内插管需由富有经验的麻醉科医师实施。术前 1 小时肌内注射或静脉注射甲氧氯普胺 10 mg 促进胃排空，但阿托品可拮抗甲氧氯普胺作用，不可同时使用。减少胃液量和提高胃液 pH 可用竞争性 H_2 组胺受体拮抗剂雷尼替丁等。预计无气道困难时，诱导前静脉推注阿托品减少分泌，减轻迷走神经张力。充分去氮给氧，静脉注射维库溴铵

0.2 mg/kg。当患者眼睑下垂时,表明肌松作用已发生,此时助手持续压环状软骨,以防胃内容反流。同时立即静脉快速注入硫喷妥钠 8 mg/kg 或异丙酚 2.5 mg/kg,起效后插入带套囊气管导管。术毕拔管时仍要防止呕吐和误吸。

(三)麻醉中呼吸管理

眼科急诊手术患者的头面部及颈部均被无菌巾覆盖,短小手术有时不做气管插管亦不用喉罩通气,维持呼吸道通畅尤为重要。麻醉机和负压吸引器必须在手边备好,随时可用。放置合适的头颈部位置,密切观察患者的呼吸运动,可及时发现呼吸道轻微的梗阻情况。无创脉搏血氧饱和度监测很有必要。用喉罩通气时,头位改变或喉罩固定不牢也可发生通气不畅。

(四)全麻时体温监测

小儿体表面积相对较大,其体温易受环境温度的影响,所以麻醉期间体温变化大。尤其眼科急诊合并上呼吸道感染时,由于感染发展、手术创伤,可引发高热,所以必须重视体温监测。术中如出现心动过速,呼吸频率加快,但不能用浅麻醉解释者,应立即测量鼻咽温或肛温。确诊高热后要积极采用降温治疗,以物理降温为主,使体温降至 38.5 ℃以下。对于体温上升迅速于 15 分钟内增高 0.5 ℃以上者,必须高度警惕恶性高热。恶性高热越早诊断越好,并立即治疗。首先立即停用所有触发恶性高热的药物,用纯氧过度换气,更换麻醉机和钠石灰,立即应用坦屈洛林,该药是逆转恶性高热关键性用药。如 10 mg/kg 无反应,可用到 20 mg/kg,直到病情稳定,再加上强有力降温措施,$NaHCO_3$ 纠正酸中毒,治疗高血钾,维持尿量不少于每小时 1 mL/kg。待病情稳定后转送 ICU 继续治疗。

三、眼内容物剜出术

眼球摘除术需完善的止痛和预防眼心反射。眶内肿瘤摘除术也会发生眼心反射。术中出血可沿鼻泪管进入呼吸道,应选择气管内全麻,做好气道保护。

四、急性闭角型青光眼急性发作患者的麻醉问题

该病是眼科急诊之一,需要在最短的时间内降低眼压,开放房角,挽救患病眼的视功能。降眼压药可同时应用,但也不必被动等待眼压下降,特别是反复用药效果不佳者。必要时需做前房穿刺术,有条件者行周边虹膜成形术,开放房角,缓解急性发作过程;或行小梁切除术等滤过手术,降低眼压。

在手术前及术后,均需积极用药控制高眼压。根据药物的化学结构和药理性质,抗青光眼药可分为五大类,即拟副交感神经药、拟肾上腺素能药、肾上腺素能阻断药、碳酸酐酶抑制剂和高渗脱水剂。对于眼压顽固不降的难治性青光眼急诊手术,在术前 1.5 小时给予静脉点滴 20%甘露醇 250～500 mL,或口服 50%甘油盐水 2.5 mL/kg。麻醉前需注意局部用药如频繁点药过量,经鼻泪道吸收可引起全身性不良反应,如低血压、心动过缓、低血钾、代谢性酸中毒、高血糖等。

未经手术的闭角型青光眼禁用肾上腺素、胆碱能阻滞药、安定类镇静药,以上药物均可散瞳,于闭角型青光眼不利。氯胺酮可升高眼压和颅内压,琥珀酰胆碱致眼外肌成束收缩,使眼内压急剧升高,以上药物对急性青光眼患者单独使用时属禁忌。青光眼手术局麻多采用球后阻滞及上直肌浸润。

五、白内障、角膜移植或角膜、巩膜修复术

对于合作的成年人均可选择局麻或镇静止痛术,对不合作的患者及复杂内眼手术则选择全

麻。双侧先天性白内障越早手术越好,因为它严重阻碍了对视网膜的刺激,妨碍视力的正常发展。单侧完全性先天性白内障也应在出生后头几个月内摘除,以防止剥夺性弱视。许多行先天性白内障摘除术的小儿,在出生后几天或几个星期即应接受手术。麻醉科医师要注意高氧引起的成熟前视网膜病变,因为直至出生后协同视网膜血管才长全。尽管视网膜病变是多因素的,但观察者仍建议吸入 O_2 浓度控制在维持氧分压于 8.0～10.7 kPa(60～80 mmHg)。保持眼内压稳定,避免眼内容被挤出,因此必须保持足够深度的麻醉,直到伤口完全关闭。

六、眼底手术

视网膜脱离修补术、玻璃体切割术等眼底手术通常需 1～3 小时,对于合作的成年人一般局部麻醉加镇静术即可,复杂的网脱及玻璃体切除手术则需气管插管吸入麻醉。网脱术中牵拉眼外肌转动眼球是必须的操作,可引起眼-心反射。通常采用玻璃体内注气的方法作为辅助的治疗手段,当吸入 70％ N_2O 时,玻璃体注入 1 mL 空气,30 分钟时会变成 2.4 mL,60 分钟时会变成 2.85 mL,因 N_2O 较氮气在血中溶解性更高,因而 N_2O 可更快地占据有空腔的地方。增大的气泡可导致眼压急剧、显著增高,影响视网膜的血循环。当停止吸入 N_2O 时,气泡会因 N_2O 快速消失而迅速缩小,这也将干扰手术的效果。因此,在注气前 15～30 分钟应停吸 N_2O。以注入硅油代替注入惰性气体,可避免使用 N_2O 的顾虑。难度高的视网膜脱离修补术,常要求术后即刻改成俯卧位,以提高复位的成功率。全身麻醉难以做到,而镇静止痛术加局麻常可达到此要求。

(王朝晖)

第二节　耳鼻咽喉科手术的麻醉

一、耳科手术

多数耳科手术不涉及呼吸道,但术中头部被消毒巾覆盖,麻醉者远离患者头部,应重视气道及呼吸管理。时间短暂简单的耳部手术多在局麻下完成。涉及前庭的某些手术,由于对平衡功能的影响,患者术中可出现失平衡感,应防止发生意外。中耳及内耳手术(包括电子耳蜗植入术)手术时间长,应在全麻下施行。

在用筋膜移植物行鼓室成形术时,在放置移植物过程中及之后,要避免用 N_2O,因为 N_2O会在密闭的腔隙中弥散,并增加腔内的压力,这样会使移植物移位。而在咽鼓管不通的患者,吸入 N_2O 会使鼓膜穿孔和出血。儿童接受较长时间的手术时,应监测体温。常用静吸复合全麻。在关闭中耳前应停止吸入 N_2O 15 分钟以上,并用空气冲洗中耳腔。某些病例术中行面神经诱发电位监测,肌松剂的用量应控制在测定时 $T_4/T_1 > 20％$。一般情况下耳科手术出血量不多,但出血使显微手术野不清,可取头高位 10°～15°,以利静脉回流。术者常局部使用肾上腺素,应注意其全身作用。

中耳手术经常涉及面神经周围的分离,为防止术后面神经麻痹,术中需检查面神经的刺激征和对伤害刺激的运动反应。长效肌松剂明显使外科神经刺激变得迟钝,使用时应注意。也有报道,面肌对潘库溴铵的敏感性较骨骼肌稍差,肌松监测 T_4/T_1 在 18％～98％的范围,均可诱发面肌动作电位。且面神经监测均在手术中、后期进行,此时神经肌肉阻滞处于不同程度的恢复期,术中行面神经诱发电位监测是可行的。

有些耳科病变涉及颅腔,需开颅手术,可参照脑外科麻醉。

二、鼻腔及鼻旁窦手术

多数鼻腔及鼻旁窦手术可在局麻下完成。随着鼻内镜手术的开展,鼻腔手术范围扩大。全麻下控制性降压可减少术中出血,保持术野清晰。异氟烷吸入全麻有降压作用,可控性好。为避免麻醉过深,可合用硝普钠降压,术中保持出入量恒定。降压期间最好停吸氧化亚氮,以增加吸入氧浓度。气管导管套囊除充气外,应在下咽部填塞纱布。为减少术野渗血,可取头高位 $10°\sim20°$。术中常用肾上腺素棉片止血,应注意对心血管系统的影响。术毕鼻腔填塞止血,应在完全吸尽残血待清醒后拔除气管导管,确保经口呼吸通畅。需术中监测尿量者,术前应留置尿管。

鼻腔及鼻旁窦手术后,多在术后两天将镇塞的纱条自鼻腔及鼻窦中取出,取纱条时患者常疼痛难忍。有的医院开展氯胺酮-咪达唑仑镇静止痛术用于鼻腔术后的换药,首先静脉注射咪达唑仑 0.03 mg/kg,3 分钟后静脉注射氯胺酮 0.3 mg/kg,待患者神志淡漠时便可开始换药。术中与患者保持语言联系,必要时追加首量 $1/3\sim1/2$ 的氯胺酮,不使患者意识消失。镇静过深可抑制吞咽反射,术中发生呛咳。年老体弱者应酌情减少用药量。

三、扁桃体切除术的麻醉

扁桃体切除术是常见的耳鼻喉科手术,多见于儿童。儿童扁桃体手术应选用全身麻醉,成人扁桃体切除术可选用局部麻醉。

(一)术前估计

仔细询问有无出血倾向的个人史和家族史。有时候通过询问病史可发现一些不常见的疾病,如 Von Willebrand 病。术前实验室检查应包括凝血酶原时间、部分促凝血酶原时间、血小板计数和出血时间。检查口咽部,了解扁桃体的肿大程度,估计是否影响面罩通气及气管插管。若双侧扁桃体增大至几乎相连接,麻醉诱导后可能发生严重的呼吸道梗阻,而且经口气管插管难度极大。对于儿童还应检查有无松动的牙齿,避免手术放置张口器引起牙齿脱落。

(二)麻醉管理要点

全身麻醉患者应行气管内插管,而且气管导管必须带完好的套囊,以防止血液流入气管。

对于有气道阻塞的患者,麻醉前避免使用镇静剂、麻醉性镇痛剂或安定类药物,仅给予阿托品即可。合并阻塞性睡眠呼吸暂停综合征的患者,若术前在睡眠时发生严重的呼吸道梗阻,全身麻醉诱导可引起类似睡眠状态的咽部肌肉松弛,导致面罩通气困难,过多的咽部组织也使喉镜难以暴露声门。唐氏综合征患者有巨大舌和不稳定的寰枕关节。对于此类患者麻醉诱导应保留自主呼吸或在清醒表面麻醉下进行气管内插管。对于不合作的儿童,可选用吸入麻醉诱导。无气道梗阻的患者可选用静脉麻醉诱导。气管插管前在声门和声门上部使用 2% 的利多卡因进行表面麻醉可降低术后喘息和喉痉挛的发生。麻醉维持可选用吸入麻醉、静脉麻醉或静吸复合麻醉,使用肌肉松弛剂以防止患者术中挣扎、咳嗽或用力。麻醉深度要能松弛下颌肌肉和咽部肌肉,并能抑制喉反射。

开口器放置不当或手术操作可引起气管导管受压、扭曲、移位或脱出,因此在整个手术过程中必须严密监测呼吸音和气道压力,以了解气道是否通畅。

扁桃体切除术的患者手术结束后在麻醉恢复期间应保持"扁桃体体位"(侧卧头略低位),以便于血液和分泌物排出口腔。待患者完全清醒,肌力及气道反射完全恢复,并彻底吸除咽部残余血液和分泌物后方可拔除气管导管。拔除气管导管后,继续保持患者的侧卧头低位,以防血液或分泌物流入声门引起喉痉挛,吸入100%氧气,并观察呼吸是否通畅。在麻醉后监护室,患者经面罩吸入湿化的氧气。转出麻醉监护室之前应检查患者口咽部是否干净。

(三)扁桃体术后出血的麻醉处理

小儿扁桃体切除术后出血多发生在术后6小时内,通常是慢性渗血,这是扁桃体切除术后最常见的并发症。在出血未被发现之前,患者一般可吞入大量的血液。此时患者可出现呕血、心动过速、频繁吞咽、皮肤苍白和呼吸道梗阻。由于患者将血液吞至胃内,因此,往往低估了出血量。

对于低血容量的患儿,麻醉诱导可引起低血压甚至心搏骤停。避免应用术前药,术前备足血液成分,并且开放足够大的静脉通路以保证复苏的需要。对于出血和低血容量的患儿,麻醉诱导可导致严重低血压,甚至心搏骤停,所以麻醉药用量宜减少。麻醉诱导前备好两台吸引器和一根比拟用气管导管小一号的带管芯的气管导管。麻醉诱导时助手应吸尽口咽部的血液,将患者置轻度头低位,快速诱导时须压迫环状软骨,以防止血液和胃液被误吸至气管,诱导时手术医师也应在场。诱导完毕后经鼻放置胃管。手术结束后在患者完全清醒状态下拔管是最安全的。

四、喉镜、支气管镜检查术的麻醉

喉镜、支气管镜检查术全身麻醉的目的是防止患者体动,减轻喉和气管反射,松弛颌肌,便于气道的器械操作。术后要求苏醒迅速,恢复气道反射,维持足够的通气和氧合,减轻心血管反应。对于老年患者,尤其是合并高血压、冠心病者,行喉镜、支气管镜检查时,由于器械严重刺激气道,可引起高血压、心动过速、心肌缺血,甚至心肌梗死。此外,在浅麻醉下,刺激喉部可引起心动过缓和心律失常。

采用多种麻醉技术和麻醉药物可以达到上述目的。为了获得良好的手术环境,可静脉使用肌肉松弛剂,可选用顺式阿曲库铵、罗库溴铵、维库溴铵或琥珀胆碱。持续静脉注射琥珀胆碱的优点是可使患者术后迅速恢复气道反射。如果怀疑气道存在通气困难,必须在清醒下对患者做直接喉镜检查,以评估插管困难程度。全麻醉时加用喉头、气管内表面麻醉,可减少全身麻醉药的用量,并易于维持麻醉的平稳。术中可因器械刺激气道出现高血压、心动过速和心律不齐,经加深麻醉仍无改善时,静脉注射或局部使用利多卡因,并静脉注射小剂量芬太尼($1\sim2~\mu g/kg$)或瑞芬太尼可缓解上述交感反应,必要时还可使用β受体阻断药。

喉镜、支气管镜检查麻醉管理的关键在于通气模式的选择。对于喉镜检查术,呼吸道管理的常用方法之一是插入大套囊小管径的气管导管,如成人可插入内径为$5.0\sim6.0~mm$的气管导管。气管插管的优点是易于控制呼吸,便于监测呼气末CO_2,并可预防组织碎片进入下呼吸道。气管插管的缺点是在激光手术期间可导致气道烧伤或干扰术野。对于多数喉镜检查术来说,气管插管通气安全可靠。喉镜检查通气方式还可选用喷射通气。喷射气体可经声门下或声门上途径进入肺内。声门下喷射通气时,可将喷射针或柔软的管子插至声门下方。这种通气方式的缺点是当较大的气道异物位于喷射气体的上方时,可发生球形活瓣现象,即在吸气时气体可进入气管内,呼气时气体呼出受阻,气道压力增加,可引起皮下气肿或气胸。声门上喷射通气的方法是将14 G的钝针插入直喉镜的侧孔进行喷射通气。由于喷射通气不能监测呼吸气体,因此,主要通过观察胸廓运动以判断通气是否足够。脉搏血氧饱和度监测对氧合功能的判断很有帮助。利用血气分析也有助于估计喉镜检查时喷射通气状况。

支气管镜检查术与喉镜检查术的麻醉有许多相同之处。在全身麻醉诱导后可用 4％利多卡因喷布喉头、气管及支气管,充分显效后即可置入支气管镜。支气管镜通过声门后,将喷射通气装置或Jackson-ReesT管装置与支气管镜侧孔相连接,做喷射通气或辅助呼吸。在支气管镜检查术中,保留自主呼吸较为安全。但在喷射通气或以其他方式控制呼吸有效的前提下,也可使用短效肌肉松弛剂,以获得良好的手术环境,并可减少全麻药的用量。术后注意监护,警惕显微喉镜术后心肌梗死或缺血的发生。

五、气道异物取出术的麻醉

气道异物以 1～3 岁小儿多见,异物多为花生米和瓜子。多发生在右侧支气管,较大异物嵌在气管或两侧支气管均有异物时可造成严重的呼吸道梗阻。气道异物取出术的麻醉要求是有效地抑制气管、支气管反射,防止患者剧烈咳嗽和支气管痉挛,同时又要保证患者足够的通气,防止术中严重缺氧。

(一)全身麻醉药物的选择

1.氯胺酮复合羟丁酸钠

氯胺酮复合羟丁酸钠使用的优点是对气管、支气管反射抑制作用肯定,缺点是气道分泌物增多,苏醒延迟,故这两种药已很少用于此类手术的麻醉。

2.丙泊酚复合芬太尼或瑞芬太尼

丙泊酚复合芬太尼或瑞芬太尼的优点是起效快、作用时间短、苏醒迅速。缺点为对呼吸、循环仍有一定的抑制作用,应加强呼吸循环系统的管理。

3.吸入麻醉药

吸入麻醉药如氟烷、七氟烷,优点是起效快,对呼吸抑制轻,苏醒迅速。麻醉方法通常为经面罩通气吸入麻醉药,麻醉达到一定深度后置入支气管镜。缺点为术中吸入麻醉药难以通过支气管镜吸入而加深麻醉。

(二)麻醉管理要点

(1)饱胃小儿注意预防误吸。麻醉诱导时轻压环状软骨,插入气管导管后放置粗胃管,充分抽空胃内容物。之后,将气管导管拔出,插入硬支气管镜进行手术。手术医师必须做好紧急气管切开术或环甲膜切开的准备,以防部分气道阻塞突然转变成完全阻塞。

(2)为减少全身麻醉用药,更有效地抑制气道反射,在置入支气管镜前,应用 2％～4％利多卡因(最大量 4 mg/kg)充分表面麻醉口咽、喉、气管及支气管。

(3)术中通气模式多采用保留自主呼吸并辅以高频喷射通气。但应该注意,经支气管镜通气时,由于支气管镜管腔狭窄,不能进行有效的气体交换,加上支气管镜周围大量漏气,可引起通气不足,导致缺氧和高碳酸血症。上述情况一旦出现,应立即将支气管镜退至气管进行有效的通气。

(4)在检查气道过程中一旦发生支气管痉挛,应加深麻醉,雾化吸入沙丁胺醇(舒喘灵)或静脉注射支气管扩张药。若术中病情突然恶化,严重缺氧,应怀疑并发气胸。

(5)取出异物后检查所有气管支气管树,以明确有无其他异物或碎片。为了预防术后肺不张,需要反复刺激和吸引梗阻部位的分泌物。术后应给予类固醇激素(地塞米松 0.1 mg/kg)和抗生素,并吸入湿化的氧气。术后严密观察病情,及时处理呼吸抑制和喉头水肿等并发症。

六、气道激光手术的麻醉

激光是受激辐射产生的一束波长相同、光子相同、同一方向运动的单色光。激光产生的能量可被生物组织吸收并转变为热能。由某种激光媒质产生的特定波长的激光对组织产生不同的作用。波长越长，组织对激光能量的吸收就越多；相反，短波长的光束容易发生散射。例如，在电磁光谱的红外部分中，CO_2 激光波长相对较长。CO_2 激光束几乎被组织表面全部吸收，并通过气化细胞水分而破坏组织，因而适用于喉及声带病变的表浅手术。钕-钇-铝-石榴红激光其波长仅为 CO_2 激光波长的 1/10，其能量可被深处的含有色素的组织所吸收，故适用于深部肿瘤的热切除。此外，钕-钇-铝-石榴红激光可在柔软的纤维光学仪器中传播，而 CO_2 激光则必须直接瞄准目标。

(一)激光的危险

激光手术确实为手术医师提供了许多方便，如手术切除精确，术野无器械妨碍，并可减轻组织水肿和出血。然而，使用激光也有一定的缺点和危险。激光可损害其他组织，如眼睛。使用激光有增加手术室火灾的危险，燃烧时可产生有害的烟雾。因此，气道激光手术的麻醉关键是如何处理激光所造成的意外事故。

1.眼睛损伤

CO_2 激光最初被角膜的含水组织吸收，而钕-钇-铝-石榴红激光则可达含有色素的视网膜，从而引起眼睛损伤。除此之外，激光可灼伤皮肤，因此，所有毗邻术野的皮肤应使用湿纱布或毛巾加以保护。

2.燃烧

气道内燃烧是激光手术威胁患者生命安全的并发症。国外已有大量的气道燃烧的病例报道，气道燃烧的最大危险是点燃气管导管，所有非金属的气管导管均有被激光点燃的可能。采用非插管技术如喷射通气或间歇呼吸暂停可以预防气管导管的燃烧。喷射通气去除了激光通道中的可燃物质，但同时也增加了将烟雾和碎片吹入气管和下呼吸道的危险，激光束仍可击穿气管和支气管。金属导管可免除燃烧的危险，但金属导管也有一些缺点，如没有套囊、导管笨重、柔软性差，还可能损伤声带。此外，激光束可被金属导管反射出管外，引起导管毗邻气道组织的损伤。

防止非金属导管燃烧的方法是在导管外包裹箔片，可防止激光击穿和点燃导管。使用箔片保护导管时应注意：①如包裹太紧时可使柔软的导管扭结。②粗糙的箔片边缘可损伤黏膜表面，箔片可能碎裂并被吸入呼吸道。

气管导管的套囊极薄，易被激光击穿，可用盐水浸湿的纱布包裹套囊或将套囊充以盐水以保护套囊。套囊中的液体可吸收热量。套囊一旦被击穿，流出的液体将有助于熄灭火焰。在套囊中加入亚甲蓝，有助于及时发现激光击穿套囊。使用专门用于 CO_2 激光手术的特殊气管导管，可有效地预防气道燃烧。

除此之外，还应采取如下措施预防气道燃烧：①尽可能使用最低的吸入氧浓度（FIO_2）；②使用水溶性软膏；③纸制品应远离术野；④使用最低有效的能量设置；⑤尽量避免持续使用激光；⑥手术野应保持潮湿。

一旦发生气道燃烧事故，应采取如下措施处理：①立即终止通气，阻止火焰向气管支气管树蔓延；②钳夹气管导管，断开与呼吸回路的连接，关闭氧源；③拔除气管导管；④如果在气道内的气管导管仍有残余燃烧，立即用盐水或水熄灭；⑤面罩通气；⑥重新插入气管导管或直型支气管镜;⑦用支气管镜检查气道并清除碎片;⑧用湿化氧气通气;⑨送 ICU 密切观察。

3.有毒烟雾

激光引起组织燃烧产生的烟雾主要由炭化的细胞碎片、水蒸气和碳氢化合物组成。

(二)钕-钇-铝-石榴红激光手术

钕-钇-铝-石榴红激光手术主要用于姑息性切除可引起气道梗阻、塌陷和感染的支气管肿瘤。此类手术除了可引燃气道外,还可引起气管、支气管穿孔和支气管痉挛。气道穿孔可导致大血管穿孔,招致难以控制的致命性出血。

七、阻塞性睡眠呼吸暂停综合征手术的麻醉

阻塞性睡眠呼吸暂停综合征(obstructive sleep apnea syndrome,OSAS)是指睡眠时因上呼吸道塌陷或阻塞而引发阵发性呼吸暂停或低通气,并由此引起血氧饱和度下降和频繁觉醒,从而导致日间的不适症状。OSAS 患者睡眠时上气道狭窄、软组织松弛、舌根松弛后坠,吸气时在胸腔负压的作用下,软腭、舌根坠入咽腔紧贴咽后壁,造成上呼吸道阻塞,这是引起阻塞性睡眠呼吸暂停的主要原因。OSAS 可见于多种疾病,如肥胖、鼻部疾病、扁桃体肥大、肢端肥大症、甲状腺功能减退症等。

(一)OSAS 主要病理生理及并发症

OSAS 患者睡眠时反复的呼吸暂停及低通气,导致低氧血症和高碳酸血症,严重者可导致神经调节功能失衡,儿茶酚胺、肾素-血管紧张素、内皮素分泌增加,内分泌功能紊乱及血流动力学改变等,造成组织器官缺血、缺氧,多系统、多器官功能障碍。由于个体差异,器官功能损害的临床表现及严重程度也有很大的不同。心、肺、脑血管严重损害可导致肺动脉高压、高血压、夜间心律失常、心肌缺血或心绞痛、心力衰竭和记忆力衰退。

(二)OSAS 手术的麻醉管理

OSAS 患者内科治疗效果不佳时需行手术治疗。手术疗法目前多采用腭垂腭咽成形术(uvulo palato pharyngo plasty,UPPP)。此法经口摘除扁桃体,切除部分扁桃体的前后弓、包括腭垂在内的部分软腭后缘,增大口咽和鼻咽入口直径,减少腭咽括约肌的容积,以防止睡眠时的上气道阻塞。成人 UPPP 麻醉方式可选用局部麻醉或全身麻醉。但肥胖的 OSAS 患者因舌肥厚、腭垂粗大以及软腭宽松,采用局部麻醉效果较差,患者痛苦难以配合手术。全身麻醉则克服了局部麻醉的缺点。但是,不管是采用局部麻醉还是全身麻醉,UPPP 术并非绝对安全。部分OSAS 患者可因镇静镇痛药、肌肉松弛剂的使用而致上呼吸道塌陷,或因术中、术后局部水肿,分泌物潴留等因素而导致呼吸道严重梗阻,甚至因严重缺氧而死亡。因此,OSAS 患者麻醉时必须注意以下几个方面。

1.麻醉前访视与评估

对 OSAS 患者的病情进行全面评估,详细了解上呼吸道阻塞的严重程度,明确其全身状况和重要器官功能损害的程度,并充分做好处理困难气道的准备。一般情况下,OSAS 患者麻醉前不宜使用镇静镇痛类药物,以免引起严重呼吸道梗阻。若需要使用时,也应在严密监测下谨慎使用。为减少麻醉诱导后发生反流误吸,肥胖患者麻醉前还可服用 H_2 受体阻滞剂(如雷尼替丁)和甲氧氯普胺。

2.麻醉诱导

由于麻醉诱导后可能出现呼吸道阻塞、通气功能下降和插管时间延长,OSAS 患者在插管过

程中更易发生低氧血症,对已伴有低氧血症和并发肺疾病的患者更为危险。因此,术前估计有严重困难气道的患者,宜采用清醒气管内插管。已有心肺功能损害的患者,清醒插管前须谨慎给予镇静镇痛药物,插管前应充分表面麻醉咽喉及气管黏膜以减轻插管反应。为了预防术中或术后早期发生急性呼吸道梗阻,国内有学者建议有下列情况的重症 OSAS 患者,手术麻醉前应在局麻下行预防性气管造口术:①患者睡眠期最低 SaO_2 低于 50%;②每小时呼吸暂停和低通气次数大于 50 次/小时;③合并较严重的心、肺和脑并发症;④有严重的缺氧表现;⑤体胖、颈粗短、舌根肥厚后坠者。

3.术中麻醉管理

为了保证足够的通气,避免发生低氧血症和 CO_2 潴留,术中应控制呼吸。术中口内操作可引起导管扭曲、折叠、滑脱等异常情况,因此,必须严密监测呼吸音、SpO_2,有条件者还应监测呼气末二氧化碳,间断性进行血气分析。对于术前合并高血压、心肌缺血、心力衰竭或心律失常的患者,充分做好循环功能的监测,术中应尽力维持血流动力学的稳定。持续监测心电图有助于及早发现和治疗心律失常及心肌缺血、梗死等并发症。病情严重者或极度肥胖患者袖带测压难以进行时,应考虑持续监测动脉压。

4.麻醉后处理

OSAS 患者术后必须严格掌握拔管指征。待患者完全清醒、气道反射和肌力恢复正常、呼吸功能恢复良好后方可拔管。部分患者拔管后可因麻醉药或肌松药的残余作用、伤口局部出血或水肿而造成急性呼吸道梗阻,甚至窒息死亡。因此,拔管前必须做好紧急通气的准备。拔管后严密观察呼吸是否通畅、氧合是否良好、创面有无出血以及循环功能是否稳定。患者返回病房后仍需严密监测呼吸和循环情况,常规给氧,及时清除口腔内分泌物或血液。如果条件许可,病情严重者术后当晚应在麻醉监护室度过。

UPPP 术后咽喉部疼痛剧烈,在严密监护下可使用 PCA。但 PCA 可引起或加重呼吸道梗阻,应高度警惕。上述情况一旦出现应立即停用 PCA。对于伴有神经系统疾病、低氧血症、心肺功能不全或仍有严重气道阻塞症状的 OSAS 患者,不宜使用 PCA。

八、全喉或部分喉切除术

喉切除创伤大,范围广,刺激强。部分患者伴有气道梗阻和喉解剖上的异常,给气管插管带来困难。术前应做纤维喉镜或间接喉镜检查。对预计插管困难者不宜快速诱导,有些病例麻醉前无气道梗阻,但使用镇静及诱导药物后,可立即出现明显梗阻,应有所准备。对于有气道梗阻的病例,全麻前先于局麻下气管造口,经造口气管插管,采用静吸复合全麻。导管妥善固定。术毕需更换用于气管造口的专用导管,但因这种导管多不能与麻醉机相接,故更换前呼吸功能应恢复完全,必要时拮抗残余肌松作用。喉切除患者多长期吸烟或患有慢性支气管炎,术中应及时吸除气道分泌物,换管前应吸净残血,注意吸引时间不宜过长。

(王朝晖)

第三节　口腔科手术的麻醉

一、唇腭裂手术麻醉

唇腭裂是常见的颅颌面先天性畸形,而这种畸形还和喂养困难、发声不清、牙槽发育不全及自卑心理有关,国内发病率约为0.16%。唇裂常与腭裂和牙槽突裂等并发,只有对各个部位的畸形采取序列手术治疗才能获得满意的效果。一般主张唇裂修复术在出生3~6个月施行(欧美国家报道唇裂修复术提前到产后4周内)、腭裂修复术通常在出生12~18个月进行,而牙槽裂修复术通常在8~9岁施行。

(一)一般准备

1.心理准备

一般而言,6个月的小儿会因离开父母进入陌生环境等而感到害怕,1岁的小儿则已开始有一些简单的心理活动。唇腭裂患儿因外观丑陋和语言功能异常,在与人交往中有意无意地遭到排斥,会造成自卑、敏感等心理障碍。有一部分已接受了早期手术治疗的患儿,手术麻醉的痛苦体验与不良回忆常使其对再次手术存在恐惧、焦虑甚至拒绝的心理。术前麻醉医师与患儿之间的接触有助于减轻患儿的紧张感。

2.病史准备

(1)有关的先天疾病:研究表明唇腭裂和近200多种综合征有关,而其中很多会影响到麻醉的处理,这些综合征中颅颌面畸形综合征最常见,其次伴有智力发育迟缓,再次是合并先天性心脏病,以及肾脏和腹腔缺陷的。一般而言,单纯的腭裂较之单纯的唇裂,有更大的概率合并有其他综合征。唇腭裂的患者中合并先天性心脏病的比例在5%~10%。

(2)慢性鼻溢:对于腭裂的患儿,鼻溢是很常见的。在喂养时液体经裂开处反流到鼻腔,造成鼻溢,而这种反流也容易引起上呼吸道感染。术前鉴别慢性的鼻溢和急性的上呼吸道感染对于选择手术时机相当重要,因为明确的上呼吸道感染需要推迟手术。对于疑有呼吸道感染的患儿,选择性手术应延期至明确诊断。通常处于感染前驱期的患儿会表现出间断性不适、烦躁、胃口差、伴有或不伴咽部充血红肿、血白细胞计数升高或正常,胸部摄片大多正常。体格检查和实验室检查有助于诊断,但若结果正常也并不能排除呼吸道早期感染的可能。对于没有明确上呼吸道感染的患儿,围术期预防性地应用低级别的抗生素有利于减少术后呼吸道的感染的可能。

(3)慢性气道梗阻和睡眠窒息:有些患儿因睡眠时出现明显的气道梗阻而打鼾。严重的呼吸道梗阻、低氧还可导致右心室肥大、肺心病。术前行心脏彩超、心电图、SpO_2监测可帮助发现问题。呼吸道有梗阻的患儿对苯二氮䓬类、阿片类药物非常敏感,围术期需注意药物用量。

(4)营养问题:术前需评估患儿的营养状态。由于喂食困难营养性的贫血很常见。在3~6月龄时,由于胎儿血红蛋白和成人血红蛋白之间的转换,会有一段生理性的血红蛋白下降。术前血红蛋白大于100 g/L,比较理想。

对于唇腭裂患儿病情的复杂性,麻醉医师和手术医师在术前都要有清楚的认识。完善麻醉前准备可将患儿调整至最佳生理状态,以提高其对麻醉手术的耐受力。麻醉前访视时,应仔细复习病史资料、体格检查和实验室检查，了解患儿是否合并其他的先天性畸形，评估有无气道困难存在、有无呼吸和循环代偿功能减退、有无营养不良和发育不全，是否存在呼吸道感染和严重贫血等。

（二）术前气道评估

术前准确预测患儿是否插管困难十分重要，一般情况下＜6月龄的患儿并伴有下颌退缩或双侧唇裂的，插管困难的发生率较高。而＞5岁，不属于颅颌面综合征的患儿，很少出现气道困难。正常情况下，使用适当的小儿喉镜暴露能见到会厌和声门，但下颌退缩使得舌体移动的潜在空间明显减少因而暴露不佳。舌体的移位和声门的可视度在一定程度上取决于下颌的位置、舌体的大小以及颈椎和颞下颌关节的伸展度。疑有气道问题的患儿禁用肌肉松弛药。

镇静类术前药物可加重气道梗阻，也需避免使用，术前给予阿托品可保持气道干燥，有利于气管插管，一般0.01 mg/kg，术前30分钟肌内注射。

（三）气管插管

对于唇腭裂小儿麻醉而言，挑战在于气道管理、并发症和年龄三大障碍。小儿一般不会主动配合麻醉，所以清醒状态下抱离父母或开放静脉通路几乎无法做到。可在父母的监护下行七氟烷吸入麻醉诱导或肌内注射氯胺酮（剂量为8～10 mg/kg），入睡后马上抱离父母进入手术房间，开放静脉，并进一步诱导插管。

1.无气道困难

腭裂患儿插管时，喉镜凸缘叶常会嵌入裂缝中，使喉镜在喉部移动困难，并可能对咽喉组织造成损伤、出血。采用低凸缘的弯镜片有助于解决这一问题。但多数情况下，标准的直型MiLLer镜片也能满足需要。

2.伴有或可能有气道困难

唇腭裂并不是一种危及生命的疾病，如果术前评估认为气道安全很难保障的话，可延迟手术，等患儿长大，气道易管理时再做手术。

ASA分级Ⅰ级的唇腭裂患儿，喉镜暴露困难的发生率为10％，而伴有先天性颅颌面畸形的患儿，其喉镜暴露困难的发生率还要高。此类患儿在肌松药给药后可出现气道危象如Pierre-Robin综合征患儿，小下颌和高喉头的解剖结构使得喉镜下无法暴露会厌和声带，较大的舌体嵌于腭部裂隙中还可导致气道完全性梗阻，遇到这种情况，让患儿俯卧或侧卧使其舌、下颌前移可获得暂时的通气。而慢性气道不全梗阻的患儿，耐缺氧能力极差，短时间内会发生去氧饱和。所以术前正确的评估、慎用肌松药非常重要。

对疑有气道困难的小儿常选择保留自主呼吸的前提下施行气管插管。插管的方法可以是喉镜暴露或盲探插管，也可以是纤支镜插管，但无论何种方法，完善的表面麻醉都是相当重要的，咽喉部用利多卡因（利舒卡）喷雾有助于减少插管时的刺激，如若麻醉过浅而表面麻醉又不完全，此时强行插管会出现屏气、SpO_2下降、心率迅速下降。应立即停止操作，加深麻醉，插管操作仍需轻柔，以减少心动过缓的发生。

经鼻盲探插管在成人较易完成，但在婴幼儿中较难。婴儿的喉头位置（$C_{2\sim4}$）和成人（$C_{4\sim6}$）相比，更向前和向头侧，新生儿的声门下腔偏向后和向下，这些解剖不同使得经鼻盲探时气管导管难以调整到位。另外，婴幼儿咽喉组织受机械刺激后易引起水肿，1 mm的水肿能使气道横截面积减少50％以上，严重水肿可致通气完全梗阻。因此，对婴幼儿应尽可能采用明视下气管插管，喉镜暴露不佳的，调整头位仍不行的，可选择纤支镜插管。小儿纤维支气管镜的外径约

3.5 mm,可插入 4.5 mm 的气管导管。对>1 岁的小儿可用纤支镜做直接引导插管,<1 岁的小儿可利用其可视性,经另一鼻孔插入纤支镜至喉部间接引导插管。

（四）术中的麻醉管理和监测

1.导管固定及术中呼吸管理

多数的唇腭裂修复术,选择经口气管插管,导管固定在下唇中间偏左一侧,这样不影响手术操作也有助于手术中观察和改进修复效果。行唇裂修复术时取仰卧位或肩下垫一薄枕即可,而腭裂修复则需在肩下垫一高枕,头极度后仰以方便手术,放置体位时一定要注意导管的位置,避免滑进或滑出,体位放好后需两侧听诊,确认导管的深度,确认胶带固定是否牢固,螺纹管有无折叠,也可用缝线将导管固定于口唇或牙齿上。

手术时,患儿头部周围被手术医师占据,头位常因手术操作而变动,麻醉医师应严密观察,及时发现导管的扭曲、折叠、滑脱及接口脱落等异常情况。术中可保持自主呼吸,也可控制呼吸,过去常保留自主呼吸,这样在意外术中拔管或导管接头脱落时,安全性相对高一些,但要注意避免呼吸过浅过慢、缺氧和 CO_2 蓄积。现在多采纳控制呼吸,$PETCO_2$ 保持在 $4.0\sim5.3$ kPa（$30\sim40$ mmHg）。$PaCO_2$ 稍低可减少术中出血,而给予肌松药和吸入麻醉药有助于减少其他静脉麻醉药的应用,患儿苏醒更快。

2.麻醉维持及术中循环管理

手术开始时,手术医师会在局部注射局麻药加肾上腺素,这有助于减少术中的出血并保持术野清晰,而就麻醉而言可提供部分术中镇痛,但肾上腺素给药可导致心率显著上升,因此剂量需限定在 $5\ \mu g/kg$ 以下,同时注意循环的监测。对于适龄患儿的唇裂手术,一般诱导后只需给予吸入麻醉药维持,常用的吸入麻醉药是七氟烷和异氟烷。对于某些复杂的腭裂、牙槽裂手术则需要辅以阿片类镇痛,芬太尼 $1\sim2\ \mu g/kg$ 可提供术中及术后早期的镇痛。研究资料表明,阿片类药物还减少拔管时的哭闹,使得苏醒更加平稳。对于腭裂患儿,术中给予双侧眶下神经阻滞可提供最佳的术中和术后镇痛且没有呼吸抑制的不良反应,这种技术对于婴幼儿保持自主呼吸的麻醉尤为有利。

大多数的唇腭裂手术历时 $0.5\sim2$ 小时,多数情况下不需要输血。唇腭裂患儿的循环监测包括心电图、无创动脉压、尿量等。婴幼儿心肌顺应性差,迅速改变每搏量的能力小,一旦发生心动过缓则心排血量将明显减少,术中应根据患儿年龄设定适当的报警范围。无创动脉血压的测定有助于判断麻醉深度和循环容量等,特别是使用吸入麻醉的患儿术中低血压并不少见。血压计的袖套过宽则测出血压偏低,袖套过窄则测出血压偏高。如果使用上肢血压计,其袖套气囊应能包裹上臂长度的 2/3 才能测出较为准确的数据。正常情况下尿量和循环容量有直接的相关性,是判断循环容量和心排血量的一个重要依据,在出血较多的患儿可以作为一个辅助判断的手段。新生儿尿液浓缩和稀释功能有限,直至 2 岁时才能接近成人水平。除新生儿外,尿量达到 $0.5\sim1$ mL/（kg·h）说明肾脏灌流充足。

3.体温监测与管理

婴幼儿调节体温的能力有限,容易受环境因素影响,麻醉状态下尤甚。患儿体温<36 ℃称为体温过低,低温易导致苏醒延迟、呼吸抑制、凝血障碍等问题,严重者可致室颤和心搏骤停,故唇腭裂手术中需给予体温的监测和保暖的措施。对于婴幼儿,直肠测温较易耐受,可使用直肠电子温度计连续监测术中体温变化。保暖的措施主要是避免非手术区域的裸露和使用加温毯。

婴幼儿手术中也有发生体温升高的。引起体温升高的原因有使用颠茄类药物、手术室室温过高、多层手术巾覆盖、灯光照射、轻度脱水和术前存在感染等。对一般的体温升高，多以物理降温为主。若出现高热，需积极查找病因，及早排除恶性高热的可能。

二、口腔颌面肿瘤手术麻醉

对口腔颌面部恶性肿瘤患者，只要其全身情况许可，通常行根治手术。涉及颅前凹或颅中凹的手术即是颅颌面联合手术，兼有口腔颌面外科和神经外科之特点。

（一）一般准备

1.心理准备

实施肿瘤手术的患者，常会因大面积组织切除后头面部外观畸形而存在明显的心理障碍。对已接受多次手术治疗的患者而言，手术麻醉的痛苦体验与不良回忆会使其在再次手术时产生恐惧而不合作。有些患者对病情发展和健康状况过分关注而引起其焦虑、抑郁等情绪改变。对于诸多心理问题，麻醉医师应予以高度重视，术前应做好耐心细致的解释工作，与患者及家属建立良好的医患关系，尽可能地取得他们的配合。不良心理活动的抑制与阻断，无疑对配合清醒插管、维持生理状态稳定和减少术后并发症都有重要意义。

2.病史准备

口腔颌面患者，尤其是肿瘤患者，年龄大、进食困难、肿瘤转移等致营养状况差。再加上多次的放疗或化疗，往往伴有不同程度的低蛋白血症、水电解质紊乱，术前应加以纠正。适当补充清蛋白或给予输血治疗，积极改善患者营养状况，纠正贫血或血小板过低，使血细胞比容＞30％，血小板计数＞100×10^9/L。合并凝血功能障碍还需给予凝血因子或血浆治疗。合并心肺等脏器疾病时应积极控制症状，改善脏器功能并提高手术耐受力。

在术前访视时应了解患者的既往头颈手术史及放疗、化疗史，既往的治疗（手术、放疗、化疗）对围术期的麻醉管理有很大的影响，化疗药物可加强肿瘤细胞对放疗的反应性，但随着药物的积聚，均有一定的毒副作用。

除了评估化疗药物对各器官系统的影响，放射治疗的影响也不能小觑，局部放疗致局部组织纤维化，进而导致颌下间隙固定、下颌活动受限、颈椎僵硬，造成困难气道。放疗后的急性炎症反应如表皮炎、口腔黏膜炎等，在插管等操作后容易出现继发感染或出血。既往头颈部的手术改变了口咽腔的局部解剖，可造成再次插管或气管切开困难。

（二）术前气道评估

口腔颌面部的肿瘤，影响到气道的完整性，同时由于病变及手术区域邻近或覆盖气道，所以困难气道的发生率很高。术前必须对气道作出正确的评估，对潜在的或明显的面罩通气困难或气管插管困难均需评估后记录在案。完整的评估包括病史、体格检查、实验室和影像学检查。

提示气道困难的病史资料包括：声音的改变、吞咽困难、体位改变时呼吸困难、运动耐受下降、头颈部放疗史、头颈部手术史及咽腔和咽腔以下的肿瘤。病史中某些特殊的症状可提示肿块的位置，如患者主诉仰卧位时感觉呼吸困难而侧卧位或俯卧位时缓解，通常提示肿块位于咽、颈或纵隔的前部，此类患者麻醉诱导后仰卧位插管有可能导致严重的气道梗阻。有些患者术前有喘鸣音，则需事先经纤维支气管镜对气道进行检查。有些患者术前有声音的变化，如患者的声音变得粗且刺耳常常提示肿块位于会厌部，而声音变得低沉常提示肿块位于声门上。问诊时必须注意声音改变持续的时间、可能的原因和体位的关系。还需引起重视的症状包括：有无喘息、青紫、胸闷、夜间呼吸睡眠暂停等，这些对判断气道是否有梗阻及梗阻的程度有很大的帮助。放疗及既往的手术史对困难气道的评估也是非常重要的。放疗所造成的局部纤维化,下颌及颈部运动障碍,增加了插管的难度。既往颌面部的手术可因为局部解剖的改变而导致再次插管或气管切开困难。

预测气道困难的体检指标包括:张口度和伸舌、甲颏间距、颈部屈伸度等。正常的张口度大于 3 cm,张口受限可导致咽喉镜的放置及暴露困难。张口受限有两种情况:一种是由于疼痛而拒绝张口,此种类型通常在全麻诱导后张口度可较前增大;另一种是由于肌群或颞下颌关节被肿瘤侵犯而不能张口,此种类型全麻诱导后张口度并不能增大,反而导致气道危象,术前必须有充分估计。成人中号咽喉镜镜片长度为 12.5 cm,最厚处为 2.5 cm,张口度必须在 2.5 cm 以上才能暴露出声门。大号咽喉镜长度是 15 cm,最厚处达 3 cm。儿童咽喉镜长度是 10 cm,最厚处为 2 cm。了解这些数据有助于判断是否能放置咽喉镜并选择合适的工具来插管。此外有些肿块可通过口内或颌面的视诊直接观察到,如唇癌、硬腭的肿瘤、牙龈癌、舌腹肿瘤、头皮和面颈部的皮肤癌、颌面部的血管瘤等。而颈部的触诊可判断气管有无移位、环甲膜穿刺有无困难,这对于紧急气道的处理非常重要。

影像学可客观地评估气道,在 X 线投影测量图上,下颌骨舌骨间距过长、后鼻嵴至咽后壁距离过短的患者易发生插管困难。另外,颌面角和线(如前颅底长度,上、下颌骨与颅底的关系角,上下颌骨的关系角)的异常也会导致鼻咽腔、口咽腔气道容积的变化而造成插管困难。借助 CT 和 MRI 能了解肿瘤侵犯的范围以及是否有气道狭窄,由 CT 三维构象构筑的仿真内镜可以更直观地模拟插管的径路,从而判断有无插管困难。

制订围术期气道管理的方案,必须先了解肿瘤的生长部位,不同部位的肿瘤对气道有不同的影响,不同的手术方案需要选择不同的插管径路。一般颅底、眼眶、鼻部、上颌骨、上颌窦手术宜经口插管,而下颌骨、腮腺区、口腔内手术宜经鼻插管。如果肿瘤生长正好在导管必经之路,则必须放弃经口或经鼻气管插管而改为气管造口。如考虑不周,强行置管,轻者将瘤体碰伤,重者可致大出血,如舌根会厌附近的肿瘤。麻醉医师应当与手术医师共同商讨这方面的问题,求得正确的解决方案。

各种口腔颌面常见肿瘤对气道的影响如下。

1.上唇部位肿瘤

生长在这个部位的实质性肿瘤,常见的有血管瘤或上唇癌肿。虽然并不影响张口度,但若瘤体过分向前突出时,咽喉镜操作过程中视线往往受阻,有时需将瘤体拉开才能暴露。若是血管瘤,因瘤体软,尚有一定的活动度;若是硬实质瘤,移动范围很小,事先要有估计。

2.颊部癌瘤

口腔颊部癌瘤较多见,占口腔癌的 20%~30%。因部位在口腔侧面,一般不至于妨碍气管导管的径路。发病早期可无张口限制,但如侵犯颊肌、咬肌,则逐渐出现张口受限,严重者甚至牙关紧闭,麻醉前应评估张口度。张口困难者选择清醒插管。

3.腮腺区肿瘤

腮腺区良性肿瘤不影响张口度。晚期腮腺恶性肿瘤有广泛浸润及颊肌受累时,会造成张口受限,需加以重视。

4.上腭肿瘤

从解剖学上看,鼻道的底部即是上腭,其前部为硬腭,后部为软腭。如果是上腭骨良性肿瘤向鼻腔隆起,则鼻道受侵犯,经鼻插管径路受阻;如肿瘤生长在一侧,可选择另一侧鼻腔插管。上腭骨恶性肿瘤可破坏鼻腔底部骨质,导致一侧或双侧鼻腔径路狭窄甚至完全封闭,此时经鼻插管极易出血,不可勉强为之。另外,手术中凿开上颌骨时,手术操作可误伤经鼻的气管导管。曾有将经鼻气管导管当场切断的案例,所以建议上腭肿瘤根治手术(上颌全切术)采用经口气管插管。软腭癌恶性程度较高,常累及翼腭凹,此类患者有张口受限的表现。而上腭前部的巨大肿瘤往往致面部变形,从而导致面罩通气困难。

5.舌根、咽壁肿瘤

视诊难以观察的口腔深部肿瘤侵犯范围。口底肿瘤常侵犯口底肌群,导致伸舌困难,咽喉镜暴露困难。咽壁的肿瘤极易造成气道梗阻。术前须与口腔外科医师认真商讨,以制订麻醉和气道管理方案。如肿瘤靠近会厌或声门,则气管导管会干扰手术进行,同时也会影响拔管后呼吸道的管理。遇此情况,需和手术医师商讨合理的解决方案,可在术前行气管切开以保障气道安全。

6.舌部肿瘤

舌的肿瘤特别是舌癌,在口腔肿瘤中最为常见,其发生率相当于口腔其他癌瘤的总和。舌部肿瘤向后可侵犯舌根、咽壁,用咽喉镜暴露时应小心,避免损伤。舌癌侵犯到咽腭弓时,患者会有张口困难。舌的巨大肿瘤有时可占据整个口腔,致气道梗阻。若是血管瘤或有溃疡面的肿瘤,摩擦后容易出血,使用面罩和咽喉镜时应加以警惕。

7.颏颈部肿瘤

颏颈部肿瘤,瘤体挤压可使声门、气管向对侧移位,咽喉镜暴露时应向肿瘤对侧探查声门,插管容易成功。颈部肿瘤可导致颈部活动受限,声门"抬高",咽喉镜暴露困难。肿瘤组织也可压迫上呼吸道,患者出现慢性缺氧、高碳酸血症的症状,此类患者即使仅给予小量麻醉性镇痛药亦可引起窒息。

8.牙龈肿瘤

牙龈癌多为溃疡型,易溃破出血。上牙龈癌侵犯鼻腔,可影响经鼻插管。侵犯磨牙后区或侵犯肌腱和翼内肌时,可有张口受限。

9.肿瘤患者再次手术

尽可能选择与上次手术时同侧的鼻腔插管,这样可以避免许多新的麻烦。须注意手术瘢痕对张口度及头后仰的影响。如下颌骨手术后的患者,一侧下颌骨已部分切除,原来附着于此处的口底肌肉包括颏舌骨肌、下颌舌骨肌和颏舌肌已经失去固有依附点,左右两侧肌肉收缩不平衡,导致舌根移位,咽腔变窄,此时咽喉镜很难暴露声门。托下颌骨残端也难以将畸形完全纠正,给肌松药后可能会导致组织塌陷,进而窒息,建议这类患者选择清醒插管。双侧下颌骨全切术后的患者,口底暴露在外,也建议清醒插管。

(三)气管插管

1.插管路径

插管路径包括:①经鼻气管插管;②经口气管内插管;③颏下气管内插管;④气管切开处插入气管导管。插管路径的选择主要由肿瘤所在部位和手术的方案决定。

最常用的是经鼻气管内插管,其优点如下:①鼻插管固定较好,不会左右移动,便于术中管理;②鼻导管的耐受性较好,适合术后保留导管;③鼻导管紧贴咽腔后壁,对舌、颊、龈等部位的手术,干扰相对要小;④非创伤性,在进行鼻插管时,习惯选择肿瘤病灶对侧的鼻孔进行插管,插管前要了解操作侧鼻腔是否通畅。

2.鼻导管的选择

成人男性经鼻腔导管用 ID 7.0～7.5，女性用 ID 6.5～7.0。插管前评估鼻腔的通畅情况，并给予血管收缩剂如麻黄碱、润滑剂及局麻药等进行鼻腔气管插管前准备。对于插管侧鼻腔狭窄的患者或疑难气管插管患者可选用较细一号的导管，插管更易成功。

3.诱导和插管

在诱导前必须了解以下问题：①有没有必要气管插管，有些不影响气道的小手术是否可通过局部麻醉解决。有些肿瘤如咽侧壁、颈前区的巨大血管瘤等，易导致气道危象，即使手术短小也必须气管插管。②有无声门上通气困难，紧急情况下是否可通过面罩或喉罩通气。③是喉镜暴露困难还是气管插管困难。④患者是否有高反流风险。⑤患者的耐缺氧程度如何。对于声门上通气困难的患者建议保留自主呼吸，能合作的患者建议清醒状态下插管。对于高反流风险及耐缺氧差的患者，必须是有经验的麻醉医师来操作，选择熟悉的清醒插管方法以保障气道的安全。

疑有困难气道的患者，可根据美国麻醉医师协会分级（ASA 分级）困难气道的指南选择是否需要诱导，是否需要保留自主呼吸。对于多数疑有困难气道且能合作的成年人，清醒插管是最常见的选择，可使用适量的镇静、镇痛药，完善的表面麻醉和局部神经阻滞。在工具选择方面，纤维支气管镜是首选，可经鼻或经口操作，因能看到气道的部分结构，对患者的刺激又小，成功率较高。不足的地方是咽喉部有明显出血和分泌物时，视野不清，可致插管失败，操作者技术经验不足时也会影响其成功率。

4.术中气管导管的维护

在口腔颌面手术时，麻醉医师往往需要远距离操作，必须确保所有的接口均紧密连接，不至松动脱落。同时使用轻质的长螺纹管，避免牵拉气管导管。由于手术中会经常移动头部，气管导管必须加以固定以免导管在手术过程中滑出，固定的方法可选择缝线或贴膜固定，根据个人习惯而定。围术期的监测如呼末 CO_2、P-V 环、气道压力等可帮助判断导管是否过深或过浅，导管有无折叠、移位，套囊有无漏气等，严密的监测是安全的保障。

5.经鼻气管插管的并发症

（1）大量鼻出血：发生严重鼻腔出血时，处理原则首先保持气道通畅，其次才是止血。具体操作包括留置已插入鼻腔的导管，不要向外拔，并撑开套囊，能起到压迫出血点的作用。设法通过吸引清理口咽腔内的血液，同时行经口插管，完成插管后马上撑开套囊避免血液向下流入气道，待气道有安全保障后，再设法止血。

（2）导管进入咽后间隙：导管进入咽后间隙发生率约为 1‰。咽后间隙位于咽后壁黏膜与椎前筋膜之间，上起颅底，下延至后纵隔；咽旁间隙左右各一，位置在咽上缩肌，翼内肌和腮腺之间，上起颅底，下至舌骨大角，是一个潜在的蜂窝组织间隙。两间隙之间只有较薄的结缔组织膜相隔，间隙与咽腔也只有一层黏膜相隔，这两间隙起点处相当于导管出后鼻孔附近。经鼻插管时，导管虽已插入较深，且能继续向下推进，但咽喉镜下未见导管，仔细观察可见咽后壁黏膜下层有隆起，拉动导管时，隔着黏膜可见到导管移动的"迹象"，此种情况，通常需拔出导管，选对侧鼻腔重新插管。

（3）鼻甲切除：导管将部分鼻甲组织切削下来是极罕见的并发症。下鼻甲是最容易受损伤的，因为体积大，且紧靠导管。而中鼻甲由于其底部与颅底筛骨相连，损伤后可引起脑脊液渗漏。附近还有蝶腭动脉、鼻后动脉、前筛状动脉等，有大出血的可能。选择适当的导管、使用管芯、充分的鼻腔准备、避免粗暴的操作可减少此类并发症。

（4）鼻翼坏死：此类并发症较少见。可能与衔接的螺纹管过重，牵拉压迫该处鼻翼组织，或导管放置固定不当，以及长时间的手术等有一定关系。在手术过程中，转动头位时须确保螺纹管没有牵拉鼻翼，使用轻质螺纹管，并经常提醒手术医师注意鼻翼保护，有助于减少此类并发症。

（5）导管在咽腭部被切断：行上颌根治手术，切凿上颌骨时，粗暴的手术操作可将气管导管整个割破，在手术过程中给予严密的监测并关注手术步骤，应及时发现问题并加以处理。

（四）减少术中出血的措施

1.术前给予促凝药物

手术前肌内注射凝血药物，会增加血液的凝固性，减少手术渗血，特别对某些肝功能不正常的患者有效。手术前 3 天开始，每天肌内注射维生素 K_3 2 次，每次 4 mL，有助于减少手术出血。

2.术中控制性降压

控制性降压可减少组织渗血并提供一个干燥的手术野，这对于某些精细的操作如血管吻合术是非常重要的，故目前在口腔颌面手术中运用非常普遍。而过度的降压会影响脑血管的自主调节，影响组织器官的灌注，故降压是有限度的，一般降压幅度不超过原有血压的 1/4，时间也不宜过长，仅在肿瘤切除、截骨等重要操作时使用控制性降压。其次，控制性降压是否适用因人而异，对于有严重心、脑血管疾病的患者是不适宜的。再者，降压的前提是有充足的容量保障，通常的做法是在诱导后即利用代血浆如羟乙基淀粉、明胶等进行扩容，保证循环血量充足。

3.术中给予凝血药物

凝血酶的作用是促进纤维蛋白原转化为纤维蛋白，使用时使药物与创面广泛接触。当骨膜或骨松质、牙压槽骨板、黏膜等处有广泛渗血时，用凝血酶止血效果确切可靠。静脉注射用的凝血酶原复合物效果也很好，其他一些临床用药包括氨基醋酸和氨甲苯酸等。

4.颈外动脉结扎术

颈外动脉有 8 个分支，主要供应颌面部。左右颈外动脉吻合支丰富，所以结扎一侧颈外动脉后，减少出血的效果并不一定很理想。在特定手术中根据需要可结扎其分支，例如在上颌窦癌扩大反应根治术时，可结扎上颌动脉。

（五）颈淋巴清扫术的麻醉处理

颈部淋巴结清扫术是颌面恶性肿瘤手术的一部分，须切除一侧椎前筋膜浅面的所有组织包括颈内静脉，可分根治性、改良根治性、广泛及选择性颈淋巴清扫术。颈部分为颌下、颈前肩胛舌骨上及锁骨上等 6 个区域，根据肿瘤的位置和分类选择相应的区域进行清扫，范围可以是一个或多个淋巴分区。颈淋巴清扫通常和肿瘤切除术同期进行，需要气管内全身麻醉。手术处理颈内静脉下端时要求保持麻醉平稳，防止有呛咳和体动反应，以避免颈内静脉被撕破造成空气栓塞，或手术误伤胸膜顶，致空气侵入纵隔，造成纵隔气胸。另外颈总动脉周围有压力感受器，颈部手术操作时不慎挤压颈动脉窦可引起迷走反射并造成血流动力学的波动，术中需给予严密监测。一旦出现心率变慢、血压降低，应立即提醒术者暂停操作，或给予 1% 利多卡因局部封闭和对症处理。

双侧颈淋巴清扫术分为同期清扫与分期清扫两种。分期手术是切除一侧颈内静脉后，隔一段时间（1 个月至数年），再切除另外一侧颈内静脉。而同期清扫由于两侧颈内静脉同时切除，头部静脉回流受阻，椎静脉侧支循环需要 24～48 小时才能建立。在此期间，患者的颅内压力会有暂时性升高，因此需采取包括降低颅内压在内的脑保护措施，术中低温并连续监测脑脊液压力是有效的方法。

颅内压与腰部蛛网膜下腔压力系处于同一封闭系统,因此测量腰部蛛网膜下腔的压力即可代表颅内压。在麻醉前先做 $L_{3\sim4}$ 蛛网膜下腔穿刺留置导管,将之引出到测量管内,定下零点水平并记录基础值。在颅内静脉切除前,脑脊液压力还会有些变动,例如抬起患者头部、转动其头位、呛咳等,均可使压力液柱短暂但明显升高,有时可达 $3.9\ kPa(40\ cmH_2O)$ 以上。手术者常在切断第二侧颈内静脉之前先暂时加以结扎以观察压力升高的幅度。脑脊液压力监测应当注意与患者的基础脑压相比较,如果测得的数值较基础值成倍升高,甚或高于咳嗽时短暂上升的数值,患者出现发绀、眼结膜水肿、眼球凸出等症状时应采取紧急措施。最有效的措施是立即引流出一定量的脑脊液,使压力迅速降低。少量多次引流比一次大量引流要安全。监测系统应在手术后带回病房并留置 $1\sim4$ 天,直至患者的脑脊液压力完全稳定时拔除。术中快速静脉滴注甘露醇和地塞米松,充分给氧,颈椎尽量舒展,这些措施有利于椎静脉的回流,可帮助降低颅内压力。手术后给患者采取头高斜坡 $15°\sim30°$ 的体位,也有利于颅内静脉回流。

(六)显微外科操作的麻醉处理

显微外科技术使肿瘤切除后的缺损得以修复,已在颅颌面肿瘤联合根治手术中广泛应用。

1.游离皮瓣移植手术的麻醉要点

(1)维持血流动力学稳定:较高心排血量能维持好的灌注压。通常不使用升压药,因为多数升压药会引起血管收缩,影响皮瓣供血。

(2)降低血液的黏滞度:通常稀释至血细胞比容在 $30\%\sim35\%$。

(3)合适的麻醉深度:良好镇痛和制动。

(4)液体的管理:适当补液,维持 CVP 比基础高 $0.2\ kPa(2\ cmH_2O)$,维持充足的有效循环血量。尿量 $1\sim2\ mL/(kg\cdot h)$,是微循环灌注满意的指标。

(5)避免低温和过度通气。

(6)注意移植皮瓣的保暖,但也要避免高压灌注的继发损害。

2.显微手术麻醉处理要点

(1)要绝对制动,防止麻醉变浅:在血管吻合这一精细操作中,强烈的手术刺激引起头部活动,干扰手术操作。

(2)术后也要保持患者绝对安静,保持合适的头位,防止患者因躁动而致血管蒂扭曲,皮瓣坏死。

(3)术后给予止吐药,以防止剧烈呕吐而污染创面。

(七)气管切开

气管切开的指征依据肿瘤的部位和气道的关系、手术的范围及患者的术前情况而定。

1.肿瘤阻挡气管插管径路

若肿瘤生长的部位正好在气管导管的必经之路,经鼻腔或口腔插管均无法绕开肿瘤,导致无法插管。这些患者必须在术前切开气管进行麻醉。

2.呼吸功能不全

常为老年患者,如最大通气量占预计值 50% 以下,又不能避免长时间手术时,应考虑做气管切开以减少呼吸无效腔量,也有利于术后气道管理。

3.术后威胁气道通畅

颌面部肿瘤手术对气道的影响可分为四个部分。

(1)肿瘤的位置及切除的范围。肿瘤的位置越是接近下咽腔和气管,术后上呼吸道梗死的可能性越大。

（2）是否行颈淋巴清扫，根据肿瘤的淋巴转移的特点，对相应区域的淋巴和软组织进行清扫，清扫后可导致淋巴回流障碍，术后明显的肿胀，清扫的范围越大则肿胀越明显，对术后通气的影响也越大，双侧颈淋巴清扫可同时影响两侧的淋巴回流。

（3）是否涉及下颌骨的切除。当下颌骨部分或者全部切除时，舌骨就缺少悬吊，颏舌肌、颏舌骨肌、下颌舌骨肌、二腹肌等附着丧失，使舌体后移后坠，组织塌陷易导致上呼吸道梗阻。

（4）肿瘤切除后是否进行皮瓣的修复。小的缺损可以通过邻近瓣、胸锁乳突肌瓣等局部皮瓣加以修复，而大的缺损则需要游离皮瓣的修复，包括前臂皮瓣、股前外侧皮瓣、胸大肌皮瓣、腓骨肌皮瓣、背阔肌皮瓣等，一般来说，皮瓣越大越厚，堵塞上呼吸道的可能性也越大，同时皮瓣本身早期的肿胀和渗出也影响到气道的通畅。

根据这四个部分来进行总体评估，若患者术后上呼吸道梗阻风险高，通常建议术后预防性气管切开。

三、口腔颌面血管瘤和血管畸形手术麻醉

血管发育异常包括血管瘤和血管畸形，虽然都是良性的，但很多需要早期干预治疗。血管瘤是由内皮细胞快速增长形成，在小儿中发病率较高，分为婴幼儿型和先天型。文献报道，新生儿的发病率为 $1.1\%\sim2.6\%$，1 岁时的发病率高达 10%，其中 $35\%\sim60\%$ 发生在头颈、颌面部。部分患儿的瘤体到 $3\sim5$ 岁时可自动消退，但仍有一部分不能消退，或消退后遗留瘢痕，这些患儿和声门下血管瘤患儿需要接受包括激素瘤体内注射、硬化剂注射、激光、手术翻瓣在内的综合性治疗。而血管畸形是由进行性扩张、杂乱的血管网组成的，又可进一步分为高流速和低流速的病变，低流速病变如静脉畸形、淋巴畸形等，高流速的病变如动静脉畸形、动静脉瘘等。血管畸形和血管瘤相比，发生率较低，但治疗更困难。

发生在颌面部的血管异常，根据其大小、深度和位置的不同，可产生功能和美观上的影响，出血、疼痛、功能障碍非常常见。位于颏下、颈前、喉咽部的病灶还可引起气道阻塞，发声、进食障碍、瘤体破裂出血时甚至造成气道窒息，危及生命。血管瘤的增殖期以密切随访和促进其消退的药物治疗为主，而消退后所遗留的畸形则以手术整形为主；早期较小的静脉畸形以硬化剂治疗为主，而巨大淋巴管、静脉畸形影响上呼吸道时，则需手术切除。术前行硬化剂、激光等治疗有助于减少手术出血，使瘤体边界更清晰。无论选择手术治疗还是非手术治疗，均需要麻醉医师为气道的完整、通畅保驾护航。

（一）气道评估

颌面部血管瘤和血管畸形从形态学上可分为局灶性的和节段性的。节段性血管瘤往往边界不清，呈胡须样分布，涉及下唇、下颌、颊、耳周等部位，其中大约 64% 的节段性血管瘤侵犯声门下气道，术前必须进行完全的气道评估。静脉畸形好发于咬肌、颞肌、舌体及咽腔的黏膜和肌层；淋巴畸形有局灶性的也有弥漫性的，有大囊的也有小囊的。颈部巨大淋巴管畸形伴有气管受压移位。位于舌体的淋巴管畸形可形成巨舌而堵塞上呼吸道，在某些特定的情况下，如上呼吸道炎、中耳炎及青春期激素水平改变时需警惕淋巴回流增加，局部迅速肿胀、增大，危及气道。动静脉畸形常可导致大出血而危及生命，好发的部位如颊、唇、颈、头皮、耳、舌及下颌等处，对于此类患儿要早诊断、早干预。

术前的 MRI 检查是诊断颌面血管瘤和评估气道的主要手段,有助于分析血管异常的分布范围(是否侵及软、硬腭和会厌等)及对气道的威胁。此外,病史的准备也相当重要,要询问家长患儿是否有睡眠打鼾等气道不完全梗阻的症状,在剧烈哭闹、体位改变或感染后瘤体是否会迅速增大,以及之前做过哪些治疗如无水乙醇、硬化剂注射等。既往的麻醉史及是否进行过气管切开等均需记录在案。对于有气道梗阻症状的患者,术前必须反复与手术医师沟通、讨论,做好备选方案。

围术期气道的风险不局限于诱导插管的过程,它贯穿于术中气道管理及术后的拔管等各个环节,故术前气道评估时必须考虑术后气道的安全,对于邻近气道的手术,术后可延迟拔管或气管切开。

(二)气管插管

颌面部血管瘤或血管畸形患者气管插管的风险较大。对气管插管有潜在困难者,表面麻醉后在纤支镜引导下清醒插管。纤支镜引导有助于看清气道被侵犯的部分,避免摩擦出血等发生。若气道受压,选择气管导管的口径应与气管最狭窄处相当,而且导管插入深度要超过气管受压部位,这样才能保证安全。若瘤体已广泛侵犯软腭、硬腭和会厌,或纤支镜检查发现瘤体侵犯气管,气管切开后麻醉是比较明智的选择。

(三)循环监测管理

头颈部血管瘤、血管畸形有些可与颈总动脉、颈静脉包绕粘连。颈部血管神经丰富,手术时可发生反射性循环功能紊乱及大出血。术中加强循环监护,常规行中心静脉置管及动脉穿刺置管测压。手术操作刺激颈动脉窦或迷走神经可引起心率减慢甚至心搏骤停。发现心率减慢时,应暂停手术操作,必要时给予阿托品,也用局部浸润麻醉以阻滞迷走神经反射。此类手术创面渗血量大,出血不易控制,术前要备血,术中要加强液体管理。控制性降压联合血液稀释可以减少术中失血,但用于小儿仍需谨慎。

四、口腔手术麻醉后恢复

(一)恢复期气道评估

临床上人们往往对麻醉诱导插管时困难气道的处理较为谨慎,而在麻醉苏醒拔管时相对重视不够。事实上由于手术操作影响、麻醉药物残留及患者自身气道解剖改变等多种影响因素存在,患者在麻醉苏醒拔管后可出现呼吸道梗阻,处理不当会危及生命。麻醉苏醒期气道评估有助于选择合适的拔管策略,降低拔管后窒息的风险。恢复室医师应参与术前的麻醉和手术的讨论,掌握第一手资料,在交接班时要就麻醉诱导、插管、手术过程、术后的去向等有详细的交代。并在入苏醒室即刻对患者进行呼吸、循环的监护。

一些术前没有插管困难的患者在苏醒期也可出现拔管困难。口腔颌面、颈部和气道手术操作是造成苏醒期困难拔管的最常见原因。口腔颌面部或气管手术破坏了正常的气道解剖结构,术后放置外固定支架及颌间结扎等影响了气道的管理,下颌骨截骨或甲状腺手术可引起舌、口底软组织、气管塌陷,口周和颈部创面加压包扎,人为造成后仰或张口受限。阿片类药物及肌松剂的残余作用抑制了上呼吸道神经肌肉的活性和张力,也抑制保护性觉醒反应,增加了患者麻醉苏醒期气道梗阻发生的概率。喉水肿、喉痉挛等紧急情况在小儿苏醒拔管时也较多见。此外,口内手术患者吞咽下大量血液,在麻醉恢复期易引起反流,也使拔管的风险增大。

（二）恢复期拔管策略

1.预计可能发生困难拔管

（1）困难拔管策略。①拔管准备：麻醉苏醒室至少有两名麻醉专业人员在场，并做好气道应急的准备，如环甲膜切开或气管切开的器械、通气道、纤支镜、抢救药物等。困难气道手推车包含所有紧急气道处理所需的器械和药物，应放在苏醒室醒目的位置，随手可得，苏醒室的所有成员应熟悉困难气道手推车。②拔管方法：充分供氧并清除患者的气道分泌物及胃内容物。监测呼吸和循环稳定，潮气量和分钟通气量在正常范围内，确认患者完全清醒，无残留肌松剂，气道反射完全恢复，吸空气时 SpO_2 达到术前水平可考虑拔管。拔管前可静脉注射地塞米松并抬高头位以减轻气道水肿，必要时可给予少量气管扩张剂或短效 β_1 受体阻滞剂如艾司洛尔，保持气道通畅。

拔管时头位抬高，这样能最大限度增加功能残气量和减少气道梗阻。如担心拔管后舌后坠的，可预先在舌体上悬吊一针，缝线留在口外作牵拉用。拔管时应用到纤支镜等，这样拔管后保留的导管既可供氧，紧急时还能引导再次插管。用鼻胃管或光索做引导导管也可起到相同效果。拔管动作要轻柔，先试将气管导管退至声门上，观察有无气急、气促等气管狭窄或塌陷的征兆，随后再将气管导管缓慢拔除。若无特殊问题则最后将通气引导导管一起拔出。拔管过程中如出现舌后坠等可尝试给予口咽通气道、鼻咽通气道或喉罩。少数患者可出现喉水肿或喉痉挛，经加压供氧，肾上腺素雾化吸入等处理后，症状一般都能缓解。如症状持续加重甚至出现呼吸困难时，应考虑再次插管或紧急气管切开。

（2）保留气管导管或预防性气管切开

口底、咽后壁的手术，术后局部回流障碍、水肿明显，有气道梗阻风险的，术后常常留置气管导管。鼻导管留置，耐受性较好，故临床较常见，若护理得当，可保留 3 天左右，拔管时仍应遵循苏醒期困难气道拔管原则。如手术范围较大造成气道解剖改变明显，而短期内又无法保证气道通畅的，最好行预防性气管切开术。

2.未预料苏醒期困难气道

未预料的苏醒期困难气道是十分紧急的临床事件，其危险性甚至超过了麻醉诱导时未预料困难插管。麻醉诱导时患者一般情况好于术后苏醒时，并且诱导时整个医疗团队力量也较强。处理原则基本与麻醉诱导时未预料困难气道处理一样，但也有些不同。麻醉诱导期未预料困难气道的处理原则是尽可能完成气管插管进行手术，而麻醉苏醒期的处理主要是保证通气和供氧。

（王朝晖）

参 考 文 献

[1] 李慧.医学手术麻醉技术与临床实践[M].北京:科学技术文献出版社,2019.

[2] 胡凯.现代临床麻醉技术[M].北京:科学技术文献出版社,2020.

[3] 黄宇光,薛张纲.腹腔镜手术麻醉管理[M].上海:上海科学技术出版社,2020.

[4] 姜波.实用临床麻醉学进展[M].长春:吉林科学技术出版社,2019.

[5] 李茉,佘乾斌,潘进喆.麻醉学理论基础与临床实践[M].长春:吉林科学技术出版社,2019.

[6] 陈春生.医学手术麻醉技术与疼痛[M].沈阳:沈阳出版社,2020.

[7] 方向明,王英伟.麻醉学[M].北京:中国医药科技出版社,2019.

[8] 冯斌.麻醉学新进展[M].天津:天津科学技术出版社,2020.

[9] 付会莉.现代麻醉要点及围手术期处理[M].长春:吉林科学技术出版社,2019.

[10] 郭佳妮.临床麻醉精要与并发症处理[M].长春:吉林科学技术出版社,2019.

[11] 赫赤,宗晓菲,王昭安.现代麻醉与临床实践[M].北京:中国纺织出版社,2021.

[12] 李圣平.现代临床麻醉技术与手术应用[M].开封:河南大学出版社,2019.

[13] 刘迎春.麻醉复苏与疼痛治疗[M].南昌:江西科学技术出版社,2020.

[14] 郭凯.麻醉学理论基础与进展[M].长春:吉林科学技术出版社,2019.

[15] 柳永健.现代临床麻醉技术与疼痛治疗学[M].长春:吉林科学技术出版社,2019.

[16] 宋光明.现代麻醉基础与临床[M].青岛:中国海洋大学出版社,2019.

[17] 姚洪霞.麻醉技术与临床实践[M].长春:吉林科学技术出版社,2019.

[18] 于花.实用临床麻醉与治疗[M].长春:吉林科学技术出版社,2019.

[19] 翟欣荣.实用麻醉学技术[M].长春:吉林科学技术出版社,2019.

[20] 孙德峰.实用临床麻醉理论与实践[M].沈阳:辽宁科学技术出版社,2020.

[21] 鲁显福.围麻醉期操作决策与管理规范[M].北京:电子工业出版社,2021.

[22] 齐英花.外科手术麻醉及高危患者麻醉[M].北京:科学技术文献出版社,2019.

[23] 时鹏飞.新编麻醉临床指南[M].昆明:云南科技出版社,2020.

[24] 史会建.麻醉基础与临床手术应用[M].武汉:湖北科学技术出版社,2019.

[25] 陶建平,屈启才.麻醉教学案例讨论[M].昆明:云南科学技术出版社,2021.

[26] 王红雷.临床麻醉学[M].长春:吉林科学技术出版社,2019.

[27] 张飞娥.现代疼痛治疗与麻醉新进展[M].开封:河南大学出版社,2021.

[28] 王艳萍.临床麻醉与应用[M].长春:吉林科学技术出版社,2019.

［29］孙增勤.实用麻醉手册［M］.郑州：河南科学技术出版社,2019.

［30］张学春.麻醉技术与临床实践［M］.北京：中国纺织出版社,2020.

［31］赵伟.疼痛治疗与手术麻醉［M］.长春：吉林科学技术出版社,2019.

［32］左明章.麻醉科诊疗常规［M］.北京：中国医药科技出版社,2020.

［33］孙君隽.新编麻醉技术与临床实践［M］.开封：河南大学出版社,2021.

［34］王欣.外科危重病手术麻醉［M］.北京：科学技术文献出版社,2020.

［35］魏福生.现代医学手术麻醉与临床实践［M］.北京：科学技术文献出版社,2020.

［36］曾滔,朱培锋,郭海鹏.喉罩麻醉和气管插管麻醉在甲状腺手术麻醉中的效果观察［J］.山西医药杂志,2020,49(12):1570-1572.

［37］孙来保,张劲军,黄文起.前列腺手术的麻醉［J］.新医学,2000,31(9):526.

［38］薛华.妇科腹腔镜手术麻醉应用进展［J］.中国医疗器械信息,2020,26(4):20-21.

［39］袁大川,许永广,孟龙,等.右全肺切除加上腔静脉置换或旁路手术的麻醉［J］.中华麻醉学杂志,2000,20(1):51.

［40］王明芳.急性缺血性脑卒中行急诊介入取栓治疗的麻醉管理［J］.临床合理用药杂志,2021,14(22):169-170.